W0255905

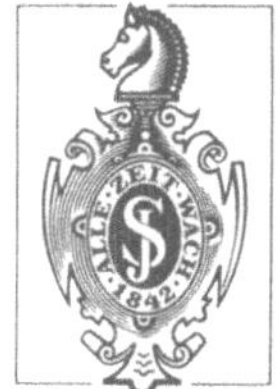
ALLE · ZEIT · WACH
1842

Rehabilitation in der Psychiatrie

Herausgegeben von
H. Hippius, H. Lauter, D. Ploog
H. Bieber und L. van Hout

Mit 29 Abbildungen und 25 Tabellen

Springer-Verlag Berlin Heidelberg New York
London Paris Tokyo Hong Kong

Professor Dr. Hanns Hippius
Psychiatrische Klinik
und Poliklinik
Nußbaumstr. 7
8000 München 2

Dr. Helmut Bieber
Gufidaunerstr. 8a
8000 München 90

Professor Dr. Hans Lauter
Psychiatrische Klinik
und Poliklinik der Technischen
Universität München
Ismaninger Str. 22
8000 München 80

Drs. Leo van Hout
Deutscher Paritätischer
Wohlfahrtsverband
Sozialpsychiatrisches Zentrum
Teutoburger Str. 8
8000 München 90

Professor Dr. Detlev Ploog
Max-Planck-Institut
für Psychiatrie
Kraepelinstr. 2 und 10
8000 München 40

ISBN-13:978-3-540-17857-6 e-ISBN-13:978-3-642-72705-4
DOI:10.1007/978-3-642-72705-4

Gesamtherstellung: Petersche Druckerei GmbH & Co. Offset KG, 8803 Rothenburg ob der Tauber
21253130-543210

Vorwort

Die Sache, die das Wort „Rehabilitation" beinhaltet, ist schon bald in der Geschichte des jungen Fachs Psychiatrie ein Anliegen seiner Pioniere gewesen. Das Fehlen einer wirksamen medizinischen Behandlung von Psychosen, falsche Ansätze und dogmatische Verengungen der Lehre – mit verhängnisvollen Resultaten in der jüngeren Vergangenheit – haben aber dazu geführt, daß ein fortschrittliches Konzept der Wiedereingliederung psychisch Kranker in die Gesellschaft, einer Hinführung zu der Chance, „ein Mensch mit seiner verantwortlichen Freiheit zu sein" (J. Hersch), erst in den letzten fünfzehn Jahren entwickelt und in Ansätzen verwirklicht werden konnte.

Noch klafft ein tiefer Abgrund zwischen Anspruch und Wirklichkeit, noch ist das Wort mehr eine Hoffnung und ein sozialstaatliches Aushängeschild, das zu eiligen Lippenbekenntnissen selbstbewußter Sozialpolitiker taugt, als selbstverständliche Tatsache. Die Schwierigkeit der Materie – komplexes Bedingungsgefüge, Façettenreichtum und graduelle Vielfalt psychischen Krankseins, Notwendigkeit der Einbeziehung zahlreicher Sozialdienste und institutioneller Hilfen in die Therapie und der Bahnung eines öffentlichen, der Akzeptanz psychisch Behinderter förderlichen Problembewußtseins – mag der Grund dafür sein, daß Rehabilitation im Alltag nur schwer vorankommt. Es hat sich gezeigt, daß die erforderlichen Maßnahmen personen- und kostenaufwendig sind, eine Erkenntnis, die viele Politiker zögern läßt, zumal die Meinungen der Fachleute in vielen Punkten divergieren, die weitläufigen therapeutischen Maßnahmen schwer zu überschauen oder zu kontrollieren sind und psychisch Kranke letzten Endes über keine Lobby verfügen.

Der vorliegende Band „Rehabilitation in der Psychiatrie" enthält eine Auswahl von Referaten, die anläßlich eines vom Deutschen Paritätischen Wohlfahrtsverband (DPWV) vom 8.–10. April 1987 in München veranstalteten Internationalen Symposiums gehalten wurden. Die Idee zu diesem Kongreß erwuchs im Kreise der Mitarbeiter am Münchner *Sozialpsychiatrischen Zentrum Teutoburgerstraße* aus vielfältigen Erfahrungen und Fragestellungen in zwanzigjähriger sozialpsychiatrischer Tätigkeit. Die Einrichtung, die seit ihrer Umgestaltung von einer herkömmlichen städtischen Institution für ledige Mütter in ein psychiatrisches Übergangsheim im Jahr 1969 vom DPWV getragen und mit Tatkraft konzeptionell gefördert wird, war aus der Not geboren und von Anfang an der Praxis verpflichtet. Sie entwickelte sich zu einer Zeit, in der Psychosen zwar erstmals erfolgreich medizinisch behandelt werden konnten, in der aber für die soziale Wiedereingliederung der aus den Nervenkrankenhäusern entlassenen Patienten noch keinerlei organisierte Vor- und Fürsorge getroffen war. Als

Modellfall einer Zusammenarbeit von niedergelassenen Psychiatern mit multidisziplinären Institutionen gewann das SPZ eine Sonderstellung unter ähnlichen Einrichtungen. Schon in den frühen siebziger Jahren wurden hier rein pragmatisch fruchtbare Antworten auf rehabilitative Fragen gefunden, die später in der *Psychiatrieenquête* (1975) ihre wissenschaftliche Rechtfertigung erfuhren. Die Alltagsarbeit führte schon bald zur Besinnung auf übergreifende Fragen nach dem Wozu und Wohin von Rehabilitation, nach dem Verhältnis von ambulanter zu stationärer Therapie, nach der bestmöglichen Strukturierung sozialpsychiatrischer Arbeit (therapeutisches Team versus Hierarchie), nach optimaler Koordinierung und Organisation flankierender Dienste. Öffentlichkeitsarbeit erzwang den Blick auf den Standpunkt des psychisch Kranken in der Gesellschaft, Studienreisen ins Ausland den internationalen Vergleich. So war es nicht verwunderlich, daß der Plan eines internationalen Erfahrungsaustauschs reifte, der Fachleute der Rehabilitation verschiedenster beruflicher Provenienz (Psychiater, Psychologen, Psychotherapeuten, Philosophen, Theologen, Kunstwissenschaftler, Kommunalpolitiker und Vertreter freier Verbände und Rehaorganisationen) an einen Tisch bringen sollte. Die Kooperationsbereitschaft namhafter Spezialisten spiegelt sich in über hundert Referaten wider, von denen aus Platzgründen nur exemplarische Arbeiten mit direktem inhaltlichen Bezug zu den Schwerpunktthemen, z.T. in gekürzter Form, aufgenommen werden konnten. Unsere Auswahl folgt den fünf thematischen Blöcken des Symposiums. Wer nach Vollständigkeit verlangt, der greife nach der fünfbändigen Dokumentation aller Beiträge*; er wird lexikalische Fülle zum Thema der psychiatrischen Rehabilitation finden.

Der Kongreß hat die Alltagserfahrung bestätigt, daß Rehabilitation nicht einen einmaligen bürokratischen Akt, sondern eine häufig repetitive, in vielen Fällen lebenslange Anstrengung bedeutet, dem psychisch Kranken ein würdiges Leben in der Gesellschaft zu ermöglichen. Der weitgespannte, multidisziplinäre Rahmen der Referate zeigt aber auch, wie sehr Rehabilitation in der Psychiatrie heute auf die Solidarität aller Kräfte angewiesen ist. Die Beiträge wenden sich denn auch über den psychiatrischen Fachkreis hinaus an alle, die mit psychisch Kranken privat oder von Berufs wegen zu tun haben, letztlich also auch an den interessierten Laien. Sie sind als Hilfe und Einschulung gedacht für die vielen im Lande, die sich professionell oder ehrenamtlich der dauerhaften Eingliederung der Behinderten widmen.

Für die engagierte Vorbereitung und Durchführung des Symposiums sei im Namen aller Herausgeber dem Geschäftsführer des Landesverbandes Bayern des DPWV, Herrn Bernhard Uffrecht, und dem Leiter des Hauses an der Teutoburgerstraße, Herrn Drs. Leo van Hout, für die redaktionellen Arbeiten Frau Brigitte van Hout-Seebauer und Frau Renate Bieber herzlich gedankt!

Februar 1989 Helmut Bieber

---

* Rehabilitation in der Psychiatrie. Dokumentation I–V, 1988/89. Hrsg.: DPWV im Landesverband Bayern, Zentrum für Sozialpsychiatrie, Haus an der Teutoburgerstraße

Inhaltsverzeichnis

Einführungsreferate

I. Grundlagen der Rehabilitation

II. Modelle rehabilitativer Einrichtungen im In- und Ausland

III. Das Verhältnis von stationärer zu ambulanter Psychiatrie

IV. Organisation des Machbaren

V. Die Gesellschaft und der psychisch Kranke

Schlußreferate

Mitarbeiterverzeichnis

Anthony, W. A., Prof. Dr., Center for Psychiatric Rehabilitation, Boston University, 730 Commonwealth Ave., Boston, MA-02215, USA

Bell, V., Dr. Dipl.-Psych., Bezirkskrankenhaus Günzburg, Ludwig-Heilmeyer-Str. 2, D-8870 Günzburg

Bender, W., PD Dr. Dr., Bezirkskrankenhaus Haar, Postfach 1111, D-8013 Haar bei München

Bergner, E., Heinrichskirchen 34, D-8463 Rötz

Bieber, H., Dr. med., Nervenarzt, Gufidaunerstr. 8, D-8000 München 90

Blumenthal, S., Dr. Dipl.-Psych., Bezirkskrankenhaus Günzburg, Ludwig-Heilmeyer-Str. 2, D-8870 Günzburg

Böhme, K., Prof. Dr. med., Allgemeines Krankenhaus Ochsenzoll, Langenhorner Chaussee 560, D-2000 Hamburg 62

Bosch, van den, J. S. G., Dr. med. Medizinaldirektor, Postbus 16, NL-5760 AA Bakel

Bremer, D., Dr. med., Max-Planck-Institut für Psychiatrie, Kraepelinstr. 10, D-8000 München 40

Bronisch, T., Dr. med., Max-Planck-Institut für Psychiatrie, Kraepelinstr. 10, D-8000 München 40

Burgess, J. M., Dr., Buckingham Mental Health Service, 22 High Street, Buckingham MK18 1NU, Great Britain

Ciompi, L., Prof. Dr. med., Sozialpsychiatrische Universitätsklinik Bern, Murtenstr. 21, CH-3010 Bern

Corney, R. H., Ph.D., M.Sc., B.Sc. Dip. App. Soc. Studies, Institute of Psychiatry, University of London, Denmark Hill, London SE5 8AF, Great Britain

Dencker, S. J., Prof., MD, Krankenhaus Lillhagen, S-Göteborg

Döhner, O., Prof. Dr. phil. Dr. med., Kantstr. 4, D-3000 Hannover 61

Dose, M., Dr. med., Max-Planck-Institut für Psychiatrie, Kraepelinstr. 10, D-8000 München 40

Emrich, H. M., Prof. Dr., Max-Planck-Institut für Psychiatrie, Kraepelinstr. 10, D-8000 München 40

Engelke, W., Dr. med., Dipl.-Psych., Tagesklinik Siegburg, Theodor-Heuss-Str. 6, D-5200 Siegburg

Farkas, M. D., ScD, Center for Psychiatric Rehabilitation, Boston University, 730 Commonwealth Ave., Boston, MA-02215, USA

Feinstein, E., Dipl.-Psych., Max-Planck-Institut für Psychiatrie, Kraepelinstr. 10, D-8000 München 40

Feldmann, L., Ergotherapeutin, Psychiatrische Klinik und Poliklinik der Technischen Universität, Ismaninger Str. 22, D-8000 München 80

FICHTER, M. M., PD Dr. med., Psychosomatische Klinik Roseneck, D-Prien/Chiemsee

FRENTZEL, A., Dr. med., Nervenärztin, Seitzstr. 12, D-8000 München 22

FRIEDRICH, G., Dr., Mitglied des Deutschen Bundestages, Bundeshaus, NH 1111, D-5300 Bonn 1

FUCHS, W. J., Dr. med., Psychiatrische Universitätsklinik Zürich, Militärstr. 8, CH-8021 Zürich

GERLACH, W., Am Wiesenhang 6, D-5202 Hennef 1

GERSONS, B. P. R., Prof. Dr. med., Rijksuniversiteit Utrecht, Hoofddijk 23, NL-3584 CW Utrecht

GOLDSCHMIDT †, D., Dr. med., Psychiatrische Dependance, Spital Semmelweis, Budapest, Hungary

GOUDSMIT, W., Prof. Dr., Meentweg 1, NL-9756 AN Glimmen

HAASE, H.-J., Prof. Dr. med., Dr. phil., Pfalzklinik Landeck, Weinstr. 100, D-6749 Klingenmünster 2

HÄFNER, H., Prof. Dr. med. Dr. phil., Zentralinstitut für Seelische Gesundheit, J5/Postfach 5970, D-6800 Mannheim 1

HAHLWEG, K., PD Prof. Dr., Technische Universität Braunschweig, Institut für Psychologie, Spielmannstr. 12A, D-3300 Braunschweig

HERSCH, J., Prof., Université de Genève, Faculté des Lettres, CH-Genf

HILL, J., Dr. med., Allgemeines Krankenhaus Ochsenzoll, Langenhorner Chaussee 560, D-2000 Hamburg 62

HIPPIUS, H., Prof. Dr. med., Psychiatrische Klinik und Poliklinik, Nußbaumstr. 7, D-8000 München 2

HOEWIJK, VAN, C., Jacob van Heemskercklaan 79, NL-2253 JZ Voorschoten

HOICZYK, F., Der Bürgerbeauftragte für soziale Angelegenheiten des Landes Schleswig-Holstein und Landesbeauftragte für Behinderte, Adolfstr. 48, D-2300 Kiel 1

HOUT, VAN, L., Drs., Sozialpsychiatrisches Zentrum, Teutoburgerstr. 8, D-8000 München 90

HUBER, G., Prof. Dr., Universitäts-Nervenklinik und Poliklinik Bonn, Sigmund-Freud-Str. 25, D-5300 Bonn 1-Venusberg

HUBMANN, W., Dr. Dipl.-Psych., Bezirkskrankenhaus Haar, Postfach 1111, D-8013 Haar bei München

HUBSCHMID, T., Dr. med., Psychiatrische Universitätsklinik, Bolligenstr. 111, CH-3072 Bern

JANSEN, M., M.D., Division of Mental Health Organization, CH-1211 Genf 27

JOHN, K., Dipl.-Psych., Bezirkskrankenhaus Haar, Postfach 1111, D-8013 Haar bei München

KOCH, U., Prof. Dr. Dr., Universität Freiburg i. Br., Psychologisches Institut, Belfortstr. 16, D-7800 Freiburg

KRINGLEN, E., Prof. Dr., Univ. Psychiatr. Klinik, Box 85, Vinderen, N-0319 Oslo 3

KURZ, A., Dr. med., Psychiatrische Klinik und Poliklinik der Technischen Universität München, Ismaninger Str. 22, D-8000 München 80

LAUTER, H., Prof. Dr., Psychiatrische Klinik und Poliklinik der Technischen Universität München, Ismaninger Str. 22, D-8000 München 80

MARTINIUS, J., Prof. Dr., Heckscher Klinik für Kinder und Jugendliche des Bezirks Oberbayern, Heckscherstr. 4 und 9, D-8000 München 40

MATHEUSSEN, H., Dr. med., Openbaar Psychiatrisch Centrum, B-2440 Geel

MEIER-STUCKENBERGER, W., Bayerisches Staatsministerium für Arbeit und Sozialordnung, Winzererstr. 9, D-8000 München 40

MÜLLER, C., Prof. Dr., Psychiatrische Universitätsklinik, Hôpital de Cery, CH-1008 Prilly/Lausanne

MÜLLER, U., Dipl.-Psych., Max-Planck-Institut für Psychiatrie, Kraepelinstr. 10, D-8000 München 40

MÜLLER-THALHEIM, W. K., Dr. med., Med. Rat., Gross-Str. 8, A-4600 Wels

MÜLLERS-STEIN, M., Soz. Päd., Psychiatrische Klinik und Poliklinik der Technischen Universität München, Ismaninger Str. 22, D-8000 München 80

NEUMANN, J., Prof., Dr. iur., Lic. iur. can., Universität Tübingen, Olgastr. 8, D-7400 Tübingen

NEUMANN, N.-U., Dr. med., Bezirkskrankenhaus Günzburg, Ludwig-Heilmeyer-Str. 2, D-8870 Günzburg

ORLEY, J., M.D., Senior Medical Officer, World Health Organization, CH-1211 Genf 27

PICHOT, P., Prof. Dr., Université Paris, 24 Rue des Fossés Saint-Jacques, F-75005 Paris

POPULIN, M., Dr. med., Dipartimento di Salute Mentale, Via Vittorio Veneto 164/A, I-34170 Gorizia

RAUCHFUSS, H., Dr. med., Bahnhofstr. 38, D-8530 Neustadt/Aisch

REIMER, F., Prof. Dr. med., Psychiatrisches Landeskrankenhaus, D-7102 Weinsberg-Weissenhof

RUBIN, M., LCSW, Fellowship House, 5711 South Dixie Highway, South Miami, FL-33143, USA

RÜTHER, E., Prof. Dr., Psychiatrische Universitätsklinik Göttingen, von-Siebold-Str. 5, D-3400 Göttingen

SCHEDL, I., Reg. Dir., Sozialhilfeverwaltung Bezirk Oberbayern, Maximilianstr. 39, D-8000 München 22

SCHÜTTLER, R., Prof. Dr., Bezirkskrankenhaus Günzburg, Ludwig-Heilmeyer-Str. 2, D-8870 Günzburg

SCHUSTER, H., Dipl. Ing. Arch., Bezirkstagspräsident, Maximilianstr. 39, D-8000 München 22

SOYKA, M., Dr. med., Psychiatrische Universitätsklinik, Nußbaumstr. 7, D-8000 München 2

SPEIERER, G.-W., Prof. Dr. med. Dipl.-Psych., Universität Regensburg, Universitätsstr. 31, D-8400 Regensburg

SPENGLER, A., PD Dr. med., Niedersächsisches Landeskrankenhaus, Südstr. 25, D-3050 Wunstorf 1

STEINBERG, R., Priv.-Doz., Dr. med., Direktor der Pfalzklinik Landeck, Weinstr. 100, D-6749 Klingenmünster 2

Sterzer, P., Dr., Berufsfachschule für Beschäftigungs- und Arbeitstherapie, Schlierseestr. 47, D-8000 München 90

Trenckmann, U., PD Dr. med., Hans-Prinzhorn-Klinik, Westfälisches Fachkrankenhaus für Psychiatrie, Postfach 1765, D-5870 Hemer

Tubies, H., Dr. jur., Landesamt für Statistik und Datenverarbeitung, Neuhauser Str., D-8000 München 2

Uchtenhagen, A., Prof. Dr. Dr., Psychiatrische Universitätsklinik Zürich, Militärstr. 8, CH-8021 Zürich

Uffrecht, B. L., Elisabethstr. 23, D-8044 Lohhof

Verhoeff, J., Psychiater, Staatstoezicht of de Volksgezondheid, NL-2280 HK Rijswijk

Vogel, R., Dipl.-Soz., Bezirkskrankenhaus Günzburg, Ludwig-Heilmeyer-Str. 2, D-8870 Günzburg

Voss, K. D., Bundesverband der Betriebskrankenkassen, Kronprinzenstr. 6, D-4300 Essen 1

Weig, W., Dr. med., Niedersächsisches Landeskrankenhaus, Knollstr. 31, D-4500 Osnabrück

Weis, J., Dipl.-Psych., Psychologisches Institut der Universität Freiburg, Erbprinzenstr. 12, D-7800 Freiburg i. Br.

Wing, J. K., M.D. Ph.D., Institute of Psychiatry, De Crespigny Park, London SE5 8AF, Great Britain

Winklhofer, W., Dr. med., Elisabethstr. 4, D-8000 München 40

Wulff, E., Prof. Dr. med., Medizinische Hochschule Hannover, Abt. Sozialpsychiatrie, Konstanty-Gutschow-Str. 8, D-3000 Hannover 61

Zimmer, R., Dr. med., Psychiatrische Klinik und Poliklinik der Technischen Universität München, Ismaninger Str. 22, D-8000 München 80

Einführungsreferate

Rehabilitation zwischen Anspruch und Wirklichkeit

H. Häfner

Ziele der Rehabilitation

In einem von der Bundesarbeitsgemeinschaft für Rehabilitation herausgegebenen Wegweiser wird das Ziel der Rehabilitation Behinderter auf folgende Weise definiert: „... die Gesamtheit der Bemühungen, einen durch Krankheit, ein angeborenes Leiden oder äußere Schädigungen körperlich, geistig oder seelisch behinderten Menschen über die Akutbehandlung hinaus durch umfassende Maßnahmen auf medizinischem, schulischem, beruflichem und allgemein sozialem Gebiet in die Lage zu versetzen, eine Lebensform und -stellung, die ihm entspricht und seiner würdig ist, im Alltag, in der Gemeinschaft und im Beruf zu finden bzw. wiederzuerlangen" (Bundesarbeitsgemeinschaft für Rehabilitation 1984). Das traditionelle Ziel der Rehabilitation, Wiederherstellung der Erwerbstätigkeit, das seit der Gründung der Sozialversicherung 1883 schrittweise Gültigkeit erlangt hat, ist offenbar mit dem wachsenden Wohlstand der Gesellschaft, den wachsenden Ansprüchen der Behinderten und der wachsenden Fürsorge des Sozialstaates zu einer umfassenden Zielsetzung erweitert worden, die man mit dem Begriff „optimale Lebensqualität für den Behinderten" umschreiben kann.

Problembereiche der Rehabilitation geistig und psychisch Behinderter

Geistige Behinderung als Folge angeborener oder früherworbener Hirnschädigung hat für die Rehabilitation im Erwachsenenalter früher kaum eine Rolle gespielt, weil nur ein kleiner Teil Behinderter das Heranwachsendenalter überlebte. Inzwischen ist die absolute Zahl Behinderter erheblich im Ansteigen begriffen, weil die Medizin in der Bekämpfung akuter und tödlicher Erkrankungen enorme Fortschritte erzielt und die fernere Lebenserwartung Behinderter deutlich verlängert hat. Das trifft für alle Formen von Behinderung und chronischen Krankheiten zu, die nicht mit einem direkten Letalitätsrisiko belastet sind. Unter diese Kategorie fallen auch die psychischen Behinderungen nach funktionellen Psychosen. Mit der verlängerten Überlebenszeit nach Krankheitsbeginn und der wachsenden Zahl psychisch und geistig Behinderter nehmen auch die Bedeutung von Rehabilitation für den Betroffenen und ihr Nutzen für die Gemeinschaft zu.

Geschichte der Versorgung und Rehabilitation psychisch Kranker und Behinderter

Rehabilitation psychisch Behinderter im engeren Sinne meint die Bemühungen zur Wiedereingliederung der Folgezustände nach funktionellen Psychosen, insbeson-

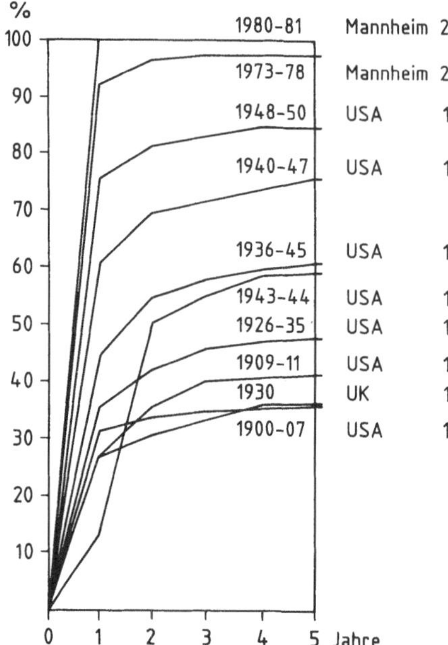

Abb. 1. Anteil der Entlassungen nach Erstaufnahme bei Schizophrenie innerhalb von 5 Jahresperioden (aus 7 Studien in den USA, 1 Studie in London und 1 Studie in Mannheim). *1)* Brown, G (1960). *2)* Fallregister am ZISG Mannheim: Kohorten von Erstaufnahmen wegen Schizophrenie, 1973–1978

dere nach Schizophrenie. Auf diesen Bereich werde ich mich beispielhaft beschränken, denn hier sind der Bedarf, die Schwierigkeiten und Mängel am größten.

Die psychiatrischen Fachkrankenhäuser, in denen noch heute 93% der psychiatrischen Betten aufgestellt sind, hatten ursprünglich die Aufgabe, die chronisch psychisch Kranken und Behinderten, für die man damals keine wirksame Therapie zur Verfügung hatte, langfristig human unterzubringen und zu beschäftigen. Der überwiegende Teil der langfristig im psychiatrischen Krankenhaus Untergebrachten litt an Schizophrenie und ihren Folgezuständen. In den psychiatrischen Krankenhäusern Württembergs betrug beispielsweise die durchschnittliche Aufenthaltsdauer eines erstmals mit Schizophrenie aufgenommenen Kranken 1930 noch 8,5 Jahre (Wetzel 1932).

Abb. 1 macht die tiefgreifenden Veränderungen, die sich seit der Jahrhundertwende in der stationären Versorgung Schizophrener vollzogen haben, deutlich.

Gegenwärtig können rund 60% erstaufgenommener Schizophrener innerhalb von sechs Wochen und rund 90% innerhalb von drei Monaten aus dem Krankenhaus entlassen werden.

Mittlerweise verfügt die Psychiatrie über ein Instrumentarium wirksamer medikamentöser und psychologischer Behandlungsmethoden, die es ermöglichen, die akute funktionelle Psychose, sei sie schizophrener oder affektiver Natur, relativ rasch zu bessern. Wenn sie folgenlos abklingt, wie das bei der Mehrzahl der affektiven und bei knapp 30% der schizophrenen Psychosen der Fall ist, dann sind längerfristige Rehabilitationsmaßnahmen nicht erforderlich. Eine wirksame Beeinflussung überdauernder Störungen nach Schizophrenie, die sich in Defiziten von Wahrnehmungs- und kognitiven Funktionen, Initiative, Emotionalität und sozialer Kompetenz äußern, durch Medikamente ist noch nicht gelungen. Sie sind deshalb die wichtigste Domäne der Rehabilitation psychisch Behinderter.

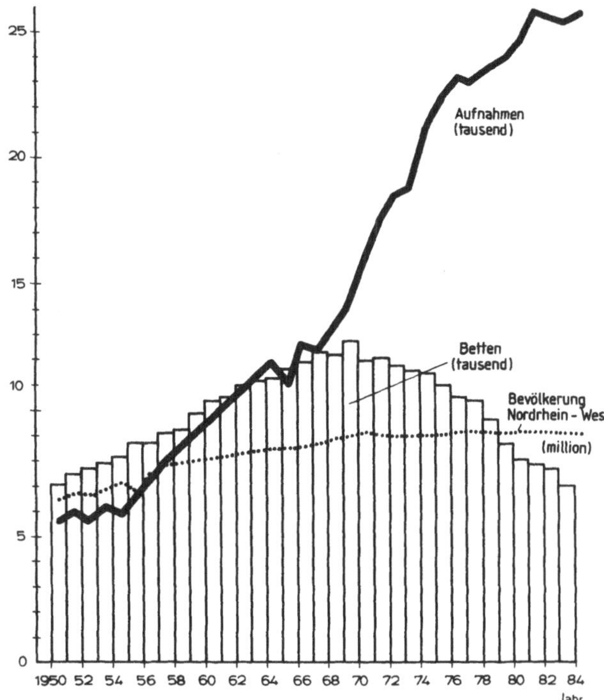

Abb. 2. Entwicklung der Aufnahmen und der Bettenbelegung in den Rheinischen Landeskliniken für Psychiatrie, 1950–1984. (Aus: Statistiken des Landschaftsverbandes Rheinland 1984 für die Rheinischen Landeskliniken)

Durch die erfolgreiche Behandlung akuter Krankheitsepisoden ist es in allen psychiatrischen Krankenhäusern zu einem enormen Anstieg von Aufnahmen und Entlassungen bei gleichzeitigem Rückgang der Aufenthaltsdauern gekommen (vgl. Abb. 2). Die Funktion psychiatrischer Krankenhäuser hat sich im Übergang von Pflegeanstalten zu Krankenhäusern tiefgreifend verändert. Gleichzeitig ist ein gewaltiger Bedarf an außerstationärer Rehabilitation angewachsen.

Die Größenordnung des Bedarfs an Rehabilitation psychisch Behinderter, insbesondere Schizophrener

Die Schizophrenie ist eine der häufigsten psychischen Erkrankungen. Das kumulative Erkrankungsrisiko für Lebenszeit, d.h. die Wahrscheinlichkeit, im Laufe des Lebens mindestens einmal an Schizophrenie zu erkranken, besteht für rund 0,8–1,0% der Bevölkerung. Die jährliche Erkrankungsrate für Schizophrenie beträgt, unter Zugrundelegung einer klinischen (weiten) Diagnosendefinition, 0,04–0,05% oder 40–50/100000. Das bedeutet für die Stadt München mit einer Einwohnerzahl von 1266100 (Stand 30.06.1985) eine jährliche Neuerkrankungsrate von rund 500–600, wobei die Stärkeschwankungen der Altersgruppe mit dem höchsten Risiko, 15–30 Jahre für Männer und 20–40 Jahre für Frauen, zu berücksichtigen sind.

Inzwischen liegen methodisch sorgfältig durchgeführte Verlaufsstudien vor, die über das Risiko der Entwicklung von Behinderungen nach Ersterkrankung Auskunft

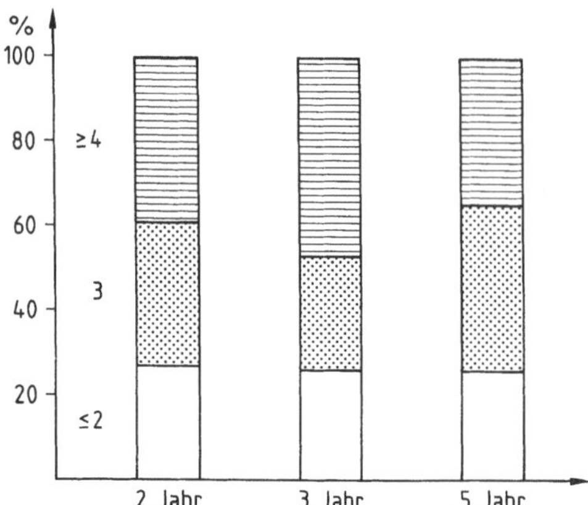

Abb. 3a. Behinderungs-Score. ≤2 gute soziale Anpassung; 3 mittlere soziale Anpassung; ≥4 schlechte soziale Anpassung. (Aus: Schubart et al. 1986)

geben. Abb. 3a aus einer Studie von Schubart et al. (1986) aus unserem Institut zeigt, daß weniger als 30% im Fünfjahresverlauf nach Ersterkrankung ohne wesentliche Behinderung bleiben. Der Anteil der erheblich Behinderten ist Schwankungen unterworfen. Er beträgt zwei Jahre nach der Ersterkrankung rund 40%, steigt nach drei Jahren leicht an, um nach fünf Jahren auf rund 35% abzufallen. Mehr als 70% der Schizophrenen tragen eine überdauernde psychische Behinderung von meßbarem Ausmaß davon.

Diese Zahlen lassen sich nicht direkt in Daten zum Rehabilitationsbedarf umrechnen, weil sich dieser aus sehr unterschiedlichen und von der beruflichen und sozialen Situation der Kranken abhängigen Bedürfnissen zusammensetzt. Eine grobe Schätzung ist auf der Basis der Mannheimer Daten möglich: Gegenwärtig, bei einer überdurchschnittlichen Stärke der Risikojahrgänge, ist mit einem jährlichen Zuwachs von rund 20–25/100000 – für eine Stadt von der Größe Münchens sind dies 250–300 – erwachsenen psychisch Behinderten zu rechnen, die irgendeine Art rehabilitativer Hilfen für verschiedene Zeitspannen benötigen. Von den Neunzigerjahren an beginnend wird diese Zahl mit dem Rückgang der Risikojahrgänge bis zum Anfang des nächsten Jahrhunderts um rund ein Viertel und danach noch etwas weiter abfallen. Der – vom aktuellen Bedarf abgesehen – jährlich zuwachsende Neubedarf an Plätzen in psychiatrischen Heimen und psychiatrisch betreuten Wohngemeinschaften läßt sich auf der Basis unserer Erfahrungen in Mannheim mit etwa 3–5/100000 schätzen.

Wesentlich größer als der Heimbedarf, aber derzeit nicht präzise schätzbar, ist der Bedarf an beruflicher Rehabilitation. Er steht in einem ungünstigen gesellschaftlichen Kontext. Mit dem Ansteigen der Arbeitslosenrate seit Mitte der Siebzigerjahre ist das Beschäftigungssystem in der Bundesrepublik in eine auffallende Schieflage geraten. Die Schwelle des Eintritts und des Wiedereintritts in den Arbeitsmarkt hat sich, bedingt durch den wachsenden Wettbewerb und Rationalisierung, erhöht. Dadurch werden immer mehr Personen mit Leistungsdefiziten, mit chronischen oder wiederkehrenden Krankheiten in die Erwerbslosigkeit abgedrängt (Abb. 3b). Bei psychisch Behinderten ist dies inzwischen zu einem schwerwiegenden Problem geworden: In einer von uns untersuchten repräsentativen Kohorte krankenhausentlassener

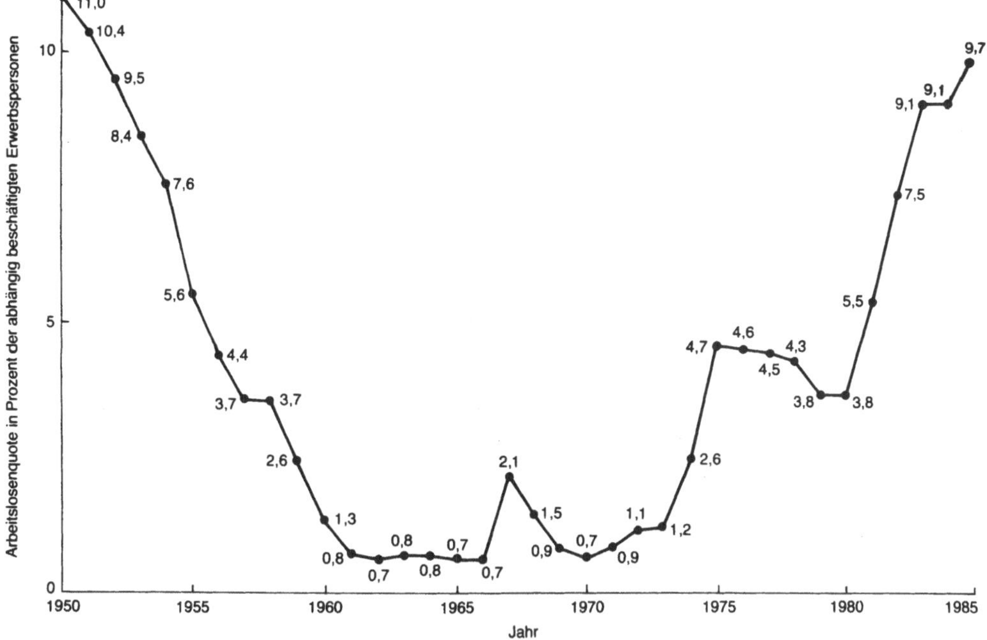

Abb. 3b.

Schizophrener aus Mannheim waren 1½ Jahre nach Krankenhausaufnahme rund 60% ohne festes Arbeitsverhältnis (Häfner et al. 1986). In einer vergleichbaren Studie des Entlassungsjahrgangs 1979/80 in Günzburg (Vogel et al. 1986) waren es rund 66%. Von 1000 18–64 Jahre alten Männern, die 1984 im Psychiatrischen Krankenhaus Kassel aufgenommen wurden, stand nur noch knapp ein Viertel in Ausbildung oder in einem festen Arbeitsverhältnis (Kunze 1987). Die unzureichenden Bemühungen um Wiedereingliederung der psychisch Behinderten werden aus einer Erhebung von Kitzig (1983) deutlich: Er fand 1980, daß von Anspruchsberechtigten mit der Diagnose Schizophrenie 93% ohne vorherige Reha-Maßnahme berentet worden waren. Das ist keine Erfolgsmeldung für die Rehabilitationsleistungsträger.

Arbeit vermittelt Training eigener Fähigkeiten, finanzielle Unabhängigkeit und sozialen Status. Sie trägt zur zeitlichen Strukturierung des Alltags und zur Selbstbestätigung bei. All dies ist für psychisch Behinderte von besonderer Bedeutung. Fehlen soziale Anregungen und Training verbliebener Fähigkeiten, dann kommt es zu den von Wing und Brown (1970) erstmals nachgewiesenen sekundären Behinderungen, die weit über die Folgen der Krankheit selbst hinausgehen können. Fehlen Selbstbestätigung und zeitliche Strukturierung, dann sind Selbstunsicherheit, Depressivität und Verwahrlosung die mögliche Folge. Solange wir unter einem erheblichen Mangel an Arbeitsplätzen leiden, ist die Eingliederung in Beruf und Arbeit nicht nur der Schwerpunkt der Rehabilitation psychisch Behinderter, sondern auch eine bedeutsame solidarische Pflicht derjenigen, die durch das Glück von Gesundheit und Leistungsfähigkeit einen Arbeitsplatz erhalten und behalten konnten.

Die Umsetzung des Behindertenrechts in die Praxis

Die gesetzlichen Regelungen der Rehabilitation sind, wie H. Kunze kürzlich aufwies (Kunze 1987), ziemlich umfassend und für die unterschiedlichen Leistungsansprüche dicht geknüpft. Die Formulierung der eingangs zitierten in § 10 des Sozialgesetzbuches aufgeführten Ziele von Rehabilitation unterstreicht diese Aussage. Die Schwierigkeiten beginnen mit der Vielfalt der gesetzlichen Regelungen, der Leistungsträger und der Zuständigkeiten in unserem gegliederten Sozialwesen. Sozialleistungsträger stehen nicht im Wettbewerb um den Erfolg beim Behinderten, der wenig Möglichkeiten hat, zum besseren Leistungsträger zu wechseln, sondern im Wettbewerb um das wirtschaftliche Ergebnis. Sie sind dem Zwang zu sparsamer Mittelbewirtschaftung unterworfen. Deshalb wird das geltende Recht von manchen Leistungsträgern mit Sorgfalt auf Möglichkeiten der Leistungsverweigerung abgeklopft. Um ein Beispiel dafür zu nennen: Das Gesetz über die Angleichung der Leistungen zur Rehabilitation vom 07.08.1974 verfolgte unter anderem das Ziel, den nahtlosen Anschluß des Rehabilitationsprozesses an die Krankenhausentlassung sicherzustellen. Die vorgesehene Lösung, Träger der gesetzlichen Krankenversicherung für Anschlußmaßnahmen der medizinischen Rehabilitation in Vorleistung treten zu lassen, scheiterte bei den psychiatrischen Übergangseinrichtungen daran, daß Krankenkassen und Rentenversicherungsträger die Anerkennung als leistungspflichtige Einrichtung im Sinne der §§ 1236 bzw. 184a der RVO – durchaus rechtskonform – verweigerten (siehe Kunze a.a.O.). Die Folge davon ist, daß psychiatrische Übergangseinrichtungen, obwohl ihre Zweckmäßigkeit für die Rehabilitation psychisch Behinderter schon 1979 durch eine Modellstudie des Zentralinstituts für Seelische Gesundheit und ihre sozialrechtlichen Aspekte durch ein Gutachten des Lehrstuhls für Sozialrecht an der Universität Bochum im Auftrag des BMJFG anerkannt worden sind (Bundesminister für Jugend, Familie und Gesundheit 1982), bis heute sozialrechtlich nicht abgesichert werden konnten. Erst in jüngster Zeit ist in der Bundesarbeitsgemeinschaft für Rehabilitation ein vorsichtiger Beginn beschlossen worden. Pro Bundesland soll eine wohnortnah gelegene Rehabilitationseinrichtung mit Wohn-, Arbeits- und Behandlungsangebot und mindestens 50 Plätzen gefördert und „erprobt" werden, obwohl in der Bundesrepublik und in anderen Ländern längst genügend wissenschaftlich begleitete Erprobung erfolgt ist. Für das Anliegen der Kranken- und Rentenversicherungsträger, eine zuverlässige Kontrolle über Notwendigkeit und Umfang der gewährten Leistungen bei der Rehabilitation psychisch Behinderter zu behalten, haben wir Verständnis, aber es muß in einem ausgewogenen Verhältnis zur Erfüllung der Leistungspflicht gegenüber psychisch Behinderten stehen.

Ein weiteres ungelöstes Problem ist die Finanzierung von Werkstätten für psychisch Behinderte. Die Bundesanstalt für Arbeit fördert Werkstätten nur unter der Voraussetzung, daß „die Behinderten nach Teilnahme an Maßnahmen im Eingangsverfahren und im Arbeitstrainingsbereich in der Lage sind, wenigstens ein Mindestmaß wirtschaftlich verwertbarer Arbeitsleistung zu erbringen" (A-Reha vom 31.07. 1975, ANBA 1975, S. 994, zuletzt geändert durch die 11. Änderungsanordnung zur A-Reha vom 28.01.1986, ANBA 1986, S. 527, und vorläufige Durchführungsanweisung).

Ein beträchtlicher Teil psychisch Behinderter ist aber entweder durch das Ausmaß bestehender Defizite oder durch häufige Krankheitsrückfälle dazu nicht mehr in der Lage und auch voraussichtlich nicht mehr in den Arbeitsmarkt einzugliedern. Diese Behinderten benötigen die beschützte Arbeitssituation einer Werkstätte mit gleicher Dringlichkeit. Für die Förderung von Werkstätten für nicht mehr „behindertenwerkstattfähige Behinderte" stehen nur noch die Sozialhilfeträger zur Verfügung. Leistungen nach dem Bundessozialhilfegesetz sind subsidiär. Sie setzen finanzielle Bedürftigkeit voraus und fordern Ersatz vom Leistungsempfänger oder seinen unterhaltspflichtigen Angehörigen, wenn Einkommen oder Vermögen bestimmte Freigrenzen überschritten haben. Diese Beispiele genügen, um verständlich zu machen, weshalb wir von einer Umsetzung der Absichten des Bundesgesetzgebers in Sachen Rehabilitation psychisch Behinderter noch weit entfernt sind.

Der gegenwärtige Stand der Rehabilitation psychisch Behinderter

Rehabilitationsbedürfnisse

Neben den finanziellen gibt es auch sachliche Gründe für die bescheidenen Fortschritte im Ausbau von Rehabilitationseinrichtungen für psychisch Behinderte. Anders als bei einfachen körperlichen Behinderungen, bei denen man sich häufig auf berufliche Trainings- oder Umschulungsmaßnahmen beschränken kann, sind bei psychisch Behinderten Hilfen auf mehreren Ebenen erforderlich. Schon aus der Komplexität der Bedürfnisse, aber auch aus der Vielfalt rehabilitativer Dienste und Einrichtungen, die in Abb. 4 dargestellt sind, wird deutlich, daß die Rehabilitation psychisch Behinderter auf eine koordinierte Zusammenarbeit eines Netzes von Einrichtungen und Maßnahmen angewiesen ist, und zwar um so mehr, je schwerer die Behinderung ist. Daraus folgt, daß Rehabilitation psychisch Behinderter überwiegend wohnortnah stattfinden muß. Psychische Behinderung ist außerdem kein endgültiger Zustand wie eine Beinamputation, sondern ein langwährender Prozeß mit umweltabhängigen Verschlimmerungsrisiken und mit einer eher günstigen Langzeitprognose. Auch diesem Sachverhalt müssen die Rehabilitationsbemühungen Rechnung tragen.

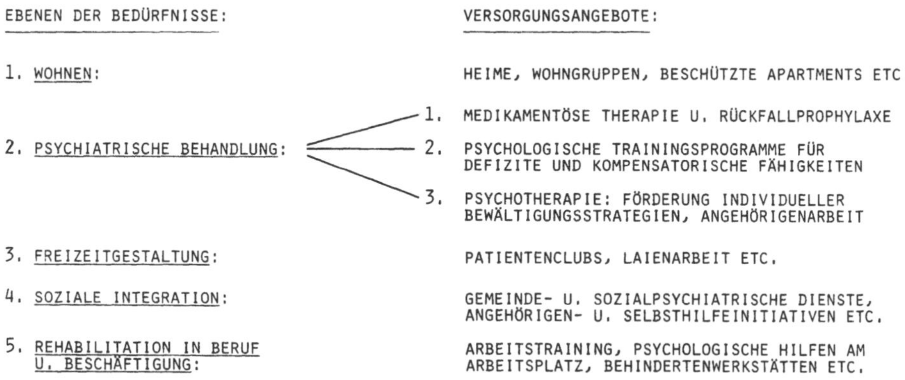

Abb. 4. Ebenen der Rehabilitationsbedürfnisse und der Versorgungsangebote für psychisch Behinderte

Wohnen

Beschützte Wohnsituationen sind für diejenigen Behinderten erforderlich, die nicht mehr oder nur noch in beschränktem Umfang in der Lage sind, bei ihren Angehörigen zu wohnen oder sich selbst zu versorgen. Die wichtigsten Formen sind das Übergangsheim und das psychiatrische Wohnheim. Beide sollten psychologische Trainingsprogramme und, sofern nicht eine Werkstätte mit ihnen verbunden ist, auch Arbeitstraining anbieten. Viele psychisch Behinderte benötigen auf der Wohnebene nur kleinere Hilfen, die beispielsweise durch eine betreute Wohngemeinschaft oder durch Einzelappartements, die zu einer regelmäßig betreuten Wohngruppe zusammengeschlossen sind, gewährt werden können. Will man dem Behinderten mit dem geringstmöglichen Aufwand soviel Unabhängigkeit wie möglich geben, dann ist Flexibilität der Rehabilitationsangebote besonders wichtig.

Wir haben in Mannheim im Laufe von 15 Jahren ein Netz gemeindepsychiatrischer Dienste aufgebaut, das derzeit 213 komplementäre Wohnplätze, 153 in fünf psychiatrischen Heimen und 60 in sieben beschützten Wohnungen und Apparte-

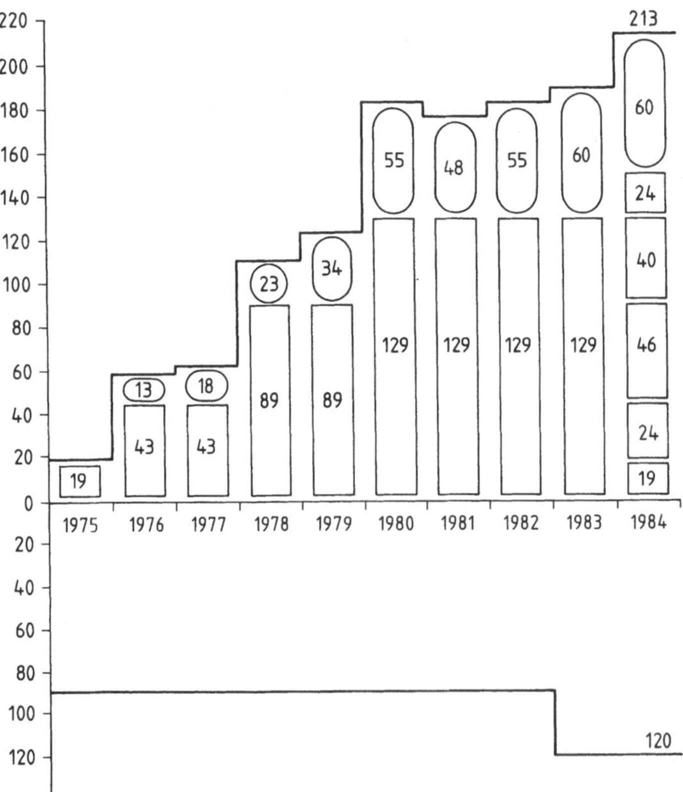

Abb. 5. Ausbau komplementärer Einrichtungen für chronisch psychisch Kranke in Mannheim, 1975–1984. Oben: ▭ Plätze in beschützten Heimen; ⬭ Plätze in beschützten Wohnungen; unten: Plätze in beschützten Werkstätten

ments umfaßt (Abb. 5). In diesem komplementären System werden inzwischen 75% aller einer mehr als einjährigen Unterbringung bedürftigen Schizophrenen aufgenommen. Nur noch 25% bedürfen einer mindestens einjährigen Krankenhausbehandlung. Die Voraussetzung, daß so viele – und damit auch relativ schwer verhaltensgestörte und mit hohem Rückfallrisiko belastete Kranke – außerhalb des Krankenhauses versorgt werden können, ist ein Notfalldienst mit einem psychiatrischen Krankenhaus im Rücken, der rund um die Uhr bei Krisen und Rückfällen sofortige Hilfe und notfalls Wiederaufnahme gewähren kann (Häfner et al. 1986). Die Tatsache, daß 93% der psychiatrischen Betten in öffentlichen psychiatrischen Krankenhäusern zentralisiert und großenteils gemeindefern angesiedelt sind, ist ein gewichtiges Hindernis beim Aufbau der Rehabilitation psychisch Kranker, denn einmal stehen an vielen Orten die Experten nicht zur Verfügung, die beim Aufbau der Einrichtungen beratend mitwirken können; zum anderen sind die lückenlose Zusammenarbeit in der Nachsorge und, wie schon erwähnt, die Notfallversorgung schwierig.

Ärztliche Rehabilitation und Rückfallprävention

Die zuverlässige Einnahme einer hinreichenden Dosis neuroleptischer Medikamente hat bei nahezu ¾ aller an Schizophrenie Erkrankten eine überlegene Wirkung auf das Rückfall- und das Verschlechterungsrisiko der Erkrankung. Die Abb. 6 zeigt dies im Vergleich der Injektion von Depotneuroleptika mit der weniger zuverlässigen Tabletteneinnahme desselben Medikaments, jeweils mit und ohne Beratung durch Sozialarbeiter.

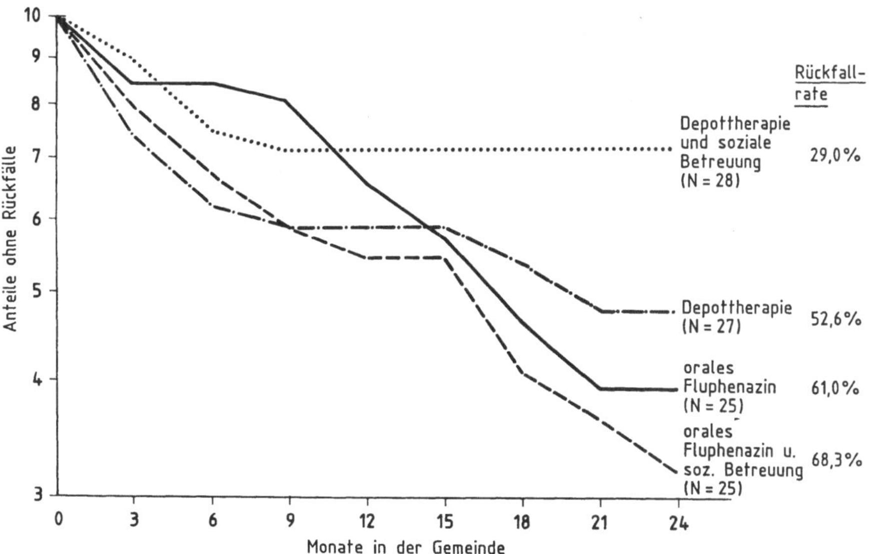

Abb. 6. Survival-Kurven (Anteile der Behandlungsgruppen in den vor einer Wiederaufnahme verbrachten Zeitperioden) für Depottherapie und orale Therapie mit und ohne soziale Betreuung. (Aus: Hogarty et al. 1979)

Die Depotbehandlung ist der Tabletteneinnahme eindeutig überlegen. Die deutlich niedrigste Rückfallrate von 29% erreicht die Kombination von Depotneuroleptika mit sozialer Betreuung. Das Ausbleiben von Rückfällen in dieser Gruppe vom achten Monat an ist ein Hinweis auf einen längerfristigen rehabilitativen Effekt. Vergleichbar große Unterschiede im Rückfallrisiko werden nur bei wenigen Therapieformen für chronische Krankheiten in der Medizin erreicht.

In einer methodisch sorgfältig durchgeführten Analyse der Wirksamkeit komplementärer Versorgung oder Rehabilitation Schizophrener konnten wir bestätigen, daß Intensität und Häufigkeit ambulanter ärztlicher Behandlung den stärksten Effekt auf die schizophrene Symptomatik und das Risiko stationärer Wiederaufnahme hatte (Häfner et al. 1986). Das Wirkungsmaximum wird bei Behinderten erreicht, die in psychiatrischen Heimen untergebracht sind. Etwas geringer ist die Wirkung bei Behinderten, die in der Familie leben. Bei allein Lebenden ist sie nicht mehr nachweisbar. Der Grund für diese Unterschiede liegt vermutlich in der besseren Kontrolle der Medikamenteneinnahme in den von uns beratenen psychiatrischen Heimen gegenüber den Familien und schließlich gegenüber allein lebenden Kranken.

Da Neuroleptika, zumal in höherer Dosis, psychische und motorische Nebenwirkungen verursachen können, sind in jüngster Zeit zunehmend Versuche unternommen worden, die medikamentöse Therapie erst bei oder vor Krankheitsausbruch einzusetzen und auf eine Dauermedikation zu verzichten (Hirsch et al. 1986; Pietzcker u. Gaebler 1983). Dieses Verfahren setzt eine einigermaßen stabile Selbstkontrolle und die zuverlässige Wahrnehmung der Prodromal- oder der ersten Krankheitszeichen voraus. Dann kann es gelingen, eine psychotische Episode rechtzeitig zu verhindern oder erheblich abzukürzen.

Psychologische Trainingsprogramme in der Rehabilitation Schizophrener

Zielt die medikamentöse Therapie auf die produktiven Symptome, so zielen die psychologischen Trainingsmethoden in erster Linie auf die sogenannten negativen Symptome, die Defizite. Die einfachsten Verfahren sind die sogenannten „token-economy"-Programme, die nach verhaltenstherapeutischen Grundsätzen einfache Verstärkung erwünschter Verhaltensweisen durch ein Münzsystem erstreben. Ihr Erfolg kommt im wesentlichen durch den starken Synergieeffekt dieser Programme auf das Personal der behandelnden Einrichtungen zustande (Cohen 1981). Ihre Wirksamkeit ist begrenzt, weil sie weder weiterführende Motivation noch differenzierteres Leistungstraining anbieten können. An ihre Stelle sind inzwischen systematische Trainingsprogramme getreten, die eine Verminderung aller wesentlichen Defizite Schizophrener anstreben, etwa das von Brenner et al. (1982, 1983) am Zentralinstitut für Seelische Gesundheit entwickelte und in Bern fortgeführte fünfstufige Programm für kognitive und kommunikative Fertigkeiten. Es beginnt mit einem kognitiven Training und geht zunehmend in das Üben sozialer Fähigkeiten und komplexerer Problemlösestrategien über (Abb. 7).

Mittlerweile ist dieses Programm, teilweise modifiziert, in mehreren Replikationsstudien evaluiert worden (Hermanutz u. Gestrich 1987; Kraemer et al. 1987; Brenner et al. 1987; Übersicht: Mussgay u. Olbrich 1987). Das Ergebnis ist, daß die sozialen Defizite im Rahmen des Programms durchwegs, die kognitiven aber nicht in

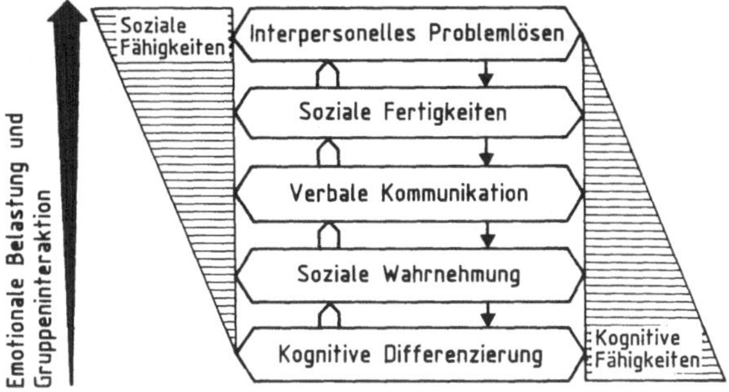

Abb. 7. Schematische Darstellung des fünfstufigen Programms zur integrierten Therapie kognitiver, kommunikativer und sozialer Fähigkeiten. (Aus: Brenner et al. 1987)

allen Studien vermindert werden konnten. Ob dies auf die Intensivierung sozialer Trainingsmaßnahmen während des Programms oder auf die beschränkte Aussagefähigkeit des im Programm gemessenen Verhaltens für das Verhalten nach Entlassung zurückgeht, bleibt vorerst offen. Sicher ist, daß diese systematischen Verfahren zur Verminderung der behindernden Defizite in Zukunft weiterentwickelt und verbessert werden. Sie sollten bald zum Repertoire psychiatrischer Rehabilitationseinrichtungen gehören.

Psychotherapie: Förderung von Bewältigungsstrategien

Schizophrenie hat mit einer offenbar erblich vermittelten Vulnerabilität zu tun. Das bedeutet, daß bestimmte Umweltbelastungen das Reaktionsmuster der schizophrenen Psychose auslösen können. Wie eine von Thurm mit uns zusammen durchgeführte Retrospektivstudie zeigte (Thurm u. Häfner 1987), lernen Schizophrene nach vielen Krankheitsjahren, ihre Verletzbarkeit für emotionale oder kognitive Belastungen wahrzunehmen und Strategien zu ihrer Bewältigung zu entwickeln. Als beunruhigend und mitunter einen Rückfall auslösend werden vor allem starke Gefühle oder Spannungen und häufige kritische Bemerkungen in engen menschlichen Beziehungen empfunden (Leff u. Vaughn 1981). Die Kranken bemühen sich deshalb, solche Belastungen zu meiden. Eine ihrer Strategien ist, sich aus engeren Beziehungen zurückzuziehen und soziale Distanz aufzubauen, die in extremen Fällen als Gefühlsarmut oder Autismus imponieren kann. Einige Kranke lernen auch von sich aus, Vorzeichen der Psychose wahrzunehmen und im Beginn eines Rückfalls den Arzt zu konsultieren oder selbst unverzüglich Medikamente einzunehmen, wie dies in einer Kriseninterventionstherapie beabsichtigt ist.

Das psychotherapeutische Vorgehen sollte, unter Bestärkung der vom Kranken selbst entwickelten Bewältigungsansätze, Strategien vermitteln, die unter Vermeidung sozialer oder persönlicher Nachteile eine hinreichende Bewältigung sowohl der dauerhaft bestehenden Verletzbarkeit als auch der mit Rückfallrisiken verbundenen Lebenssituationen ermöglichen.

Es wäre eine Illusion, wollte man das hier Vorgetragene bereits als Gemeinwissen der Rehabilitation psychisch Behinderter ansehen. In der Psychiatrie ist der Zwang zur Akzeptanz gesicherter Forschungsergebnisse geringer als in vielen anderen Fächern. Zudem sind viele Laien davon überzeugt, sie wüßten selbst am besten, wie psychisch Kranken zu helfen sei, wobei sie meistens erst an die Liebe denken, wie sie selbst sie verstehen. Deshalb ist die Vielfalt der psychologischen Programme in Rehabilitationseinrichtungen für psychisch Behinderte groß und zuweilen nicht frei von Elementen, die Zustand und Rückfallrisiko der Behinderten ungünstig beeinflussen. In der Bundesrepublik ist von 1968 an der überwiegende Teil von Sozialarbeitern im Studium mit soziologistischen und psychoanalytischen Theorien über die Schizophrenie ausgebildet worden, die für die Rehabilitation psychisch Behinderter nicht brauchbar sind. Glücklicherweise hat sich dies in den letzten Jahren wieder deutlich zum Besseren gewendet, aber es bleiben Aufgaben der Fortbildung an denen, die im Studium zu wenig Wissen vermittelt bekamen.

Die aufgezeigten drei Linien ärztlicher und psychologischer Rehabilitation sollten ihren Anfang bereits im psychiatrischen Krankenhaus finden. Die Einstellung der vorbeugenden Medikation muß während des stationären Aufenthalts erfolgen. Das Training von erhaltenen Fähigkeiten, der Abbau von Defiziten und die Vermittlung von Bewältigungsstrategien muß bei längeren Aufenthalten ebenfalls im Krankenhaus begonnen werden. Es sollte auch nach der Entlassung nahtlos fortgesetzt werden. So früh wie möglich sollten auch die Angehörigen aufgeklärt, beraten und ggf. in die psychologische Behandlung einbezogen werden.

Hilfe bei der Freizeitgestaltung

Viele psychisch Behinderte haben wegen ihrer anhedonistischen Orientierung, ihrer Phantasie- und Antriebsdefizite große Schwierigkeiten, ihre Freizeit selbst zu gestalten oder vorhandene Angebote zu nutzen. Sie geraten deshalb leicht in soziale Isolierung, Resignation und in sekundäre Depression. Die aktive Hilfe bei der Planung und Gestaltung von Freizeit ist eine Aufgabe von Rehabilitationseinrichtungen für psychisch Kranke. Außerhalb der Einrichtungen, aber auch an Wochenenden, sind Laien und Selbsthilfegruppen für die Unterstützung der Freizeitgestaltung von großer Bedeutung. Der traditionsreichste Beitrag geht auf die Patientenclubs zurück, die von Fachkräften aufgebaut und im Idealfall zunehmend in die Initiative ihrer Mitglieder übergeben werden können.

Soziale Integration psychisch Behinderter

Die soziale Integration psychisch Behinderter setzt ein hinreichendes Maß an Akzeptanz und Unterstützung in der Gemeinschaft voraus. Nach dem letzten Krieg gab es, im Anschluß an eine Phase des Schweigens, eine heftige Diskussion über Vorurteile gegen psychisch Kranke. Politiker und Psychiater glaubten, in der ablehnenden Einstellung der Bevölkerung das Haupthindernis der Rehabilitation psychisch Kranker erkannt zu haben. Das ist, und ich könnte ein paar drastische Beispiele aus der Aufbauzeit unserer Rehabilitationseinrichtungen zwischen 1960 und 1970 dazu beisteuern, tatsächlich einmal so gewesen. Die Bevölkerung urteilte aber weniger voreingenommen als realistisch (Stumme 1971, 1972). Solange die Kranken jahrelang auf geschlossenen Abteilungen in gemeindefernen Anstalten untergebracht wurden, war die Beurteilung der Schizophrenie als einer hoffnungslosen, mitunter gefährlichen Erkrankung angemessen. Erst mit der durchgreifenden Veränderung des Schicksals Schizophrener im psychiatrischen Versorgungssystem und mit dem wachsenden Optimismus der Experten änderte sich auch die Meinung der Öffentlichkeit. Vorurteile gegen psychisch Kranke sind bei einer kleinen Zahl Unbelehrbarer nach wie vor vorhanden. Ein Hindernis der Rehabilitation sind sie glücklicherweise nur noch in Ausnahmefällen.

Hilfen zur sozialen Integration können im Wohn-, Freizeit- und Arbeitsbereich erforderlich sein. Am Arbeitsplatz ist für kommunikativ Behinderte eine nachgehende Betreuung mit Beratung von Arbeitgebern und Arbeitskollegen oft ein wichtiger Bestandteil erfolgreicher beruflicher Rehabilitation. Im Wohnbereich ist es vielfach nötig, allein lebende Kranke mit ihrer Nachbarschaft bekanntzumachen, um Verständnis für Probleme der Krankheit zu werben und alltägliche gegenseitige Hilfen anzustoßen. Zu bedenken ist dabei die erhöhte Verletzbarkeit psychisch Behinderter. Sofern sie intime Kontakte vermeiden, sollte dies als Bewältigungsstrategie akzeptiert und jeder Druck auf die Herstellung von Kontakten vermieden werden.

In der sozialen Integration sind ebenfalls Selbsthilfegruppen, die Aktivitäten von religiösen und weltlichen Gemeinden, Patientenclubs und private Initiativen mitunter sehr hilfreich. In den letzten Jahren sind in verschiedenen Bundesländern „Sozialpsychiatrische Dienste" aufgebaut worden, denen Aufgaben der nachgehenden Fürsorge, der sozialen Betreuung, mitunter auch der medizinischen und beruflichen Rehabilitation psychisch Behinderter übertragen wurden. Die Einführung dieser Dienste ist eine bedeutsame Chance. Sie sind im Zwischenbereich zwischen stationärer und ambulanter psychiatrischer Versorgung einerseits, komplementärer Versorgung durch Heime und Werkstätten andererseits angesiedelt. Es ist allerdings von großer Bedeutung, daß sie in das System psychiatrischer und sozialer Dienste integriert bleiben und nicht zu einem Sonderdienst für chronisch psychisch Kranke werden, der ohne enge Kooperation nicht gut funktionieren kann und der Stigmatisierung ausgesetzt ist.

Rehabilitation in Beruf und Beschäftigung

Wegen der Art ihrer Behinderung, insbesondere wegen des Rückfallrisikos und der sozialen Defizite, kommt eine wohnortferne Umschulung für die überwiegende Zahl psychisch Behinderter nicht infrage. Daraus wird verständlich, daß, wie Kunze (1987) in seiner Übersicht über die Probleme der beruflichen Rehabilitation psychisch Behinderter feststellt, nur einzelne der 38 Berufsbildungswerke, 20 Berufsförderungswerke und ca. 350 Werkstätten für Behinderte psychisch Behinderte aufnehmen.

Psychisch Behinderte bringen eine Vielfalt von Ausbildungsabschlüssen oder beruflichen Vorerfahrungen mit. Deshalb ist auch eine hinreichende Differenzierung erforderlich, wenn man sie in ihrer beruflichen Rehabilitation sinnvoll fördern will.

Solange die Wiedereingliederung am alten Arbeitsplatz auch unter Reduzierung der Anforderungen möglich bleibt, hat sie deshalb gegenüber allen anderen Schritten beruflicher Rehabilitation Vorrang. Das bedeutet, daß wir rehabilitative Dienste benötigen, die eng mit den Arbeitgebern der Region zusammenarbeiten und Arbeitsversuche, Trainingsmaßnahmen und psychosoziale Hilfen bei der Wiedereingliederung in den bisher ausgeübten Beruf gewähren. Sie können, wie in Mannheim, an ein psychiatrisches Behandlungszentrum (Dombrawe 1986), sie könnten aber grundsätzlich auch an die Arbeitsverwaltung angebunden werden, wenn es dort endlich einmal Bereitschaft für die Ausbildung von Mitarbeitern zur Übernahme einer solchen Aufgabe gäbe.

Der überwiegende Teil psychisch Behinderter erreicht das Ziel des Wiedereintritts in den alten Beruf nicht mehr. Unter ihnen befinden sich viele junge Männer, die von der Krankheit zum Abbruch ihrer Ausbildung gezwungen wurden. Diese Gruppe bereitet schwerwiegende Probleme beruflicher Rehabilitation, weil sie eine alternative Ausbildung im Zustand erheblicher psychischer Behinderung beginnen und abschließen muß. Hierfür sind Rehabilitationseinrichtungen erforderlich, die eine hinreichende Zahl vor allem handwerklicher Ausbildungsgänge bereithalten und zugleich die notwendigen Hilfen auf den Ebenen Behandlung, psychologisches Training, Wohnen, soziale Integration und Freizeitgestaltung anbieten. Es gibt nur einige wenige gut funktionierende Modelle dieser Art.

Zur längerfristigen, berufsnahen Beschäftigung psychisch Behinderter, die auf dem freien Arbeitsmarkt nicht mehr vermittlungsfähig sind, bieten sich Rehabilitationswerkstätten in Großbetrieben an, wie sie die BASF in Ludwigshafen oder Daimler Benz in Stuttgart-Untertürkheim unterhalten. Zu dieser Aufgabe leisten aber auch Kleinbetriebe unschätzbare Beiträge, weil sie in der Lage sind, wesentlich flexibler und persönlicher auf die Bedürfnisse des Behinderten einzugehen und ihn seinen Fähigkeiten und Möglichkeiten entsprechend zu fördern. Was uns fehlt, ist ein vernünftiger finanzieller Ausgleich für die Betriebe oder für den Behinderten. Das Schwerbehindertengesetz greift hier nicht, weil die Betriebe kaum bereit sind, psychisch Behinderte auf normalen Arbeitsplätzen einzustellen. Die Eingliederungshilfen der Bundesanstalt für Arbeit kommen leider nur einem begrenzten Teil psychisch Behinderter zugute, nicht aber dem weitaus größeren Teil derjenigen, die langfristige Behinderungen oder häufige Rückfälle aufweisen. Sie können an ihrem alten Arbeitsplatz oder in Behindertenbetrieben wegen ihrer reduzierten Produktivität nur dann beschäftigt werden, wenn langfristige finanzielle Hilfen einen gewissen Ausgleich für das Produktivitätsdefizit der Betriebe gewähren.

Dort, wo eine stufenweise Eingliederung über Arbeitstraining und Arbeitsversuch nicht mehr möglich ist, bietet sich die Behindertenwerkstätte an. Auf die für die Mehrzahl dieser Behinderten unüberwindlich hohe Eintrittsschwelle der Behindertenwerkstätten nach den Richtlinien der Bundesanstalt für Arbeit habe ich bereits verwiesen. Nachdem die Zahl erwerbsloser psychisch Behinderter in ständigem Anstieg begriffen ist, müssen wir uns mit größtem Nachdruck um den Ausbau von beschützten Werkstätten mit langfristigen, sinnvollen Beschäftigungsmöglichkeiten für „nicht werkstattfähige" psychisch Behinderte bemühen. Die Behindertenbetriebe, die aus bewundernswerten Initiativen hervorgegangen sind, möchte ich wegen ihrer Abhängigkeit vom Wettbewerb zunächst noch als Experiment bezeichnen.

Kosten-Nutzen-Vergleich der Rehabilitation psychisch Behinderter

Um ein zuverlässiges Bild der Kosten der Rehabilitation psychisch Behinderter zu gewinnen und sie mit den Kosten eines kontinuierlichen Aufenthalts im psychiatri-

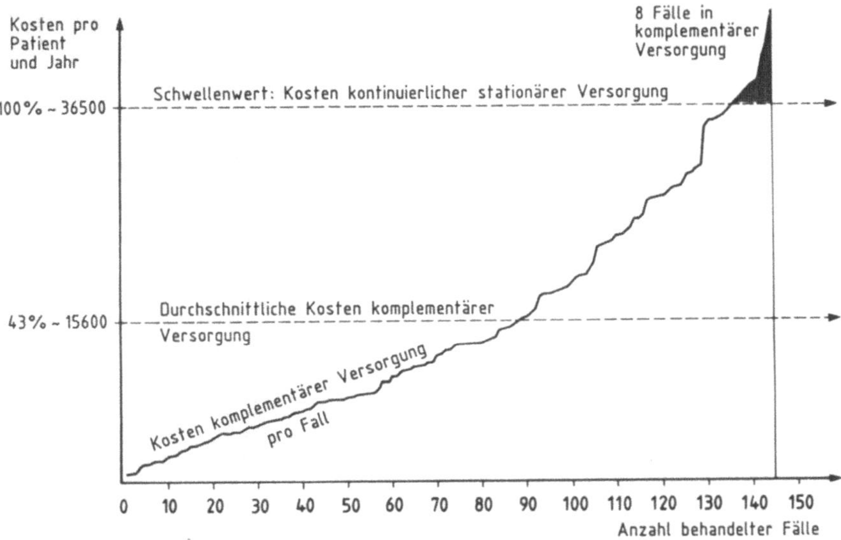

Abb. 8. Vergleich der Durchschnittskosten und der Kosten pro Patient (mit der Diagnose Schizophrenie) in komplementärer und stationärer Versorgung in Mannheim

schen Krankenhaus vergleichen zu können, haben wir über ein Jahr alle direkten Kosten der komplementären Versorgung einer repräsentativen Kohorte von Einwohnern der Stadt Mannheim mit der Diagnose Schizophrenie ermittelt und jenen der kontinuierlichen Krankenhausbehandlung gegenübergestellt. Der Mittelwert betrug, für 1980 berechnet, rund 43% der Kosten kontinuierlicher stationärer Versorgung (Häfner et al. 1986).

Listet man aber den Gesamtaufwand für die komplementäre Versorgung pro Fall auf, wie in Abb. 8 geschehen, dann entsteht eine bei wenigen hundert Mark im Jahr beginnende kontinuierlich ansteigende Kurve, die in 8 von 145 Fällen den Schwellenwert der Kosten eines Daueraufenthalts im Krankenhaus übersteigt. Je mehr chronisch Kranke entlassen werden, je höher der Anteil komplementär versorgter psychisch Behinderter ist, um so höher wächst der Anteil stärker Behinderter und damit auch kostenintensiverer Fälle außerhalb des Krankenhauses an. Mit dem Anstieg der Fall- und der Durchschnittskosten der Rehabilitation psychisch Behinderter steigen auch die immateriellen Kosten: Schwerer verhaltensgestörte und mit höherem Rückfallrisiko belastete Kranke führen auch zu höheren Belastungen für die Familien und das Personal der Rehabilitationseinrichtungen, wobei analog zur Kostenschwelle eine Schwelle der Zumutbarkeit überschritten werden könnte. Wir müssen daraus folgern, wie es J. K. Wing (1982, 1984) in der mittelfristigen Entwicklung des Camberwell Community Service in London und die englischen Fallregister insgesamt gezeigt haben, daß auch in einem voll ausgebauten System der außerstationären Rehabilitation psychisch Kranker und Behinderter ein kleiner Teil nicht rehabilitationsfähig ist, sondern eines mehrjährigen Aufenthalts in einem für langfristige Versorgung eingerichteten psychiatrischen Krankenhaus bedarf.

Die Tatsache, daß wir die Entwicklung psychischer Behinderungen nach einer schizophrenen Erkrankung noch nicht verhindern können, ist nicht nur eine Herausforderung für unsere Bemühungen um Rehabilitation, sondern auch für die psychiatrische Forschung, der wir uns mit Nachdruck stellen müssen. In der Ursachen-, Therapie- und Präventionsforschung dürfen wir gegenüber der Krankheit Schizophrenie und den mit ihr verbundenen Behinderungen auf keinen Fall resignieren, auch wenn wir statt des löchrigen Rehabilitationsnetzes der Gegenwart ein voll ausgebautes System rehabilitativer Dienste zur Verfügung hätten.

Schluß

Die Rehabilitation psychisch Behinderter ist derzeit wahrscheinlich noch der größte Mangelsektor in unserem sozialstaatlichen System der Rehabilitation Behinderter. Die Gründe liegen einmal in der Schieflage des Beschäftigungssystems, die vor allem die psychisch Behinderten in die Erwerbslosigkeit drängt. Sie liegen aber auch in der Komplexität und Instabilität psychischer Behinderung, die wesentlich vielfältigere und flexiblere Rehabilitationsangebote erfordert als die Rehabilitation körperlich Behinderter. Sie liegen darüber hinaus in der unzureichenden Umsetzung der einschlägigen Sozialgesetze durch die Leistungsträger der Rehabilitation und schließlich in dem auf das 19. Jahrhundert zurückgehenden historischen Fehler der gemeindefernen Zentralisierung der stationären psychiatrischen Versorgung. Was not tut, ist eine konzertierte Aktion von Leistungsträgern, Kommunen, Einrichtungsträgern und von psychiatrischen Experten mit dem Ziel der nachhaltigen Verbesserung unserer Rehabilitationsangebote und der Solidarität mit den psychisch Behinderten.

Literatur

Brenner HD, Stramke WG, Hodel B, Rui C (1982) Untersuchungen zur Effizienz und Indikation eines psychologischen Therapieprogramms bei schizophrenen Basisstörungen: Ergebnisse einer 18monatigen Feldstudie. In: Reimer F (Hrsg) Verhaltenstherapie in der Psychiatrie. Weissenhof, Weinsberg

Brenner HD, Stramke W, Rey ER (1983) Empirische Schizophrenieforschung. Experimentalpsychologische Ergebnisse und Beispiele ihrer Anwendung in Behandlung und Rehabilitation. Huber, Bern

Brenner HD, Hodel B, Kube B, Roder V (1987) Kognitive Therapie bei Schizophrenen: Problemanalyse und empirische Ergebnisse. Nervenarzt 58: 72–83

Brown GW (1960) Length of hospital stay and schizophrenia. A review of statistical studies. Acta Psychiatr et Neurol Scand 35; 414–430

Bundesarbeitsgemeinschaft für Rehabilitation (Hrsg) (1984) Die Rehabilitation Behinderter. Wegweiser für Ärzte. Deutscher Ärzteverlag, Köln

Bundesminister für Jugend, Familie und Gesundheit (Hrsg) (1982) Modellverbund „Ambulante psychiatrische und psychotherapeutisch/psychosomatische Versorgung". Übergangswohnheim für psychisch Kranke. Projekt „Elisabeth-Lutz-Haus", Mannheim (1976–1979). Schriftenreihe des Bundesministers für Jugend, Familie und Gesundheit, Bd 160. Kohlhammer, Stuttgart Berlin Köln Mainz

Cohen R (1981) Indikation und Kontraindikation von Token Economy Verfahren bei chronisch Schizophrenen. In: Helmchen H, Linden M, Rüger U (Hrsg) Psychotherapie in der Psychiatrie. Springer, Heidelberg Berlin New York

Dombrawe H (1986) Berufliche Rehabilitation für psychisch Behinderte: die Mannheimer „Starthilfe" – zur Schaffung von rehabilitativen Ressourcen in Betrieben. Rehabilitation 25:53–58

Häfner H, an der Heiden W, Buchholz W, Bardens R, Klug J, Krumm B (1986) Organisation, Wirksamkeit und Wirtschaftlichkeit komplementärer Versorgung Schizophrener. Nervenarzt 57: 214–226

Häfner H, Rössler W, Haas ST (1986) Psychiatrische Notfallversorgung und Krisenintervention – Konzepte, Erfahrungen und Ergebnisse. Psychiatr Prax 13:203–212

Hermanutz M, Gestrich J (1987) Kognitives Training mit Schizophrenen. Nervenarzt 58:91–96

Hirsch SR, Jolley AG, Manchanda R, McRing A (1986) Frühzeitige medikamentöse Intervention als Alternative zur Depot-Dauer-Medikation in der Schizophreniebehandlung. Ein vorläufiger Bericht. In: Böker W, Brenner HD (Hrsg) Bewältigung der Schizophrenie. Multidimensionale Konzepte, psychosoziale und kognitive Therapien, Angehörigenarbeit und autoprotektive Anstrengungen. Huber, Berlin, S 62–71

Hogarty GE, Schooler NR, Ulrich R, Mussare F, Ferro P, Herron E (1979) Fluphenazine and social therapy in the aftercare of schizophrenic patients. Arch Gen Psychiatry 36:1283–1294

Kitzig P (1983) Die Benachteiligung psychisch Kranker und Behinderter im Alltag. In: Jaunich H, Kulenkampff C, Aktion Psychisch Kranke (Hrsg) Benachteiligung psychisch Kranker und Behinderter. Tagungsberichte Bd 8. Rheinland-Verlag, Köln

Kraemer S, Sulz KHD, Schmidt R, Lässle R (1987) Kognitive Therapie bei standardversorgten schizophrenen Patienten. Nervenarzt 58:84–90

Kunze H (1987) Probleme der beruflichen und sozialen Rehabilitation psychisch Kranker und Behinderter in der Bundesrepublik Deutschland. In: Aktion Psychisch Kranke (Hrsg) Fortschritte und Veränderungen in der Versorgung psychisch Kranker – ein internationaler Vergleich. Tagungsbericht Bd 15. Rheinland-Verlag, Köln

Landschaftsverband Rheinland (1984) Die Rheinischen Landeskliniken. Zahlen, Fakten und Tendenzen, Köln

Leff J, Vaughn C (1981) The role of maintenance therapy and relatives expressed emotion in relapse of schizophrenia: A two-year follow-up. Br J Psychiatry 139:102–104

Mussgay L, Olbrich R (1987) Trainingsprogramme in der Behandlung kognitiver Defizite Schizophrener: eine kritische Würdigung. (Zur Veröffentlichung in der „Zeitschrift für Klinische Psychologie")

Pietzcker A, Gaebel W (1983) Prediction of natural cause, relapse and prophylactic response in schizophrenic patients. Pharmacopsychiatry 16:206–211

Schubart C, Krumm B, Biehl H, Schwarz R (1986) Measurement of social disability in a schizophrenic patient group. Definition, assessment and outcome over 2 years in a cohort of schizophrenic patients of recent onset. Soc Psychiatry 21:1–9

Stumme W (1971) Das Verhältnis der Öffentlichkeit zum Geisteskranken – Vorurteil oder Urteil? In: Lauter H, Meyer JE (Hrsg) Der psychisch Kranke und die Gesellschaft. Thieme, Stuttgart

Stumme W (1972) Die differenzierten Vorstellungen des Laien zum Problemkreis psychischer Erkrankungen. Eine Kritik der Vorurteilsforschung. Dissertation, Seminar für Soziologie, Universität Köln

Thurm I, Häfner H (1987) Krankheitsbewältigung bei chronisch Schizophrenen. (Zur Veröffentlichung in „European Archives of Psychiatry und Neurological Sciences" eingereicht)

Vogel R, Bell V, Blumental ST, Neumann MU, Schüttler R (1986) Die berufliche Reintegration ersthospitalisierter psychisch Kranker im ersten Jahr nach ihrer Entlassung. Rehabilitation 25: 106–111

Wetzel A (1932) Die soziale Bedeutung. In: Bumke O (Hrsg) Handbuch der Geisteskrankheiten, Bd IX, 5. Teil: Die Schizophrenie. Springer, Berlin, S 612–667

Wing JK (ed) (1982) Long-term community care: Experience in a London borough. Psychol Med (Monogr. Suppl. 2)

Wing JK (1984) Principles of good community care. Vortrag auf dem „International Symposium on Schizophrenia", Athen, Griechenland, 20.–21. 10. 1984

Wing JK, Brown GW (1970) Institutionalism and schizophrenia. A comparative study of three mental hospitals 1960–1968. University Press, Cambridge

The Nature of Rehabilitation in Psychiatry

J. K. Wing

The Nature of Rehabilitation in Psychiatry

The original meaning of the term "rehabilitation" in English, according to the Oxford English Dictionary, was "to restore ... former privileges, rank and possesions" or "to replace in a former state". The term has had a long history. From Latin, it entered French, in which it still retains its original narrow legal meaning; it has no medical connotation. It then passed into Scots, because Scottish law was much influenced by French, and then into English. Although the pioneers of rehabilitation medicine between the two world wars never accepted the narrow definition, since they were concerned principally with the longer-term psychosocial consequences of war injuries or of chronic diseases such as tuberculosis, part of the appeal of rehabilitation has been and remains that it is analogous to a form of treatment, with established methods and a clear-cut goal-resettlement of ordinary society.

A narrow definition provides a clear and convenient boundary between "rehabilitation" and broader concepts such as psychotherapy, social treatment, long-term clinical management and community care. I do not wish to question that, in certain cases, a short course of rehabilitation following an attack of psychiatric illness, can lead to a restitution of the prior level of social functioning. Nevertheless, I think it is fair to say that psychiatric disorders are not generally amenable to rehabilitation in this sense and that it is important for us to examine, from time to time, the nature of the practices we subsume under the heading of "psychiatric rehabilitation" in order to discover whether theory and practice are concordant.

I should like to begin by summarising the results of a study carried out in London in 1957, which was concerned with testing hypotheses derived from a general theory of rehabilitation (Wing 1966). The later stages of rehabilitation were studied in a group of 212 disabled people passing through an Industrial Rehabilitation Unit. These Units had been set up at the end of the second world war as part of the complex apparatus of the Welfare State then being constructed in the United Kingdom. It was a time of full employment, and the chief aim of the Units was to resettle most people who were disabled, from whatever medical cause, into the most appropriate form of paid work. This might be done directly, at the end of a course lasting 6–12 weeks, or through a further period of specialist training in a Government Training Centre. For competition for jobs on the open market, there were sheltered Remploy factories.

The Industrial Rehabilitation Units had quite a good record of success both with general medical disorders and with psychiatric conditions. The question was – why? What could a course of about 3 months do to help people who had often been disabled for years? And could they accept larger numbers from the mental hospitals which were then, in England, at the peak of their size?

Preliminary study suggested that the clientele varied greatly in terms of type and length of disability, length of unemployment, previous occupation, social circumstances, age and personality. What entrants to the Unit did appear to have in common was a lack of confidence in their ability to obtain and hold down a suitable job. One of the implicit purposes of the Units, therefore, was to provide conditions under which as many entrants as possible could regain this confidence. Those who did become confident would be more likely to obtain work. Those who did not, could, it was hypothesized, be distinguished from the outset because of certain qualities of motivation and attitude. Such initial characteristics probably also accounted for different success rates in some diagnostic categories rather than others.

I will not go into detail as to how these constructs were measured. Each individual was interviewed within an hour of arrival at the Unit, concerning their reasons for coming on the course, the nature of their disability, and their attitudes to the future. A rating was made of the strength of determination to achieve a constructive solution to their own particular problems, that is, their general motivation. The type of emotional attitude to disability was also recorded. Some were realistic – with a cool, or fairly cool, acceptance of disability and whatever disadvantages it had brought. Some had an affective reaction – responding with tears, a tremor in the voice, a shaking hand – as they described their problems. Others showed a variety of idiosyncratic reactions – either passive or indifferent, or aggressive, histrionic, or irrational.

These two types of individual measurement – motivation and emotional reaction to disability – were supplemented a week later by an objective assessment by staff of the extent to which each entrant could reasonably be confident about his or her ability to get and hold down a suitable job.

The measurements were repeated at the end of the course and at follow-up, two months and six months after discharge. It was thus possible to use the staff ratings of confidence to divide the series of 212 entrants into three approximately equal groups: One group could, objectively, be realistically confident from the start. This group remained confident throughout.

A second group started unconfident but improved during the course. The third group started unconfident and remained unconfident throughout.

The first group (*N* 73), who sustained confidence throughout, had the best outcome; 84% were employed or settled in training courses two months after leaving the Unit. Nearly all of them had had a strong constructive motivation when interviewed at the time of entry. However, they were fairly evenly divided as to their emotional response to disability – about half had been realistic and about half had affective reactions. The affective reaction did not prevent a successful outcome. So far as diagnosis was concerned, the most common types of disability were physical – tuberculosis, accidents and war injuries, and chronic diseases of heart and chest; 14% had a psychiatric diagnosis but only one had schizophrenia. *The second group* (*N* 64) gained in confidence, as objectively rated, during the course, and their outcome was almost as good as the first group: 80% were employed or training 2 months after leaving the Unit. Again, most had been well motivated from the beginning but the largest proportion had affective reactions to disability. Physical disabilities were commonest (36 out of 64) but 21 had diagnoses of neurosis or personality disorder, 3 were epileptic, 2 mentally retarded and 2 schizophrenic. *The third group* (*N* 65) was the least successful – only 38% being employed or training at first follow up. Very few had had constructive motivation at entry and a large proportion had affective reactions to disability. Two thirds had psychiatric diagnoses.

It is clear, therefore, that initial motivation was the most important factor determining outcome, that an affective response to disability was not relevant except that it could mask the underlying constructive motivation, and that diagnosis was important only in the sense that it was differentially associated with motivation. At one end of the spectrum, people recovering from tuberculosis were almost all well motivated, realistically confident and successful. At the other end, those with mental retardation, epilepsy and schizophrenia tended to have idiosyncratic reactions, to be unconfident or unrealistically overconfident and to be unsuccessful. Those with neuroses and personality disorders came in between.

However, there were exceptions – several people with schizophrenia did well, one or two with tuberculosis did not. Always it was the motivation, not the diagnosis or type of disability, that mattered.

Several important questions arise from these results, with implications for a general theory of rehabilitation.

1. Was There a Real and Beneficial Change? I have not resurrected this rather ancient piece of research because I think it proves the case. It does not. Only a controlled experiment, repeated several times, could do that, and few such studies have been carried out. But there is cumulative evidence that a beneficial change does occur – an increase in realistic self-confidence; in this particular case study, one third of the clientele improved in this way.

2. What, Therefore, Caused the Change? The theory I worked on at the time, and it still seems to me to have considerable force, was Festinger's theory of reference groups (Festinger 1950, 1955). Where there is no clear-cut solution, an individual's attitude will depend in large part on social pressures to conform to the standards of their reference groups; that is, groups to which they wish to belong. Entrants with constructive motivation (who tend to have realistic attitudes to disability that may be marked by an affective reaction) will improve as they see others in the group – including some with even greater disabilities – express themselves with confidence and successfully complete the course or go on to training. They will adopt the group-approved attitude of confidence and this will give them the impetus to get back into work.

3. What was the Function of the Group that was Realistically Confident in the First Place? Why were they there? The answer, in part, was that they, too, improved in their subjective self-confidence – though outwardly confident from the beginning. Also they received good vocational guidance. But their hidden function was to act as part of the reference group – to illustrate the approved standard at which the course of rehabilitation was aimed. The fact that many were visibly physically handicapped was also important.

4. Why was There a Group that was Largely Unsuccessful? In terms of Festinger's theory, it is motivation to join a desired reference group that leads to the adoption of conforming attitudes. A large proportion of people in the unsuccessful group were either generally lacking in motivation or they were motivated in idiosyncratic ways. In either case, they were not motivated to adopt the prevailing, socially approved, attitudes of the majority.

The problem arises as to what should be done about these resistant individuals. It is a key question in rehabilitation. If a criterion for success is set, there will always be a group of people who fail. Three main sorts of solution suggest themselves.

4.1. The first is that those with unsatisfactory motivation or attitude could be identified before admission and excluded.

4.2. The second option is to provide alternative and more effective procedures and longer courses. Maxwell Jones' concept of the therapeutic community was based on the theory that social pressures within a specially constructed group would lead to personality change. However, this was never convincingly demonstrated in practice. Although some attitude change was demonstrated by Rapoport (1960), it dissipated rapidly after discharge and did not lead to constructive action.

Perhaps this was due to inadequate follow-up. In the Rehabilitation Unit study it was found that those who had constructive attitudes at discharge were likely to be employed or training two months later. But if they were still unemployed at that time, the newly acquired confidence was likely to dissipate and they would still be unemployed at the six months postal follow-up. The self-rating questionnaire, filled in at this time, confirmed this point.

The third possibility for dealing with the unsuccessful group is to try to organize their environment in such a way that they are least handicapped by their motivational difficulties, for example by a greater provision of sheltered work. Those who are mainly passive will often accept a contrived solution though they will not seek it themselves. This is 'caring' rather than 'enabling'.

5. What Balance Should Be Sought for Among Entrants? A further question to be posed – again fundamental to rehabilitation practice – is in what proportion the three groups should be mixed for best overall effect, assuming of course that one has any choice in the matter. The official policy at that time was to limit the entry of people with psychiatric diagnoses to 15%. But 43% of my sample had been suffering from neuroses, personality disorders, epilepsy, organic brain damage, schizophrenia or mental retardation. Only 30% had straightforward realistic and constructive attitudes. All the others had emotional responses which, though some were mild, ran through the gamut of psychiatric disorder.

Nevertheless, the balance *is* important if the group effect is to be maximised, and the distinction between 'intrinsic' impairments ('intrinsic' in the sense that they remain even after prolonged and repeated efforts, using the best available expertise, have failed to have any effect) and secondary or 'extrinsic' contributions to disablement – for example, disadvantageous self-attitudes – remains important. The distinction is difficult to make over the short term and disablement is often due to a mixture of the two, but the proportion of each in a 'therapeutic' community is crucial.

6. What is the Contribution of Such a Rehabilitation Unit? The final question concerns the place of such a unit in a comprehensive 'rehabilitation' service. In general, what matters, in order to provide a satisfactory quality of life for disabled people, is the severity and type of intrinsic impairment plus the individual's reaction to it. Rehabilitation consists of a series of steps, each one of which cannot be attempted until the previous one has been surmounted. At each step many influences are at work, only a few of which have been mentioned in this paper. There are individuals who can be successfully 'resettled' by taking a 'course of rehabilitation' but always the problem remains as to what to do about the steadily accumulating group who fail each successive criterion. The answer must be that a network of agencies is required, some enabling, some caring, all willing to be both as required.

The General Theory Applied to Severe Psychiatric Disorder

I have spent most of my time discussing a general theory of rehabilitation and dissecting its practical implications by using a particular case example. I should like to end by suggesting that the general models can be applied, with appropriate modifications, to particular psychiatric disorders. Perhaps the most elaborately constructed example so far is schizophrenia (Wing 1987).

At the time when the survey at the IRU was being conducted, I was also trying to measure impairments and attitudes among long-stay schizophrenic patients in British mental hospitals (Wing 1962; Wing and Brown 1961). The problem of disentangling intrinsic from environmental contributions to overall disablement, so evident in the Rehabilitation Unit survey, looms even larger in a psychiatric hospital, because the intrinsic impairments in schizophrenia affect motivation in either or both of its aspects. A flat affect is synonymous with apathy and poor motivation.

Delusions and hallucinations can give rise to strong but idiosyncratic drives. This concept of intrinsic impairment is similar to what Professor Zubin calls vulnerability (Zubin 1985). A distinction can be made, at least approximately, between intrinsic and extrinsic components.

We carried out a series of surveys and experiments showing that a low quality social environment led to an increase in negative impairments in schizophrenia, while too intrusive an environment (including too vigorous rehabilitation) led to a relapse with positive symptoms (Wing et al. 1972). Attitude to disability was particularly important in long-stay patients because it could contribute to overall social disablement. Some patients with rather little intrinsic impairment stayed in hospital only because they wanted to. We called this "institutionalism" but emphasized that the same adverse attitudes could also develop in any of the alternative settings then being set up (Wing and Brown 1970).

Thus rehabilitation experiments demonstrated substantial success at that time, both because of a decrease in intrinsic impairments due to an improvement in the social environment and because of a decrease in extrinsic impairments – an improvement in selfconfidence and realistic motivations. Much of this success was undoing harm that had resulted from prolonged residence in a socially poor environment. Rehabilitation, in the narrow sense, was undoubtedly helpful (Wing 1960; Wing, Bennett and Denham 1964). But these lessons were overgeneralised during the 1960s and 1970s. Improvement was often only partial. Caring remained as important as enabling. Many patients remain vulnerable because of intrinsic impairments even when *not* exposed to a poor environment (Bleuler 1972). It may be another of the basic principles of rehabilitation that some therapists will be so keen to diminish the stigma that undoubtedly attaches to mental illness that they go more than half way to suggesting that all disability is extrinsic. If social disablement nevertheless persists, it is then necessary to find a scapegoat – the family, psychiatrists, modern society.

So I come finally to our present ideas about community care. How does the concept of rehabilitation stand in relation to them? In its widest sense, it is inseparable from them. All the activities that characterized good mental hospitals must still be carried out; both those that were principally for caring (i.e. protecting or sheltering) and those principally for enabling (i.e. creating opportunities for handicapped people to move forward, little by little, for themselves). And we must preserve the skills of those, of whatever profession, who know how to do this best. But the major problem, if we are to lose our reliance on large institutions, is not only to create the whole range of agencies, homes, hostels, small sheltered communities, day centres, rehabilitation workshops, sheltered factories, that will have to replace hospitals, but how to coordinate them so that continuity of care is preserved. Very little thought has been given to this problem but it is the one that the newly developing charitable organizations representing the interests of consumers and their families most emphasize.

A survey carried out for the National Schizophrenia Fellowship in the UK found that nearly every family with a schizophrenic member had experienced at least one professional worker, or one aspect of the service provided, that was helpful when possible and sympathetic and supportive when nothing more could be done. But this worker, or this service, stood out like an oasis in a desert (Creer and Wing 1974). Community care is not yet a reality in most parts of the world and it will not become so until the basic pinciples of rehabilitation, known now for at least a quarter of a century, are properly put into effect.

The good news is that we have an excellent model of what a good rehabilitation and caring service should look like. All we have to do is create it. It is heartening to participate in a conference of this size and expertise devoted to ensuring that we shall continue to progress towards that goal.

References

Bleuler M (1972) Die schizophrenen Geistesstörungen im Lichte langjähriger Kranken- und Familiengeschichte. Thieme, Stuttgart

Creer C, Wing JK (1977) Der Alltag mit schizophrenen Patienten. In: Katschnig H (Hrsg) Die andere Seite der Schizophrenie. Urban & Schwarzenberg, München

Festinger L (1950) Informal social communication. Psychol Rev 57:271

Festinger L (1955) Social psychology and group processes. Ann Rev Psychol 6:187

Rapoport RN (1960) Community as doctor. Tavistock Publications, London

Wing JK (1960) A pilot experiment on the rehabilitation of long-hospitalised male schizophrenic patients. Br J Prev Soc Med 14:173–180

Wing JK (1962) Intitutionalism in mental hospitals. Brit J Soc Clin Psychol 1:38

Wing JK (1966) Social and psychological changes in a Rehabilitation Unit. Soc Psychiatry 1:21–28

Wing JK (1987) Prävention, Rehabilitation und Versorgung. In: Kisker KP, Lauter H, Meyer JE, Müller C, Strömgren E (Hrsg) Psychiatrie der Gegenwart, 3. Aufl. Bd 4: Die Gruppe der Schizophrenien. Springer, Heidelberg

Wing JK, Brown GW (1961) Social treatment of chronic schizophrenia: A comparative survey of three mental hospitals. J Ment Sci 107:847–861

Wing JK, Brown GW (1970) Institutionalism and schizophrenia. Cambridge University Press, London

Wing JK, Bennett DH, Denham J (1964) The industrial rehabilitation of long-stay schizophrenic patients. Medical Research Council Memo. No 42. HMSO London

Wing JK, Leff JP, Hirsch S (1972) Preventive treatment of schizophrenia: some theoretical and methodological issues. In: Cole J, Freedman A, Friedhoff A (eds) Psychopathology and psychopharmacology. John Hopkins University Press, Baltimore

Zubin J (1985) Negative symptoms: Are they indigenous to schizophrenia? Schizophr Bull 11:461–470

Resultate und Prädiktoren der Rehabilitation

L. Ciompi

1. Einleitung

Rehabilitation nimmt in der modernen Psychiatrie eine merkwürdige Zwischen- wenn nicht Zwitterstellung ein. Auf der einen Seite wird ihre praktische Wichtigkeit zunehmend betont, was im Hinblick auf die große Zahl von prinzipiell eingliederungsfähigen Langzeitpatienten, die immer noch viele psychiatrische Großkrankenhäuser bevölkern, sicher sehr berechtigt ist. Auf der anderen Seite aber gilt Rehabilitation vielfach noch als etwas Randständiges und der ärztlichen Aufmerksamkeit nicht ganz Würdiges, das gern dem Sozialarbeiter und anderen paramedizinischen Berufen überlassen wird. Insbesondere von der universitären Forschung, die sich mehr für Akutkranke als für Langzeitpatienten interessiert, ist das Problem der Rehabilitation lange Zeit stark vernachlässigt worden. Kein Wunder, daß es bei Laien wie Fachleuten an gesichertem Wissen hierüber mangelt und überrissene Erwartungen mit unangebrachtem Pessimismus abwechseln.

So mag es von Nutzen sein, in diesem Einleitungsreferat den Rahmen des in der Rehabilitation etwa Möglichen abzustecken und gleichzeitig zu sichten, was man bisher über die Faktoren weiß, die prädiktive Bedeutung für eine erfolgreiche Rehabilitation haben.

Vorab ist es nötig, den Begriff der psychiatrischen Rehabilitation und die involvierten Patientengruppen zu präzisieren. Unter *Rehabilitation* verstehe ich zunächst ganz pragmatisch die möglichst weitgehende soziale Wiedereingliederung und Verselbständigung von schwerer psychiatrisch Behinderten. Das gilt in erster Linie für den Arbeits- und Wohnbereich. Zu beachten ist dabei, daß eine solche Wiedereingliederung meist sehr *graduell* über Jahre, oft nur *partiell* und – nach vielfach unvermeidlichen Rückfällen – u. U. *repetitiv* sein muß [vgl. 4]. „Rehabilitation" hat jedoch noch viele weitere Facetten. Das amerikanische „National Institute of Mental Health" z. B. definierte sie kürzlich als „ein Spektrum von Programmen für Personen mit langdauernden und schweren psychiatrischen Behinderungen, das zum Ziel hat, den Betroffenen zu helfen, ihre Lebensqualität zu verbessern, Verantwortung für das eigene Leben zu übernehmen und ein möglichst aktives und selbständiges Leben in der Gesellschaft zu führen" [zit. nach 1]. Faktoren wie soziale und ökonomische Autonomie, Beziehungs- und Entwicklungsfähigkeit, Zufriedenheit, Freizeitgestaltung etc. müßten deshalb bei der Erfolgsbewertung immer mitberücksichtigt werden. Indessen beziehen sich die verfügbaren Informationen meist nur auf Teilaspekte.

Auch hinsichtlich der *Zielpopulation* sind Präzisierungen nötig. Zwar kommen hierfür neben dauerhospitalisierten Langzeitpatienten – vorwiegend chronisch Schizophrene, dazu schwere Persönlichkeitsstörungen und Neurosen, gelegentlich Epileptiker, chronisch Depressive, u.a.m. – durchaus auch Sondergruppen mit recht speziellen Problemen wie Posttraumatiker, hirnorganisch geschädigte Alterspatienten, Kinder und geistig Behinderte infrage. In der Literatur wie auch in der eigenen klinischen Erfahrung und Forschung geht es ganz vorwiegend um das vorgenannte Gros der „gewöhnlichen Rehabilitationspatienten". Darauf werden sich auch meine weiteren Ausführungen beziehen.

Schließlich bedarf ebenfalls der Begriff der *Prädiktoren* noch der Erläuterung. Darunter versteht man i.a. vom Verlauf unabhängige und schon zu Beginn des Rehabilitationsprozesses feststellbare Variablen, die statistisch mit Erfolg oder Mißerfolg korreliert sind. Von Interesse sind dabei: 1. Allgemein- und Persönlichkeitsvariablen wie Geschlecht, Alter, Zivilstand, Schul- und Berufsbildung; 2. Krankheitsvariablen wie Diagnose, Psychopathologie, Dauer und Schwere der Erkrankung; 3. situative und therapeutische Variablen wie Dauer der sozialen und beruflichen Ausgliederung, verfügbare Infrastruktur und Behandlungsmethoden, ferner 4. Einstellungen, Erwartungen, Befürchtungen bei Patient, Betreuern und weiterer Umgebung u.a.m. In dem hier gesteckten Rahmen muß ich mich damit begnügen, in einem ersten Teil einige Resultate rehabilitativer Bemühungen kurz zusammenzufassen, um in einem nächsten Abschnitt über bisher eruierte Prädiktoren zu berichten. Abschließend werde ich versuchen, daraus einige für die Praxis relevante Schlußfolgerungen zu ziehen.

2. Zu den Ergebnissen der psychiatrischen Rehabilitation

Infolge der erwähnten Vielfalt von rehabilitativen Ansätzen und Zielsetzungen lassen sich die in der Literatur zitierten Erfolgszahlen rehabilitativer Bemühungen meist nur schwer miteinander vergleichen. Dazu kommen Unterschiede der Ausgangspopulation, der angewandten Rehabilitationsmethoden, der verfügbaren Infrastruktur und der soziokulturellen und ökonomischen Hintergrundsituation. Auch die Beobachtungszeiten wechseln stark oder sind überhaupt nicht präzisiert. Immerhin können die in Tabelle 1 zusammengestellten Erfolgsquoten einiger Autoren zumindest als Richtgrößen dienen. Sie gruppieren sich zwischen den Extremwerten von 17% und 92% um Medianwerte von 55–57%. Letztere entsprechen mit etwas über der Hälfte an Erfolgen gut der geläufigen klinischen Erfahrung. Insgesamt zeigt diese Übersicht jedenfalls, daß Rehabilitationserfolge in einem signifikanten Prozentsatz der Fälle erzielt werden können (Tabelle 1).

Im folgenden möchte ich etwas detaillierter über mehrere Arbeiten aus unserer eigenen Forschungsgruppe berichten. In einer ersten, 1979 publizierten Arbeit [5] untersuchten wir den Rehabilitationserfolg prospektiv an einem Kollektiv von 81 Patienten, überwiegend chronisch Schizophrenen, die ab einem Stichtag in den Rehabilitations- und Übergangseinrichtungen der Psychiatrischen Universitätsklinik Lausanne behandelt wurden. Als leicht objektivierbare Erfolgskriterien wurden entsprechend einer vorgängigen, methodenorientierten Arbeit [4] das Erreichen oder Verbleiben auf den Stufen 5–7 auf einer „Wohnachse" und der Stufen 6–7 auf einer „Arbeitsachse" operationalisiert (Tabelle 2). Ein Mißerfolg war dagegen durch ein Zurückfallen bzw. ein Verbleiben auf den Stufen 1–4 der Wohnachse und 1–5 der Arbeitsachse definiert (Tabelle 2). Innerhalb eines Jahres konnten wir nach diesen Kriterien 36% Erfolge auf der Arbeitsachse und 72% auf der Wohnachse erzielen

Tabelle 1. Erfolgsquoten der Rehabilitation nach verschiedenen Autoren und Kriterien (modifiziert nach Hubschmid und Aebi 1986)

Autor	Jahr	Ort	Patienten-zahl	Katamnese-dauer	Erfolgs-quote
Wing et al. [24]	1964	London, GB	45	1 Jahr	52%
Miller et al. [15]	1965	San Franzisko, USA	1082	1 Jahr	20%
Freudenberg [8]	1976	London, GB	(?)	(?)	73%
Bosch [3]	1971	Frankfurt, BRD	414	1 Monat	68%
Salm [19]	1971	Kaufbeuren, BRD	396		41,5%
Wing et al. [27]	1972	London, GB	17	2 Jahre	29%
Dohmen [7]	1973	Berlin, BRD	88	(?)	55%
Reimer et al. [18]	1973	Winsberg, BRD	122		
Watts et al. [23]	1977	London, GB	39	6 Monate	41%
Paul et al. [16]	1977	Illinois, USA	84	4½–6 Jahre	49–92%
Ciompi et al. [5]*	1979	Lausanne, CH	81	1 Jahr	36–72%
Hodel et al. [11]	1979	Bern, CH	78	3 Jahre	57%
Katz-Garris et al. [14]	1983	Pittsburg, USA	277	2½ Jahre	43,3%
Dauwalder et al. [6]*	1984	Bern, CH	30	1 Jahr	17–30%
Hubschmid et al. [12]*	1986	Bern, CH	107	7,6 Jahre	67–76%
Hess et al. [10]*	1986	Bern, CH	560–889	1 Jahr	71–80%
Pfister u. Spalinger (im Druck) [17]*	1987	Bern, CH	80	6,2 Jahre	76–86%

* Arbeiten aus unserer eigenen Forschungsgruppe

(kombinierte Erfolge 26%, siehe Tabelle 3). Über die Korrelationen dieser Zahlen mit einer Reihe von Ausgangsvariablen werde ich weiter unten berichten (Tabelle 3). In der Zusammenstellung der Tabelle 1 fällt auf, daß die meisten Beobachtungszeiten kurzfristig sind, d. h. ein Jahr selten übersteigen. Sie sagen also wenig aus über die Frage der Dauerhaftigkeit solcher Rehabilitationserfolge. Ihr gingen Hubschmid und Aebi sowie Pfister und Spalinger aus unserer Berner Arbeitsgruppe deshalb in 2 Zusatzstudien gezielt nach. Die erste von ihnen [vgl. 12] ergab, daß unter 107 ganz vorwiegend chronisch schizophrenen Patienten im Durchschnitt 7,6 Jahre, nachdem

Tabelle 2. Wohn- und Arbeitsachse

Wohnsituation	*Arbeitssituation*
1. Vollhospitalisation geschlossen	1. Keine Arbeit
2. Vollhospitalisation offen	2. Spitalinterne Ergotherapie
3. Teilzeithospitalisation (Tages- oder Nachtklinik)	3. Spitalinterne Arbeitstherapie
4. Übergangs- oder Wohnheim	4. Spitalinterne Rehabilitationswerkstatt
5. Geschützte Wohngemeinschaft	5. Externes Rehabilitationszentrum oder geschützte Werkstätte
6. Halbgeschütztes Wohnmilieu (best. Pensionen etc.)	6. Halbgeschütztes Arbeitsmilieu (z. B. Teilzeitarbeit)
7. Normales Wohnmilieu	7. Normale Arbeit (Vollzeit)

Tabelle 3. Rehabilitationserfolg innerhalb eines Jahres ($n = 81$; Ciompi et al. 1979)

	Wohn-achse	Arbeits-achse	Kombinations-wertung
Erfolg	72%	36%	26%
„Nullresultat"*	–	–	20
Mißerfolg	28%	64%	53%

* Erfolg auf der einen und Mißerfolg auf der anderen Achse

sie in unserer Rehabilitationswerkstätte ein mehrmonatiges Arbeitstraining absolviert hatten, über 3/4 (76%) nach wie vor institutionsunabhängig lebten und 2/3 (67%) erwerbstätig waren, davon der größere Teil in einer normalen Arbeitsstelle, der kleinere in einer geschützten Werkstätte (Abb. 1). Andererseits aber erwies sich, daß weiterhin nur 10% dieser Patienten ohne fachpsychiatrische Hilfe auskamen, daß die große Mehrzahl von ihnen sozial recht isoliert blieb, und bloß 23% gänzlich auf finanzielle Unterstützung verzichten konnten. Diese Fakten zeigen klar das Weiterbestehen erheblicher sozialer Probleme und damit auch die Notwendigkeit einer langdauernden, gemeindepsychiatrischen Nachbetreuung.

Ganz ähnlich waren die Resultate einer weiteren, katamnestischen Untersuchung bei 80 unserer ehemaligen Wohn- und Übergangsheimpatienten, wiederum größtenteils chronisch Schizophrene, von denen nach durchschnittlich 6,2 Jahren immer noch 86% außerhalb der psychiatrischen Klinik lebten und 76% eine Erwerbstätigkeit ausübten [17]. Auch hier erwies sich die Rehabilitation also größtenteils als dauerhaft. Bemerkenswert ist dabei, daß eine Mehrzahl von Probanden zur Zeit der Nachuntersuchung beruflich, wohnmäßig und in ihren Sozialbeziehungen sogar eher autonomer war als unmittelbar vor der Erkrankung. Dies weist, entsprechend einer kürzlichen Überlegung von Strauss [vgl. 21], auf die Möglichkeit hin, daß durch eine gelungene Rehabilitation zusätzliche Heilungs- bzw. Selbstheilungsprozesse in Gang gebracht werden können. Allerdings verfügten auch hier die meisten Nachuntersuchten nur über spärliche Sozialkontakte, bezogen eine Invalidenrente und brauch-

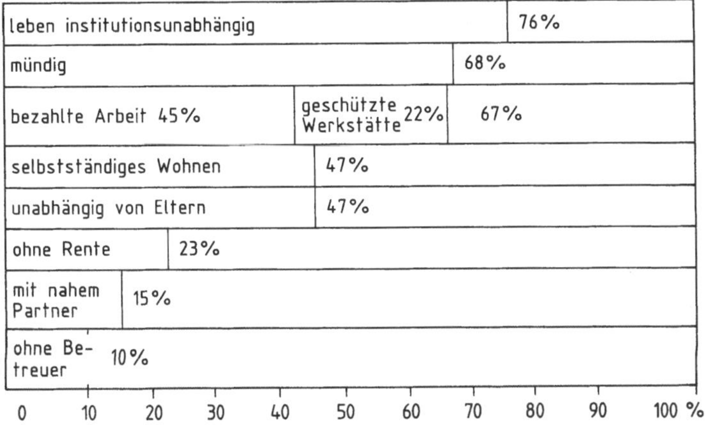

Abb. 1. Rehabilitationserfolg durchschnittlich 7,6 Jahre nach Arbeitstraining (nach Hubschmid und Aebi 1986, $n = 107$)

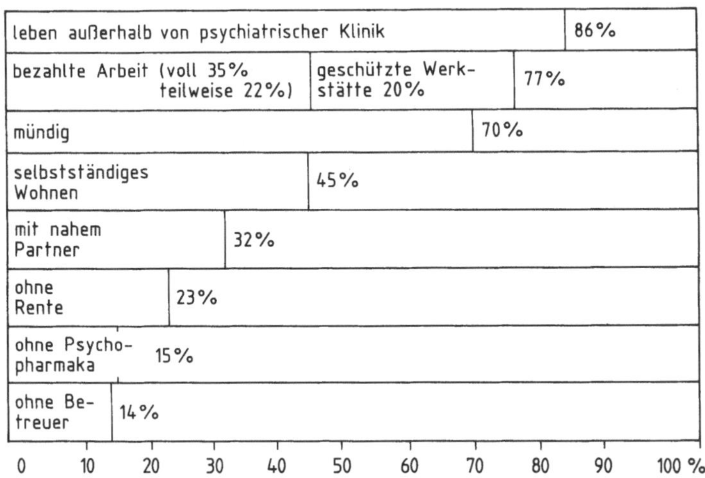

Abb. 2. Soziale Situation durchschnittlich 6,2 Jahre nach Eintritt ins Wohnheim (nach Pfister und Spalinger, im Druck, $n = 80$)

ten weiterhin eine fachpsychiatrische, zumeist mit Medikamentenabgabe verbundene Stützbehandlung (Abb. 2).

In einer vierten, 1986 erschienenen Arbeit von Hess et al. [10] aus unserer Forschungsgruppe wurde der Rehabilitationserfolg bei allen in den Hauptbereichen der Sozialpsychiatrischen Universitätsklinik Bern im Jahre 1983 behandelten Patienten ($n = 560$–889, je nach Erfassungsart) in gleicher Weise wie in der früher genannten Arbeit [5] auf der Wohn- und Arbeitsachse, und bei einem Teil der Patienten zusätzlich noch auf einer sog. „Unterhaltsachse“ (finanzielle Unterstützungsbedürftigkeit) und einer „Betreuungsachse“ (psychiatrische Betreuungsbedürftigkeit) systematisch

Tabelle 4. Rehabilitationserfolg auf 4 Achsen ($n = 1271$; Hess et al. 1986)

	Erfolgsquote
Wohnsituation	81%
Arbeitssituation	73%
Unterhaltungssituation	80%
Betreuungssituation	71%

evaluiert. Etwa zur Hälfte handelte es sich um Psychosen (meist Schizophrenie), zur anderen Hälfte um schwere Depressionen, Neurosen und Persönlichkeitsstörungen. Auch hier konnten gemessen an individuell festgelegten Jahreszielen insgesamt Erfolgsquoten zwischen 71 und 80% gebucht werden, wobei allerdings berücksichtigt werden muß, daß bei einem erheblichen Teil der Fälle bereits die Ausgangssituation dieser meist ambulant behandelten Langzeitkranken relativ günstig war (Tabelle 4).

Durch Berechnung der gleichzeitig entstehenden Kosten ergab sich aus diesen Resultaten zugleich eine Basis für eine wenigstens *partielle Nutzen-Kosten-Analyse.* Eines ihrer wichtigsten Ergebnisse war, daß die Gesamtkosten für die eruierte Jahresleistung, umgerechnet auf Tagessätze pro Patient, im Durchschnitt 40–55% billiger zu stehen kamen als diejenigen einer stationären Behandlung in den umliegenden psychiatrischen Kliniken. Besonders krass waren die Unterschiede nach einer ergänzenden Untersuchung von Hülsmeier [13] bei Langzeitpatienten, welche anstelle einer Dauerhospitalisation in einer unserer 11 beschützenden Wohngemeinschaften weiterbetreut wurden: Nach der Verlegung in die Wohngemeinschaft sank die jährliche Hospitalitionsbedürftigkeit ums 10- bis 20fache; die täglichen Kosten der Betreuung in der Wohngemeinschaft waren indessen mit Fr. 15,– gegenüber Fr. 150,– bis 210,– pro Tag im psychiatrischen Krankenhaus ums 10- bis 15fache billiger! Insgesamt zeigt diese Übersicht, daß Rehabilitationserfolge auf verschiedenen „Achsen“ in einem erheblichen Prozentsatz der Fälle erreichbar und auch dauerhaft sind. Allerdings darf nicht vergessen werden, daß die genannten Erfolgsquoten bloß Ausschnitte aus der ganzen Wirklichkeit darstellen, wie insbes. die meist weiterbestehende Betreuungsbedürftigkeit klar belegt. Desweiteren sind darin weder die angewandten Rehabilitationsmethoden noch die verfügbare Infrastruktur, die sozioökonomische Situation, verschiedene subjektive Aspekte und andere, weiter oben erwähnte Aspekte berücksichtigt.

3. Prädiktoren

Wie schon erwähnt, sind valide Untersuchungen zum Rehabilitationsgeschehen relativ selten. Noch rarer sind solche, die sich gezielt mit der Frage der Prädiktoren auseinandersetzen. Nicht einmal in der kürzlich erschienenen, fast gänzlich Rehabilitationsproblemen gewidmeten Sondernummer des „Schizophrenia Bulletin“ stoßen wir hierzu auf nähere Angaben [vgl. 1]. Verstreut in der Literatur finden wir immerhin die Information, daß der Rehabilitationserfolg u.a. von den folgenden Faktoren abhängt:

- Klinikatmosphäre
- Selbstvertrauen
- Vulnerabilität des Kranken
- Anpassungsfähigkeit
- Rolle in der Familie [2, 25]
- Grad der prämorbiden, primären und sekundären Behinderung [24, 25, 27]
- Vorgängige Hospitalisationsdauer
- Dauer der sozialen Ausgliederung
- Ausmaß von Sozialbeziehungen [22]

I.w.S. gehören ebenfalls alle bekannten Faktoren, die die Rückfallhäufigkeit Schizophrener beeinflussen, darunter einerseits die medikamentöse Prophylaxe und andererseits die Familienatmosphäre im Sinn der „expressed emotions" naturgemäß in diesen Rahmen. Von Interesse für Aussagen über den Rehabilitationserfolg ist auch die kürzlich abgeschlossene WHO-Studie zum Fünfjahresverlauf von sozialen und verhaltensmäßigen Behinderungen bei Schizophrenen [vgl. 20], nach der sich namentlich die folgenden Variablen prädiktiv als günstig erwiesen haben: Weibliches Geschlecht, Verheiratetsein, gutes Ausbildungsniveau, geringe Negativsymptomatik. Was allerdings fast immer unklar bleibt, ist die Frage des relativen Gewichts von solchen Prädiktoren. Im folgenden möchte ich kurz auf zwei Arbeiten hinweisen, die dieser Frage systematisch nachgegangen sind, nämlich auf diejenige von Paul und Lentz aus dem Jahr 1977 [16], und auf eine eigene Arbeit aus dem Jahr 1979 [5].

Paul und Lentz untersuchten in einer methodisch hervorragenden Studie über 4½ bis 6 Jahre die soziale Eingliederungsquote bei 3 vergleichbaren Gruppen von je 28 chronisch schizophrenen, dauerhospitalisierten Patienten, wovon die eine mit traditionellen Methoden (Medikamente und Stütztherapie), die zweite mit Milieutherapie i.S. der therapeutischen Gemeinschaft, und die dritte mit einem stark strukturierten Verhaltenstherapieprogramm behandelt wurden. Letzteres erwies sich als weitaus am effizientesten, indem Wiedereingliederungserfolge bei der traditionell behandelten Gruppe in 49% der Fälle, in der milieutherapeutischen Gruppe in 71% und in der verhaltenstherapeutischen Gruppe in 92% der Fälle beobachtet wurden. Die folgenden Variablen waren mit dem Behandlungserfolg statistisch am engsten verknüpft:

1. Behandlung als „Klient" statt als „Patient"
2. Induktion spezifisch positiver Erwartungen
3. Strukturierte Aktivitäten, Übertragung von Verantwortung
4. Aktionszentrierte Therapie
5. Strukturierte Programme
6. Stabile Umgebung
7. Fokus auf soziale Fertigkeiten
8. Aktivierung von Kontakten mit der Gemeinschaft
9. Systematische Nachbetreuung

Wie man sieht, handelt es sich hier allerdings nicht um Prädiktorvariablen i.e.S., sondern um Behandlungsvariablen. Neben der eindrücklichen Überlegenheit verhal-

Tabelle 5. Untersuchte, mögliche Prädiktorvariablen (s. Ciompi et al. 1977, 1979)

Allgemeinvariablen

1. Geschlecht
2. Alter
3. Zivilstand

Variablen zur aktuellen Situation

4. Hospitalisationsdauer
5. Dauer der sozialen Ausgliederung
6. Dauer der beruflichen Ausgliederung
7. Art der Institution
8. Therapeutische Atmosphäre der Institution
9. Art der Beschäftigung
10. Arbeitsverhalten
11. Wöchentliche Arbeitsdauer
12. Wöchentliches Taschengeld
13. Sozialverhalten
14. Monatliche Außenkontakte
15. Geographische Distanz von Beziehungspersonen
16. Körperlicher Gesundheitszustand

Prämorbide Behinderungen

17. Intelligenz
18. Schulbildung
19. Berufsbildung
20. Prämorbide berufliche Anpassung
21. Prämorbide soziale Anpassung

Primäre Behinderungen

22. Psychopathologischer Status (PSE)
23. Diagnose
24. Ichstärke/Ichstruktur (Bellak-Skalen)

Sekundäre Behinderungen

25. Zufriedenheit mit Hospitalisation
26. Allgemeine Zufriedenheit
27. Einstellung gegenüber Spitalaustritt
28. Zukunftspläne
29. Zukunftserwartungen des Patienten
30. Zukunftserwartungen der Familie
31. Zukunftserwartungen des Pflegepersonals
32. Zukunftserwartungen der Ärzte

Tabelle 6. Die 5 besten Prädiktoren für den Rehabilitationserfolg (nach Ciompi et al. 1979)

		Cole-Koeffizient	Signifikanzniveau
1	Gute Kontakte bei der Arbeit	0,78	$p \leq 0{,}001$
2	Positive Zukunftserwartungen von Patient, Betreuer, Familie	0,49–0,68	$p \leq 0{,}001$
3	Arbeitslosigkeit ≤ 5 Jahre	0,68	$p \leq 0{,}001$
4	Ichstärke; Kompetenz	0,36	$p \leq 0{,}001$
5	Unzufriedenheit mit Gesamtsituation	0,50–0,59	$p \leq 0{,}05$

denstherapeutischer Methoden, bis zu einem gewissen Grad auch der Milieutherapie im Vergleich zur traditionellen Spitalbehandlung zeigt diese Untersuchung namentlich die Wichtigkeit einer offen partnerschaftlichen, positiven Einstellung und Erwartungshaltung gegenüber dem Patienten, einer klaren Behandlungsstruktur und einer Öffnung zur Gemeinschaft bei gleichzeitiger Nachbetreuung.

Was unsere eigene Untersuchung anbetrifft (es handelt sich um die gleiche, prospektive Einjahresuntersuchung von 81 Rehabilitationspatienten, von der schon im vorherigen Abschnitt die Rede war [vgl. 5]), so studierten wir den statistischen Zusammenhang zwischen Rehabilitationserfolg auf der Arbeits- und Wohnachse und den 32 Ausgangsvariablen der Tabelle 5.

Hier kann nicht detailliert auf die erzielten Ergebnisse eingegangen werden; einen Überblick über die wichtigsten Resultate vermittelt die Tabelle 6.

Gewichtet nach den Cole-Koeffizienten und dem Signifikanzniveau ergab sich zusammenfassend, daß der Rehabilitationserfolg in hierarchischer Reihenfolge durch die folgenden Ausgangsvariablen am besten vorausgesagt werden kann:

1. Gute soziale Kontakte am Arbeitsplatz
2. Positive Zukunftserwartungen des Patienten hinsichtlich Arbeitssituation
3. Positive Zukunftserwartungen von Team und Familie hinsichtlich Wohnsituation
4. Zivilstand: nicht ledig
5. Depressive Anfangssymptomatik
6. Berufliche Ausgliederung weniger als 5 Jahre
7. Ichstärke: gute allgemeine Kompetenz und gute synthetische Funktionen
8. Positive Zukunftserwartungen von Team und Familie hinsichtlich Arbeitssituation
9. Gutes globales Arbeitsverhalten
10. Anfängliche subjektive Unzufriedenheit
11. Gute Intelligenz
12. Weibliches Geschlecht

Unter diesen Prädiktoren fällt insbesondere die Wichtigkeit der Zukunftserwartungen von Patient, Betreuern und Angehörigen sowie die prädiktive Bedeutung des anfänglichen Arbeitsverhaltens und der Dauer der beruflichen Ausgliederung auf. Ebenso frappierend ist andererseits die Tatsache, daß abgesehen von anfänglicher Depressivität und Unzufriedenheit der – mit dem PSE (Present State Examination) detailliert erhobene – psychopathologische Status prädiktiv ebensowenig eine Rolle spielt wie die Krankheitsdiagnose (Schizophrenie versus übrige Erkrankungen).

Dabei ist allerdings zu berücksichtigen, daß bemerkenswerterweise in allen Diagnosegruppen ein wenig diskriminierendes Negativsyndrom im Sinn des Institutionalismus [vgl. 25] stark im Vordergrund stand. Insgesamt müssen wir aus diesen Ergebnissen schließen, daß die hoffnungsvolle oder resignative Einstellung von Patient und Betreuer sowie die soziale Gesamtsituation für den Rehabilitationserfolg bei typischen Langzeitpatienten, die vorwiegend an einer sog. „Minussymptomatik" leiden, für den Rehabilitationserfolg viel wichtiger ist als die Krankheit selbst. Ganz ähnliche Ergebnisse konnten wir in einer letzten Untersuchung an einer stark chronifizierten Population von dauerhospitalisierten Schizophrenen replizieren, bei denen wir – allerdings ohne anhaltenden Erfolg – versucht hatten, die Zukunftserwartungen im günstigen Sinn zu beeinflussen [6]. Interessanterweise erwies sich hier die Einstellung von Betreuern und Angehörigen als noch wichtiger als diejenige der Patienten selbst. Die Vermutung liegt nahe, daß bei solchen Befunden der bekannte Effekt der „sich selbst erfüllenden Prophezeiung" eine bedeutsame Rolle spielt.

Anzufügen wäre noch, daß sich durch Kombination der wichtigsten Prädiktoren die Treffsicherheit der Voraussage beträchtlich, d.h. bis gegen 70–80% erhöhen ließ [vgl. 5, 6]. Leider aber ist das dazu angewandte Verfahren für die Alltagspraxis zu kompliziert.

4. Schlußfolgerungen

Bevor ich die berichteten Ergebnisse zum Rehabilitationserfolg und zu den diesbezüglichen Prädiktoren zusammenfasse, möchte ich nochmals auf eine Reihe von Einschränkungen für deren Gültigkeit hinweisen: Bislang gibt es zu diesen Themen erst wenige und untereinander nur sehr bedingt vergleichbare Untersuchungen. Alle betreffen nur gewisse, relativ leicht objektivierbare Ausschnitte aus einem sehr komplexen Gesamtgeschehen. Schlecht wägbare, aber wichtige Variablen wie Lebensqualität, subjektive Zufriedenheit und Entwicklungsfähigkeit, Belastung und Belastbarkeit der Umgebung etc. sind nicht, oder nur ansatzweise, miterfaßt. Dasselbe gilt für die – naturgemäß besonders wichtige – sozio-ökonomische Hintergrundsituation. Trotz dieser Vorbehalte scheint es mir möglich, folgendes festzuhalten:

1. Die verfügbaren Informationen zeigen klar, daß eine zumindest partielle soziale und berufliche Wiedereingliederung bei einem erheblichen Prozentsatz von psychiatrischen Langzeitpatienten, mit Einschluß der schwierigen Gruppe der chronisch Schizophrenen, durchaus möglich ist. Erfolge sind auf der Wohnachse meist leichter zu erzielen als auf der Arbeitsachse.
2. Erreichte Rehabilitationserfolge sind auf beiden Achsen in mehr als der Hälfte der Fälle von Dauer. Trotzdem bleiben viele Patienten langfristig psychiatrisch behindert und betreuungsbedürftig. Andererseits gibt es aber auch Anhaltspunkte dafür, daß auf lange Sicht eine gelungene Rehabilitation weitere Heilungsprozesse in Gang bringen kann.
3. Der Rehabilitationserfolg scheint weniger von der Krankheit selber, als von der sozialen Gesamtsituation und der Einstellung von Patient, Betreuer und Angehörigen abzuhängen. Wichtige Prädiktoren sind u.a. die allseitigen Zukunftserwartungen, das anfängliche soziale Verhalten bei der Arbeit, die Dauer der vorgängigen Hospitalisationen bzw. der beruflichen Ausgliederung. Psychopathologie und Diagnose scheinen demgegenüber beim Gros der Rehabilitanden wenig bedeutsam zu sein.
4. Durch Kombination verschiedener Prädiktoren läßt sich die Wahrscheinlichkeit einer zutreffenden Voraussage stark erhöhen.

Welche Lehren können aus diesen Schlußfolgerungen *für die Praxis* gezogen werden? Offensichtlich ist es nicht damit getan, daß wir besser Bescheid wissen über Erfolgschancen und Prädiktoren. Wollen wir die zweifellos bestehenden Möglichkeiten zur Verbesserung des Schicksals von psychisch behinderten Menschen nutzen, so braucht es entsprechende sozialpsychiatrische Übergangseinrichtungen. Insbesondere ist bei der verbreiteten Arbeitslosigkeit die Schaffung von Arbeitsplätzen in sog. „geschützten" Werkstätten und anderen Sonderbetrieben dringlich.

Auch bedürfen zahlreiche partiell Rehabilitierte weiterhin der fachpsychiatrischen Nachbetreuung. Eine solche wird nach unseren Erfahrungen am besten von mobilen, gemeindepsychiatrisch tätigen Equipen gewährleistet, die mit sozialen Diensten und niedergelassenen Ärzten eng zusammenarbeiten. Mit genügend Geduld, d.h. über Jahre und nicht etwa bloß über Monate hin kann es unter solchen Bedingungen selbst bei lange schwer Kranken zu einer im Krankenhaus nie für möglich gehaltenen sozialen Besserung kommen.

Unsere Befunde zeigen damit eindrücklich, wie wichtig es ist, die verbreitete, passiv-resignative Haltung Langzeitpatienten, und insbesondere chronisch Schizophrenen gegenüber zu bekämpfen. Eine positivere Einstellung, mit anderen Worten *Hoffnung,* ist eine der wichtigsten Voraussetzungen des Erfolgs. Öffentlichkeit, Politiker und Verwaltungsleute müssen deshalb besser über die bestehenden Möglichkeiten informiert und damit motiviert werden, die notwendige Infrastruktur zu schaffen. Ebenso wichtig ist eine bessere Information der Patienten selber, ihrer Angehörigen und Betreuer, darunter nicht zuletzt der Ärzteschaft. Umgekehrt aber dürfen wir auch nicht einem kritiklosen Optimismus verfallen. Rehabilitation allein löst keineswegs alle Probleme; bei rund ⅓ der untersuchten Patienten bleibt sie erfolglos. Auch sind weiterhin viele Fragen, u.a. was die relevanten Prädiktoren betirfft, ungelöst. Deshalb ist sehr zu hoffen, daß die universitäre Forschung sich künftig vermehrt mit diesem wichtigen Problem befassen wird.

Literatur

1. Anthony WA, Liberman RP (1986) The practice of psychiatric rehabilitation: Historical, conceptual, and research base. Schiz Bull 12:542–559
2. Bennet D (1984) Prognostische Kriterien der Rehabilitation chronisch psychotisch Kranker. In: Rose HK und Haselbeck H (Hrsg) Rehabilitation chronisch psychotisch Kranker – Diagnose, Therapie, Prognose. Janssen Symposium, 57–68
3. Bosch G (1971) Berufliches Versagen beim Schizophrenen und Chancen einer beruflichen Rehabilitation. In: Kranz H, Heinrich K (Hrsg) Schizophrenie und Umwelt. Thieme, Stuttgart New York
4. Ciompi L, Dauwalder HP, Ague C (1977) Ein Forschungsprogramm zur Rehabilitation psychisch Kranker. I. Konzepte und methodologische Probleme. Nervenarzt 48:12–18
5. Ciompi L, Dauwalder HP, Ague C (1979) Ein Forschungsprogramm zur Rehabilitation psychisch Kranker. III. Längsschnittuntersuchungen zum Rehabilitationserfolg und zur Prognostik. Nervenarzt 50:366–378
6. Dauwalder HP, Ciompi L, Aebi E, Hubschmid T (1984) Ein Forschungsprogramm zur Rehabilitation psychisch Kranker. IV. Untersuchungen zur Rolle von Zukunftserwartungen bei chronisch Schizophrenen. Nervenarzt 55:257–264
7. Dohmen H (1973) Zum Problem der Rehabilitation psychisch Kranker in einer Tag- und Nachtklinik – Ein Bericht über die Arbeit in der DRK-Klinik „Phönix". Beschäftigungstherapie und Rehabilitation 12: Heft 2 und 3
8. Freudenberg RK (1967) Theory and practice of the rehabilitation of the psychiatrically disabled. Psychiatr Quarterly 41:698–710
9. Glynn S, Mueser KT (1986) Social learning for chronic mental patients. Schiz Bull 12:648–668
10. Hess D, Ciompi L, Dauwalder HP (1986) Nutzen- und Kostenevaluation eines sozialpsychiatrischen Dienstes. Nervenarzt 57:204–213
11. Hodel J, Schärer S, Steiner E (1979) Berufliche Wiedereingliederung psychisch Invalider. Erste Resultate einer katamnestischen Untersuchung. Rehabilitation 18:25–34
12. Hubschmid T, Aebi E (1986) Berufliche Wiedereingliederung von psychiatrischen Langzeitpatienten. Eine katamnestische Untersuchung. Social Psychiatry 21:152–157

13. Hülsmeier H (1985) Erfahrungen mit Wohngemeinschaften für psychisch Kranke. Psychiatr Prax 2–26
14. Katz-Garris L, McCue M, Garris RP, Herring J (1983) Psychiatric rehabilitation: An outcome study. Rehab Counsel Bull 26:329–335
15. Miller D, Dawson WH (1965) Effects of stigma on re-employment of ex-mental patients. Mental Hygiene 49:281–287
16. Paul CL, Lentz RJ (1977) Psychosocial treatment of chronic mental patients. Milieu versus social learning programs. Harvard University Press, Cambridge/Mass London
17. Pfister F, Spalinger J (1987) Wiedereingliederung auf der Wohnachse. Eine katamnestische Untersuchung. Inauguraldissertation, Bern (im Druck)
18. Reimer F, Willis E (1973) Erfahrungen mit einem extramuralen industriellen Arbeitstraining. Arbeitsmed Sozialmed Prävent 8:182–184
19. Salm H (1971) Industrielles Arbeitstraining im Rahmen rehabilitativer Maßnahmen. Nervenarzt 42:359–365
20. Schubart C, Schwarz R, Krumm B, Biehl H (1986) Schizophrenie und soziale Anpassung. Springer, Berlin Heidelberg New York Tokyo
21. Strauss JS (1986) Discussion: What does rehabilitation accomplish? Schiz Bull 12:720–723
22. Strauss JS, Carpenter WT (1977) Prediction of outcome in schizophrenia. III. Five-year outcome and its predictors. Arch Gen Psychiat 34:159–163
23. Watts FN, Bennett DH (1977) Previous occupational stability as a predictor of employment after psychiatric rehabilitation. Psychol Med 7:709–712
24. Wing JK, Bennett DH, Denham J (1964) Industrial rehabilitation of long-stay schizophrenic patients. Medical Research Council Memo 42, HMSO, London
25. Wing JK, Brown GW (1970) Institutionalism and schizophrenia. Cambridge University, London
26. Wing JK, Cooper JE, Sartorius N (1973) The discription and classification of psychiatric symptomatology. An instruction manual for the PSE and Catego System. Cambridge University Press, London
27. Wing L, Wing JK, Stevens B, Griffiths D (1972) An epidemiological and experimental evaluation of industrial rehabilitation of chronic psychotic patients in the community. In: Wing JK, Haily AM (eds) Evaluating a community psychiatric service – the Camberwell Register 1964–71. Oxford University Press, London New York Toronto

Die Rolle der medikamentösen Behandlung bei der institutionellen Rehabilitation

E. Rüther

Seit der Einführung der Psychopharmaka 1953 ist immer wieder versucht worden, sowohl von psychopharmakologischer als auch sozialpsychiatrischer und psychotherapeutischer Seite eine Trennlinie zwischen der Körper- und der Seelen-Medizin zu ziehen. Viele Jahre wurden in fruchtlosem Kampf wissenschaftlich verbrämter Ideologien Kräfte verschlissen. Die psychopharmakologische Seite hielt in der Euphorie der Anfangserfolge mit Psychopharmaka, vor allem der Neuroleptika, die Zeit einer kurativen Medizin im psychiatrischen Bereich für gekommen und isolierte ihren Standpunkt. Andererseits verführten die großen Entdeckungen und Erfolge der Sozialmedizin auch hier zu einseitigen Standpunkten.

Die Zusammenarbeit zwischen den einzelnen Schulen und Blickrichtungen innerhalb der Psychiatrie ist dürftig und beschränkt sich meist auf formelhaften Austausch ohne eine intensive wissenschaftliche Zusammenarbeit. Doch sind in den letzten Jahren hier erhebliche Fortschritte gemacht worden.

Unabhängig von allen Prozentzahlen ist relativ gut nachgewiesen, daß Neuroleptika in der Anfangsphase einer psychotischen Erkrankung die Symptome bessern können, daß das Wiederauftreten von psychotischen Episoden verhindert werden kann und daß chronifizierte Symptome soweit in ihrer drängenden Symptomatik vermindert werden können, daß rehabilitative Maßnahmen greifen können (Davis 1978).

Ebenso sicher ist aber auch, daß nicht alle Patienten in diesen drei Abschnitten einer Erkrankung von Neuroleptika profitieren, und daß wir heutzutage intensiv an Forschungen arbeiten, um für den einzelnen Patienten prädiktive Aussagen über die Notwendigkeit einer Psychopharmakotherapie machen zu können. Wir gestehen aber auch, daß solche prädiktiven Aussagen bisher nur im Gruppendesign und nicht für den einzelnen Patienten möglich sind.

Aspekte des Patienten

Ich glaube, die wichtigste Funktion eines Psychiaters ist, sich hineinversetzen zu können in den Patienten mit allen Abstrichen, die uns die Erkenntnistheorie vermittelt.

Durch den psychischen Ausnahmezustand erlebt der Patient, daß er aus seinen üblichen Bezügen herausgerissen wird. Er erlebt dies entweder als unangenehm und leidet darunter oder als angenehm bzw. er fühlt sich durch das Anderssein erhaben. In beiden Fällen muß nun der Psychiater intervenieren und diese Intervention wird je nach der Persönlichkeit des Patienten und der Symptomatik, die zur Diagnose führt, vom einzelnen Patienten unterschiedlich verarbeitet. Mit dem Anfang einer psychopharmakologischen Behandlung beginnt auch die Rehabilitation. Bisher ist immer wieder beschrieben worden, daß die Rehabilitation nach einer langen Phase einer psychopharmakologischen Behandlung einsetzt, dann, wenn schon vieles geschehen ist, was eigentlich verhindert werden könnte. Der gezielte Umgang mit dem Psychopharmakon schon vom Anfang einer Therapie an ist wichtig für den Gesamtverlauf einer Behandlung und somit auch für die Rehabilitation. Der Beginn einer Psychopharmakotherapie kann schon zur Prävention einer mißlungenen Rehabilitation beitragen. Worauf ist zu achten? Wohl am wichtigsten ist, daß die psychopharmakologische Intervention nicht zu einer Machtprobe zwischen Patient und Arzt wird. Auf der anderen Seite darf sie auch nicht zu große Hoffnungen wecken und den Patienten in die Sicherheit hineinführen, der Arzt werde alles erledigen. Die Eigenverantwortung des Patienten wäre dann aufgehoben und er hätte seine Zukunft dem Arzt übergeben. Hier einen Mittelweg zu finden, dem Patienten einerseits Vertrauen, andererseits Mut zur Eigenverantwortlichkeit zu geben, ist die Grundlage für ein therapeutisches Bündnis zwischen Arzt und Patient. Einmal eingeschlagene Wege können bei Fortdauer der Therapie häufig ausstrahlen in alle Bereiche der therapeutischen Maßnahmen bis hin zur Akzeptanz oder Verweigerung sozio- oder gruppentherapeutischer Behandlungsstrategien.

Es gilt also, vom Arzt aus die subjektiven Aspekte des Patienten, sein Verarbeiten der Arzneimittelintervention zu beobachten, zu registrieren und darauf adäquat zu reagieren.

In diesem Zusammenhang ist es wichtig, kurz auf die Pharmakologie vor allem der Neuroleptika einzugehen. Durch die pharmakologische Intervention werden dynamische zentralnervöse Prozesse induziert, die eine therapeutische Feinabstimmung der pharmakologischen Intervention mit dem zeitlichen Ablauf der Erkrankung erfordern. Je genauer dieser dynamische Prozeß bekannt ist, um so besser kann die Therapie den Bedürfnissen des Patienten angeglichen werden.

Hiermit ist es möglich, als pharmakologisch tätiger Arzt nicht mehr nur auf die klinische Beobachtung zu reagieren, sondern möglichst prophylaktisch rechtzeitig wissenschaftlich begründete Therapiestrategien anzuwenden.

Die wissenschaftliche Erforschung der neuroleptischen Therapie hat zu einer neuen Einstellung zum Wirkungsmechanismus und damit auch zum Begreifen der Stellung der Neuroleptika im Gesamtkonzept der Therapien geführt (Rüther 1986).

Die Verlegung des neuroleptischen Angriffspunkts in das limbische System, einen besonderen neuronalen Zellverbund, hat Konsequenzen für die notwendige Erklärung, warum Neuroleptika nicht sofort nach dem Einsetzen der pharmakodynamischen Wirkung und dem Erreichen eines interneuronalen Gleichgewichts von Transmittern, wie Dopamin, die psychotische Symptomatik völlig verbessern. Der Teil des limbischen Systems, auf den Neuroleptika wirken, wird für Funktionen im Sinne einer Gerichtetheit, einer Reagibilität auf äußere Reize und einer Integrationsfähigkeit verantwortlich gemacht. In der Psychopathologie wird dies als Beeinflussung der affektiven Dynamik innerhalb der emotional-intentionalen Erlebnissphäre, als Lähmung der emotionalen Spontaneität und Reagibilität beschrieben (Janzarik 1956) oder als Stabilisierung und Nivellierung einer psychotisch bedingten dynamischen (d.h. affektiven) Unstetigkeit. In Fortsetzung dieser Gedanken kann die aus der Phänomenologie und Daseinsanalyse stammende Begrifflichkeit verwendet werden (Blankenburg 1965), um den Verlauf der neuroleptischen Wirkung auf der psychopathologischen Ebene zu charakterisieren.

1. Zunächst erfolgt eine Reduktion der Affektwerte der äußeren und inneren Erlebnisse.
2. Dies hat zur Folge, daß die Erlebnisweise verändert wird, meist im Sinne einer Deformation.
3. Eine Reorganisation der Sicht von Außen- und Innenwelt findet statt.

Das Neuroleptikum bringt nur die Bedingung der Möglichkeit einer Reorganisation. Hier setzen psychotherapeutische und soziotherapeutische Verfahren ein und schaffen die Voraussetzungen der Rehabilitation.

Wir sind damit bei der chronischen und langfristigen Gabe von Arzneimitteln, eingesetzt bei Erkrankungen, die in der Regel einer wiederholten oder dauerhaften Therapie bedürfen, und bei denen rehabilitative Therapiestrategien besonders und gehäuft eingesetzt werden müssen. Die größte Feinfühligkeit und Überzeugungskraft, die größte Geduld und das größtmögliche Verständnis wird vom Arzt gefordert, um das therapeutische Bündnis aufrechtzuerhalten. Immer wieder versucht der Patient, aus dem medikamentösen Zwang auszubrechen. Er will nicht mehr krank sein, er will ständig den Beweis, daß er mal krank gewesen ist. Er geht nicht mehr zum Arzt, er nimmt die Medikamente nicht mehr, er will wieder frei sein. Dann, nach einiger Zeit, erfahrungsgemäß in der Regel nach 3–6 Monaten, kommt ein neuer Krankenhausaufenthalt, mit wieder einer akuten Erkrankung, und das ganze beginnt von neuem.

Rehabilitation beginnt da, wo *Einsicht* beginnt. Rehabilitation ist nicht nur eine Übung; Rehabilitation ist nicht nur die Überwindung einer Behinderung, sondern auch die Annahme einer Behinderung, wenigstens die Annahme, vorübergehend behindert zu sein. Seien wir doch ehrlich, unsere Patienten enttäuschen wir nicht dadurch, daß wir ihnen keine Arzneimittel geben oder daß wir ihnen zu viele Arzneimittel geben, sondern dadurch, daß wir ihnen zu wenig finanzielle Unterstützung, zu wenig Arbeitsplätze, zu wenig rehabilitative Möglichkeiten geben, nachdem wir sie soweit wie möglich körperlich und psychisch gesund gemacht haben.

Aspekte des Therapeuten

Ich komme im zweiten Teil meiner Ausführungen zur Sicht des Therapeuten. Unter Therapeut verstehe ich hier Angehörige aller Berufsgruppen des therapeutischen Teams, wie sie in den Institutionen an psychiatrischer Versorgung und Rehabilitation teilnehmen. Jede Sichtweise der einzelnen therapeutischen Berufssparten ist unterschiedlich. Die Rehabilitation wird intensiv und im tiefsten gestört, wenn im therapeutischen Team Uneinigkeit herrscht. Durch ständige Teambesprechungen ist das nicht zu lösen, wohl aber durch gegenseitiges Hinhören und, in bestem Sinne gemeint, demokratisches Verhalten.

Im Laufe einiger Jahre Berufserfahrung wird dann wider Willen anerkannt, daß Arzneimittel und gut durchgeführte medikamentöse Strategien Wirkung haben, Wirkung im guten und im schlechten Sinne. Meist ist man überrascht von der außerordentlich schnellen und eingreifenden Wirkung und überschätzt dadurch die Bedeutung, die dies für den Patienten hat. Bald wird vom Patienten rehabilitativ gefordert, was dieser nicht leisten kann. Die unbewußte Stütze auf die Arzneimitteltherаpie kann hier den Patienten durch Überforderungssituation so unwillig zur Rehabilitation machen, daß diese im Keim erstickt wird. Hohe Anforderungen werden hier an den Patienten gestellt, weil man den Zwang in sich verspürt, doch so bald wie möglich wieder einen normalen Menschen aus dem Patienten zu machen. Dies gelingt dann einmal nicht wegen der unübersehbar noch anstehenden Erkrankung (obwohl die Arzneimittel die augenfällige Symptomatik gebessert haben) zum anderen auch oft nicht, da die unerwünschte Wirkung der Arzneimittel (Antriebsstörung und motorische Hemmung) den Patienten weiter behindert.

In der chronischen Situation, bei den langfristigen rehabilitativen Maßnahmen, hat das therapeutische Team, das ja meist nur selten von einem Arzt besucht wird, das große Engagement, den Patienten so bald wie möglich zu integrieren, es hat ständig die Forderung der Besserung vor sich. Die vom Arzt als unbedingt notwendig erachtete Arzneimitteltherapie wird vom Team zwar hingenommen, aber als unwesentlich und störend angesehen. Meistens ist es nicht willig und auch nicht fähig, die feinen Änderungen, die im Laufe einer neuroleptischen Therapie mit dem Patienten passieren, aufzunehmen und in den therapeutischen Prozeß mit einzusetzen. Die meisten Fehlschläge der rehabilitativen Maßnahmen werden den Arzneimitteln angekreidet: Exacerbationen, Suizidversuche als Folgen einer schlechten oder insuffizienten Arzneimitteltherapie. Es finden auf dem Boden dieser Anklagen Besprechungen mit dem Arzt statt, die zu Änderungen der Arzneimitteltherapie führen, aber die Grundeinstellung des therapeutischen Teams nicht ändern. Ich möchte hier noch einmal wiederholen: die Arzneimitteltherapie ist bei vielen Patienten die Bedingung für eine Rehabilitation, aber die Rehabilitation muß eng im Kontext dieser Arzneimitteltherapie folgen und nicht außerhalb oder gegen sie. Und es bedarf einer immensen Erfahrung und Kenntnis der Arzneimittelwirkung, um beim einzelnen Patienten diese zu erkennen und in den rehabilitativen Prozeß zu integrieren.

Neurobiologische Hypothese der Rehabilitation

An dieser Stelle möchte ich eine Hypothese wagen, die die Rolle der Arzneimitteltherapie bei der Rehabilitation auf eine neurobiologische Grundlage stellt. Ich habe schon erläutert, daß Neuroleptika sehr tief und langwirkend in ein zentrales neuronales System eingreifen, das über Monate und Jahre unter der Arzneimitteltherapie einen dynamischen Prozeß mitmacht. Dieser ist durch biologische Methoden nachweisbar. Unsere psychopathologischen Untersuchungen im Zusammenhang mit dem dynamischen Prozeß biologischer Vorgänge haben uns zu der Annahme geführt, daß Neuroleptika nicht direkt in das psychotische Geschehen eingreifen, sondern mittelbar über die Änderung von Affektwerten. Wir können heutzutage noch einen Schritt weitergehen: In jüngster Zeit ist nachgewiesen worden, daß die Strukturen im Zentralnervensystem, an denen Neuroleptika wirken, an der Organisation, Durchführung und Auswahl von Verhaltensprogrammen beteiligt sind. Zugegebenermaßen sind diese Untersuchungen bisher nur in solchen zentralen Neuronensystemen exakt nachgewiesen worden, die für die Bereitstellung von motorischen Schablonen, d. h. im extrapyramidal-motorischen System, verantwortlich sind (Heim 1985). Aus anatomischen Untersuchungen ist aber gesichert, daß für phylogenetisch höhere Systeme, wie das limbische System, in dem eben Neuroleptika auch wirken und wo wahrscheinlich der Sitz der antipsychotischen Wirkung ist, ähnliche Funktionsverteilungen vorliegen.

Aus einer ganzen Reihe von Tierversuchen ist bekannt, daß das limbische System neben dem affektiven auch soziale Programme bereitstellt. Meine Hypothese ist, daß Neuroleptika Störungen in der Programmauswahl von Verhaltensweisen reparieren. Daß dies nicht von heute auf morgen passieren kann, ist offensichtlich. Bei der Rehabilitation sind affektive Antriebs- und vor allem soziale Verhaltensweisen gefordert. Die Einübung dieser Verhaltensweisen, vor allem die der sozialen Verhaltensweisen bei der Rehabilitation, aber auch die der Motivation und des Affekts, sind während der Krankheit verlernt worden und müssen unter der Bedingung der Neuroleptikatherapie und der wieder geordneten Programmauswahl neu gelernt werden. Hier sehen wir die deutliche Verzahnung einer gut durchgeführten, langfristigen Arzneimitteltherapie mit gut strukturierten und gut überlegten rehabilitativen Maßnahmen.

Zukunft

Es ist offensichtlich, daß wir erst am Anfang der Erkenntnis solcher Zusammenhänge sind. Es ist noch viel Forschungsarbeit zu leisten, um interaktionistische und kommunikative Modelle zu entwickeln, die die Arzneimitteltherapie einfügen. Im Augenblick sind weltweit einige Untersuchungen im Gang, die Formen der langfristigen Therapie mit Arzneimitteln über einige Jahre untersuchen. Hier müssen die Psychopharmakologen mit Fachleuten der Rehabilitation und Fachleuten der sozialen Medizin zusammenarbeiten.

Literatur

Blankenburg W (1965) Zur Differentialphänomenologie der Wahnwahrnehmung. Nervenarzt 36: 285–298

Davis JM (1978) Overview: Maintenance therapy in psychiatry. Schizophrenia. Am J Psychiatry 133:1237ff

Heim C (1985) Die Bedeutung der gabaergen Funktion in der substantia nigra pars reticulata für die Spontaneität, motorische Fähigkeit und für cognitive Prozesse. Med Dissertation, Universität Göttingen

Janzarik W (1956) Die Bedeutung der neuroleptischen Therapie für die Psychopathologie des Wahns. L'encephale 4:635–642

Rüther E (1986) Wirkungsverlauf der neuroleptischen Therapie. Fischer, Stuttgart New York

I. Grundlagen der Rehabilitation

Success and Failure in the Rehabilitation of Chronic Schizophrenia

S. J. Dencker

The history of rehabilitation of chronic schizophrenics, the residents of the mental hospitals at that time, is closely associated with the introduction of the antipsychotic drugs in the early 1950s. For the administrative bodies, these drugs were a panacea, starting the community health centre movement. However, this outpatient organization did not work for schizophrenics. Even worse was the closing of the mental hospitals behind the back of the schizophrenic residents.

However, the professional psychiatric rehabilitation process continued, with development of new models for out-of-hospital living for the chronic schizophrenic. Eventually we seem to have reached a consensus regarding the content, the timing and the need for continuity in the rehabilitation programme for the chronic schizophrenic [1]. The antipsychotic drug is the most important part of the rehabilitation programme. This necessitates proper handling and guaranteed supply of the drug and careful adaptation of type, dose and administration of the drug in the individual case. Actually, the addition of other therapies – psychotherapy adapted to the psychotic as well as to the rehabilitation programme, social skills training, occupational therapy and body awareness training – increases the efficacy of the rehabilitation programme and gives better results as regards out-of-hospital living [2].

The choice of a behavioural [3] or a psychotherapeutic frame work [4] for our rehabilitation programme does not seem to be decisive. We prefer a step-by-step model in order to monitor the treatment process and help the patient adapt himself to the treatment programme [5]. Moreover, we use two-year programmes for the first admission cases and other suitable patients. The programme is individually structured but carried out in a group setting [6]. The more refractory patients, for example, those with disturbing hallucinations or abnormal motor behaviour, are given special individual treatment. After completion of the rehabilitation programme, the patient is followed up with a support therapy programme. All these programmes are carefully structured according to the model. The in- and outpatient treatment are administered by the same team.

The efficacy over time of our models will be illustrated with a few results from our department. The figure shows our residential figures from the early 1950s up to 1981.

The weaker, upper line represents the total number of patients in the hospital as well as in nursing homes. In 1981, we had a total residence figure of 60 schizophrenics per 100000 catchment area inhabitants. The figure includes all types and even very old senile schizophrenics as well as those first admitted or participating in a rehabilitation programme.

Our system for following up patients was destroyed by the sectorial re-organisation in 1982. Up until then, this schizophrenic group was representative of a Scandinavian population. However, the death of the old chronics would result in a de-

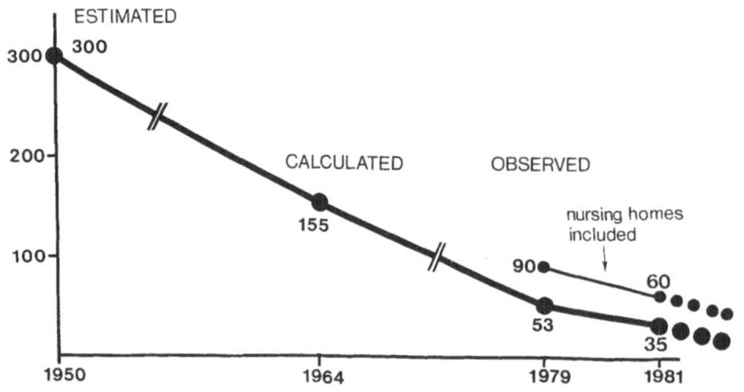

Fig. 1. Number of schizophrenic residents per 100000 inhabitants

creasing prevalence figure for residents. That would mean that we now have about 50 inpatients per 100000 inhabitants. Moreover, we have a relapse rate of only 5% per year in the maintenance therapy group. According to the rating scales, our outpatients have few symptoms and signs. Their housing situation is usually rather good, and they receive good service from the medical organisation. So far, the rehabilitation of chronic schizophrenics may seem to be successful. However, it is not. Only one third of the patients have some kind of work, usually of sheltered type. That means that they are living at or below the subsistence level. They generally have no friends; if they have one, it is usually another patient. Their leisure time is of poor quality and characterised by anhedonian symptoms, i.e. reported feelings of emptiness, communication problems and observed passivity.

A recent study from our department showed that 96% of the patients in the age-group 18–50 years were discharged, but that no patient had shown a complete remission and only 6% clinical remission after a rehabilitation programme [7]. Most patients belonged to a remission level characterised by either a reduced ability to study or to work or no clinical and only partial social remission. To sum up: The chronic schizophrenic is now an outpatient, but his quality of life is poor, and he has a very isolated position in society.

Let me make a very simple cost-benefit analysis. In our catchment area, around 100000 inhabitants, we have 250 schizophrenics in community care. The costs for these 250 patients as inpatients in today's value will be 24.3 million DM. There are, of course, some costs for the outpatient organisation and treatment of these 250 patients, let us say about 1 million DM. It seems to many of us that this "gain" goes back to the schizophrenic, for increasing his quality of life. We have the models and we have the programmes with which to achieve this. One very important item in the further support programme is to help the patient with his anhedonian personality traits. That could be done by giving him stimulating work during the day and meaningful leisure activities. The best model is to create some type of Fountain House organisation [8].

Fifty beds, hospital as well as nursing-home places, seem to be adequate for a catchment area population of 100000 inhabitants. Such a unit should include integrated outpatient facilities, and a "Fountain House" with work and leisure activities for seven days a week for 250 schizophrenics. The costs for such an organisation would only be a few million DM, compared to the 24.3 million mentioned above.

Summing up the discussion so far, it can be said that the largest political or economic investment in history for the care of schizophrenics was the building of the mental hospital. In many hospitals, there was an eventual decline for the chronic schizophrenic because of insufficient economic resources. Overoptimistic expectations of the antipsychotic drugs made the total situation even worse for the chronic schizophrenic in many places.

There are now lay pressure groups growing up in the USA arguing for a better deal for the schizophrenic patient [9]. It is now time for the psychiatrist to make his decision: for his schizophrenic patient or for the economy. If we gave the schizophrenic a fair economic deal, our present failure would change to success. We professionals have the models and the programmes but we do not have the money!

(The references are given as figures in the text. The reference list can be obtained from the author.)

Rehabilitation chronifizierter Neurosen

T. Bronisch

Angst und Depression sind neben Suchterkrankungen wahrscheinlich die häufigsten psychischen Störungen überhaupt (Myers et al. 1984, Wittchen et al. 1987) und neigen zu einem hohen Prozentsatz zur Chronifizierung (Murphy et al. 1986, Wittchen et al. 1987).

Langzeitkatamnese von neurotischen Depressionen und Angststörungen

Im Rahmen der Münchner Follow-up-Studie (Wittchen u. von Zerssen 1987) wurden u.a. 50 Patienten mit der Diagnose einer neurotischen Depression (ICD 8:300.4) und 46 Patienten mit der Diagnose einer Angstneurose oder Phobie (ICD 8:300.0 und 300.2) 6–8 Jahre nach Indexbehandlung 1981 nachuntersucht (Bronisch et al. 1985; Krieg et al. 1987). 37 (74%) neurotisch Depressive konnten persönlich nachuntersucht werden. 6 Patienten hatten sich suizidiert (12%), 6 weitere Patienten verweigerten die Nachuntersuchung, 1 Patient konnte nicht aufgefunden werden. 40 der 46 Patienten mit einer Angstneurose oder Phobie konnten ebenfalls persönlich nachuntersucht werden, 5 waren Verweigerer, 1 nicht auffindbar. Diese 37 neurotisch Depressiven und 40 Patienten mit Angststörungen konnten mittels standardisierter Interviews, Selbst- und Fremdbeurteilungsbögen bezüglich Verlauf und Outcome zu folgenden Bereichen befragt werden: Symptomverlauf, Inanspruchnahme fachspezifischer und allgemeinmedizinischer Einrichtungen während des Katamnesezeitraumes sowie soziale Anpassung zum Zeitpunkt der Nachuntersuchung.

Der Verlauf der Symptomatik während des Katamnesezeitraumes

Für jeden Patienten wurde unter Einschluß der gesamten Katamneseinformation am Schluß eines mehrstündigen Interviews der Verlauf der wichtigsten Symptome im Katamneseintervall erfaßt. Die Symptomatik wurde dabei quartalsweise erhoben und die Intensität – vierstufig – beurteilt. Die in Abb. 1 dargestellten Verlaufskurven beziehen sich auf das jeweilige Quartal seit der Indexbehandlung sowie auf die Intensität der beurteilten Symptome.

Die gepunktete Linie bezieht sich auf alle Patienten und zeigt eine stetige Abnahme der Symptomatik von der Indexbehandlung bis zur Nachuntersuchung, wobei depressive Symptome (53%) am häufigsten vertreten waren, häufig aber auch Angstsymptome, psychosomatische Symptome sowie Medikamenten- und Alkoholabhängigkeit.

Eine durch Clusteranalyse ermittelte und mit dem klinischen Urteil am besten übereinstimmende Darstellung von Symptomverläufen zeigen die drei anderen Kur-

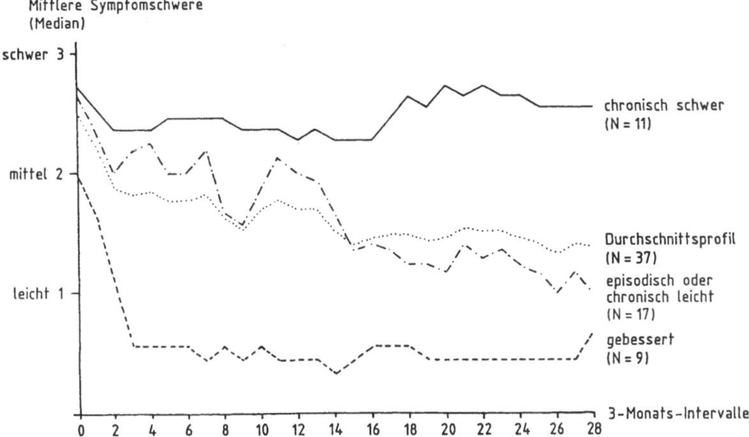

Abb. 1. Clusteranalyse der mittleren Symptomschwere der neurotisch-depressiven Patienten (vom Zeitpunkt der Indexentlassung bis zur Nachuntersuchung erhoben)

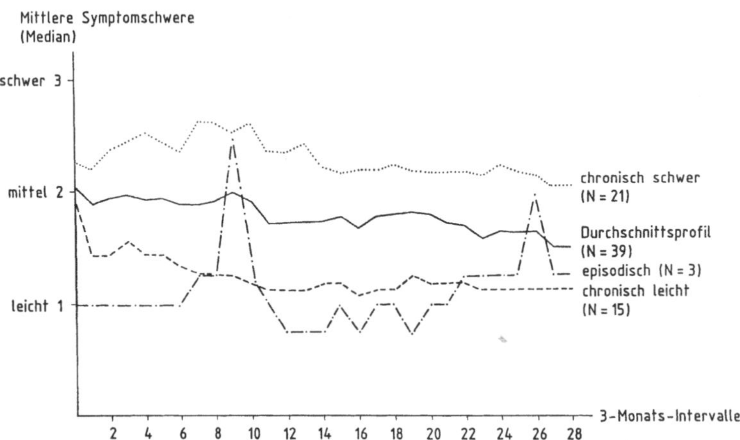

Abb. 2. Clusteranalyse der mittleren Symptomschwere der Patienten mit Angststörungen (vom Zeitpunkt der Indexentlassung bis zur Nachuntersuchung erhoben)

ven. Das erste Cluster kann als „chronisch schwer" bezeichnet werden (11 Patienten) mit einer deutlichen Tendenz zur Verschlechterung. Rechnet man noch die 6 Patienten hinzu, die Suizid begingen, so kann man bei 40% der Patienten, über die katamnestische Informationen gesammelt werden konnten, von einem schlechten Ausgang sprechen. Die anderen beiden Cluster betreffen Patienten mit günstigem Verlauf (9 Patienten) bzw. Patienten mit fluktuierendem Verlauf und der Tendenz zur Besserung (17 Patienten).

Abbildung 2 zeigt den Symptomverlauf und die Clusteranalyse der Patienten mit Angststörungen (durchgezogene Linie). Neben der Angstsymptomatik fanden sich gehäuft depressive und psychosomatische Symptome sowie Medikamentenabhängigkeit.

Von Indexaufnahme bis zum Zeitpunkt der Katamnese nimmt die Symptomatik kaum ab (39 Patienten). Bei Anwendung der Clusteranalyse konnten drei verschiedene Symptomverläufe isoliert werden. Mehr als die Hälfte aller Patienten zeigt einen chronisch schweren Verlauf der Symptomatik (21 Patienten), während die andere Hälfte hauptsächlich aus Patienten mit chronisch leichten Symptomen bestand (15 Patienten) und nur wenige Patienten (3) einen episodischen Verlauf aufwiesen.

Sozialer Outcome zum Zeitpunkt der Nachuntersuchung

Mittels des Social Interview Schedule (SIS; Faltermaier et al. 1985) wurden die 37 Patienten mit einer neurotischen Depression und die 40 Patienten mit einer Angststörung hinsichtlich verschiedener Lebensbereiche (Arbeit/Studium, Arbeitsplatzinteraktion, Haushalt, Verwandte, Freizeit, soziale Kontakte, Alleinleben, Partnerinteressen, Partnerentscheidungen, ohne Partner, Sexualität, Kinder), mit einer nach Alter, Geschlecht und Familienstand gemachten Kontrollgruppe zum Zeitpunkt der Nachuntersuchung 1981 verglichen (Tabelle 1).

Im Bereich der objektiven Bedingungen zeigen beide Patientengruppen Einschränkungen im Arbeitsbereich und in der Interaktion mit Angehörigen gegenüber

Tabelle 1. Prozentsatz von Patienten mit einer neurotischen Depression (ND) bzw. einer Angststörung (A) mit schweren oder deutlich sozialpsychologischen Beeinträchtigungen in verschiedenen sozialen Rollenbereichen (Social Interview Schedule, SIS). Verglichen mit einer Kontrollgruppe

Soziale Rollenbereiche	Anzahl bewerteter Patienten (ND/A)	Objektive Bedingungen (O) %		Management (M) %		Zufriedenheit (S) %	
		ND	A	ND	A	ND	A
Arbeit/Studium	28/29	32*	38	18*	10	14	24
Arbeitsinteraktion	27/29	4	17	22	15	12	15
Haushalt	27/30	7	10	7	17*	19	27*
Interaktion mit Verw.	37/40	49*	40**	32*	43**	27	40**
Freizeit	37/40	19	20	19	13	39	50**
Soziale Kontakte	37/40	(14)	(38)	14	25	33*	45**
Alleinleben	13/11	(35)	(28)	39*	64**	39	64**
Partnerinteressen	19/26	–	–	42*	19	37*	19*
Partnerentscheidungen	17/22	–	–	41*	18	37*	19*
Ohne Partner	17/14	(29)	(35)	–	–	39	71*
Sexualität	17/25	–	–	–	–	41*	36*
Kinder	12/15	17	27	25	20	17	7

* $p<0{,}05$, ** $p<0{,}01$: Zahlen mit (*) bedeuten signifikante Unterschiede im Vergleich zu dem Prozentsatz einer hinsichtlich Alter und Geschlecht parallelisierten Kontrollgruppe

( ) gibt den Prozentsatz von Alleinlebenden, ohne Partner, ohne soziale Kontakte an

– keine Angaben im SIS

den Kontrollgruppen. Am eindrücklichsten ist jedoch der hohe Prozentsatz von alleinlebenden Patienten (35% der neurotisch Depressiven, 28% der Angststörungen), von Patienten ohne Partner (29% der neurotisch Depressiven und 35% der Patienten mit Angststörungen) und schließlich von Patienten mit eingeschränkten sozialen Kontakten (14% der neurotisch Depressiven und 38% der Patienten mit Angststörungen). In einer vergleichbaren Altersgruppe der Normalbevölkerung sind hingegen 84% verheiratet (Glatzer u. Herget 1984). Die interaktionellen Probleme werden noch deutlicher in den Dimensionen „social management" und „satisfaction". Ein Drittel der Patienten berichtet über schwere Probleme im Umgang mit Angehörigen, Partnern und, falls berufstätig, mit Arbeitskollegen. Schließlich zeigen sich die Patienten in vielen Bereichen signifikant unzufriedener als die Kontrollgruppen.

Trotz dieser Behinderungen und dieser Unzufriedenheit bleiben die Arbeitsfähigkeit und die Fähigkeit, ein unabhängiges Leben zu führen, bei der Mehrzahl der Patienten intakt. Allerdings waren Arbeitsunfähigkeitszeiten etwas, aber nicht signifikant länger bei den Angststörungen (0,73 Monate/Jahr) als bei der Kontrollgruppe (0,42 Monate/Jahr), bei den neurotisch Depressiven jedoch signifikant ($p < 0{,}05$) länger (0,90 Monate/Jahr vs. 0,23 Monate/Jahr). Zum Zeitpunkt der Nachuntersuchung waren 11% (vier neurotisch Depressive, drei Patienten mit Angststörungen) wegen ihrer Erkrankung vorzeitig berentet.

Inanspruchnahmeverhalten im Katamnesezeitraum

Trotz der schon im Durchschnitt ein Jahrzehnt dauernden Symptomatik vor Indexbehandlung nahmen nach Indexentlassung ein Fünftel der Patienten mit neurotischen Depressionen und Angststörungen keine psychiatrisch-psychotherapeutische Behandlung in Anspruch. Nur wenige Patienten mit Angststörungen setzten die im Max-Planck-Institut für Psychiatrie begonnene verhaltenstherapeutische Behandlung fort, die zum damaligen Zeitpunkt in der BRD noch nicht in ausreichendem Maße zur Verfügung stand (Krieg et al. 1987). Bei den neurotisch Depressiven waren nur 62% der Patienten, die eine fachspezifische Behandlung aufsuchten, in einer psychotherapeutischen Behandlung, 17% waren sowohl mit Psychotherapie als auch mit Antidepressiva behandelt worden (Bronisch 1985). Sowohl Patienten mit neurotischen Depressionen als auch Patienten mit Angststörungen stuften die Mehrzahl der Behandlungen, vor allem die ambulanten Behandlungen, als ungenügend ein und vermißten dabei stützende Gespräche. Die Folge war, daß in über 50% der Fälle in beiden Gruppen Therapieabbruch erfolgte und drei Fünftel der Patienten nach einer zu Beginn des Katamnesezeitraums angefangenen Therapie im zweiten und dritten Abschnitt sich nicht mehr psychiatrisch oder psychotherapeutisch behandeln ließen.

Die neurotisch depressiven Patienten wiesen dabei durchschnittlich zweimal soviel Arztbesuche als Personen der repräsentativen Stichprobe auf, welche wesentlich durch Beschwerden allgemein körperlicher Art bestimmt waren. Im stationären Bereich zeigte sich dagegen eine Tendenz zur erhöhten Inanspruchnahme nur in Ansätzen. Ein Grund für die vermehrte allgemeinmedizinische Inanspruchnahme lag in einer signifikant erhöhten Rate allgemeinmedizinischer Erkrankungen gegenüber der repräsentativen Stichprobe. Die allgemeinmedizinische Inanspruchnahme führte jedoch nicht zu einem günstigen Verlauf und Outcome der neurotisch Depressiven und Angststörungen und stellt somit auch keine Alternative zu einer psychiatrisch/psychotherapeutischen Behandlung dar (Eder-Debye et al. 1987).

Konsequenzen für die Rehabilitation chronifizierter Neurosen

Wie können nun die rehabilitativen Maßnahmen für diese Patienten aussehen? Dazu muß man sich noch einmal hinsichtlich der therapeutischen Inanspruchnahme folgendes vergegenwärtigen:

1. Die Mehrzahl der Patienten kommt gar nicht in fachspezifische Behandlung, sondern nimmt verstärkt allgemeinmedizinische Dienste in Anspruch.
2. Die Patienten, die in fachspezifische Behandlung kamen, waren mit dieser zumeist unzufrieden, brachen sie bald ab und wandten sich vermehrt allgemeinmedizinischen Diensten zu, die ebenfalls keine Besserung ihres Zustandes bewirkten.
3. Die erheblichen interaktionellen Probleme führen, wie wir aus anderen Studien wissen (Hell 1980), zu einem vermehrten Rückzug der Angehörigen und damit verbunden zu zunehmender Isolation der Patienten.

Aufgabe einer psychiatrischen Rehabilitation muß es daher sein, diese chronisch kranken Patienten konsequent zu behandeln. Das heißt für neurotisch Depressive eine psychotherapeutische Behandlung, die sich nach Möglichkeit auf die beiden speziell auf depressive Patienten zugeschnittenen Therapien bezieht: Kognitive Therapie (Beck et al. 1981) oder interpersonelle Therapie (Klerman et al. 1984), evtl. in Kombination mit Antidepressiva. Das heißt für Patienten mit Angststörungen eine verhaltenstherapeutisch, evtl. auch psychoanalytisch orientierte Therapie, mit zusätzlicher Verabreichung von Antidepressiva (Hand u. Wittchen 1986).

Aufgabe einer psychiatrischen Rehabilitation muß es weiterhin sein, das soziale Umfeld wie den Partner, die Familie, evtl. die Arbeitskollegen mit in die Therapie einzubeziehen, um negativen Auswirkungen der Erkrankungen vorzubeugen oder diese zumindest zu begrenzen. Zusätzlich wäre auch hier an Selbsthilfegruppen (Emotions Anonymus) und therapeutische Wohngemeinschaften zu denken, um die Patienten aus sozialer Isolation herauszuführen.

Neben der Tatsache des chronischen Leidens dieser Patienten sollte der Tatbestand nicht übersehen werden, daß beide Patientengruppen besonders gefährdet sind hinsichtlich einer Suchtentwicklung und die neurotisch Depressiven hinsichtlich eines Suizides. Oder um es mit Murphy et al. (1986) zu formulieren: Die depressive Erkrankung führt dazu, daß diese Patienten entweder halbtot oder tot sind.

Literatur

Beck AT, Rush BR, Shaw AJ, Emery G (1981) Kognitive Therapie der Depression. Urban & Schwarzenberg, Stuttgart Wien Baltimore

Bronisch T (1985) Verlauf und Outcome ehemals stationär behandelter neurotisch-depressiver Patienten unter besonderer Berücksichtigung und Behandlung vor Indexaufnahme, während Indexbehandlung und im Katamneseintervall. In: Wolfersdorf M, Wohlt R, Hole G (Hrsg) Depressionsstationen. Roderer, Regensburg, S 105–122

Bronisch T, Wittchen HU, Krieg C, Rupp HU, Zerssen D von (1985) Depressive neurosis: a long-term prospective and retrospective follow-up of former inpatients. Acta Psychiatr Scand 71: 237–248

Eder-Debye R, Lässle R, Wittchen HU, Cording-Tömmel C, Krieg C, Bronisch T (1987) Inanspruchnahmeverhalten und versorgungsstrukturelle Forderungen. In: Wittchen HU, Zerssen D von (Hrsg) Verläufe behandelter und unbehandelter affektiver Störungen. Monographien aus dem Gesamtgebiet der Psychiatrie und Neurologie. Springer, Berlin Heidelberg New York Tokyo, S 305–344

Faltermaier T, Wittchen HU, Ellmann R, Lässle R (1985) The Social Interview Schedule (SIS) – content, structure and reliability. Social Psychiatry 20:115–124

Glatzer W, Herget H (1984) Ehe, Familie und Haushalt. In: Glatzer W, Zapf W (Hrsg) Lebensqualität in der Bundesrepublik. Campus, Frankfurt/Main, S 124–140

Hand J, Wittchen HU (eds) (1986) Panic and phobias. Empirical evidence of theoretical models and longterm effects of behavioral treatments. Springer, Berlin Heidelberg New York Tokyo

Hell D (1980) Die Sozial- und Familienbeziehungen Depressiver. Fortschr Neurol Psychiat 48: 447–457

Klerman GL, Weissman MM, Rounsaville BJ, Chevron ES (1984) Interpersonal psychotherapy of depression. Basic Books, New York Tokyo

Krieg JC, Bronisch T, Wittchen HU, Zerssen D von (1987) A long-term prospective and retrospective follow-up study of former inpatients suffering from an anxiety neurosis or phobia. Acta Psychiatr Scand 76:36–47

Murphy JM, Olivier DC, Sobol AM, Monson RR, Leighton AH (1986) Diagnosis and outcome: depression and anxiety in a general population. Psychol Med 16:117–126

Murphy JM, Honson RR, Olivier DC, Sobol AM, Leighton AH (1987) Affective disorders and mortality: a general population study. Arch Gen Psychiatry 44:473–480

Myers JK, Weissman MM, Tischler GL, Holzer CE, Leaf PJ, Orvaschel H, Anthony JC, Boyd JH, Burke JD, Kramer M, Stoltzman R (1984) Six-month prevalence of psychiatric disorders in three communities. Arch Gen Psychiatry 41:959–967

Wittchen HU, Zerssen D von (Hrsg) (1987) Verläufe behandelter und unbehandelter affektiver Störungen. Monographien aus dem Gesamtgebiet der Psychiatrie und Neurologie. Springer, Berlin Heidelberg New York Tokyo

Wittchen HU, Hecht H, Zaudig M, Vogl G, Semler G, Pfister H (1987) Häufigkeit und Schwere psychischer Störungen in der Bevölkerung – Eine epidemiologische Feldstudie. In: Wittchen HU, Zerssen D von (Hrsg): Verläufe behandelter und unbehandelter affektiver Störungen. Monographien aus dem Gesamtgebiet der Psychiatrie und Neurologie. Springer, Berlin Heidelberg New York Tokyo, S 232–251

Gibt es den schizophrenen Defekt?

G. Huber

Schizophrene Krankheiten gibt es, sie sind leider nicht nur ein Mythos; *den* schizophrenen Defekt gibt es nicht; doch kommt es bei der Mehrzahl der Kranken zu Defizienzen, die vor der Erkrankung nicht vorhanden waren und die oft lebenslang persistieren.

Was heißt Schizophrenie?

Jeder Schizophreniebegriff ist eine provisorische Konvention; nach wie vor gibt es sehr verschiedene Konventionen dessen, was Schizophrenie genannt wird. Ein wichtiger Punkt ist, daß die Diagnose unabhängig vom Ausgang erfolgt. Wenn wir hier von Schizophrenie sprechen, meinen wir nach K. Schneider [8] diagnostizierte Schizophrenien. Wir zeigten in der Bonn-Studie [6] und in einer Arbeit mit Bleuler, daß es die gleichen Kranken sind, die auch M. und E. Bleuler [1] nach ihren Kriterien als Schizophrenien bezeichnen. Schneider- und Bleuler-Schizophrenien führen häufig, aber keineswegs obligat, zu sog. Defekten, zu End- oder Residualzuständen, besser: zu Spätstadien, die nach Schweregrad und Aussehen außerordentlich variieren. Die Kraepelinsche Regel: ungünstige prognostische Bedeutung schizophrener, günstige depressiv-manischer Syndrome, hat zahlreiche Ausnahmen.

Was heißt Defekt?

Den Defekt gibt es nicht. Die spätkatamnestischen Untersuchungen an Heidelberger, Wieslocher und Bonner Patienten [6, 7], die Jahrzehnte nach Erkrankungsbeginn zu Hause lebten und größtenteils nicht mehr in ärztlicher Behandlung waren, führten zu einer Differenzierung des – heute obsoleten – Pauschalbegriffs des sog. schizophrenen Defektes. Wesentlich war die Heraushebung des „reinen Defektes", Syndrome, die nicht schizophrenietypisch, sondern mehr oder weniger uncharakteristisch sind und ohne Kenntnis der Anamnese keine Schizophreniediagnose erlauben. Die reinen Defektsyndrome, die wir 1961 für irreversibel hielten, sind es in der Regel nur dann, wenn sie länger als 3 Jahre kontinuierlich andauern. Weil sehr häufig postpsychotische, asthenisch-hyperge, depressiv gefärbte Basisstadien vorkommen, die nach Monaten bis zu 3 Jahren voll reversibel sind [4], sprechen wir heute von *reinen Defizienzsyndromen,* die reversibel oder irreversibel sein können. Wir fanden in der Bonn-Studie 40% länger als 3 Jahre persistierende reine Defizienzsyndrome und 35% mit charakteristisch schizophrenen Residuen. 22% der 502 Kranken waren durchschnittlich 22 Jahre nach Erkrankungsbeginn psychopathologisch vollständig remittiert; Bleuler [2] fand genau dieselbe Rate langfristiger Heilungen [s. 6].

In der Bonn-Studie sind fast ⅔ entweder vollständig remittiert (22%) oder nicht mehr psychotisch (43%). 56% sind sozial geheilt, d. h. voll erwerbstätig, davon ⅔ auf früherem beruflichen Niveau, ⅓ darunter. Die drei europäischen Langzeitstudien zeigen die außerordentliche Variabilität der Verläufe. Bei unseren 12 Verlaufstypen sinkt die soziale Heilungsrate von 100% bei Verlaufstyp I und II auf 2% bei Verlaufstyp XII. Schon in den 60er Jahren wurde eine günstige Verlaufsänderung konstatiert: Die typischen und schweren Defektpsychosen waren seltener, reine und gemischte Defizienzsyndrome, möglicherweise auch abortive und coenästhetische Typen, häufiger geworden als früher [s. 5].

Die Befunde der Bonn-Studie zwangen zur Revision der Thesen von der Unheilbarkeit und dem Prozeßcharakter der Schizophrenie. Die langfristige Prognose ist unabhängig von der Verlaufsdauer [6]. Chronische Schizophrenien zeigen häufig noch im 2. und 3. Krankheitsjahrzehnt eine Remission auf reine Residuen: sog. 2., positiver Knick. Darüber hinaus gibt es chronische Schizophrenien, die noch nach Jahrzehnten remittieren. Beim Typ der „chronischen reinen Psychosen" fehlen beide Komponenten der Irreversibilität: „reine Defizienz" und „Strukturverformung".

Die Langzeitstudien führten auch zur Revision der These, daß Schizophrenien *stets* zu spezifischen Persönlichkeitsveränderungen führten. Die Doktrin einer *radikalen Heterogenität* und numinosen Singularität der Schizophrenien gehört zu den Dogmen, die einen echten Fortschritt in der Schizophrenieforschung erschweren. Schizophrenien sind anders, aber nicht grundsätzlich anders, wie die neue *Symptomlehre der kognitiven und dynamischen Basisdefizienzen* [3] und der durch sie konstituierten prä- und postpsychotischen Basisstadien zeigt. Im Manual des BSABS [3] werden die Basissymptome in 98 Einzelitems definiert und beschrieben und anhand typischer Statements veranschaulicht. Die Untersuchungen von Süllwold und unserer Arbeitsgruppe führten zu gemeinsamen Auffassungen von der Krankheit Schizophrenie [9]. An die Stelle der alten Lehre vom schizophrenen Defekt tritt – und dies ist für das Verständnis der Kranken, für ihre Therapie und Rehabilitation bedeutsam – das auf empirische Daten gestützte Basissymptomkonzept. Danach sind dynamische und kognitive Basisdefizienzen der Kern dessen, was früher Defekt hieß. Mehr oder minder uncharakteristische Basissymptome und Basisstadien sind *vor* Manifestation der Psychosen in Prodromen und Vorpostensyndromen und *nach* Remission der psychotischen Phasen in reversiblen asthenischen Basisstadien und persistierenden reinen Defizienzsyndromen die eigentlich primären Symptombildungen; das typisch Schizophrene resultiert aus ihrer Amalgamierung mit der kollektiven und individuellen „anthropologischen Matrix" [6, 9]. *Basis*symptome heißen deswegen so, weil es Primärerfahrungen sind, die die Basis der fluktuierenden produktiv-psychotischen und schließlich der ausgeformten psychotischen End- und Überbauphänomene darstellen. Basissymptome, z.B. kognitive Denk-, Wahrnehmungs- und Handlungsstörungen oder Coenästhesien, kommen phänomenal identisch auch bei bestimmten Hirnerkrankungen vor; sie wurden von uns durch pathologische Vorgänge in Schlüsselstrukturen des limbischen Systems erklärt [s. 6, 9].

Der Einwand, Basissymptome seien nicht schizophreniespezifisch, läßt unberücksichtigt, daß es erstens überhaupt keine spezifischen psychopathologischen Symptome gibt; so findet man z.B. die sog. Symptome 1. Ranges auch bei bekannten Hirnerkrankungen. Für einen Teil der Stufe-2-Basissymptome, besonders kognitive Denk-, Wahrnehmungs- und Handlungsstörungen und Coenästhesien, ließ sich zweitens das „Charakteristische im Uncharakteristischen" aufzeigen. Die Basissymptome sind zwar auf Stufe 1 uncharakteristisch und diagnostisch neutral; tatsächlich sind in den lebenslangen Verläufen die meisten Schizophrenien die meiste Zeit nicht schizophren. Doch sind auf Stufe 2 Basissymptome bereits kennzeichnende Phänomene, wie sie so zwar, wenn auch selten, bei organischen Hirnerkrankungen, doch nicht bei Gesunden und bei neurotisch-psychopathischen Persönlichkeitsentwicklungen vorkommen. Aus den Basissymptomen heraus entwickeln sich drittens in bestimmten Übergangsreihen die schizophrenietypischen Erstrangsymptome [3, 9]. Man findet fließende Übergänge von sog. negativen zu positiven Symptomen, von der Defizienz zur Produktivität, vom Minus zum Aliter. Der Nachweis von *Übergangsreihen* zwischen den produktiven Psychosemanifestationen und den ihnen vorausgehenden wie nachfolgenden Basisdefizienzen führte zu einer Relativierung der Unterscheidung von defektiven und produktiven, sog. Minus- und Plus- oder negativen und positiven Symptomen und letztlich zur Aufgabe des traditionellen Defektbegriffes.

Daß die bevorzugt paroxysmalen und phasischen, oft situagen ausgelösten „substratnahen Basissymptome" [4] auf ihrerseits fluktuierende neurochemische Hirnfunktionsstörungen bezogen werden, stieß zunächst auf Ablehnung und Widerstand. Eine Stütze des Basisstörungskonzeptes kam zuerst aus der *experimentellen Schizophrenieforschung* [s. 6, 9]. Basissymptome sind für die Kranken selbst die unmittelbare Erfahrung dessen, was als „besondere Vulnerabilität" konzeptionell entwickelt wurde; das Basisstörungskonzept kommt so dem *Diathese-Streß- und Vulnerabilitätsmodell* nahe. Die Störanfälligkeit informationsverarbeitender Prozesse manifestiert sich erlebnismäßig z. B. als Störung von Denk-, Wahrnehmungs- und Handlungsabläufen. Weil die experimentalpsychologische Objektivierung der kognitiven Störanfälligkeit in der Selbstwahrnehmung der Kranken ihre inhaltliche Entsprechung findet, konnten Instrumente wie der Frankfurter Beschwerdefragebogen und das Bonner Fremdbeurteilungsverfahren (BSABS) [3] entwickelt werden. Die vielfältigen Bewältigungsversuche der Kranken bieten Ansätze für die Entwicklung besser fundierter Rehabilitationskonzepte und psychologischer Behandlungsverfahren. Die Kenntnis von Basissymptomen und Basisstadien macht klar, daß der sog. Defekt in einer Steigerung einer Störanfälligkeit begründet ist, die in den Ursprüngen, vor Ausbruch der eigentlichen Psychose und nach ihrer Remission, nicht so weit und so grundlegend vom Seelenleben des Gesunden abweicht, wie es lange Zeit gelehrt wurde.

Die Bezeichnung *„Defizienz"* – es fehlt etwas, was *vor* der Erkrankung verfügbar war – wird diesen Zuständen eher gerecht als der Terminus *„schizophrener Persönlichkeitswandel"*. Diese Patienten sind in der zentralen Substanz ihres Wesens nicht verändert, in ihren Daseins- und Weltentwürfen nicht total umgewandelt. Sie leiden unter ihren dynamischen und kognitiven Einbußen, die ihre Leistungs- und Arbeitsfähigkeit, mittelbar auch ihre soziale Kontaktfähigkeit, beeinträchtigen. Doch sind ihr Vermögen zu kritischer Distanzierung, zur Wahrnehmung der Defizienzen als Defizienzen und zur Entwicklung von Selbsthilfestrategien sowie in der Regel auch ihre soziale Verantwortungsfähigkeit erhalten. Die Patienten haben viel mehr Freiheit und kritische Einsicht, als früher angenommen wurde; die im Kern intakte Persönlichkeit ermöglicht ihnen ein Sich-zu-sich-selbst-Verhalten. Für Rehabilitation, Psycho- und Soziotherapie, wie überhaupt für die soziale Wertung des Phänomens „Schizophrenie", ist dies ein wesentlicher Gesichtspunkt.

Progredienz zur produktiven Psychose und zur chronischen Schizophrenie läßt sich u. E. bei vielen Patienten inhibieren, wenn wir die Erkrankung früh genug erkennen und behandeln, d. h. schon in den uncharakteristischen präpsychotischen Basisstadien, den Prodromen und Vorpostensyndromen, in denen Ich-Kontur und

Einsicht noch erhalten, Selbsthilfe- und Bewältigungsbemühungen noch möglich und die sozialen Konsequenzen der Erkrankung noch nicht so gravierend sind wie in den psychotischen Stadien. Mit dem Bonner Instrument lassen sich die initialen präpsychotischen und die späteren postpsychotischen Basisstadien anhand der Basissymptome und hier wieder besonders der Basisdefizienzen, die den Umschlag zur eigentlichen Psychose determinieren, erkennen und einschließlich der auslösenden Belastungsereignisse standardisiert erfassen [3]. Die Stressoren, dabei häufig primär affektiv neutrale alltägliche soziale Situationen, die Basissymptome auslösen bzw. verstärken, sind dieselben, die auch zur Provokation psychotischer Erst- oder Remanifestation führen können. Die medikamentöse wie die psychologische und psychotherapeutische Behandlung muß sich auf die Basissymptome mit ihren interindividuell unterschiedlichen Ausprägungsschwerpunkten beziehen.

Weil die Patienten in den Basisstadien ihre Defizienzen als Defizienzen wahrnehmen und lernen können, mit ihnen fertig zu werden, können wir als Ärzte und Therapeuten von den Patienten lernen, wie wir bei der Behandlung ihre Störanfälligkeit angemessen berücksichtigen. Zu wenig Anregung und/oder zu viel Protektion verstärken dynamische Defizienzen, Stimulation und Beanspruchung, die die beeinträchtigte Informationsverarbeitungskapazität überfordern, erhöhen das Rezidiv- und auch das Suizidrisiko [9]. Kenntnis und Verständnis der Basisdefizienzen schaffen eine kommunikative Brücke und lassen verstehen, daß auffällige Verhaltensweisen, z.B. der „sekundäre Autismus“ [3, 6], Bewältigungsversuche gegenüber den Basissymptomen sind. Der an Schizophrenie Erkrankte rückt so näher und wird aus der Isolierung des uneinfühlbaren Andersseins herausgeholt [9]. Die neueren Befunde können dazu beitragen, die Dogmen von der Unheilbarkeit, Unbeeinflußbarkeit und grundsätzlichen Andersartigkeit, den Mythos von Geisteskrankheit, Zerfall und Defekt zu überwinden und mit dem Ausbau der Basissymptomlehre unsere Konzepte zur Behandlung und Rehabilitation auf eine solidere Grundlage stellen.

Literatur

1. Bleuler E (1983) Lehrbuch der Psychiatrie. Neu bearb. von M. Bleuler, 15. Aufl. Springer, Berlin Heidelberg New York
2. Bleuler M (1972) Die schizophrenen Geistesstörungen im Lichte langjähriger Kranken- und Familiengeschichten. Thieme, Stuttgart
3. Gross G, Huber G, Klosterkötter J, Linz M (1987) BSABS. Bonner Skala für die Beurteilung von Basissymptomen (Bonn Scale for the Assessment of Basic Symptoms). Springer, Berlin Heidelberg New York
4. Huber G (1966) Reine Defektsyndrome und Basisstadien endogener Psychosen. Fortschr Neurol Psychiatr 34:409–426
5. Huber G (Hrsg) (1969) Schizophrenie und Zyklothymie. Ergebnisse und Probleme. Thieme, Stuttgart
6. Huber G, Gross G, Schüttler R (1979) Schizophrenie. Eine verlaufs- und sozialpsychiatrische Langzeitstudie. Springer, Berlin Heidelberg New York
7. Janzarik W (1968) Schizophrene Verläufe. Eine strukturdynamische Interpretation. Springer, Berlin Heidelberg New York
8. Schneider K (1987) Klinische Psychopathologie, 13. unveränd. Aufl. Mit einem Kommentar von G. Huber und G. Gross. Thieme, Stuttgart 1987
9. Süllwold L, Huber G (1986) Schizophrene Basisstörungen. Springer, Berlin Heidelberg New York

Die Rehabilitation bei Demenzprozessen im höheren Lebensalter

H. Lauter, R. Zimmer, A. Kurz, M. Müllers-Stein und L. Feldmann

Epidemiologische Vorbemerkungen

Das Risiko, an einer Demenz zu erkranken, ist in der Gruppe der 65jährigen und Älteren relativ groß. Etwa 5% dieses Personenkreises leiden an mittelgradigen und schweren Formen der Demenz; bezogen auf die Bundesrepublik sind dies gegenwärtig mindestens eine halbe Million Menschen. Bei den Höchstaltrigen ist das Krankheitsrisiko noch größer; wer das 80. Lebensjahr erreicht, hat eine 20%ige Wahrscheinlichkeit, an einer Demenz zu erkranken. Wir stehen also einer Epidemie gegenüber, deren Ausmaß sich, wenn man die Modellrechnungen der Bevölkerungsentwicklung zugrunde legt, in den nächsten Jahren noch vergrößern wird. Abgesehen von den schwerwiegenden ökonomischen Folgen führt die Demenz beim unmittelbar Betroffenen zur Beeinträchtigung wichtiger Gedächtnis-, Orientierungs- und Verstandesleistungen, zum Verlust der Selbständigkeit und damit zur Bedrohung und Infragestellung der eigenen Identität. Für die Angehörigen bedeutet die Demenz eines Familienmitgliedes ein hohes Maß an pflegerischen Anforderungen, emotionalen Belastungen und leidvollen Erfahrungen. Etwa 80% der an einer Demenz erkrankten alten Menschen befinden sich nicht in einer Institution; sie leben mitten unter uns und werden weitgehend von ihren Familienangehörigen betreut. Andererseits werden mindestens ein Viertel der Plätze in geriatrischen Langzeitinstitutionen von dementen Patienten eingenommen.

Grundlagen der Behandlung

Demenzprozesse im höheren Lebensalter beruhen in der Mehrzahl der Fälle auf fortschreitenden degenerativen oder vaskulären Hirnprozessen. Zahlreiche Untersuchungen an Demenzpatienten im höheren Lebensalter haben gezeigt, daß eine relativ enge Korrelation zwischen verschiedenen neuropathologischen und biochemischen Veränderungen und dem Schweregrad kognitiver Beeinträchtigungen besteht. Da diese neurobiologischen Prozesse einer Behandlung nicht oder nur in geringem Umfang zugänglich sind, stellt sich natürlich die Frage, ob und auf welchen Wegen denn die klinischen Symptome überhaupt beeinflußt werden können und ob rehabilitative Bemühungen unter diesen Umständen mehr sind als ein gutgemeinter, aber von vorneherein aussichtsloser Wettlauf mit den biologischen Determinanten einer unaufhaltsamen und unabänderlichen Krankheit.

Daß sich die Ausgangssituation in Wirklichkeit nicht so hoffnungslos und ungünstig darstellt, liegt daran, daß weder die kognitiven Störungen noch das sehr breite Spektrum der übrigen klinischen Manifestationen ausschließlich von den zerebralen Strukturveränderungen und Funktionsstörungen hervorgerufen werden, sondern

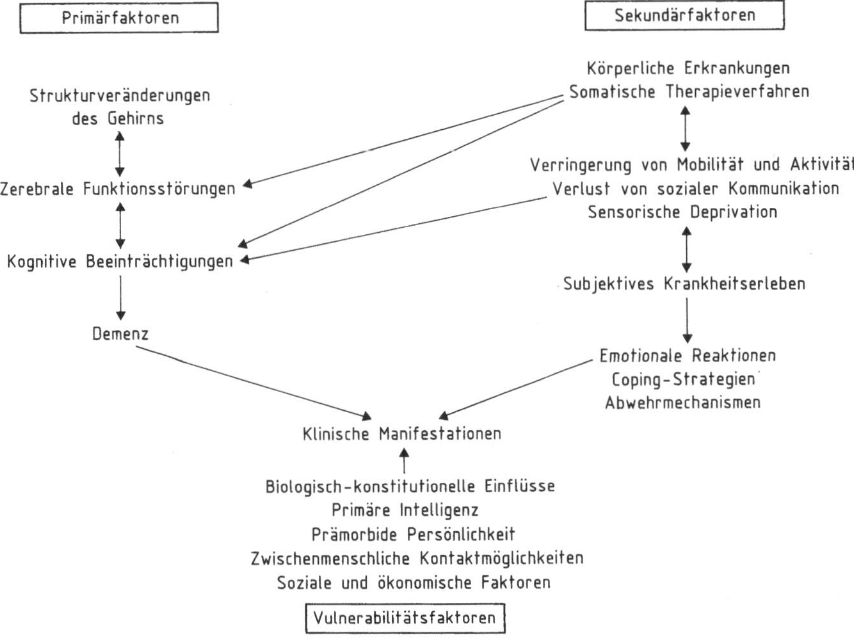

Abb. 1. Verschiedene Faktoren, die die klinische Manifestation der dementiellen Erkrankung im höheren Lebensalter beeinflussen

daß hierfür noch viele andere Faktoren verantwortlich sind (s. Abb. 1). Hierzu gehören beispielsweise *körperliche Erkrankungen,* die eine Ursache, Begleit- oder Folgeerscheinung von Demenzprozessen sein können und entweder zerebrale Funktionen in Mitleidenschaft ziehen oder auch unmittelbar das Erleben und Verhalten des Patienten beeinflussen. Das gleiche gilt für die erwünschten und unerwünschten Wirkungen von *somatischen Therapieverfahren.* Verschiedene Gründe können dazu führen, daß die *Mobilität* des Patienten eingeschränkt ist oder sein *Aktivitätsniveau* abnimmt; dies hat oft negative Folgen in bezug auf Stimmung und kognitives Leistungsniveau. Der Demenzprozeß selbst oder die Unterbringung in einer fremden und ungewohnten Umgebung bringen unter Umständen eine Einschränkung der sprachlichen und sozialen *Kommunikation* mit sich und verändern damit die Möglichkeit zur Orientierung, Information und zur Aufrechterhaltung mitmenschlicher Kontakte. Gleichzeitig ist oft auch die *Aufnahme sensorischer Informationen* eingeschränkt, z.B. in Folge der Beeinträchtigung von Sinnesorganen oder durch einen milieubedingten Mangel an notwendigen sensorischen Stimuli.

Alle die genannten Faktoren können die kognitiven Leistungen zusätzlich beeinträchtigen und führen ebenso wie die Wahrnehmung der Gedächtnisausfälle und der Erschwerung intellektueller Prozesse zu einer erheblichen *Störung des subjektiven Befindens und des Selbsterlebens.* Patienten mit einer Demenz beantworten ihr psychisches Krankheitsgefühl mit vielfältigen *emotionalen Reaktionen,* z.B. Angst, Ratlosigkeit, Zorn oder Panik. Es werden zahlreiche *Coping-Strategien* und *psychologische Bewältigungsmechanismen* eingesetzt, um das gefährdete Ich vor einer rational nicht mehr beherrschbaren Umwelt zu schützen: Rigidität, Verstärkung prämorbider Charakterzüge, Projektionen, Verleugnung, Somatisierung, Selektion von Wahrnehmungs- und Gedächtnisinhalten, Identifikation mit dem vermeintlichen Aggressor – diese und viele andere Verhaltensweisen durchmischen sich mit den psychoorganischen Symptomen und bestimmen die täglich wiederkehrenden Probleme im Umgang mit solchen Patienten.

Der klinische Schweregrad der Demenz ist also nicht allein von den zerebralen Folgeerscheinungen der *krankheitsverursachenden Primärfaktoren,* sondern immer auch von der individuellen Konstellation der sogenannten *Sekundärfaktoren* abhängig. Darüber hinaus werden Erscheinungsform und Ausprägungsgrad der Demenz von einer Reihe von *Vulnerabilitätsfaktoren* mitbestimmt: Hierzu gehören nicht nur verschiedene im einzelnen noch wenig bekannte Faktoren der biologischen Konstitution, sondern auch die primäre Intelligenz und Persönlichkeit des betreffenden Patienten, das Hilfspotential seiner Familie und seiner Angehörigen und die sozialen und ökonomischen Ressourcen, welche die Gemeinschaft zur pflegerischen Betreuung und sozialen Hilfe für Menschen mit einer Demenz im Alter aufbieten kann und will. Faktoren dieser Art verändern die Verwundbarkeit der Patienten gegenüber hirnorganischen Veränderungen.

Aus diesen Überlegungen ergibt sich, daß die ärztlichen, pflegerischen, psychologischen und sozialen Hilfsmaßnahmen an den Sekundär- und Vulnerabilitätsfaktoren ansetzen und darauf abzielen, diese Faktoren in einer solchen Weise zu gestalten, daß sie einen lindernden und kompensierenden Einfluß auf die klinischen Krankheitssymptome ausüben. Wie dies im einzelnen zu bewerkstelligen ist, kann in diesem Rahmen nicht näher ausgeführt werden. Es werden lediglich zwei Bereiche, mit denen wir an der eigenen Klinik in den letzten Jahren ein wenig Erfahrungen sammeln konnten, kurz erwähnt: Die sogenannte Demenzsprechstunde sowie die teilnehmende Beobachtung auf einer Modellstation eines Alten- und Pflegeheimes, auf der vorwiegend verwirrte ältere Menschen untergebracht waren.

Erfahrungsberichte

Die Demenzsprechstunde

Sie besteht seit zwei Jahren. Die Personalausstattung setzt sich aus zwei Ärzten, einer Psychologin und einer Sozialarbeiterin zusammen. Die primäre Aufgabe dieser Einrichtung besteht darin, eine verläßliche medizinische Diagnose bei allen Patienten zu stellen, die mit dem Verdacht einer Demenz zu uns überwiesen werden, und durch geeignete Maßnahmen darauf hinzuwirken, daß diese Patienten, sofern sich der Krankheitsverdacht bestätigt, so lange und so selbständig wie möglich in ihrem gewohnten häuslichen Lebensraum verbleiben können. Wie nicht anders zu erwarten, hat sich der Schwerpunkt der Tätigkeit schon bald in Richtung der Angehörigenarbeit verlagert. Es mußte darum gehen, das reichlich vorhandene familiäre Selbsthilfepotential zu stärken und durch die Zusammenarbeit mit Sozialstationen, Nachbarschaftshilfen, Einrichtungen der offenen Altenhilfe und zahlreichen ambulanten Hilfsorganisationen Betreuungsangebote zu mobilisieren, über welche die Familienmitglieder nicht ausreichend informiert waren oder von denen sie nur mit großer Scheu Gebrauch machten. Es zeigte sich, daß die Angehörigen zu wenig über die biologischen Ursachen und die psychologischen Zusammenhänge dementieller Krankheitserscheinungen Bescheid wußten und daß ihnen durch aufklärende Beratungsgespräche geholfen werden konnte. In mehreren Angehörigengruppen wurden Erfahrungen ausgetauscht über Strategien und Umgangsformen bei typischen Verhaltensstörungen, Panikreaktionen und Krisensituationen. Aus diesen Angehörigengruppen ging schließlich die Gründung einer Münchner Alzheimer Gesellschaft mit einem ständigen Telefon- und Beratungsdienst hervor. Durch diese Formen der Angehörigenarbeit wird der schleichenden Erschöpfung der familiären Ressourcen entgegengewirkt.

Das Pflegeheim

Ein stimulationsreiches, kommunikationsförderndes Heimmilieu, das die verbliebenen kognitiven und emotionalen Fähigkeiten und die Selbständigkeit dementer Patienten anregt, die erforderlichen Orientierungshilfen und Informationsprothesen bietet, das notwendige Maß an Kustodialität gewährleistet, die Angehörigen in die Betreuung einbezieht, die Kompetenz und Berufsfreude der Mitarbeiter stärkt, ein Milieu, in dem ein kranker und betagter Mensch das humane Minimum vorfindet, das die Voraussetzung für menschenwürdiges Leben und Sterben darstellt, – ein solches Milieu kann nicht ohne einen erheblichen Personalaufwand geschaffen werden. Das Wohl und Wehe des Heimbewohners entscheidet sich „an der empfindlichsten Stelle des Heimbetriebes, nämlich beim Personalschlüssel, also nicht beim einmaligen Investitionsaufwand, sondern bei den laufenden Betriebskosten" (Gössling 1983). Daß die Betreuung dementer älterer Menschen in Pflegeheimen möglich ist, wurde in den letzten Jahren durch die Entstehung beschützender bzw. gerontopsychiatrischer Stationen gezeigt. Was durch aktivierende und rehabilitative Pflege letztlich geleistet werden sollte, zeigt sich an den Schwachstellen dieser Stationen. Beispiele hierfür ergeben sich aus einer mikroökologischen Behaviour-mapping-Studie, die Ehrhardt et al. (1986) auf der Verwirrtenstation eines Pflegeheims durchgeführt haben und bei der das Verhalten von Patienten und Pflegepersonen mehrere Tage hindurch in vielen kurzen Beobachtungszeiträumen gemessen wurde. Es gibt zu denken, daß die Patienten fast die Hälfte der Zeit mit Dösen oder Vorsichhinschauen zubrachten und daß verbale Kommunikationen nur in 12% der Verhaltensbeobachtungen bemerkt wurden, wobei als Adressat sprachlicher Patientenkontakte überwiegend andere Heimbewohner und nicht die Mitarbeiter gewählt wurden. Beim Pflegepersonal entfiel nur ein Fünftel der beobachteten Verhaltenseinheiten auf verbale oder averbale Kontakte mit den Heimbewohnern, und diese Kommunikation erfolgte in 98% der Fälle nicht um ihrer selbst willen, sondern im Kontext mit pflegerischen Aktivitäten, zum Beispiel bei der Nahrungsaufnahme, Körperpflege oder Bewegungshilfe. Demente Patienten, bei denen solche instrumentellen Verrichtungen nicht oder nur in geringerem Umfang erforderlich sind, erhalten also automatisch auch weniger Zuwendung von seiten des Pflegepersonals. Abgesehen davon laufen etwa die Hälfte solcher Hilfeleistungen wie Waschen, Füttern, Stützen oder Aufrichten, stumm und sprachlos ab und werden nicht als Kommunikations- oder Informationsschiene benützt. Diese Daten zeigen deutlich, in welche Richtung die rehabilitativen Bemühungen in Pflegeheimen in Zukunft gehen müssen.

Sozialpolitische Gesichtspunkte der Rehabilitation

Es gibt Widerstände, durch welche die Möglichkeiten zur Rehabilitation bei Demenzerkrankungen im Alter erschwert oder verhindert werden. Bedenklich machen der staatliche Appell an die Solidarität der Familie und die öffentlichen Ehrungen für betreuende Angehörige oder freiwillige Helfer, wenn die Pflegegelder nicht an die realen Kosten häuslicher Betreuung angepaßt werden und wenn die oft sehr lange Periode der Pflege eines erkrankten Familienmitglieds nicht als Ausfallzeit bei der Rentenversicherung anerkannt wird und vordem berufstätige Angehörige nach längerer Pflegezeit keinen Anspruch mehr auf Arbeitslosengeld haben. Das weitgehende Fehlen alternativer, gemeindenaher, auf den Umgang mit verwirrten alten Menschen eingestellter Dienste ist schwer mit der berechtigten Forderung zu vereinbaren, daß die Heimunterbringung eines alten Menschen doch vernünftigerweise nur als die letzte Bastion im Kampf gegen die Folgen dementieller Krankheitsprozesse anzusehen ist. Das System für die Finanzierung von Versorgungsleistungen muß nicht unbedingt so beschaffen sein, daß der Patient, der gerade eben noch im Krankenhaus sämtliche therapeutischen und rehabilitativen Leistungen auf Kosten der Krankenkasse erhielt, sich unter Umständen schon am nächsten Tag durch die Verlegung in ein Pflegeheim in einen Pflegefall ohne Heilungs-, Besserungs- oder Linderungsaussichten verwandelt sieht. Dies ist nicht mit der Feststellung des Kommentars zum Bundes-Sozialhilfegesetz in Einklang zu bringen: Der Staat, welcher zum Schutze der Menschenwürde verpflichtet ist, kann nicht dulden, daß „der Einzelne, aus welchen Gründen auch immer, menschenunwürdig lebt" (Schellhorn et al. 1984). Es fragt sich, ob zu diesem menschenwürdigen Leben denn nicht die Ausschöpfung sämtlicher Behandlungs- und Rehabilitationschancen gehört. Die bisherigen Gesetzesentwürfe zur Absicherung des Pflegerisikos sind u. E. zu halbherzig, um eine angemessene gesellschaftliche Vorsorge gegen die auf uns zukommende Demenzlawine darzustellen.

Der Wiederherstellungsgedanke der Rehabilitation

Es sollte in diesen skizzenhaften Ausführungen von der Rehabilitation bei Demenzprozessen die Rede sein. Man kann sich natürlich fragen, ob die bescheidenen Bemühungen, die zumindest ausschnittweise – unter Verzicht auf die ärztlichen und pharmakotherapeutischen Aspekte – dargestellt wurden, mit dem Begriff „Rehabilitation" angemessen gekennzeichnet sind und ob dieses Wort hierfür nicht zu prätentiös und hochgeschraubt ist. Es gehört zum Ziel aller Rehabilitationsmaßnahmen, die Wiedererlangung von Selbständigkeit und die Fähigkeit zur Ausübung einer beruflichen oder sozialen Rolle zu ermöglichen. Man kann sich natürlich fragen, ob ein solcher Anspruch angesichts der hier zur Debatte stehenden fortschreitenden Krankheitsprozesse nicht von vorneherein unrealistisch ist. Ein solcher Einwand ist verständlich, geht aber von einer zu engen Fassung des Rehabilitationsgedanken aus. Denn was wir bei unseren Patienten tatsächlich erreichen wollen und können – die Erhaltung von Wohlbefinden, Lebenssicherheit und menschenwürdigem Dasein – ist zugleich das elementare Grundanliegen jeder Rehabilitation. Was durch den Rehabilitationsprozeß aufrecht erhalten oder wiederhergestellt werden soll, ist die

Würde des Menschen. Sie ist durch Abbau der Persönlichkeit oder Erlöschen der Verstandeskräfte zwar bedroht, aber geht in Wirklichkeit erst durch einen Mangel an zwischenmenschlicher Zuwendung, an Beistand und tätigem Mitgefühl, durch Alleingelassen- und Ausgesetztwerden verloren. Die Rehabilitation bedeutet Schaffung von Lebensräumen, in denen sich ein solches Miteinander entfalten kann. Rehabilitation bedeutet die Eingliederung und Aufnahme des Behinderten in unser eigenes Leben. Sie setzt voraus, daß auch wir Gesunden einen rehabilitativen Wiederherstellungsprozeß durchmachen, daß wir angesichts derer, die alt und dement geworden sind, unseren eigenen kollektiven Gedächtnisschwund, unsere Urteilsschwäche und Antriebslosigkeit überwinden und zu den Werten zurückfinden, die unserem Zusammenleben Sinn verleihen, unserer Gesellschaft würdig sind und deren humanen Fortbestand sichern.

Literatur

Ehrhardt W, Landerer C, Zimmer R, Lauter H (1986) Verhaltens- und Kommunikationsmuster dementer Patienten und des Pflegepersonals auf einer gerontopsychiatrischen Station in einem Alten- und Pflegeheim. In: Fischer B, Lehrl S (Hrsg) Geriatrics – Pregeriatrics und Rehabilitation. Deutsche Liga zur Bekämpfung frühzeitiger Altererscheinungen (eV), Nordrach-Klausenbach

Gössling S (1983) Vom Leben in Alten- und Pflegeheimen. In: Bönisch E, Meyer JE (Hrsg) Psychosomatik in der klinischen Medizin. Springer, Berlin Heidelberg NewYork

Schellhorn W, Jirasek H, Seipp P (1984) BSHG-Kommentar zum Bundessozialhilfegesetz (S 33). Luchterhand, Neuwied

Rehabilitation in der Kinder- und Jugendpsychiatrie

J. Martinius

Die Kinder- und Jugendpsychiatrie ist ein eigenständiges ärztliches Gebiet. Sie umfaßt Erkennung, Behandlung, Rehabilitation und Prävention bei psychischen, psychosomatischen und neurologischen Störungen und Erkrankungen sowie bei psychischen und sozialen Verhaltensauffälligkeiten des Entwicklungsalters. Die Rehabilitation ist ausdrücklich in der Definition unseres Fachgebietes genannt (Denkschrift zur Lage der Kinder- und Jugendpsychiatrie in der Bundesrepublik Deutschland 1983). Rehabilitation in der Kinder- und Jugendpsychiatrie läßt sich aber nicht so wie vielleicht in anderen ärztlichen Gebieten von der Therapie trennen. Es gibt fließende Übergänge zwischen beiden. Therapie ist, genau genommen, Teil der Rehabilitation. Und wenn es darum geht, die Verschlimmerung eines Leidens oder den Rückfall in eine Erkrankung zu verhindern, ist Rehabilitation auch immer Prävention.

Der Verlauf einer Rehabilitation läßt sich mit einem Weg vergleichen, an dessen Beginn das Problem erkannt, die Diagnose gestellt und eine Marschroute festgelegt wird. Das Ziel, zu dem er führen soll, ist eine individuelle Lebenssituation, ein persönlicher Lebensraum. Am Anfang steht die Tatsache, daß ein Kind oder Jugendlicher wegen einer Störung oder Erkrankung seinen Weg noch nicht gefunden hat oder von einem schon begonnenen Weg abgekommen ist. Seinen Weg finden, das heißt nicht, den überhaupt besten, sondern den individuell am besten möglichen Weg. Kinder scheitern ja heute schon als Säuglinge, weil sie sich nicht zu einem laut Entwicklungstabelle genau vorbestimmten Zeitpunkt zum Sitzen aufrichten oder soundso viele Bauklötze aufeinandersetzen und das Wort „Auto" artikulieren können. Damit soll, nota bene, nichts gegen Früherkennung und Frühförderung gesagt, sondern dafür plädiert werden, Kinder eine Zeitlang als ganzes Kind zu beobachten und dann die Diagnose zu stellen. Ebenso kommt es vor, daß Kinder tatsächlich ihren Weg von vornherein nicht finden, in ihrer motorischen und geistigen Entwicklung zurückbleiben und ein intensives Rehabilitationsprogramm unter Einbeziehung der Mutter als Co-Therapeut begonnen wird, die vorhergesagten Fortschritte aber ausbleiben und die Eltern dann nicht nur wegen der Behinderung des eigenen Kindes gekränkt sind, sondern zusätzlich wegen ihres vermeintlichen Versagens von schweren Schuldgefühlen geplagt werden. Dann geht es darum, die zu hoch angesetzten Erwartungen zu korrigieren und Familie wie Kind füreinander und für den gemeinsamen Weg in der Gesellschaft zu rehabilitieren. So oder so ist das höchste Rehabilitationsziel im Entwicklungsalter das Leben des Kindes in seiner Familie, gerade auch dann, wenn es bleibende Störungen und Behinderungen aufweist.

Damit ist ein Kernstück unserer kinder- und jugendpsychiatrischen Rehabilitation angesprochen: die Arbeit mit der Familie, vor allen mit den Eltern. Hierzu ein Beispiel. Ein 11jähriger Bub bereitet erhebliche Schwierigkeiten in der Erziehung, lügt, treibt sich herum, läßt in der Schule nach, begeht einen Ladendiebstahl. Man hat es mit Strenge versucht, mit eher verschlimmernder Wirkung. Der Bub malte in der Sprechstunde ein Familienbild, auf dem es ihn gar nicht gab. Im Mittelpunkt ist sein 18jähriger Bruder dargestellt, die Eltern liegen wie Tote auf dem Boden. Es stellte sich heraus, daß der Bub in dem Gefühl leben mußte, abgelehnt zu sein, nicht zur Familie zu gehören. Verdeckte Ursache war die Tatsache, daß der Bub in seinem Wesen einem anderen, von der Mutter gefürchteten und abgelehnten Familienmitglied ähnelte. Die Aufklärung dieser Beziehungsstörung konnte von den Eltern angenommen werden. Sie waren in der Lage, dies in ihre Gefühle und in ihr Erziehungsverhalten zu übertragen. Das Kind blühte auf. Einige Wochen später malte der Bub ein Bild, das die neue Situation widerspiegelte. Die ganze Familie ist beisammen, er gehört dazu, es geht bergauf (Stahel 1973).

Ganz anders stellen sich die rehabilitativen Möglichkeiten dar, wenn eine Familie dabei ist zu zerfallen, bereits zerfallen ist oder gar nicht existiert. Da kann es vorkommen, daß sich mit der Inanspruchnahme der Kinder- und Jugendpsychiatrie der Appell oder auch die Forderung verbindet, ein Kind dauerhaft aus der Familie herauszunehmen, es in einen neuen Lebensraum hineinzurehabilitieren. Diese Situation ist in der stationären Kinder- und Jugendpsychiatrie nicht selten. Etwa ein Fünftel unserer stationären Aufnahmen geschieht aus Heimen oder Pflegestellen, und ein eher größerer Anteil unserer Patienten kehrt in außerfamiliäre Lebensräume zurück. Der Extremfall einer Rehabilitation aus der Familie heraus in eine andere Umgebung ereignet sich im Zusammenhang mit Mißhandlungen. Man ist in der Bundesrepublik Deutschland erst in den letzten Jahren auf diesen Problembereich aufmerksam geworden, vor allem auch auf die Tatsache, daß mißhandelnde Familien selber krank sind und Hilfe brauchen (Martinius 1986). Nicht immer sind solche Familien in der Lage, sich einem Hilfsangebot zu öffnen, Vertrauen zu entwickeln.

Ehe das Risiko der fortgesetzten schweren Mißhandlung und Vernachlässigung eingegangen wird, kann die Behandlung in der Psychiatrie und die anschließende Aufnahme in ein heilpädagogisches Heim der bessere und rehabilitativ einzig mögliche Weg sein. Denn viele Heime haben Entwicklungen durchlaufen, sind nicht bloß Einrichtungen zur Aufbewahrung, arbeiten in kleinen, familiären Gruppen und können gesunde Entwicklung ermöglichen (Ernst u. von Luckner 1985).

Die Wege der Rehabilitation in der Kinder- und Jugendpsychiatrie sind den Erfordernissen entsprechend unterschiedlich differenziert. Versorgungsangebot und Behandlungsform kommen dem Bedarf entgegen. Die Aufnahme in die Klinik zur stationären Behandlung war traditionell ein häufig vorgezeichneter Weg. Diese Tendenz hat sich in jüngerer Vergangenheit geändert. Jede Abteilung oder Klinik unseres Fachgebietes ist mit der Möglichkeit zur ambulanten Untersuchung und Behandlung ausgestattet und die Mehrzahl der Abteilungen verfügt über ein teilstationäres Angebot (Martinius 1983). Die Tendenz geht mittlerweile in die Richtung einer überwiegend ambulanten und teilstationären Behandlung, wobei, was Bayern betrifft, ambulante Möglichkeiten außerhalb zentraler Einrichtungen noch weitgehend fehlen. Erst neuerdings beginnen einzelne Ärzte für Kinder- und Jugendpsychiatrie sich in eigener Praxis niederzulassen, in München sind es noch weniger als 10, außerhalb Münchens gibt es in Oberbayern erst eine einzige niedergelassene Kollegin. Hier gilt es, die Kinder- und Jugendpsychiatrie zu entwickeln, eine Forderung, die nicht ganz einfach erfüllbar ist, weil unser kassenärztliches Versorgungssystem sich schwer tut, hinzukommende Fächer aufzunehmen und existenzfähig zu machen.

Derweil differenziert sich das zentrale Versorgungsangebot. Unsere Münchener Klinik darf in dieser Hinsicht als beispielhaft gelten, da sie die gesamte Palette eines modernen Versorgungsangebotes bereithält. Hervorzuheben ist die Einrichtung einer jugendpsychiatrischen Fachabteilung der Heckscher-Klinik auf der Rottmannshöhe mit 48 Behandlungsplätzen. In der Arbeit mit Jugendlichen, die wegen Schizophrenie, depressiven Erkrankungen, Zwangsneurosen, Magersucht und anderen schweren Störungen zu uns kommen, belegen vorberuflich rehabilitative Anforderungen einen der Krankenbehandlung sich unmittelbar anfügenden Bereich. Wir haben deshalb in der neuen Abteilung neben der schulischen Rehabilitation die Beschäftigungs- und Arbeitstherapie schwerpunktmäßig ausgebaut und betreiben innerhalb dieses Bereiches z. B. eine eigene Gärtnerei, die, wie die ersten Erfahrungen zeigen, sehr gut angenommen und genutzt wird. Einzelne Jugendliche erreichen in der Klinikschule den Hauptschulabschluß und schaffen den Schritt in ein Berufsbildungswerk oder direkt in eine Lehre.

Als Vorstoß in ein für unser Fach neues Terrain darf die rehabilitative Arbeit der Therapeutischen Wohngruppe gelten, die vor nunmehr 3 Jahren in Kliniknähe vom gleichen Träger eingerichtet wurde und unter Leitung eines Sozialpädagogen steht. In diese Übergangseinrichtung werden jugendliche Patienten der Klinik aufgenommen, die noch zu unselbständig sind, um ihren Weg gehen zu können, gleichwohl aber das Potential dazu erkennen lassen.

In der Kinder- und Jugendpsychiatrie finden sich Berufsgruppen zusammen, die für die diagnostischen, therapeutischen und rehabilitativen Aufgaben bezeichnend sind. Mit Ausnahme der Schlafzeiten liegen unsere Patienten kaum im Bett. Es ist „immer was los". Leben und Beschäftigung sind nicht dem Zufall überlassen. Die Tage in der Klinik, die Stunden in der Tagesklinik und Schule werden therapeutisch und pädagogisch strukturiert und umgesetzt, auch dann, wenn das Kind sich allein beschäftigt. Patienten, die in die vollstationäre Behandlung kommen, erwarten und finden familienähnliche Gruppenstrukturen, wohnen und leben bei uns und sollen sich geborgen fühlen. Es darf deshalb niemanden überraschen, daß der Personalschlüssel in kinder- und jugendpsychiatrischen Kliniken besser sein muß als in anderen medizinischen Einrichtungen. In unserer Klinik gibt es z.B. für 130 Patienten 8 Arbeits- und Beschäftigungstherapeuten und 3 Sozialarbeiter, jeweils ergänzt noch durch Praktikanten.

Die Vorgänge, die im einzelnen rehabilitativ wirken, sind für jede der genannten Behandlungsformen mit unterschiedlicher Gewichtung und Kombination zu ermöglichen und zu nutzen. Es kann schon einen wesentlichen Schritt bedeuten, das Kind oder den Jugendlichen aus seiner Umgebung herauszunehmen und ihm Schutz zu bieten, Schutz auch vor sich selbst. Man denke nur an Suizidgefährdete und Suizidale, die uns in steigender Zahl zugewiesen werden. In Ruhe und aus der Distanz läßt sich manches erkennen, für das vorher eine übergroße Spannung den Blick verstellte. Es liegt im Gespür und in der Erfahrung des Therapeuten, im Bemühen um das notwendige Vertrauen, die therapeutischen Grundprozesse, Gewährenlassen und Fordern, in eine auf das einzelne Kind abgestimmte Reihenfolge und Balance zu bringen. Was die Erfolge der Psychotherapie betrifft, so sind wir durchaus bescheiden geworden. Die wissenschaftliche Kinder- und Jugendpsychiatrie hat begonnen, Verlaufstudien anzustellen und ihre therapeutische Arbeit zu evaluieren (Schmidt u. Drömann 1986, Remschmidt u. Schmidt 1986). Entwicklung leistet vieles an spontaner Besserung und Heilung; sie ist unser mächtigster Verbündeter. Oft ist es weniger wichtig, langfristige Einzeltherapien einzuleiten, als situative und familiäre Einflüsse zu verbessern und zu stabilisieren.

Äußerer Anlaß für die Überweisung in die Kinder- und Jugendpsychiatrie ist häufig nicht eine bereits erkannte Erkrankung des Kindes oder Jugendlichen, seiner Familie oder beider, sondern die leicht bemerkbare Konsequenz der Erkrankung, und das ist ein Nachlassen der schulischen Leistungen oder gar Schulversagen. Lern- und Leistungsstörungen sind der häufigste Überweisungsgrund. Dahinter stehen unterschiedliche Ursachen, die in seelischen Reaktionen auf Umgebungseinflüsse liegen können, etwa Angst, Unsicherheit und Depressivität bei Kindern aus emotional labilen Familien oder Lernunlust als Folge von Vernachlässigung und Verwahrlosung. Ebenso können sich aber auch kindeigene Ursachen hinter Leistungsstörungen verbergen, sogenannte Teilleistungsschwächen wie die angeborene Legasthenie oder eine Konzentrationsschwäche als Teilsymptom eines hyperkinetischen Syndroms. Allemal sind aufwendige und komplizierte diagnostische Untersuchungen notwendig, um den richtigen Weg für die Rehabilitation zu finden. Reaktive Störungen fordern primär den heilpädagogisch-therapeutischen Zugang, durch Entwicklungsstörungen des Gehirns bedingte Teilleistungsschwächen fordern hingegen spezifische Lern- und Leistungsübungen, die ebenfalls in ein psychotherapeutisches Milieu eingebettet sein müssen, weil diese Kinder nach Jahren schulischer Mißerfolge zusätzliche seelische Schäden davontragen. Die Kinder- und Jugendpsychiatrie kennt ausgereifte Übungsverfahren zur Behandlung der verschiedenen Legasthenieformen oder der Sprachentwicklungsstörungen, um die wichtigsten zu nennen.

Ein wichtiger Teil unseres Bemühens um Rehabilitation ist die Behandlung mit Psychopharmaka. Trotz aller Zweifel und Ablehnungen in der Öffentlichkeit muß festgehalten werden, daß wir ohne Psychopharmaka nicht auskommen. Schwere Unruhezustände, z.B. bei Geistesschwäche, multiple Tics, schwere Zwangssyndrome, depressive Erkrankungen, paranoide Psychosen und Angstsyndrome sind nur einige der offensichtlichen Probleme, die eine Behandlung mit Psychopharmaka im Einzelfall unumgehbar machen können. Neben der Art der Störung kommt die Schwere als Indikationskriterium hinzu, ergänzt durch die weitgehend der subjektiven Einschätzung unterliegende Dringlichkeit der Situation. Eine von umfassendem ärztlichen Wissen getragene und kritisch eingesetzte Therapie mit Psychopharmaka ist oft die Grundlage für andere therapeutische und rehabilitative Maßnahmen, die ohne Psychopharmakotherapie gar nicht möglich wären. Auf diese Weise ist die Psychopharmakotherapie stets ein Teil eines umfassenderen therapeutischen Konzeptes.

Die eingangs erwähnten Rehabilitationsziele von Familie, Gruppe, Schule, Beruf werden real ja meistens erst erreicht, wenn unsere Behandlung ihrem Ende zugeht oder bereits abgeschlossen ist. Unser eigentliches Rehabilitationsziel liegt deshalb nicht im formalen Erreichen der genannten gesellschaftlichen Institutionen, sondern primär in der Persönlichkeit des Kindes und Jugendlichen mit ihren Komponenten, die als Gesamtheit das Individuum ausmachen. Und diese sind: Reife, Stabilität, Selbstvertrauen, Kontaktfähigkeit, Gewissensbildung, Lern- und Leistungsfähigkeit. Die Persönlichkeit zu erkennen und ihr zur Reifung und Ausformung zu verhelfen, ist wichtigster Inhalt und zugleich wichtigstes Ziel kinder- und jugendpsychiatrischer Rehabilitation.

Literatur

Denkschrift zur Lage der Kinder- und Jugendpsychiatrie in der Bundesrepublik Deutschland (1984) Hrsg v Vorstand der Deutschen Gesellschaft für Kinder- und Jugendpsychiatrie, Marburg

Ernst C, Luckner N von (1985) Stellt die frühe Kindheit die Weichen? Enke, Stuttgart

Martinius J (1983) Ambulante und teilstationäre Versorgung psychisch kranker Kinder und Jugendlicher in der Bundesrepublik Deutschland. Z Kinder Jugendpsychiat 11:3–12

Martinius J (1986) Psychische Folgen der Kindesmißhandlung. Monatsschr Kinderheilkd 134:333–335

Remschmidt H, Schmidt M (Hrsg) (1986) Therapieevaluation in der Kinder- und Jugendpsychiatrie. Enke, Stuttgart

Schmidt M, Drömann S (Hrsg) (1986) Langzeitverlauf kinder- und jugendpsychiatrischer Erkrankungen. Enke, Stuttgart

Die Rolle der Psychiatrie in der Rehabilitation der geistig Behinderten

O. Döhner

Der Personenkreis, von dessen Rehabilitation hier die Rede ist, wird von den verschiedenen zuständigen Wissenschaften, denen gesellschaftlich institutionalisierte Handlungsfelder entsprechen, nämlich von der Psychiatrie als Teilbereich der Medizin und von der Heil- bzw. Behindertenpädagogik als Sondergebiet der allgemeinen Pädagogik, durchaus mit unterschiedlicher Akzentsetzung beschrieben und abgegrenzt. Hinter solchen Definitionen stehen in der Regel institutionstypische und berufsspezifische Traditionen, Ideologien und Interessenkonstellationen, die professionelle Ansprüche begründen und praktisches Handeln legimitieren sollen. Um solche Ansprüche auf ein erweitertes Tätigkeitsfeld und umfassendere Handlungskompetenz zu begründen, wird von pädagogischer Seite immer wieder ein tendenziös simplifizierendes und kontrastierendes Bild des sog. „medizinischen Modells" geistiger Behinderung entworfen, das ausschließlich defektorientiert sei, ganz im Gegensatz zum entwicklungsorientierten pädagogisch-psychologisch-sozialwissenschaftlichen Modell (Kobi 1979, Thimm 1974 und viele andere).

Gewiß geht ärztlich-therapeutisches Handeln grundsätzlich und primär von der Ätiologie gestörter Funktionen, von der Schädigung aus. Aufgabe der Medizin ist es, Krankheiten zu diagnostizieren und zu behandeln, d.h. zu heilen oder wenigstens in ihren Folgen zu lindern. „Krankheit" ist aber ein somatischer und/oder psychischer Prozeß, der sich dynamisch entwickelt, verändert und häufig therapeutisch beeinflussen läßt. „Behinderung" meint dagegen einen im wesentlichen statischen Zustand, der sich z.B. im Anschluß an eine Krankheit bzw. eine Schädigung entwickelt. Ist dieser Zustand noch nicht stabil, kommen noch episodische Verschlimmerungen und Remissionen vor, so wird in der Medizin von chronischen Krankheiten gesprochen. Entsprechend ist in der Psychiatrie von „chronisch psychisch Kranken" die Rede, wo in Rehabilitationseinrichtungen von „seelisch Behinderten" gesprochen wird. Ebenso wird auch in der Psychiatrie heute den alten nosologischen Kategorien „Oligophrenie" und „Schwachsinn" die Bezeichnung „geistige Behinderung" vorgezogen, z.B. durchgängig schon in der Psychiatrie-Enquête von 1975, obwohl die Begriffe sich nur teilweise decken (Rett u. Killian 1984).

Freilich kommen auch pädagogische Definitionen nicht an dem Kriterium defizitärer Funktionen und „beeinträchtigter" Lernfähigkeit vorbei. So stellte der Deutsche Bildungsrat 1973 fest: „Als geistig behindert gilt, wer infolge einer organisch-genetischen oder anderweitigen Schädigung in seiner psychischen Gesamtentwicklung und seiner Lernfähigkeit so sehr beeinträchtigt ist, daß er voraussichtlich lebenslanger sozialer und pädagogischer Hilfen bedarf. Mit den kognitiven Beeinträchtigungen gehen solche der sprachlichen, sozialen, emotionalen und motorischen Entwicklung einher." Diese pädagogische Definition geht also von der primär im schulischen Bereich relevanten „Lernfähigkeit" aus. Die Behindertenpädagogik ist (jedenfalls im deutschen Sprachraum) traditionell stark durch die Entwicklung und Differenzierung der Sonderbeschulung behinderter Kinder und Jugendlicher geprägt. Die Ausdehnung der schulischen Bildungsfähigkeit auch bei geistig Schwerstbehinderten ist ihr Anliegen. Die Beschäftigung mit den Problemen schulentlassener jugendlicher und erwachsener geistig Behinderter gerät erst allmählich in ihr Blickfeld. Die Psychologen als weitere in der Rehabilitation geistig Behinderter zunehmend tätige Berufsgruppe orientieren sich ihrer Ausbildung entsprechend vorwiegend an lerntheoretischen bzw. verhaltenstherapeutischen Konzepten der Klinischen Psychologie. Über ihre angestammte psychodiagnostische Kompetenz hinaus werden sie in den letzten Jahren zunehmend im Rahmen der Reformen psychiatrischer Großkrankenhäuser tätig. Auch in Werkstätten für Behinderte haben sie leitende Funktionen übernommen. Ihr Hauptinteresse gilt dem Training sozial angepaßten Verhaltens in Öffentlichkeit, Wohnbereich, Arbeit und Freizeit.

Hinter diesen sich neu entwickelnden Zielvorstellungen steht der durch die Psychiatrie-Enquête 1975 geforderte radikale Wandel im Bereich der Versorgung jugendlicher und erwachsener geistig Behinderter. Die Sachverständigen-Kommission machte im wesentlichen zwei Vorschläge:

1. Die Versorgung solle zukünftig nicht mehr innerhalb psychiatrischer Behandlungszentren stattfinden. Besondere Einrichtungen seien vorzuziehen, in denen neben der Pflege Schwerst- und Mehrfachbehinderter in verstärktem Maße sozial-fürsorgerische, lebenspraktisch-rehabilitative und beschützende Arbeitsmöglichkeiten in den Vordergrund treten sollen. Dies impliziert die radikale Trennung der Institutionen für geistig Behinderte von den klinischen Abteilungen für (chronisch) psychisch Kranke.
2. Die Lebens- und Umweltbedingungen für geistig Behinderte seien so zu gestalten, daß sie, soweit wie möglich, den jeweiligen geltenden Gegebenheiten für „Normale“ entsprechen... Die geistig Behinderten sollen..., soweit wie möglich, eingegliedert werden. Dies erfordert ... eine Vermeidung jeglicher Isolierung von Behinderten...

Für den Bereich der erwachsenen geistig Behinderten stehen diese Forderungen in einem deutlichen Spannungsverhältnis. Es sollen gleichzeitig „besondere Einrichtungen“ entstehen *und* es soll eine Eingliederung stattfinden, die zu den Lebens- und Umweltbedingungen „Normaler“ hinführt. Hinter dieser Widersprüchlichkeit verbirgt sich das Problem der z.T. jahrelang in psychiatrischen Krankenhäusern verwahrten geistig Behinderten. Bei diesen Menschen ist es durch die Bedingungen fast ausschließlich kustodialer Unterbringung in Anstalten vom Typ der „totalen Institution“ zu Hospitalisierungsschäden gekommen, die in ihren Konsequenzen in der Regel das Ausmaß der primären Behinderung bei weitem übersteigen. Die angestrebte Rehabilitation dieser durch das Anstaltssyndrom zusätzlich nachhaltig Geschädigten ist sehr viel schwieriger umzusetzen, als retardierte Kinder von Anfang an durch Früherkennung, Frühtherapie und pädagogische Förderung vor der Segregation zu bewahren. Das Ausmaß dieser Erschwernis der Rehabilitation erwachsener geistig Behinderter wird in etwa faßbar in der phänotypischen Uniformität von Verhaltensweisen und Ausdrucksformen der in Langzeitkrankenhäusern sozialisierten Insassen unabhängig davon, ob sie ursprünglich wegen einer schizophrenen Psychose, einer Suchtkrankheit, wegen Taubstummheit, wegen eines Anfallsleidens oder wegen geistiger Behinderung hospitalisiert wurden. Unter diesen Extrembedingungen kann

„Normalisierung“ der Lebensbedingungen kein wirklich erreichbares Ziel sein, sondern nur als sozial-politische Leitlinie und Philosophie für psychiatrisches, therapeutisches und pädagogisches Handeln verstanden werden. „Normalisierung stellt sich dar als ein Prozeß, der schrittweise die Lebensbedingungen geistig behinderter Menschen (und dazu zählen auch die Methoden zu ihrer Unterstützung und pädagogischen Förderung sowie die sozialen Arrangements, in denen dieses geschieht) so gestaltet, daß ihr soziales Ansehen sowie ihre Fähigkeiten gefördert werden, sich möglichst selbständig mit den Lebensbedingungen auseinanderzusetzen. Dieser Prozeß zielt auf psychische, soziale und personale Integration (Thimm 1986).“

Die systematische und institutionalisierte Mitarbeit des Psychiaters (Nervenarztes) scheint mir für ein solches Programm unerläßlich. Eine bloß konsiliarische Zuziehung kann nicht ausreichend sein, wenn eine qualifizierte Sorge für diese geistig Behinderten gewährleistet sein soll. Es besteht sonst die Gefahr, daß gerade die „schwierigen“ geistig Behinderten, die schwer Regredierten und Aggressiven oder diejenigen mit Mehrfachdiagnosen (Schizophrenie, Alkoholismus, Epilepsie, Dissozialität) doch wieder der psychiatrischen Institution zugeschoben werden. Diese steht unter Aufnahmezwang, wenn die ausschließlich psychologisch oder pädagogisch geführte Einrichtung überfordert ist und nicht in den Ruf einer geschlossenen „totalen“ Institution kommen will (Müller 1981; Stöckmann 1982).

Alternativen unter psychiatrischer Leitung oder doch Beteiligung sind etwa das „Fachkrankenhaus für geistig Behinderte“ (z.B. Stiftung Liebenau) oder die selbständige heilpädagogische Einrichtung („Heim“) im oder am psychiatrischen Krankenhaus, die organisatorisch aus dem Krankenhausbereich herausgeschnitten wird (z.B. Heiltherapeutische Abteilung der Karl-Bonhoeffer-Nervenklinik in Berlin). Von diesen Institutionen geht dann die schrittweise Enthospitalisierung der schwer verhaltensgestörten oder mehrfachbehinderten geistig Behinderten in enger Zusammenarbeit mit dem regionalen sozialen und psychiatrischen Versorgungssystem aus. Ziel ist die Übersiedlung der Behinderten in kleine mehr oder weniger intensiv sozialpädagogisch und pflegerisch begleitete Wohneinheiten in der Region. Psychiatrie und Heilpädagogik haben beide das Ziel, sich tendenziell überflüssig zu machen. Auch das wäre eine am Normalisierungsprinzip orientierte Aufgabe. Voraussetzung dafür ist die Kooperation der verschiedenen Institutionen, ambulanten Dienste und Berufsgruppen auf regionaler Ebene. Die Einbeziehung der regionalen Gliederung des Eltern-Selbsthilfeverbandes „Lebenshilfe für geistig Behinderte“ entspricht ebenfalls der Normalisierung, weil sie einer Entprofessionalisierung der Hilfsangebote und damit einem Abbau von Expertenmacht über Behinderte förderlich ist. Die bloße Verschiebung der geistig Behinderten von der psychiatrischen unter die pädagogische Expertendominanz würde lediglich die Psychiatrisierung durch eine Pädagogisierung des Alltags ersetzen. Das Ziel der „Normalisierung“ würde damit in Wirklichkeit verfehlt. Die oben zitierte Definition des Bildungsrats geht vom Erfordernis „lebenslanger pädagogischer Hilfen“ aus. Die Hilfen dürfen jedoch nur den Charakter eines Angebots haben, denn auch erwachsene geistig Behinderte haben das Recht (wie Nichtbehinderte), aus pädagogischer Obhut entlassen zu werden. Pädagogisch veranstaltete Normalität ist künstlich und führt damit nicht zu wirklicher Normalisierung der Lebensbedingungen. Geistig Behinderte bedürfen lebenslang pflegerischer Unterstützung und Anregung zur Teilnahme am Leben in der Gemeinschaft. Institutionalisierte pädagogische Dominanz hingegen droht eher die alte kustodiale Abhängigkeit unter pädagogischen Vorwänden verschleiert zu perpetuieren.

Über das Ziel der Ausgliederung der Versorgung geistig Behinderter aus den psychiatrischen Krankenhäusern besteht Einvernehmen. Die bei dieser Reform selbstverständlich zu erwartenden Interessen- und Zielkonflikte zwischen den Berufsgruppen mit ihren je spezifischen Traditionen, Ideologien und Ansprüchen müssen so weit wie möglich aufgedeckt und ausgetragen werden, da die Behinderten leicht zu willfährigen Opfern professioneller Rivalitäten, Größenphantasien und Heilslehren werden.

Die Sozialpsychiatrie hat in den letzten Jahren in der Rehabilitation der psychisch Kranken Erfahrungen sammeln können, die auch für die Rehabilitation der geistig Behinderten bedeutsam sind und ähnliche Illusionen, Abwege und Sackgassen vermeiden helfen können. So hat z.B. die Bettenreduzierung in vielen großen psychiatrischen Krankenhäusern dazu geführt, daß chronisch psychisch Kranke und Behinderte mit ihren Problemen in Heime verlagert wurden, wo ihre Lebens- und Rehabilitationsbedürfnisse nunmehr gesellschaftlich noch mehr verschleiert und sozialpsychiatrisch verbrämt weiter ignoriert werden (Kunze 1981). Auch hat sich gezeigt, daß die Übersiedlung in ein psychiatrisches Wohnheim für chronisch psychisch Kranke nicht von selbst zu einem sozialen Netzwerk führt, sondern eher zu einer marginalen Existenz in weitgehender sozialer Isolation bzw. in eine Subkultur der Behinderten (Angermeyer 1984). Offensichtlich führt die Enthospitalisierung Behinderter mit Umzug in kleinere Wohneinheiten nicht automatisch zu einer wirklichen sozialen Integration.

Weitere Aufgaben des Psychiaters in diesem Reformprozeß, die freilich besondere Sensibilität und Kompetenz erfordern, sehe ich in der familientherapeutischen Bearbeitung von Konflikten und z.T. außerordentlichen Belastungen in Familien mit einem geistig behinderten Mitglied. Die Supervision von pädagogisch-therapeutischen Teams in Einrichtungen für geistig Behinderte, deren Mitarbeiter hohen psychischen Beanspruchungen ausgesetzt sind und deshalb zu häufigem Arbeitsplatzwechsel tendieren, könnte ebenfalls in den Aufgabenbereich speziell weitergebildeter Psychiater gehören. Dies ist um so wichtiger, als gerade geistig Behinderte auf eine personelle Kontinuität der Betreuung und Förderung angewiesen sind und eine hohe Fluktuation in den Teams den Erfolg der Rehabilitationsbemühungen gefährden würde.

Ich will abschließend auf die Frage eingehen, warum die heutige Psychiatrie, zumal in ihrem Selbstverständnis als Sozialpsychiatrie, sich in, wie ich meine, falscher und auch unzutreffender Bescheidenheit offiziell ganz auf das „Therapieren“ zurückgezogen hat und die edukativen Anteile ihres Tuns theoretisch und praktisch verleugnet (vgl. dazu Becker 1984). Die Reduktion der Psychiatrie auf eine Nur-noch-Naturwissenschaft von der Entfaltung der Neuropathologie im 19. Jahrhundert bis zur Entwicklung hochwirksamer somatischer Behandlungstechniken (Psychopharmaka) hat dazu verführt, die pädagogische Führung der Patienten zu vernachlässigen, sehr zum Nachteil gerade rehabilitativer Anstrengungen. Die Tatsache, daß geistige Behinderungen therapeutischer Beeinflussung im biologischen Sinne nicht zugänglich sind, hat zu einem therapeutischen Nihilismus geführt und dazu, daß die Psychiater das Interesse an der Behandlung dieses Personenkreises verloren und ihn Psychologen und Pädagogen überließen. Aber gerade Sozialpsychiater nehmen in der psychotherapeutischen Führung und sozialtherapeutischen Rehabilitation ihrer Patienten einen umfassenden Bildungsauftrag wahr, der den früheren Psychiatern von Pinel und Reil über Griesinger bis Hermann Simon noch selbstverständliche Grundlage des Umgangs mit ihren Patienten war. Die pädagogischen Intentionen der Sozialpsychiatrie bleiben jedoch auf einem nicht systematisch reflektierten, d.h. vorwissenschaftlichen Niveau, durchaus zum Nachteil der therapeutischen und rehabilitativen Effizienz. Dies trifft die chronisch psychisch Kranken ebenso wie die geistig Behinderten. Es käme darauf an, daß die inzwischen sozialwissenschaftlich aufgeklärte Psychiatrie sich nun auch pädagogisch aufklärte und auf dem Weg zu einer „psychiatrischen Pädagogik" auch eine neue Kompetenz in der sozialen Rehabilitation der geistig Behinderten erwürbe.

Literatur

Angermeyer MC (1984) Mitten in der Gemeinde doch allein? Eine quantitative Untersuchung des sozialen Netzwerks von Bewohnern psychiatrischer Übergangswohnheime. Gruppenpsychother Gruppendyn 19:313–333

Becker K (1984) Absicht und Wirkung in der Psychiatrie. Heimliches Lernen im therapeutischen Alltag. Enke, Stuttgart (Forum der Psychiatrie, NF 21)

Deutscher Bildungsrat (1976) Zur pädagogischen Förderung behinderter und von Behinderung bedrohter Kinder und Jugendlicher, 2. Aufl. Klett, Stuttgart

Kobi EE (1979) Zur strukturellen Problematik der Kooperation zwischen dem Medizinalsystem und dem Bildungssystem. In: Kobi EE (Hrsg) Kinder zwischen Medizin und Pädagogik. Schweizerische Zentralstelle für Heilpädagogik, Luzern

Kunze H (1981) Psychiatrische Übergangseinrichtungen und Heime. Psychisch Kranke und Behinderte im Abseits der Psychiatrie-Reform. Enke, Stuttgart (Forum der Psychiatrie, NF 12)

Müller C (1981) Psychiatrische Institutionen. Springer, Berlin Heidelberg New York

Rett A, Killian W (1984) Oligophrenie. In: Battegay R et al (Hrsg) Handwörterbuch der Psychiatrie. Enke, Stuttgart

Stöckmann F (1982) Ausgliederung geistig Behinderter aus der Psychiatrie. Geistige Behinderung 21:264–273

Thimm W (1984) Das Normalisierungsprinzip. Lebenshilfe, Marburg (Kleine Schriftenreihe, Bd 5)

Thimm W (1986) Normalisierung und alltägliche Lebensbedingungen. In: Bundesvereinigung Lebenshilfe für Geistig Behinderte (Hrsg) Normalisierung – eine Chance für Menschen mit geistiger Behinderung. Lebenshilfe, Marburg (Große Schriftenreihe, Bd 14)

Grenzen der Rehabilitation bei psychisch Kranken

F. Reimer

Leider gibt es zahlreiche Grenzen für die Rehabilitation psychisch Kranker. Sie sind auf unterschiedlichen Ebenen zu suchen.

Zuerst einmal zu den psychiatrischen Institutionen: Die psychiatrischen Krankenhäuser der Bundesrepublik versorgen die meisten der psychisch Kranken, die rehabilitationsbedürftig sind, nämlich: die chronifzierenden Schizophrenen. Sie befinden sich zu etwa 80% in psychiatrischen Krankenhäusern und werden nach kürzerer oder längerer Behandlung auch wieder entlassen. Seit Jahren beklagen wir, daß nur unzulänglich behandelt und kaum rehabilitiert wird. Daran besteht kein Zweifel, wenn man nur daran denkt, daß die leitenden Krankenhausärzte seit Jahren einen besseren Personal-Schlüssel gerade für diese Kranken fordern und sich vehement dagegen wehren, sie dem Pflegebereich zuzuordnen. Werkstätten mit ausgebildeten Arbeitstherapeuten und einem differenzierten Angebot an Arbeitsplätzen sind in psychiatrischen Krankenhäusern Mangelware und nur im Ansatz vorhanden. Die Grenzen der Rehabilitation sind in diesen Krankenhäusern also in deren Ausstattung in personeller und räumlicher Hinsicht zu suchen.

In einem Krankenhaus wie unserem mit ca. 400 psychiatrischen Betten und Tagesklinikplätzen haben wir rund 200 Arbeitsplätze für die Rehabilitation unserer Kranken eingerichtet bzw. diesen Kranken zur Verfügung stellen können. Außerdem kommen noch 120 Werkstattplätze für ehemalige Patienten in der Umgebung hinzu; nicht mitgerechnet sind unsere Arbeitsplätze in der Trainingswerkstatt und in der umliegenden Industrie.

Trotzdem können wir nicht behaupten, unseren Kranken optimale Rehabilitationschancen zu geben. Die Kranken werden zwar ausreichend medikamentös versorgt, auch die soziotherapeutischen Maßnahmen sind zufriedenstellend; unbefriedigend ist aber, daß wir nicht in der Lage sind, für jeden einzelnen Kranken seinem Leistungs- und Krankheitsbild entsprechend einen differenzierten Arbeitsplatz anzubieten. Unsere Kranken müssen also mit dem vorlieb nehmen, was wir zur Verfügung haben und was uns zu jedem einzelnen mehr oder weniger einfällt. Es ist schon richtig, daß ein gelernter Schreiner auch wieder die Möglichkeit hat, bei uns als Schreiner zu arbeiten. Trotzdem wäre es oft hilfreich, wenn wir mehr und besser über die Kranken und deren Leistungsprofil informiert wären. Die bei uns einige Jahre lang durchgeführte umfangreiche psychologische Testung bei Beginn der Rehabilitationsmaßnahmen im Krankenhaus ist wieder weggefallen, da sie an ein Forschungsprojekt geknüpft war und uns zur Weiterführung Planstellen nicht zur Verfügung stehen. Es besteht also die große Schwierigkeit herauszufinden, bei welchem Kranken welche Rehabilitationsmaßnahmen zu welchem Zeitpunkt sinnvoll durchzuführen sind.

Ein anderes Kapitel ist die Rehabilitation in Rehabilitationseinrichtungen oder Kliniken, die sich auch so nennen. Dort spielen, wie wir aus Erfahrung wissen, psychisch Kranke noch keine große Rolle und werden quasi am Rande mitbetreut. Eher kümmert man sich um aufwendige Umschulungen, die für das Gros unserer Kranken nicht im Vordergrund stehen sollten.

Rehabilitationseinrichtungen, die sich im Übergangsbereich angesiedelt haben, also psychiatrische Übergangswohnheime, die einen Rehabilitationsanspruch erheben, leisten das im allgemeinen nicht. Im Laufe der Jahre hat sich gezeigt, daß diese Übergangseinrichtungen im Grunde genommen Dauerarbeits- und Wohnplätze anbieten und für den einzelnen Patienten nur sehr geringe Chancen auf Entlassung bestehen. Ein weiteres Problem scheint mir darin zu liegen, daß die Rehabilitationsprogramme z.T. irrtümlicherweise davon ausgehen, daß eine Berufsänderung bei den Kranken erfolgen muß. Das ist insofern falsch, als es für eine erste und längere Zeit wichtig ist, daß der Kranke überhaupt arbeitet, gleichgültig, was er tut, und daß die Rehabilitationsmaßnahmen nahtlos an den Klinikaufenthalt anschließen und in Wohnortnähe erfolgen. Die Änderung des Berufes setzt eine große Flexibilität des Kranken voraus, die er meistens nicht besitzt, so daß in diesem Bereich noch sehr viel Forschung und Beobachtung nötig ist, um zu wissen, welcher Patient zu welchem Zeitpunkt seiner Erkrankung überhaupt umgeschult werden müßte.

Unabhängig davon sind die Grenzen der Rehabilitation im Einzelfall nicht zu übersehen und hängen im wesentlichen von der Eigengesetzlichkeit und Schwere der schizophrenen Erkrankung ab, also von der Krankheitsprognose. Wir haben im Laufe der umfangreichen Untersuchung mit Kunow und Kuhnt über die berufliche Wiedereingliederung schwer behinderter psychisch Kranker herausgefunden, daß bei bestimmten Verläufen der schizophrenen Erkrankung, beispielsweise bei Hebephrenien, von einer Rehabilitation überhaupt nur in Einzelfällen die Rede sein kann.

Außerdem wissen wir, daß eine Basismedikation und die Lösung der familiären und sozialen Schwierigkeiten eine sinnvolle Rehabilitation überhaupt erst zulassen, besonders dann, wenn die Erkrankung einen bestimmten Grad erreicht hat, also wenn der Kranke einen schizophrenen Persönlichkeitswandel durchgemacht hat. Es ist wichtig zu wissen, daß nicht viel viel hilft, und wahrscheinlich sind zahlreiche Rehabilitationsmaßnahmen daran gescheitert, daß zu viele Therapeuten an verschiedenen Stellen rehabilitieren wollten, ohne zu wissen, inwieweit man den Kranken belasten kann. Andere Grenzen sind selbstverständlich das Alter des Kranken und die Arbeitsmarktsituation.

Um auf die meiner Ansicht nach häufigsten Fehler und Grenzen bei der Rehabilitation unserer Kranken zu sprechen zu kommen:

1. Rehabilitation wird oft mit Ausbildung oder Umschulung gleichgesetzt. Das aber ist – wenn überhaupt – erst am Ende einer längeren Phase sinnvoll, und zwar dann, wenn der Kranke gelernt hat, außerhalb der Klinik über einen längeren Zeitraum – Monate nämlich – zu arbeiten.
2. Die Kranken werden im allgemeinen mit Rehabilitationsmaßnahmen überfordert: Sie sollen selbst entscheiden, was ihnen paßt und was nicht, welcher Arbeitsplatz ihnen zusagt und welcher nicht. Sie können das meistens nicht. Die Therapeuten müssen ihnen einen Teil der Entscheidungen abnehmen, und zwar so, wie es die Leistungsfähigkeit des Patienten, die Arbeitsmarktlage und die örtliche Situation geboten erscheinen lassen.

3. Die Rehabilitation unserer Kranken wird oft an eine begleitende Psychotherapie gekoppelt, die deswegen überflüssig ist, weil eine psychagogische Führung nötig ist und in diesem Stadium nicht nur ausreicht, sondern auch wahrscheinlich eine optimale Hilfe darstellt.
4. Gefährlich ist die Vernachlässigung der medikamentösen Basisbehandlung. Leistungsbehinderungen durch die Medikamente werden übertrieben befürchtet. Ohne Medikamente und begleitende psychagogische Betreuung sind alle Rehabilitationsmaßnahmen von vornherein wenig erfolgversprechend.

Collaboration or Conflict: Factors Affecting Interdisciplinary Teamwork

R. H. Corney

Foremost among those responsible for providing psychiatric care in the community in Britain and many other Western countries is the general medical practitioner. Findings from Britain and other countries have indicated that most mental disorders are treated by primary care physicians rather than by psychiatric specialists leading the W.H.O. to report that the most crucial question was how to support the primary care physician as a member of the mental health team [12].

How can we improve the treatment of patients in general practice? There is evidence that many psychiatrists are beginning to work directly in primary care settings [11]. However, psychiatric patients have many needs including receiving help with their behavioural, social and interpersonal difficulties, and research has indicated that social factors are crucial in determining prognosis and relapse. This close relationship between social problems and health indicates the need for a multidisciplinary approach with a number of professionals working closely together in the assessment, management and treatment of patients, thus reducing misunderstanding, duplication or omission of work.

This growth of primary teamwork in Great Britain has occurred relatively recently. In general the members of the primary care team are of two types, first those whose work has always been in the community, e.g. health visitors, social workers, district nurses. Secondly there are those who normally work in hospital such as psychiatric nurses, clinical psychologists and psychiatrists. The most convenient organisational structure is where professionals are attached and are sited in specified practices or health centres often on a sessional basis where they see patients referred and discuss management and other treatment with other team members.

Evidence of Effectiveness

Before we consider how to increase collaboration, we need to find out whether reinforcing general practice with these attachments actually benefits the patient. In recent years, a number of clinical trials have been carried out, the majority indicating increased benefit.

One study showed that patients with phobic and obsessive compulsive disorders did better at one year follow-up after receiving behavioural psychotherapy from an attached nurse therapist than did those receiving routine treatment from their GP [8]. In another trial, appropriate patients were randomly allocated to an attached psychologist or were referred back to the GP. The results indicated that the group referred to the psychologists achieved improvement much more quickly and were prescribed fewer psychotropic drugs than the controls [10].

There is also evidence of the effectiveness of attached social workers. A study revealed that chronic neurotic patients benefitted both socially and clinically by being referred to a social worker compared with those receiving routine treatment [2]. Another study investigated women suffering from depression who were randomly allocated to routine treatment by their doctor or referred to an attached social worker [3].

There is also evidence that community treatment may be as effective or more effective than outpatient treatment. Falloon compared family treatment at home with clinic-based individual treatment for schizophrenic patients. After 9 months the results showed that the family approach has proved better in reducing the clinical, social and family morbidity and that patients receiving this treatment spent less time in hospital and had fewer emergency consultations [4]. Finally, in another study, neurotic patients discharged from hospital were assigned to receive outpatient treatment or supporting home visiting from community psychiatric nurses. No differences were found between the services in their effect on symptoms, social adjustment or family burden at up to 18 months of follow-up, indicating that community treatment was as effective as outpatient treatment [9].

Problems of Collaboration

There is little doubt from the anecdotal literature that when good relationships are built up, attachments also benefit the professionals concerned by providing mutual support and encouragement [1]. However, most studies of teamwork have concluded that the majority of teams are working at communication levels well below that which is considered possible with the most commonly adopted method of dealing with problems being to reduce communications between team members, difficulties tended to be avoided rather than faced and dealt with. Where relationships are poor, the communication system breaks down, leading to inappropriate referrals, little feedback and much dissatisfication.

Problems related to teamwork seem to be associated with the extent to which team members' roles and functions are well defined and complement each other. In a surgical team in an operating theatre, the roles of each member are clearly defined and interdependent that individuals who are antagonistic to one another can still function effectively as a team. However, when members' contributions are overlapping or ambiguous, such as in a multidisciplinary health care team, considerable communication problems can occur.

Problems with teamwork are often attributed to clashes of personality, but the interpersonal dynamics of the team may be affected by factors such as the age range of team members, their gender and social class. For example, younger female team members may find it difficult to assert themselves or contribute to the discussion, thus hindering full collaboration [6]. However, it is the difference between the occupational cultures which is the most important factor hindering collaboration. Factors such as the age and sex of membership, the educational attainment, focus and orientation, knowledge, ideology, status and prestige of the profession are all important.

One of the most major barriers to good communication is the status difference between the various professions. The medical professionals enjoy high social prestige, their profession is older, more established, they have higher social status, income and higher educational attainment. They are more likely to be male and older than other team members, factors attributing to their authority. Doctors are accustomed to assuming leadership, treating others as paramedicals whose function is to execute a plan of action prepared by them. Reception staff may comply with this as well as patients. Other professionals may regard themselves as equals (or more knowledgeable in their specialized area) and feel that they should be treated as such and not as "handmaidens" whose task is to provide domiciliary, residential and other social resources without question. In addition, status distinctions in a group tend to reduce interaction and social support among members. Analysis of tape recorded team meetings revealed that GPs tended to initiate most of the topics discussed and made the majority of the interventions while nurses exhibited deferential behaviour [5].

These status differences are perhaps less problematic for professionals who are used to hospital settings where doctors traditionally are in authority. Problems are greater when attachments involve non medically qualified staff members such as social workers or other community workers, who have become used to independence and do not wish to re-enter a doctor-dominated situation.

In general, conflicts are most likely to occur between social workers and doctors because of their different training, technical language and preoccupations. Their focus and orientation differ, social workers' main interests being psychosocial and the family while the doctors' is health and individually based. The different professions also differ according to the importance they attach to collaboration; social workers are normally taught the importance of discussion and involving others in decisions, while more medically trained disciplines are used to making decisions alone.

There are also differences in working tempo which may produce major problems. The income for some professionals is assured regardless of number of clients seen or services completed. For others, time is very much related to earnings. These differences may bring about conflict, doctors becoming impatient when immediate action is not taken. Other professionals may take a more long term perspective, and prefer to make decisions at a slower pace when all the pertinent information has been collected.

In Britain, there are further major problems because GPs are independent contractors with overall responsibility for their patients while other members of the team are often salaried members of other organizations. Under these conditions, complete equality is impossible. While the GP is usually both manager and employer in his/her own practice, this is not true of his/her relationship to the attached staff. They are employed by a health authority or social services department and they are accountable for their work to their immediate superior in their own organisation hierarchy. The priorities of their organization may be very different from that of the general practice, bringing problems of divided loyalties.

Increasing Collaboration

Given all these major barriers, some changes need to be made so that attachments work more effectively. Many consider that the only way forward is for more joint training at the undergraduate and postgraduate level, leading to a better understanding of the roles and skills of other professionals. However, the results of the training courses have been very mixed and have not always found that attitudinal change has been achieved [8], indicating that research needs to be undertaken on course content and the best ways to change attitudes.

Personal contacts have been shown to be a major way of influencing behaviour and reducing prejudices, and this can be done by setting up meetings or study days in which members of the different organizations can meet together, particularly those covering the same locality. Where attachments have been set up, there is a continuous need for members to meet informally as well as formally. By informal meetings over coffee or lunch, team members can get to know one another and barriers can start to be broken down.

Preliminary discussion before a team is set up is absolutely crucial, as lack of suitable preparation can be disastrous and prevent further cooperation. A number of topics should be included, covering practical and administrative matters, access to notes, overall responsibility, confidentiality, the overall aims of the attachment and how the role of the worker is envisaged. Regular meetings should be held between members to discuss cases or any problems arising. In addition, new members of staff should be chosen with the involvement of other team members. The system where a health visitor is allocated to a general practice by a nurse manager without prior consultation is likely to bring about failure. Kahn [7] stated that there are three prerequisites for the implementation of collaboration between different disciplines, a) insight into one's own occupational system, b) effort to gain insight into other collaborating systems and c) a clear definition and agreement about reasons, bases and goals of collaboration.

When a working relationship is problematic, it is often helpful to systematically compare the two professions on a number of structural and cultural factors and to obtain a profile in which it is possible to identify differences and similarities between the two. This can be used to develop a way of reducing conflicts and misunderstandings. However, Kahn's third pre-requisite is also of major importance: ideally teamwork involves the definition of common goals and the development of a plan to which each member makes a different but complementary contribution. In the setting up of a team, attention does need to be made on setting goals, identifying priorities, on analysing and allocating role responsibilities. In addition, team members should be willing to spend time examining and evaluating the interprofessional relationships. It cannot be exspected (although it usually is) that individuals will innately form a team without any effort and it is possible that the team may need to call on additional help from an outside consultant. However, if the team has clear goals and shared aims, it is often much easier to establish the roles of each individual and to work out the communication system most appropriate. Time spent in this initial development of the team is usually rewarded by increased collaboration and professional satisfaction which should in turn benefit the patient.

References

1. Clare AW, Corney RH (1982) Social work and primary health care. Academic Press, London
2. Cooper B, Harwin BG, Depla C, Shepherd M (1975) Mental health care in the community: an evaluative study. Psychol Med 5:372–380

3. Corney RH (1984) The effectiveness of attached social workers in the management of depressed female patients in general practice. Psychol Med (Monogr Suppl 6)
4. Falloon IRH, Boyd IL, McGill CW, Razani J, Moss HB, Gildermann AM (1982) Family management in the prevention of exacerbations of schizophrenia. N Engl J Med 306:1337–1340
5. Gilmore M, Bruce N, Hunt M (1974) The work of the nursing team in general practice. Council for the Education and Training of Health Visitors, London
6. Huntington J (1981) Social work and primary health care. Academic Press, London
7. Kahn J (1974) Institutional constraints to interprofessional practice. In: Rehr H (ed) Medicine and social work: an exploration in interprofessionalism. Prodist, New York
8. Marks I (1985) Controlled trial of psychiatric nurse therapists in primary care. Br Med J 290: 1181–1184
9. Paykel ES, Mangen SP, Griffith JH, Burns TP (1982) Community psychiatric nursing for neurotic patients: a controlled trial. Br J Psychiatry 140:573–581
10. Robson MH, France R, Bland M (1984) Clinical psychologist in primary care: controlled clinical evaluation. Br Med J 288:1805–1808
11. Strathdee G, Williams P (1984) A survey of psychiatrists in primary care: the growth of a new service. J Royal Coll Gen Pract 34:615–618
12. World Health Organisation (1973) Psychiatry and primary medical care: Report of Working Group. WHO Regional Office for Europe, Copenhagen

Soziales Kompetenztraining mit chronisch schizophrenen Patienten

W. Bender, W. Hubmann und K. John

1. Einleitung und Fragestellung

Untersuchungen zum Training sozialer Fähigkeiten bei Schizophrenen zeigen, daß ein breites Spektrum von Fähigkeiten erlernt und über kurze Follow-up-Perioden aufrecht erhalten werden kann. Betrachtet man jedoch längere Follow-up-Perioden sowie den Transfer der Trainingseffekte auf nichttrainierte Situationen des Alltagslebens und den Einfluß auf die Rückfallraten, so sehen die bisherigen Ergebnisse widersprüchlich aus.

Neuere Untersuchungen von Wallace und Liberman (1985) sowie Hogarty (1984) weisen jedoch positivere Trends bezüglich der Rückfallraten auf. Hogarty schränkt seine katamnestischen Befunde allerdings insofern ein, als es möglicherweise nicht zu einer Verhinderung, sondern nur zu einem Aufschub von Rückfällen gekommen ist.

Auf den verhaltenstherapeutischen Stationen des Bezirkskrankenhauses Haar haben wir seit 1985 ein Gruppentraining der sozialen Kompetenz in das Rehabilitationsprogramm für chronisch schizophrene Patienten aufgenommen. Eine kontrollierte Studie mit folgender Fragestellung wurde durchgeführt:

a) Inwieweit werden die sozialen Fertigkeiten unserer Patienten durch eine zusätzliche zum Standardprogramm (Münzverstärkerprogramm) durchgeführte strukturierte Trainingsgruppe gefördert?
b) Ergeben sich Effekte hinsichtlich des Verhaltens auf der Station, einer Verbesserung des psychopathologischen Zustandsbildes, der Selbsteinschätzung, der Zukunftserwartungen und des weiteren Rehabilitationserfolges?
c) Lassen sich Elemente des Selbstinstruktionsansatzes von Meichenbaum (1973) sinnvoll in ein Training der sozialen Kompetenz integrieren?

2. Methoden

2.1. Rahmenbedingungen

Die verhaltenstherapeutische Kette besteht aus zwei geschlossenen und einer weiterführenden offenen Station sowie mehreren angeschlossenen Wohngemeinschaften in der Stadt München (Vaitl et al. 1987). Auf den beiden geschlossenen Stationen werden mit Hilfe eines Münzverstärkerprogramms (Token-economy) Basisfertigkeiten in den Bereichen Arbeitsverhalten und Selbstfürsorge trainiert (Hubmann et al. 1988). Da lebenspraktische Fähigkeiten und soziale Kompetenz bisher eher indirekt im Stationsleben und bei Ausflügen und Freizeitaktivitäten gefördert wurden, etablierten wir zusätzlich diese spezifischeren Trainingsprogramme. Eine Verhaltensanalyse ergab deutliche Defizite der Patienten im sozialen Kontakt außerhalb der Klinik und in der Kommunikation mit Mitpatienten und Personal. Deshalb wurden diese beiden Bereiche schwerpunktmäßig in den Trainingssitzungen geübt. Es ging z. B. darum, sich bei einer fremden Person nach Abfahrt eines Zuges zu erkundigen oder ein Gespräch mit einem Patienten über dessen Wochenendpläne zu führen.

2.2. Trainingsmethoden

Die Lehrmethoden müssen so strukturiert sein, daß Defizite in Aufmerksamkeit und Informationsverarbeitung ebenso wie das oft zu hohe oder zu niedrige Erregungsniveau des Patienten berücksichtigt werden; besonders gilt es, der Gefahr einer Überstimulierung durch nicht sorgfältig geplante und zu unstrukturierte Therapiesitzungen vorzubeugen (Bellack et al. 1984; Liberman 1982; Liberman et al. 1984).

Eine Trainingssitzung erhält bei uns folgende Komponenten: Instruktionen an den Patienten, Modellverhalten des Therapeuten, das Rollenspiel der interpersonellen Situation, Verstärkung, Hilfestellung und korrektives feedback durch den Therapeuten. Zusätzlich setzen wir bei jeder Übung Video zur Rückmeldung des Übungserfolges ein.

2.3. Untersuchungsanordnung

In einem Randomisierungsverfahren wurden 21 Patienten zufällig den Versuchsgruppen (2 Gruppen mit jeweils 6 Patienten) und der Kontrollgruppe ($N = 9$) zugeordnet. Die Kontrollgruppe durchlief also das Standardprogramm (Token-economy), während die Versuchsgruppen an einem zusätzlichen Training der sozialen Kompetenz teilnahmen.

Bei einer Gruppengröße von 6 Patienten fanden 28 Sitzungen von je 1½ Stunden Dauer zweimal wöchentlich statt, die jeweils von 2 Therapeuten und einer Schwester als Co-Therapeuten durchgeführt wurden.

Als Meßmittel wurden verschiedene Selbst- und Fremdbeurteilungsskalen verwendet, die die sozialen Fähigkeiten, die subjektive Befindlichkeit und Variablen der Psychopathologie umfaßten. Diese Einschätzungen wurden vor und nach dem Training sowie bei einer Follow-up-Untersuchung nach 9 Monaten durchgeführt. Gleichzeitig kontrollierten wir die Medikation in diesem Zeitraum. Der Trainingserfolg wurde durch Video-Ratings von Standard-Übungssituationen (Blindbedingungen) objektiviert und der Rehabilitationsverlauf katamnestisch über einen Zeitraum von 24 Monaten nach Trainingsende festgehalten.

Alle Patienten nahmen regelmäßig an den Trainingsgruppen teil. 1 Patient wurde vor Trainingsende entlassen (drop-out).

2.4. Beschreibung der Stichprobe

Die Stichprobe bildeten 21 schizophrene Patienten (DSM-III-Kriterien) mit chronischem Verlauf, schizoaffektive Psychosen wurden ausgeschlossen. Durchschnittlich waren die Patienten 35,4 Jahre alt. Bei durchschnittlich 3,7 Vorbehandlungen im Bezirkskrankenhaus Haar betrug die mittlere aufsummierte intramurale Verweildauer 5 Jahre, 8 Monate bis Trainingsbeginn.

Experimental- und Kontrollgruppe unterschieden sich nicht signifikant in den soziodemographischen Daten und Prätest-Werten sämtlicher Meßmittel; lediglich im Subscore „Denkstörungen" der BPRS wurde die Experimentalgruppe vor Trainingsbeginn als stärker beeinträchtigt beurteilt (t-Test: $p < 0{,}05$).

3. Ergebnisse und Diskussion klinischer Erfahrungen

Neben klinischen Erfahrungen berichten wir über erste Ergebnisse aus der laufenden Auswertung dieser Studie.

3.1. Selbst- und Fremdeinschätzung des Übungserfolgs

Nach Abschluß jeder Übung schätzten Klient und Therapeut unabhängig voneinander den Übungserfolg auf einer Skala von 0–100 ein. Dieses Vorgehen ermöglichte uns eine kontinuierliche Überprüfung sowohl der subjektiv vom Klienten erlebten als auch der objektiven Trainingseffekte (sogenannte interne Lernkontrolle).

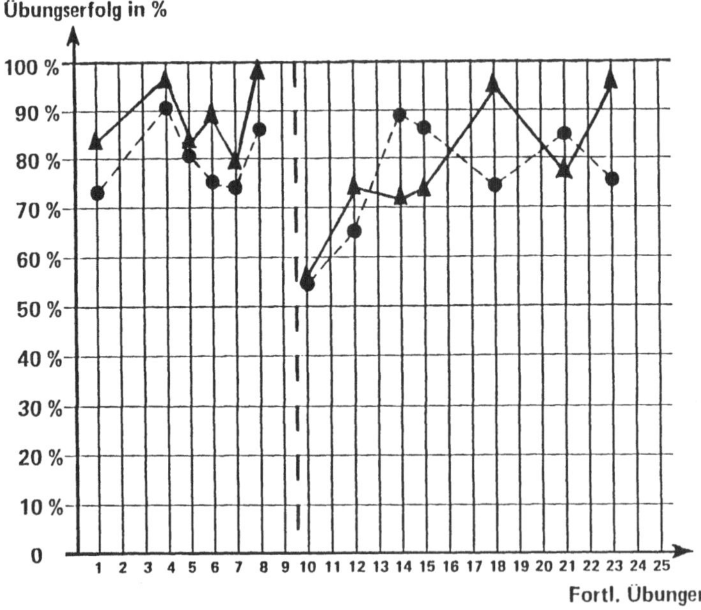

Abb. 1. Fortlaufende Einschätzung des Übungserfolges durch Therapeut und Patient (Prozentangaben). Trainingsverlauf eines Patienten. ▲—▲ Patienteneinschätzung; ●– –● Therapeuteneinschätzung

Die Kurve von Abb. 1 zeigt einen für unsere Trainingsgruppe relativ typischen Verlauf: Sowohl aufgrund der subjektiven als auch der objektiven Einschätzung konnte der Patient bei steigenden Anforderungen die Übungen erfolgreich durchführen und schätzte sich selbst realistisch ein.

Die Übungen 1–9 stellen den Verhaltensbereich „Kontakt zu fremden Personen" dar, die Übungen 10–23 sind inhaltlich zentriert auf kommunikative Fertigkeiten im Kontakt zu Freunden, Mitpatienten und Personal. Die Übungen in diesen beiden Bereichen sind hierarchisch nach steigendem Schwierigkeitsgrad angeordnet.

Insgesamt ergaben sich eindeutige positive Effekte des Trainingsprogramms bei der Mehrzahl unserer Patienten, die sich sowohl in der subjektiven Einschätzung wie auch in den objektiven Erfolgsbeurteilungen niederschlagen.

Auch Patienten mit schweren krankheitsbedingten Behinderungen konnten von einem solchen Training profitieren. Die Anzahl an Trainingssitzungen war für diese besonders beeinträchtigten Patienten aber bei weitem nicht ausreichend. Mittlerweile nehmen Patienten in Einzelfällen bis zu einem Jahr am Training teil.

3.2. Selbstinstruktionstraining nach Meichenbaum

In eine der beiden Experimentalgruppen wurden in das Rollenspiel Elemente des Selbstinstruktionsansatzes nach Meichenbaum integriert. Die Klienten konnten auf diese Weise lernen, sich durch aufgabenrelevante Fragen besser auf die bevorstehende Aufgabe vorzubereiten, sich während des Rollenspiels zu konzentrieren und nach Beendigung laut zu verstärken. Klinische Eindrücke deuten darauf hin, daß stark ablenkbare und denkzerfahrene Patienten von diesem zusätzlichen Verfahren zur Aufmerksamkeitsfokussierung profitieren.

3.3. Rehabilitationsverlauf

Abbildung 2 zeigt den Rehabilitationsverlauf der Therapie- und Kontrollgruppe 6 Wochen, 18 Monate und 24 Monate nach Beendigung des Trainings.

6 Wochen nach dem Ende des Programms zeigen die Therapiegruppen bezüglich der Fortschritte in der Rehabilitation einen positiven Trend ($p < 0,1$), der sich nach 18 Monaten wieder etwas nivelliert hat, obwohl hier bereits bemerkenswert ist, daß die 3 Patienten mit negativem Rehabilitationsverlauf (offene Langzeitstation) der Kontrollgruppe angehörten.

Insgesamt entsprach dieser Rehabilitationsverlauf unseren Erwartungen und den Ergebnissen vieler bisheriger Untersuchungen, die darauf hinweisen, daß soziale Funktionsfähigkeit, Lebensqualität und klinischer Verlauf durch ein Training sozialer Fähigkeiten bei chronisch schizophrenen Patienten nur vorübergehend verbessert werden, wenn nicht geeignete Maßnahmen zur Aufrechterhaltung und Generalisierung des erreichten Verhaltensniveaus ergriffen werden.

Von daher sind die Ergebnisse des Rehabilitationsverlaufes nach weiteren 6 Monaten – also 24 Monate nach Trainingsende – überraschend. Abb. 2 verdeutlicht diesen „Langzeiteffekt": 9 von 12 Patienten (75%) mit zusätzlichem Kompetenztraining hatten nach 2 Jahren die Entlassung in beschützte und nichtbeschützte Wohn-

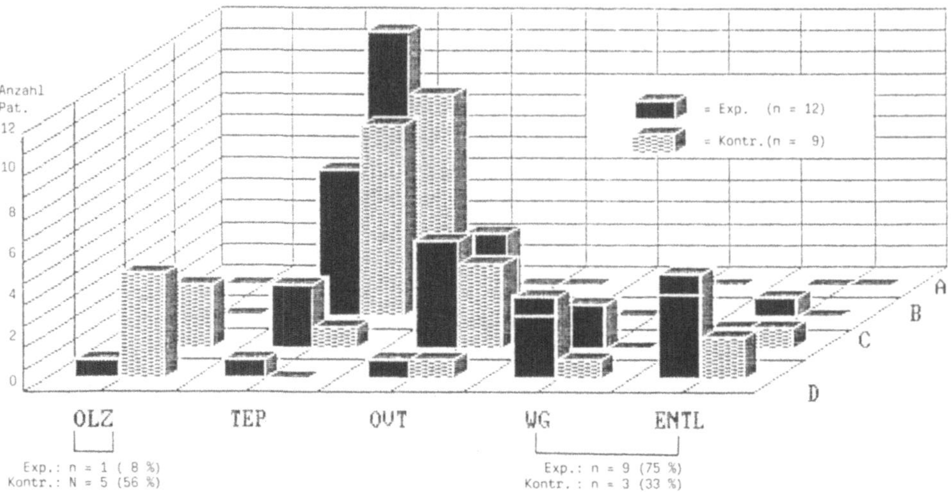

Abb. 2. Aufenthaltsort von Therapiegruppe (Standardprogramm + SST) und Kontrollgruppe (Standardprogramm) im Rehabilitationsverlauf über 24 Monate (Anzahl Pat.). *OLZ* Offene Langzeitstation; *TEP* Geschl. VT-Station (Token-economy); *OVT* Offene VT-Station; *WG* Therap. Dauerwohngemeinschaft; *ENTL* Entlassung (nichtbeschützte Wohnform); *A* Prä; *B* 6 Wochen nach Training; *C* 18 Monate nach Training; *D* 24 Monate nach Training

möglichkeiten erreicht (mittlerweile 2 Todesfälle mit kardialer Ursache); nur ⅓ der Patienten mit Standardprogramm zeigte diesen positiven Verlauf. Umgekehrt hatte mehr als die Hälfte der Kontrollgruppe (5 von 9 Patienten) einen negativen Rehabilitationsausgang (Aufenthalt auf einer offenen Langzeitstation bzw. geschlossenen Akutstation).

3.4. Ausblick

Nach diesen Ergebnissen und unseren klinischen Erfahrungen kommt einem strukturierten Training sozialer Fertigkeiten zusätzlich zur Durchführung eines Münzverstärkerprogramms bei chronisch schizophrenen Patienten klinische Bedeutung zu. Dies um so mehr, als die laufende Auswertung der Studie auf unmittelbare Trainingseffekte auf der Ebene des Verhaltens (Video-Rating) und der Psychopathologie zugunsten der Experimentalgruppe hinweist und im Katamnesezeitraum von 9 Monaten sich gleichsinnige Effekte bei den kognitiven Kontrollmitteln abzeichnen, insbesondere Veränderungen im Selbstbild (Polaritätenprofil) und den Zukunftserwartungen (Wunsch nach Entlassung).

Nach genauer Analyse der Gesamtergebnisse wird zu diskutieren sein, ob und in welcher Weise diese Trainingseffekte mit dem unterschiedlichen Rehabilitationsverlauf der Experimental- und Kontrollgruppe zusammenhängen. Möglicherweise konnten wir in einem handlungsorientierten Ansatz das Selbstbild und die Zukunftserwartungen chronisch schizophrener Patienten gezielt verändern (vgl. Percell et al. 1974; Dauwalder et al. 1985), und vielleicht sind hier die Gründe des beobachteten „Langzeiteffektes" im Rehabilitationsverlauf zu suchen.

Literatur

Bellack AS, Turner SM, Hersen M, Luber RF (1984) An examination of the efficacy of social skills training for chronic schizophrenic patients. Hosp Community Psychiatry 35(10):1023–1028

Dauwalder HP, Ciompi L, Hubschmid T (1984) Ein Forschungsprogramm zur Rehabilitation psychisch Kranker. IV. Untersuchung zur Rolle von Zukunftserwartungen bei chronisch Schizophrenen. Nervenarzt 55:257–264

Hogarty GE (1984) Depot neuroleptics: The relevance of psychosocial factors – A United States perspective. J Clin Psychiatry 45:36–42

Hubmann W, Steinbacher I, Bender W (1988) Psychiatrische Klinik und Vorbereitung auf die Rückkehr in die Gesellschaft. Vortrag auf dem Internationalen Symposium „Rehabilitation in der Psychiatrie", München, Dokumentation Bd III

Liberman RP (1982) Assessment of social skills. Schizophr Bull 8(1):62–83

Liberman RP, Lillie F, Falloon IRH, Harpin RE, Hutchinson W, Stoute B (1984) Social skills training with relapsing schizophrenics: An experimental analysis. Behav Modif 8(2):155–179

Meichenbaum D, Cameron R (1973) Training schizophrenics to talk to themselves: A means of developing attentional controls. Behav Therapy 4:515–534

Percell LP, Berwick PT, Beigel A (1974) The effects of assertive training „on self-concept" and anxiety. Arch Gen Psychiatry 31:502–504

Vaitl P, Bender W, Hubmann W, Krug M, Oberecker L (1987) Rehabilitation chronisch schizophrener Patienten in Dauerwohngemeinschaften. Nervenarzt 58:116–120

Wallace CJ, Liberman RP (1985) Social skills training for patients with schizophrenia: a controlled clinical trial. Psychiatry Res 15:239–247

Neuere Aspekte der psychopharmakologischen Rehabilitation mit Antikonvulsiva

D. Bremer, M. Dose und H. M. Emrich

1. Einleitung

Sinn und Zweck einer psychopharmakologischen Rehabilitation ist eine über die bloße Akuttherapie hinausgehende medikamentöse Behandlung der psychiatrischen Patienten, die an längerfristigen psychotischen Störungen leiden und ohne eingreifendere somatische Therapien nicht zur Remission gebracht werden können bzw. wieder rezidivieren.

Besondere Schwierigkeiten im Rahmen einer solchen Rehabilitation stellen sogenannte Problemfälle wie chronische Psychosen, therapieresistente affektive Störungen und Persönlichkeitsstörungen dar.

Seit Einführung der Lithium-Behandlung (Übersicht: Schou 1974; Müller-Oerlinghausen u. Greil 1986) steht für die affektiven Erkrankungen eine wirksame prophylaktische Therapie zur Verfügung. Die Lithium-Prophylaxe, so segensreich sie zweifellos ist, ist mit einer Reihe von medizinischen Problemen behaftet, die es sinnvoll erscheinen lassen, nach Alternativen bzw. nach Adjuvantien der Lithium-Langzeittherapie zu suchen. Diese Probleme bestehen einerseits in der Belastung der Lithium-Behandlung mit Nebenwirkungen (z. B. Fingertremor, Diabetes insipidus, Strumaentwicklung, Gewichtszunahme), andererseits sprechen etwa 30% der Patienten auf Lithium nicht an (Lithium „Non-responder").

Durch die Arbeiten von Lambert et al. (1966), Okuma et al. (1973, 1975) und Emrich et al. (1984a) wurden die Antikonvulsiva Dipropylacetamid, Valproat und Carbamazepin als erfolgreiche therapeutische Alternativen bei affektiven und schizoaffektiven Psychosen eingeführt.

2. Klinische Studien

2.1. Dipropylacetamid, Valproat

Zusammenfassend wurden die Ergebnisse der klinischen Studien über die Wirkung von Antikonvulsiva bei affektiven Psychosen von Emrich et al. (1984b) dargestellt. Dabei zeigte sich, daß Valproat (und dessen Säureamid Dipropylacetamid – i.e. Valpromide; Depamide) eine ausgeprägte akut antimanische und prophylaktische Wirksamkeit aufweisen. Die Untersuchungen zeigen, daß die Zugabe von Valproat bei unzureichend wirksamer Lithium-Phasenprophylaxe verstärkend wirkt, und daß andererseits Dipropylacetamid offenbar eine dem Lithium äquivalente phasenprophylaktische Wirkung aufweist.

2.2. Carbamazepin

Als weitere Alternative zur prophylaktischen Behandlung rezidivierender affektiver und schizoaffektiver Psychosen, insbesondere bei „rapid cycling", bietet sich eine Behandlung mit Carbamazepin (CBZ) an (Takezaki u. Hanaoka 1971; Okuma et al. 1973; Post u. Uhde 1983; Post et al. 1983; Zusammenfassung bei Emrich 1986).

Die Antikonvulsiva Dipropylacetamid, Valproat und Carbamazepin besitzen ein dem Lithium verwandtes Wirkungsspektrum bei psychiatrischen Erkrankungen (vgl. Ballenger u. Post 1980; Emrich 1982) und können sowohl in Kombination mit Lithium (zur Wirkungsverstärkung bei unzureichendem therapeutischen Effekt von Lithium) als auch als Monotherapeutika als Ersatz für die Lithium-Prophylaxe (z.B. bei absoluter oder relativer Kontraindikation für Lithium) verwendet werden.

Die erwähnten Antikonvulsiva wurden zwar vom Bundesgesundheitsamt bisher nicht für die Indikation „affektive Psychosen" zugelassen, können aber im Rahmen der ärztlichen Therapiefreiheit hierfür verordnet werden.

2.3. Carbamazepin als Adjuvans bei schizophrenen Psychosen

Arbeiten von Dose et al. (1987) zeigen neue Aspekte der medikamentösen Therapie schizophrener Psychosen unter Verwendung von Carbamazepin als Adjuvans. Unter Doppelblindbedingungen wurde placebokontrolliert die Wirksamkeit von CBZ als Adjuvans einer neuroleptischen Medikation bei nicht epileptischen, nicht manischen Patienten mit schizophrenen Psychosen ohne EEG-Auffälligkeiten untersucht. Nach Zuteilung zur CBZ- bzw. Placebo-Gruppe erhielten die Patienten initial 6 mg Haloperidol/Tag. Nach klinischer Notwendigkeit konnte alle 5 Tage Haloperidol um 3 mg erhöht werden. Bei Bedarf standen Biperiden und Chlorprothixen zur Verfügung. Der Verlauf wurde durch die um fünf CBZ-spezifische Nebenwirkungen erweiterte EPS-Skala von Simpson und Angus, die IMPS (Inpatient Multidimensional Psychiatric Scale) und die BPRS (Brief Psychiatric Rating Scale) zweimal pro Woche dokumentiert. CBZ- und Haloperidol-Serumspiegel wurden wöchentlich kontrolliert. Innerhalb von 4 Behandlungswochen zeigten beide Gruppen eine statistisch signifikante Besserung des psychopathologischen Befundes, der in der Placebo-Gruppe innerhalb einer Woche nach Absetzen des Placebo stabil blieb, während sich die CBZ-Gruppe in der Absetzphase sowohl psychopathologisch als auch hinsichtlich der Nebenwirkungen deutlich verschlechterte. Während der 5 Behandlungswochen benötigten die Patienten der CBZ-Gruppe 26% weniger Haloperidol, 64% weniger Chlorprothixen und 72% weniger Biperiden als die Placebo-Gruppe, die auch unter deutlich ausgeprägteren Nebenwirkungen als die CBZ-Gruppe litt. Die Haloperidol-Serumspiegel lagen in der CBZ-Gruppe bei vergleichbarer täglicher Dosis um die Hälfte niedriger als in der Placebo-Gruppe.

Insgesamt kann aus dieser Studie auf einen adjuvanten Effekt von CBZ bei der antipsychotischen Behandlung mit Neuroleptika geschlossen werden, der durch Einsparung von Neuroleptika und Antiparkinson-Mitteln dazu beitragen kann, unerwünschte Nebenwirkungen – insbesondere auch Spätdyskinesien – zu vermeiden, deren Vorkommen nach neueren Untersuchungen (Haag et al. 1985) mit der Höhe der gegebenen Neuroleptika-Dosierung korreliert.

Die geringen Nebenwirkungen dieser Therapie bedeuten insofern einen Gewinn für die Patienten, als zu erwarten ist, daß dadurch die Medikamenten-Compliance der Patienten ansteigt und sie somit seltener unter Hinweis auf Nebenwirkungen die Medikation von selbst wieder absetzen. Da durch die Carbamazepin-Haloperidol-Kombination deutlich Neuroleptika eingespart werden können, ist zu vermuten, daß unter der Kombinationsbehandlung seltener Spätdyskinesien auftreten. Verlaufsuntersuchungen werden dies noch belegen müssen.

Zusammenfassend kann gesagt werden, daß die erwähnten Antikonvulsiva zur Zeit interessante Aspekte für die psychopharmakologische Rehabilitation affektiver, schizoaffektiver und schizophrener Psychosen erbringen, deren therapeutische Relevanz in der Praxis bisher noch keineswegs ausgeschöpft wurde.

Literatur

Ballenger JC, Post RM (1980) Carbamazepine in manic-depressive illness: a new treatment. Am J Psychiatry 137:782–790

Dose M, Apelt S, Emrich HM (1987) Carbamazepine as an adjunct of antipsychotic therapy. Psychiatry Res 22:303–310

Emrich HM (1986) Alternativen zur Lithiumprophylaxe. In: Müller-Oerlinghausen B, Greil W (Hrsg) Die Lithiumtherapie. Nutzen, Risiken, Alternativen. Springer, Berlin Heidelberg New York, S 356–368

Emrich HM (1982) Prophylactic therapies in affective disorders: mode of action from a clinical point of view. In: Emrich HM, Aldenhoff JB, Lux HD (eds) Basic mechanisms in the action of lithium. Excerpta Medica, Amsterdam, pp 202–214

Emrich HM, Dose M, Zerssen D von (1984a) Action of sodium valproate and of oxcarbazepine in patients with affective disorders. In: Emrich HM, Okuma T, Müller AA (eds) Anticonvulsants in affective disorders. Excerpta Medica, Amsterdam, pp 45–55

Emrich HM, Okuma T, Müller AA (eds) (1984b) Anticonvulsants in affective disorders. Excerpta Medica, Amsterdam

Haag H, Greil W, Bender W, Rüther E (1985) Tardive dyskinesia and medication history. Pharmacopsychiatry 18:35–36

Lambert PA, Carraz G, Borselli S, Carrel S (1966) Action neuropsychotrope d'un nouvel antièpileptique: Le Dèpamide. Ann Med Psychol (Paris) 1:707–710

Müller-Oerlinghausen B, Greil W (Hrsg) (1986) Die Lithiumtherapie. Nutzen, Risiken, Alternativen. Springer, Berlin Heidelberg New York Tokyo

Okuma T, Kishimoto A, Inoue K, et al (1973) Antimanic and prophylactic effects of carbamazepine (Tegretal) on manic depressive psychoses. A preliminary report. Folia Psychiat Neurol Jpn 27: 283–297

Okuma T, Kishimoto A, Inoue K, Ogura C, Motoike M (1975) Carbamazepine (Tegretal) in mania. Seishin Igaku 17:617–630

Post RM, Uhde TW (1983) Treatment of mood disorders with antiepileptic medications: Clinical and theoretical implications. Epilepsia [Suppl 2] 24:97–108

Post RM, Uhde TW, Ballenger JC, Squillace KM (1983) Prophylactic efficacy in manic-depressive illness. Am J Psychiatry 140:1602–1604

Schou M (1974) Heutiger Stand der Lithium-Rezidivprophylaxe bei endogenen affektiven Erkrankungen. Nervenarzt 45:397–418

Takezaki H, Hanaoka M (1971) The use of carbamazepine (Tegretal) in the control of manic-depressive psychosis and other manic-depressive states. Clin Psychiatry 13:173–183

Beschäftigungs- und Arbeitstherapie in der Rehabilitation psychisch Kranker

P. Sterzer

Vorbemerkung

Eine Schwierigkeit der Thematik liegt darin, daß sich weder „Beschäftigungs- und Arbeitstherapie" noch „Psychiatrie" durch ein besonders klares theoretisches Konzept auszeichnen. – Die Beschäftigungs- und Arbeitstherapie ist aus der Praxis und als Praxis entstanden; sie hat keine Theorie. Als Ansätze könnten ihre Einordnung durch Hippius als „nicht analysierende, sondern behavioristisch-pragmatische Form" der Therapie (Hippius 1965) sowie der Versuch in den 70er Jahren, Beschäftigungs- und Arbeitstherapie in die marxistische Theorie einzubeziehen (Bauer u. Richartz; Jantzen 1980), genannt werden. – Und in der Psychiatrie haben wir es mit einer Vielfalt theoretischer Ansätze zu tun, die sich auch in den verschiedenen Erscheinungsformen der Beschäftigungstherapie widerspiegelt, so daß sie, wie ein schillernder Vogel, je nach Blickwinkel und Situation ein anderes Bild bietet.

Die Beschäftigungs- und Arbeitstherapie als handlungsorientierter Therapieansatz

Zunächst soll versucht werden, den eigenständigen Ansatz der Beschäftigungs- und Arbeitstherapie, den Kern dieser therapeutischen „Strategie" kurz zu umreißen. Der Name verweist auf das Phänomen Tätigkeit und Arbeit (griechisch: ergon, d.h. Werk, Tun, Handlung, Wirklichkeit, Arbeit, Ding), also auf eine bestimmte anthropologische Dimension. Die Wirkung vom Tun am Werk, von Arbeit ist eine menschliche Grunderfahrung. Das Kind geht schon tätig mit der Welt um, baut, macht mit, lernt, schafft, meistert, begreift Sinnverläufe, läßt Neues entstehen. Der Mensch erschöpft sich bei diesem Handeln nicht, sondern Lust und Erfolg stellen sich ein. „Die Erfahrung eigenen Könnens, eigener Kraft, eigener Kompetenz ist die Grunderfahrung, die jedes gute Leben trägt" (Spaemann 1980). Unter anderem Aspekt ist die Auseinandersetzung mit der Werkwelt, der Welt der Objekte, ein Tätigwerden an etwas außer sich, ein „Aus-sich-Heraustreten", also Realitätskontakt und auf diesem Weg zur allen gemeinsamen Realität auch ein Bezug zur mitmenschlich-gesellschaftlichen Wirklichkeit.

Diese ursprüngliche Erfahrung von Tätigkeit und Arbeit und ihrer Wirkung ist schon immer auch therapeutisch genutzt worden (Schaal 1986). Bis in unser Jahrhundert wurden Arbeiten und Beschäftigungen den Patienten in der Psychiatrie mit meist sehr allgemeinen Begründungen angeboten, einfach aufgrund der Erfahrung, daß sie den Patienten gut taten. Es waren handlungsorientierte Therapieversuche.

In diesem Licht einer handlungsorientierten Strategie ist die gesamte Entwicklung zunächst der Arbeits- und später der Beschäftigungstherapie im 20. Jahrhundert zu sehen. Die Arbeitstherapie hat sich auf dem Fundament des vielgenannten Konzepts Hermann Simons zur „aktiveren Krankenbehandlung“ (Simon 1929) über die Impulse aus den angelsächsischen Ländern in den 60er und 70er Jahren zwar nicht zu einer Theorie entwickelt – mit den Worten Bennetts: „Auch wenn wir nicht verstehen, *wie* es funktioniert, so wissen wir doch, *daß* die Arbeit eine Wirkung auf die Symptomatik der Schizophrenie hat“ (Bennett 1987) – sie ist aber doch durch reflektierte Erfahrungen und systematische Untersuchungen zu einer immer deutlicheren Kenntnis der eigentlich effizienten Variablen gekommen (vgl. Bennett 1972, 1977; Ciompi 1981, 1982; Hess et al 1986; Haerlin Nr. AA/2 der Schriften zur Arbeitstherapie, Hrsg. Fachkreis Psychiatrische Arbeitstherapie im Berufsverband der Beschäftigungs- und Arbeitstherapeuten e.V.): Klarheit und Folgerichtigkeit der Ziele und Maßnahmen, gestaffelte Anforderungen sowohl in Hinblick auf die technisch-instrumentalen als auch auf die sozio-emotionalen Fähigkeiten, strukturierte Zeit, Bezug auf die beruflichen Vorerfahrungen und die zukünftigen beruflichen Möglichkeiten des Patienten, systematische Vermeidung der Über- wie der Unterstimulation, Konzentration auf Aktion und weniger auf abstrakte Erklärungen usw.

Auch die Beschäftigungstherapie entwickelte sich immer mehr von einem ganzheitlichen Ansatz, der die „Heilung“ auf den kreativen Umgang mit Material an sich zurückführte, zu einer zielgerichtet angewandten Strategie, bei der bestimmte Aktivitäten symptombezogen konkreten Zielen zugeordnet werden. In dieser Richtung einer differenzierten, gestuften, reproduzierbaren Therapie auf der Grundlage des non-verbalen Mediums handwerklich-gestalterischer Techniken muß weitergearbeitet werden.

Die Sozialpsychiatrie als Ort der modernen Beschäftigungs- und Arbeitstherapie

Wie ist die positive (d.h. zu mehr konzeptueller Klarheit führende) Entwicklung der letzten 25 Jahre zu erklären? Die Frage verweist – wegen der eingangs angedeuteten Abhängigkeit der Beschäftigungs- und Arbeitstherapie vom jeweiligen medizinischen Konzept – auf die Entwicklung der Psychiatrie.

Die Dimension des Sozialen ist – nach ersten Ansätzen in den 20er Jahren – in Deutschland lange vernachlässigt worden. Erst in den 60er Jahren fielen die inzwischen im angelsächsischen und skandinavischen Raum entstandenen Konzepte auch bei uns auf fruchtbaren Boden. Die Theorie der Psychose berücksichtigte zunehmend auch soziodynamische Faktoren: Die Sozialpsychiatrie als neue Sichtweise entwickelte sich und in diesem Zusammenhang die Soziotherapie als Methode, bei der soziale Mittel und die Gestaltung des Milieus zur Reduktion von Krankheitssymptomen eingesetzt werden. Dabei sollen möglichst viele Bereiche des realen Lebens zur Geltung kommen.

Im Zuge dieser hier angedeuteten Entwicklung bekam auch die Beschäftigungs- und besonders die Arbeitstherapie einen neuen Stellenwert. Ihr Ort innerhalb der Psychiatrie klärte sich: Sie gehört als handlungs- und realitätsorientierter Ansatz in den Bereich der Soziotherapie – dies wird heute auch weitgehend so gesehen. – Anders ausgedrückt: Die Entwicklung der Sozialpsychiatrie hat die Anerkennung der Beschäftigungs- und Arbeitstherapie erleichtert, hat ihren ursprünglichen Ansatz bestätigt und gleichzeitig geklärt.

Der Bezug zur Realität als Wesenszug der Beschäftigungs- und Arbeitstherapie in der Psychiatrie

Kehren wir noch einmal zum Ausgangspunkt zurück: Handeln, Tätigsein wurde in den einführenden anthropologischen Überlegungen als besonderer Zugang zur Realität aufgezeigt. In der therapeutischen Umsetzung wird versucht, den Patienten mittels der sachgebundenen Aufgabe von introvertierter Erlebnisgebundenheit zu objektiven, realen Erfahrungen hinzuführen. Dabei kann die Beschäftigungstherapie als Vorstufe zur Arbeitstherapie verstanden werden. (Dieses Stufenkonzept ist als idealtypisches Modell und nicht als verpflichtende Reihenfolge bei jedem Patienten anzusehen).

Zunächst zur *Beschäftigungstherapie:* Sie stellt den Versuch dar, den Kranken „durch die Auseinandersetzung mit dem Material zum Aus-sich-Herausgehen zu veranlassen und über das Werkstück einen Realitätskontakt zu stiften" (Rose 1969, S. 256). Der geschützte, übersichtliche Raum, der den Kranken hier umgibt, die relativ frei zur Verfügung stehende Zeit, das angebotene Material, die gesamte Atmosphäre des Werkraumes bilden zunächst den Grund für die Möglichkeit einer „vertrauensvollen Unbefangenheit" (Rose 1969) gegenüber der Realität. Die freiwillig übernommene Tätigkeit, die Auseinandersetzung mit dem Material, mit konkreten Objekten, bedeutet dann einen „Schritt aus dem in der Psychose gestörten Weltverhältnis".

Die Welt der Dinge und der Materie bezeichnet einen Aspekt der Realität. Der andere, die Beziehung zu den Mitmenschen, kann sich ebenfalls und gleichzeitig über das Medium des Werkens erschließen: Die gemeinsame Beschäftigung mit dem Material ist auch ein Schritt in die allen gemeinsame Welt – und damit ist die Isolation im Ansatz aufgehoben. „Insofern ist die psychiatrische Ergotherapie immer schon und ganz wesentlich Soziotherapie" (Rose 1969, S. 257).

„Realität" bezeichnet hier also einerseits die Welt der Dinge und andererseits – damit zusammenhängend – die zwischenmenschliche Wirklichkeit. Beide Aspekte sind bei dem Versuch der Beschäftigungstherapie, einen Realitätskontakt zu stiften, gemeint.

Von hier aus ist eine Ausdifferenzierung in verschiedenen Stufen der Beschäftigungs- und später der Arbeitstherapie denkbar und auch vielfach erprobt. Bestimmte Fähigkeiten werden gezielt, mit gesteigerten Anforderungen gefördert; sie werden eingeteilt in instrumentale Fähigkeiten und Kontakt und Kommunikation (entsprechend den beiden aufgezeigten Aspekten der Realität). (Vgl. Haerlin et al. 1981, S. 214f.).

In dem Maß, in dem sich die Beschäftigungstherapie als der Soziotherapie zugeordnet verstand, hat auch die Einübung von Verrichtungen des täglichen Lebens zur Bewältigung des Alltags Eingang in die Therapiepläne gefunden. Die Tendenz: aus dem Krankenhaus heraus zur Gemeinde, zeigt sich darin, daß hier teilstationäre und ambulante Dienste entstehen, in deren Rahmen „der Einübung lebenspraktischer Tätigkeiten oft ein wichtigerer Platz zukommt als den handwerklich-musischen" (Haerlin et al. 1981, S. 217).

In der *Arbeitstherapie* setzt sich diese Tendenz zur Realität des gesellschaftlichen Lebens – und das heißt hier: zur Arbeits- und Berufswelt – seit etwa 20 Jahren mit besonderer Deutlichkeit durch.

Arbeitstherapie hat ja schon vom Begriff her einen deutlichen Bezug zur Realität. Der Patient soll an die normalen Anforderungen der Arbeitswelt herangeführt werden. Dazu wird „in der Arbeitstherapie die reale Arbeitswelt ausschnittweise nachgebildet, um ein nach diagnostischen und therapeutischen Gesichtspunkten individuell dosierbares Übungsfeld zu schaffen" (Forschungsbericht Arbeitstherapie 1984, S. 4).

Die Simonsche anstaltsinterne Arbeitstherapie konnte zwar erstaunliche Erfolge, vor allem durch die Milderung sekundärer Behinderungen, verbuchen, sie konnte aber durch ihr Abgeschnittensein von der Außenwelt letztlich nur „eine ‚optimale Anstaltssozialisierung, eine realitätsgerechte Anpassung an die Institution' (Winkler) ... erreichen" (Hohm 1977, S. 53). Auch heute haben es die Patienten in der Arbeitstherapie innerhalb psychiatrischer Krankenhäuser noch selten mit einem realitätsgerechten Arbeitsangebot zu tun. Im Grunde kann keine anstaltsinterne Arbeitstherapie ein realistisches Arbeitsmilieu, d. h. vor allem die tatsächlich in der Arbeitswelt vorhandenen sozialen Beziehungsgeflechte realisieren.

Dies ist der Grund und Beginn einer starken, sich in vielfältigen Organisationsformen differenzierenden Tendenz nach draußen, die mit der o.g. Öffnung der psychiatrischen Anstalten zur Gemeinde im Zug der Sozialpsychiatrie zusammenfällt. Die moderne Arbeitstherapie versteht sich als Zwischenglied zwischen dem Binnenmilieu des Krankenhauses und der Außenwelt. Ihr „eigenständiger Bereich" ist „die nach außen orientierte berufsbezogene Arbeit" (Hohm 1977, S. 132).

Ein wesentlicher Schritt in dieser neuen Entwicklung war die Einführung der „industriellen Arbeitstherapie" in den angelsächsischen und skandinavischen Ländern in den 60er Jahren. Wesentlich bei diesen Programmen war der Aufbau arbeitstherapeutischer Stufen innerhalb und außerhalb des Krankenhauses, deren letzte eine „Arbeitssituation darstellen muß, die in Organisationsstruktur, Arbeitsbedingungen, Charakter und Bezahlung der beruflichen Tätigkeit draußen so nahe wie möglich kommt" (Bennett 1972, S. 76).

Auch in Deutschland gewannen diese Tendenzen stark an Boden. In zahlreichen psychiatrischen Krankenhäusern wurden Abteilungen im Sinne der neuen Konzeption der industriellen Arbeitstherapie errichtet. (Zum Teil drohte allerdings das gestufte System reduziert zu werden auf einfache manuelle Fertigungsarbeiten, wodurch der therapeutische Gehalt weitgehend verloren ging (vgl. Haerlin et al. 1981, S. 211). Es entwickelten sich in der Folge verschiedene Formen in Betrieben, wie geschützte Arbeits-, Praktikums- und Erprobungsplätze und Selbsthilfefirmen mit vornehmlich behinderten Arbeitnehmern. Am bekanntesten wurde die erfolgreiche Initiative zur Zusammenarbeit mit Firmen am psychiatrischen Landeskrankenhaus Weinsberg (Willis 1977). Eine wichtige Brücke zwischen der klinischen Behandlung und der Wiedereingliederung in die Berufswelt stellen die Einrichtungen der beruflichen Rehabilitation i. e. S. dar. Zu nennen wären hier vor allem die Werkstätten für Behinderte.

In Bezug auf den Begriff Realität bleibt festzuhalten, daß sich sein Sinn gewandelt, spezifiziert hat: Sprachen wir bei der Beschäftigungstherapie allgemein von der Welt der Dinge und der Realität des Mitmenschen, so ist die Arbeitstherapie auf die konkrete geschichtliche Wirklichkeit der Arbeitswelt in unserer Gesellschaft bezogen. – Welche Erkenntnis, welche Entdeckung steht hinter dieser Entwicklung? Sind die Rehabilitationserfolge nur durch den Übungseffekt zu erklären?

Die gesellschaftliche Anerkennung als wesentliches Element der Rehabilitation

Als Aufhänger für die hier angedeutete Frage eignet sich besonders gut das Phänomen der Bezahlung in der Arbeitstherapie. Bennett berichtet aus England: „Die Einführung bezahlter Arbeit hatte eine tiefgreifende ... Wirkung auf Patienten, Krankenhaus und Personal. Die Bezahlung der Auftragsarbeit nach Normen der freien Wirtschaft brachte den Patienten in Beziehung zu unsichtbaren, aber mächtigen sozialen Kräften". Auch die Einstellungen des Krankenhauspersonals änderten sich und damit die Art, wie der Patient behandelt wurde. Das heißt, pointiert ausgedrückt: „Bezahlte Arbeit ist ... nicht wegen der Arbeit und des Geldes allein wichtig, sondern wegen der Rolle, die sie bietet". Mit dieser Rollenänderung „werden Einstellungen geändert, Selbstachtung und Selbstvertrauen nehmen oft zu. Seit Patienten Geld verdienen, reduziert sich die soziale Deprivation des Krankenhauslebens" (Bennet 1977, S. 9ff.).

Für die Arbeitstherapie leitet Bennett daraus den Grundsatz ab, daß „die Arbeit von der Gesellschaft gebraucht werden muß" (Bennett, zit. n. Hohm 1977, S. 135). Das bedeutet auch, daß der Patient ein ernstzunehmendes Produkt herstellt. Ciompi spricht sehr deutlich von „bezahlter Nutzarbeit" (Ciompi 1982, S. 356). Er vermutet einen „möglicherweise ungünstigen Einfluß" von „unbezahlten Freizeitarbeiten", während wirkliche Arbeitstherapie in seinem „Forschungsprogramm zur Rehabilitation psychisch Kranker" ... „mit günstigen Begleitumständen assoziiert" ist (Ciompi et al. 1978).

Somit ist abschließend festzustellen, daß die beschriebene Entwicklung der Beschäftigungs- und Arbeitstherapie im Rahmen der Sozialpsychiatrie zur Realität zu einer bemerkenswerten Erkenntnis geführt hat: In der Arbeitstherapie wurde – über den Trainings- und Übungseffekt bestimmter Arbeitsprogramme hinaus – der Wert des gesellschaftlichen Anerkanntseins – hier durch Arbeit – als zentraler menschlicher Lebenswert in seiner Bedeutung für die Rehabilitation entdeckt.

Literatur

Bauer M, Richartz M (o J) Angepaßte Psychiatrie als Psychiatrie der Anpassung. In: Das Argument, Zeitschrift für Philosophie und Sozialwissenschaften, Nr 60 (Sonderband)

Bennett D (1972) Die Bedeutung der Arbeit für die psychiatrische Rehabilitation. In: Cranach M von, Finzen A (Hrsg) Sozialpsychiatrische Texte. Springer, Berlin

Bennett D (1977) Das Arbeitstraining in teilstationären Einrichtungen in England. In: Arbeitstherapie – Praxis und Probleme in der Psychiatrie, 7. Weinsberger Kolloquium. Thieme, Stuttgart

Bennett D (1987) Warum Patienten während der psychiatrischen Behandlung arbeiten. Beschäftigungstherapie und Rehabilitation 26:80

Ciompi L (1981) Wie können wir die Schizophrenen besser behandeln? Nervenarzt 52:508

Ciompi L (1982) Affektlogik. Klett-Cotta, Stuttgart

Ciompi L, Agué C, Dauwalder JP (1978) Ein Forschungsprogramm über die Rehabilitation psychisch Kranker II. Nervenarzt 49:332–338

Forschungsbericht Arbeitstherapie in psychiatrischen Krankenhäusern (1984) Bundesminister für Arbeit und Sozialordnung, Bonn

Haerlin C, Rohde M, Zumpe V (1981) Struktur und Funktion der Beschäftigungstherapie. In: Kayser H et al (Hrsg) Gruppenarbeit in der Psychiatrie, 2. Aufl. Thieme, Stuttgart

Hess D, Ciompi L, Dauwalder HP (1986) Nutzen- und Kosten-Evaluation eines sozialpsychiatrischen Dienstes. Nervenarzt 57:204

Hippius H (1965) Beschäftigungstherapie und moderner psychiatrischer Gesamtbehandlungsplan. In: Helfen und Heilen 3, abgedruckt in: Hils K (1971) Therapeutische Faktoren im Werken und Formen. Wissenschaftliche Buchgesellschaft, Darmstadt, S 164
Hohm H (1977) Berufliche Rehabilitation von psychisch Kranken. Beltz, Weinheim
Jantzen W (1980) (Hrsg) Arbeit und Arbeitslosigkeit als pädagogisches und therapeutisches Problem. Studien zur kritischen Psychologie. Pahl-Rugenstein, Köln
Rose KH (1969) Reaktivierungsprogramm bei chronisch Psychotischen. Nervenarzt 40:255–264
Schaal M (1986) Beitrag zur Geschichte der psychiatrischen Beschäftigungs- und Arbeitstherapie. Beschäftigungstherapie und Rehabilitation 25, S 267
Simon H (1986 – Nachdruck von 1929) Aktivere Krankenbehandlung in der Irrenanstalt. Psychiatrie-Verlag, Bonn
Spaemann R (1980) Rousseau – Bürger ohne Vaterland. Piper, München, S 85
Willis E (1977) Arbeitstherapie im psychiatrischen Krankenhaus. In: Reimer F, Fischer G (Hrsg) Krankenhauspsychiatrie. G Fischer, Stuttgart

Die Rolle der Familientherapie in der Rehabilitation Schizophrener

T. Hubschmid

Warum Zusammenarbeit mit den Familien?

Schizophrenie besteht wesentlich in einer fehlenden Autonomie; schizophrene Menschen brauchen oft jemanden, der ihre Defizite kompensieren hilft. Mit den sozialpsychiatrischen Bestrebungen sind viele schwer Kranke aus der Klinik in ihre Familien zurückgekehrt. Gegen 50% aller schizophrenen Patienten werden nach einem Klinikaufenthalt zu ihren Familien entlassen (Carpenter 1978), und gegen 50% aller Schizophrenen leben in ihren Herkunftsfamilien (Gibbons et al. 1984). Ferner zeigen Arbeiten über die sogenannten Expressed Emotions einen engen Zusammenhang zwischen der emotionalen Spannung in der Familie und dem Verlauf der Krankheit (Königsberg et al. 1986). Schließlich lehrt uns die klinische Erfahrung, daß Patienten, die noch eine Beziehung zu ihren Herkunftsfamilien haben, leichter zu rehabilitieren sind als solche, welche diese Bindungen verloren haben. Alle diese Überlegungen unterstreichen die Wichtigkeit der Zusammenarbeit mit den Familien schizophrener Patienten.

Für diese Zusammenarbeit bietet sich die Familientherapie an: Sie hat eine Fülle von Wissen über familiäres Geschehen hervorgebracht, verschiedenste therapeutische Settings und Interventionsmöglichkeiten entwickelt, und es sind viele Ausbildungsangebote in dieser Richtung entstanden. In mehreren gut kontrollierten Studien konnte ferner die Wirksamkeit familienorientierter Behandlungsformen gezeigt werden (Hogarty et al. 1986; Falloon et al. 1985; Leff et al. 1982). Allerdings sollten bei der Familientherapie der Schizophrenie einige grundsätzliche Punkte beachtet werden:

- Familientherapie gerät leicht in Gefahr, die Familien implizit oder explizit als Verursacher der Schizophrenie zu beschuldigen. Das ist wissenschaftlich falsch, verursacht bei den Angehörigen viel Leid und weckt unnötigen Widerstand gegen die Behandlung.
- Mit dem Anspruch, Schizophrenie mit Interventionen auf familiärer Ebene zu heilen, werden Patient und Familie unter starken Druck gesetzt, gerade sie, welche bereits unter starkem Druck stehen und besonders schlecht auf Druck reagieren.

Was ist Schizophrenie?

Das Vulnerabilitätsmodell (Zubin et al. 1977; Ciompi 1981) besagt, daß eine Kombination von organischen und psychosozialen Faktoren zu einer besonderen Dünnhäutigkeit, Sensibilität oder eben Verletzlichkeit führt.

- Schizophrene Menschen sind empfindlicher als andere und stehen in Gefahr, unter Belastung psychotisch zu dekompensieren.

- Schizophrene Menschen haben kognitive Störungen, d.h. sie zeigen Probleme beim Wahrnehmen sozialer Distanz, dem Dekodieren von Mimik und Gestik, beim Erfassen von Kontext, beim Wahrnehmen und Einordnen ihrer eigenen Gefühle. Daher ertragen sie Intensität schlecht!
- Schizophrene Menschen haben Defizite in den sozialen Fähigkeiten, sie sind wenig selbständig, vielmehr abhängig, meist von ihren Angehörigen, von ihren Herkunftsfamilien.

Was bedeutet das für die Behandlung? Eine besondere Verletzlichkeit entspricht viel mehr einer Behinderung als einer Krankheit, es geht folglich eher um eine Rehabilitation als um eine Therapie. Rehabilitation umfaßt zwei Ebenen: Einerseits schützen vor Überforderung, also Rückfallprophylaxe, und andererseits Erweiterung der Kapazitäten und Förderung. Da die schizophrene Behinderung ganz wesentlich in einer Abhängigkeit besteht, soll diese Rehabilitation in engster Zusammenarbeit mit der Familie erfolgen.

Wie soll mit Familien zusammengearbeitet werden? Rehabilitation in der Familie

Schützen vor Überforderung: Wir kennen die unheilvolle Verstrickung der Patienten mit ihren Herkunftsfamilien, und bisweilen hören wir von Angehörigen, welch aufwühlendes Erlebnis der Ausbruch einer Psychose für alle bedeutet: All die Angst vor dem Fremden, das hereinbricht, die Ohnmachtsgefühle. Es sei, wie wenn man innerlich in Stücke gerissen werde, sagt eine Mutter, die Angehörigen brauchten jeweils auch einen Psychiater, wenn sie einen Patienten einweisen müßten, aber leider habe der Aufnahmearzt nur für das Leiden des Patienten Zeit. Angehörige werden von Schuldgefühlen gequält. Sie geraten unweigerlich in Isolation, weil sie durch den Patienten absorbiert werden, und weil sie ihre Erfahrungen mit Nicht-Eingeweihten und nicht selber Betroffenen kaum besprechen können, so daß sich ihre Beziehungen bald entleeren. Diese Belastung der Familie, dieser Aufruhr im Zusammenhang mit der Psychose wirkt sich massiv auf den Patienten aus. Durch einen guten Umgang mit der Familie können wir diese Streßquelle entschärfen bzw. die Familie sogar zu einer Quelle von sozialer Unterstützung für den Patienten machen. Was ist hierfür wichtig?

- Die Betreuer sollen für Angehörige erreichbar sein und ihnen Sicherheit geben, jederzeit einen kompetenten Fachmann treffen zu können, wenn Notsituationen auftreten.
- Betreuer sollen ein offenes Ohr haben für die Nöte der Angehörigen. Angehörige können die schwierige Aufgabe, die es bedeutet, ein behindertes Kind durchzutragen, nur dann gut erfüllen, wenn sie sich einigermaßen gut fühlen. Dafür sollten wir Betreuer im Interesse unserer Patienten nach Kräften sorgen.
- Wir müssen eine langfristige Betreuung anbieten, angelegt auf mehrere Jahre. Weder Patient noch Familie noch Therapeut sollen durch einen Heilungsanspruch oder durch eine zeitliche Begrenzung der Therapie unter Druck gesetzt werden.
- Eine ausführliche Information aller Beteiligten über Schizophrenie, über Ursachen und Verlauf, über das Erleben des Patienten und die Behandlungsformen ist ein weiterer wichtiger Teil der Behandlung (Anderson et al. 1986).

- Die Angehörigen sollen mitreden und mitentscheiden, wenn es um Einweisung, Behandlung, Entlassung oder Rehabilitationsmaßnahmen geht.

In diesem ersten Teil, in dem es vor allem auf Streßreduktion ankommt, unterscheidet sich das Vorgehen wenig von Ansätzen der sogenannten Angehörigenarbeit (Dörner et al. 1982; Katschnig et al. 1984). Im folgenden wird das familientherapeutische Moment dieses Ansatzes deutlicher.

Förderung – Erweiterung der Fähigkeiten des Patienten: Wir arbeiten auf ein sogenanntes *Rehabilitationsgespann* hin, bei dem sich der Therapeut in den Rücken der Eltern stellt, um ihnen zu helfen, das behinderte Kind zu einer optimalen Selbständigkeit zu führen. Dies ist die natürliche Aufgabe von Eltern; sie sind dafür besser geeignet als Psychiater und psychiatrische Institutionen. Dazu stellt sich der Therapeut hinter die Eltern, er ist ein Ermunterer, ein Trainer oder Coach.

In kleinen Schritten beginnt dieses Gespann nun den langen Weg zur Selbständigkeit. Mit den sogenannten Autonomieachsen (Ciompi et al. 1979), welche Arbeit und Tagesstruktur, Wohnen, Beziehungen, Finanzen und Freizeit umfassen, wird der Weg anschaulich. Das Gespräch dreht sich um ganz konkrete Dinge wie Essen, Körperpflege, Zeit, Geld, Kino usw. Das macht die Situation für den überforderten Patienten überblickbar und einfach, und die Einfachheit der Thematik hat eine wohltuend beruhigende Wirkung auf die ganze Familie. Höchstens Psychotherapeuten, die von emotional geladenen Therapiesitzungen leben, finden diese Therapieform langweilig. Das Übungsfeld ist vorerst zu Hause in der Familie, am Tisch, bei der Körperpflege oder beim Tagesrhythmus, später verlegt es sich hinaus in geschützte Umgebungen wie sie die Sozialpsychiatrie anbietet: Tagesklinik, Werkstätten, Clubs, und schließlich soll das Lernen draußen in den ungeschützten Bereichen des täglichen Lebens stattfinden. Die Position im Rücken der Eltern wird eingehalten, solange der Patient stark regressiv ist. Wenn er aktiver wird und sich allmählich eigene Bereiche erarbeitet, dann beginnt der Therapeut seine Position zu wechseln: Dem Patienten hilft er, mit Schwierigkeiten in seinen autonomen Bereichen fertig zu werden, und der Familie als ganzes hilft er, den Lernprozeß aufrecht zu erhalten und dem Patienten weitere Bereiche seines Lebens in eigene Verantwortung zu übergeben.

Die beschriebene Behandlungsform hat wenig Spektakuläres an sich. Sie ist bescheiden, dafür aber realistisch. Obwohl wir auf den Heilungsanspruch verzichten, sind wir optimistisch, daß durch beharrliche Arbeit in kleinen Schritten eine angemessene Selbständigkeit erreicht werden kann. Die Indikation zu einer Familientherapie der beschriebenen Art sehen wir immer dann als gegeben, wenn ein Patient sich nicht aus seiner Herkunftsfamilie gelöst hat. Die Familientherapie – ursprüng-

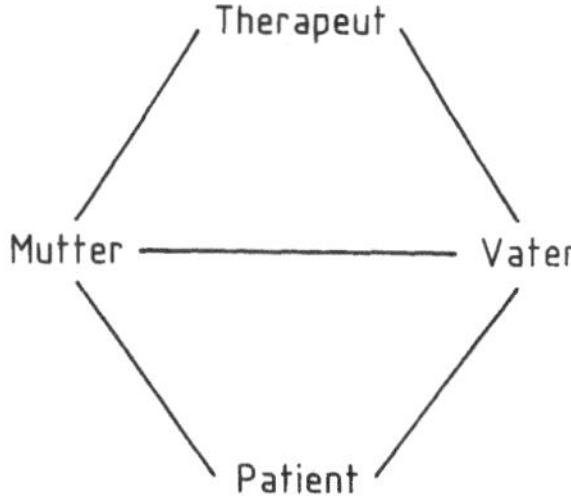

Abb. 1. Das „Rehabilitations-Gespann" (der Therapeut im Rücken der Angehörigen)

lich aus der Schizophrenieforschung herausgewachsen – ist mit zu hohen Erwartungen, nämlich mit einem unrealistischen Heilungsanspruch an die Schizophreniebehandlung herangegangen. Heute besteht wegen der eingetretenen Ernüchterung bei den Therapeuten und wegen der nur z.T. berechtigten Kritik von Vertretern der „neuen Einfachheit" die Gefahr, daß familientherapeutisches Wissen und familientherapeutische Interventionstechniken verloren gehen. Unser Anliegen ist es, auf realistische Weise diesen vielversprechenden Ansatz weiterzuentwickeln (Hubschmid 1985).

Literatur

Anderson CM et al (1986) Schizophrenia and the family. Guilford, New York

Bateson G, Jackson DD, Laing RD, Lidz T, Wynne LC (1969) Schizophrenie und Familie. Suhrkamp, Frankfurt

Carpenter MD (1978) Residental placements for the chronic psychiatric patient: a review and evaluation of the literature. Schizophr Bull 4:384–398

Ciompi L (1981) Wie können wir die Schizophrenen besser behandeln? Eine Synthese neuer Krankheits- und Therapiekonzepte. Nervenarzt 52:506–515

Ciompi L et al (1979) Ein Forschungsprogramm zur Rehabilitation psychisch Kranker, III. Nervenarzt 50:366–378

Dörner K et al (1982) Freispruch der Familie. Psychiatrieverlag, Wunsdorf

Falloon IRH et al (1985) Family management in the prevention of morbidity in schizophrenia: clinical outcome of a two-year longitudinal study. Arch Gen Psychiatry 42:887–896

Gibbons JS et al (1984) Schizophrenic patients and their families. Br J Psychiatry 144:70–77

Hogarty GE et al (1986) Family psychoeducation, social skills training and maintenance chemotherapy in the aftercare treatment of schizophrenia. Arch Gen Psychiatry 43:633–642

Hubschmid T (1985) Von der Familientherapie zur Angehörigenarbeit oder vom therapeutischen zum rehabilitativen Paradigma in der Schizophreniebehandlung. Fortschr Neurol Psychiatr 53: 117–122

Katschnig H et al (1984) Die andere Seite der Schizophrenie. Der Patient zu Hause. Urban & Schwarzenberg, München

Königsberg HW et al (1986) Expressed emotion: from predictive index to clinical construct. Am J Psychiatry 143:1361–1373

Leff J et al (1982) A controlled trial of social intervention in families of schizophrenic patients. Br J Psychiatry 141:121–134

Zubin J et al (1977) Vulnerability: a new view of schizophrenia. J Abnorm Psychol 86:103–126

Familienbetreuung Schizophrener

K. Hahlweg, M. Dose, U. Müller und E. Feinstein

Schizophrene Psychosen zählen zu den schweren, relativ häufigen psychiatrischen Erkrankungen. Die Lebenszeitprävalenz liegt bei 1%; die Rückfallgefährdung ist hoch. Zwar kommt es bei ca. 25% der Erkrankten zur völligen Remission, ca. 50% erleben jedoch mehrere Schübe und bei ca. 25% kommt es zu chronischen Endzuständen. Heute noch sind ca. ⅔ aller psychiatrischen Langzeitpatienten chronisch Schizophrene und verursachen hohe Kosten. Die Entwicklung von effektiven Rehabilitationsmaßnahmen hat daher hohe Priorität.

Nach den Ergebnissen von Brown et al. (1972) und Vaughn u. Leff (1976) spielen häusliche Faktoren, insbesondere die emotionale Atmosphäre in der Familie des Patienten (Expressed Emotion, EE), eine entscheidende Rolle, ob schizophrene Patienten innerhalb von neun Monaten nach Entlassung einen Rückfall erleiden oder nicht. Die Autoren befragten die wichtigsten Bezugspersonen der Patienten mit Hilfe eines standardisierten Interviews (CFI = Camberwell Family Interview; Vaughn u. Leff 1976). Das CFI wird kurz nach stationärer Aufnahme des Patienten mit den Angehörigen durchgeführt, mit denen der Patient intensiven Kontakt hat, üblicherweise mit den Eltern oder dem Ehepartner. Jeder Angehörige wird einzeln befragt und das Interview zur späteren Auswertung auf Tonband aufgenommen. Ziele des CFI sind zum einen, relevante Verhaltensweisen und Ereignisse im Leben des Patienten drei Monate vor dessen stationärer Aufnahme zu erfassen, zum anderen sollen die Einstellungen und Gefühle des Angehörigen zum Patienten beobachtet und eingeschätzt werden.

Die Äußerungen des Angehörigen werden dabei vor allem hinsichtlich folgender zwei Variablen beurteilt:

- Anzahl kritischer Äußerungen über den Patienten (Kritik). Bewertet werden sowohl verbale Aspekte (Ausdruck von Mißbilligung, Abneigung, Ärger, Groll gegenüber dem Patienten) wie auch vor allem der Tonfall (als abfällig oder wütend). Ausgewertet wird die Anzahl kritischer Äußerungen im Verlauf des Interviews.
- Emotionales Überengagement (emotional overinvolvement, EOI). Mit Hilfe einer fünfstufigen Ratingskala wird das Ausmaß einer übermäßigen emotionalen Beteiligung des Angehörigen am Leben oder an der Person des Patienten eingeschätzt. Bewertet werden Äußerungen, die extreme Sorge oder Fürsorglichkeit (Protektivität) widerspiegeln. Auch große emotionale Beteiligung während des Interviews, vor allem Weinen, wird als Zeichen für EOI gewertet.

Aufgrund der Variablen „Kritik“ und „Emotionales Überengagement“ wird der Angehörige entweder als „niedrig“ (NEE) oder „hoch“ (HEE) in bezug auf Expressed Emotion (EE) klassifiziert. Bei schizophrenen Patienten müssen mindestens sechs kritische Äußerungen und/oder ein Wert von 4 oder 5 auf der Skala „übermäßige emotionale Beteiligung“ vorhanden sein, um als HEE-Angehöriger klassifiziert zu werden (s. Hahlweg 1986).

In vier prospektiven Studien wurde die prädiktive Validität des EE-Maßes untersucht (s. Hahlweg et al. 1987). Faßt man die Ergebnisse dieser Studien mit insgesamt 222 Patienten zusammen, so erlitten 50% der schizophrenen Patienten mit einem HEE-Angehörigen innerhalb von neun Monaten nach Entlassung aus stationärer Behandlung einen Rückfall, aber nur 10% der Patienten, die in eine NEE-Familie zurückkehrten.

Diese Ergebnisse betonen also die Bedeutung familiärer Interaktion für den Verlauf schizophrener Störungen und lassen sich gut in neuere Modellvorstellungen zur Entstehung von schizophrenen Episoden einfügen. Nach dem interaktiven, biopsychosozialen Vulnerabilitäts-Streß-Modell (Nuechterlein u. Dawson 1984) wird nicht Schizophrenie per se, sondern eine besondere biologische Vulnerabilität, an Schizophrenie zu erkranken, genetisch vermittelt oder im Laufe der Entwicklung, z. B. durch Geburtstraumata, erworben. Indikatoren für diese biologische Vulnerabilität können Defizite in der Informationsverarbeitung und unangepaßte autonome Reaktionen sein (Hypo- oder Hypererregung und mangelnde Habituationsfähigkeit des autonomen Nervensystems). Diese biologischen Indikatoren interagieren mit Stressoren aus der Umwelt, z. B. ungünstige Lebensereignisse und – vor allem – einem negativen, streßreichen Familienklima. Tritt nun durch ungünstige Umweltbedingungen Streß auf, so kann dies aufgrund mangelnder Bewältigungsstrategien zur autonomen Hypererregung führen, die bereits vorhandenen kognitiven Defizite verstärken und damit auch den sozialen Streß. Die schizophreniegefährdete Person wechselt in ein vorübergehendes Zwischenstadium über, in dem sich die Defizite noch einmal verstärken. Am Ende tritt dann eine schizophrene Episode auf. Die EE-Befunde lassen sich also sehr gut in dieses Modell integrieren.

Aus dem Modell und der Familienforschung lassen sich darüber hinaus auch Folgerungen für die Rückfallprophylaxe bei schizophrenen Patienten ziehen: Zum einen erscheint eine Neuroleptika-Behandlung indiziert, um die biologischen Anteile der Erkrankung zu beeinflussen, hier also vor allem die autonome Hypererregung. Die Neuroleptikatherapie hat sich auch als effektiv in der Rückfallprophylaxe erwiesen. So werden unter Verum innerhalb eines Jahres nur ca. 35–40% der Patienten rückfällig, im Gegensatz zu 70% der mit Placebo behandelten Patienten. Allerdings ist die Neuroleptika-Behandlung nicht risikolos, da viele unangenehme und zum Teil irreversible Nebenwirkungen auftreten. Zum anderen erscheint es für eine effektive Prophylaxe unerläßlich, auch psychosoziale Maßnahmen einzusetzen, um so ungünstige familiäre Bedingungen zu verändern.

In den letzten Jahren sind vier kontrollierte Studien veröffentlicht worden, in denen schizophrene Patienten mit einer Kombination von Neuroleptika- und Familientherapie behandelt wurden. Die einzelnen Ansätze folgen alle dem Vulnerabilitäts-Streß-Modell (Anderson et al. 1986; Falloon et al. 1984; Goldstein et al. 1978; Leff et al. 1986). In den vier kontrollierten Studien konnten durchaus vergleichbare Ergebnisse erzielt werden: Die Rückfallraten nach sechs oder neun Monaten liegen bei den Kontrollgruppen (d. h. die Patienten wurden nur neurologisch behandelt) zwischen 33 und 50%, bei den familientherapeutisch behandelten Gruppen zwischen 6 und 11%. Nach 2 Jahren liegen die Rückfallraten in den Kontrollgruppen bei 70%, in den Experimentalgruppen bei ca. 20%. Die rückfallprophylaktische Wirkung der Familienbetreuung ist also überzeugend nachgewiesen.

Die einzelnen Ansätze unterscheiden sich zwar in ihrem Vorgehen, haben aber eine Reihe von gemeinsamen Komponenten (s. auch Goldstein et al. 1986):

a) Die Patienten werden neuroleptisch behandelt.
b) Die Interventionen sind relativ kurz (meistens zwischen 6 und 30 Sitzungen) und beginnen mit einer Phase, in der Informationen über Psychosen und Neuroleptikabehandlung gegeben werden.
c) Der Schwerpunkt des Vorgehens liegt auf dem Abbau von Kritik und emotionalem Überengagement der Familienmitglieder durch Vermittlung von entsprechenden Kommunikationsfertigkeiten und -regeln.
d) Diese bilden die Grundlage für den Einsatz von effektiven Problemlösestrategien, mit deren Hilfe sich familiäre Konflikte vermeiden oder lösen lassen. Ziel ist der Abbau von sozialem Streß.
e) Die Therapie ist nicht nur auf die Probleme des Patienten ausgerichtet, sondern versucht, die Lebensumstände aller Familienmitglieder zu verbessern.

Die Unterschiede liegen vor allem in der Behandlungsform: In der Untersuchung von Leff et al. (1986) wurden nur die Familienangehörigen in die Therapie einbezogen und in Gruppen behandelt, während in den anderen drei Studien die Familien unter Einschluß des Patienten einzeln behandelt wurden. Darüber hinaus war die Dauer der Behandlung unterschiedlich: bei Goldstein et al. und Leff et al. (1986) kurzfristig (6–11 Sitzungen), bei Anderson et al. (1986) und Falloon et al. (1984) längerfristig (ca. 30 Sitzungen).

In der Falloon-et-al.-Studie (1984) zeigte sich weiterhin, daß Patienten mit Familienbetreuung signifikant seltener schizophrene Symptome zeigten, weniger Neuroleptika verbrauchten und sozial deutlich besser angepaßt waren als Patienten mit reiner Neuroleptikabehandlung. Darüber hinaus erwies sich die Familienbetreuung als deutlich kostengünstiger. Pro Patient konnten im Vergleich zur Kontrollgruppe 2000 US$ eingespart werden. Außerdem wurde untersucht, ob sich auch Familienvariablen, besonders Kritik am Patienten, auf Grund der Therapie ändern. Je 18 schizophrene Patienten mit HEE-Angehörigen wurden nach Zufall entweder familientherapeutisch oder individuell behandelt, d.h. von einem Therapeuten ohne Einschluß der Familienmitglieder mit gleicher therapeutischer Intensität betreut. Alle erhielten Neuroleptika. Die verhaltenstherapeutisch orientierte Familientherapie bestand aus mehreren Komponenten: Verhaltensanalyse der familiären Probleme, Information über Schizophrenie und Medikation, Kommunikations- und Problemlösetraining, Krisenintervention. Die Therapie fand im Hause des Patienten statt und dauerte ca. 30 Sitzungen (ca. 20 Sitzungen im 1. Jahr, ca. 10 im 2. Jahr). Vor der Therapie, nach 3 und 24 Monaten wurden die Familien gebeten, familiäre Probleme zu diskutieren. Die auf Tonband aufgenommenen Gespräche wurden dann anschließend mit einem Beobachtungssystem zur Erfassung familiärer Kommunikation (Hahlweg et al. 1984) ausgewertet. Familien in Familienbetreuung steigerten die Rate problemlösungsbezogener Äußerungen deutlich und reduzierten die Häufigkeit kritischer und ablehnender Äußerungen signifikant über einen 2-Jahreszeitraum im Vergleich zur Kontrollgruppe.

Die Ergebnisse machen deutlich, daß mit einer Familientherapie in Kombination mit Neuroleptikatherapie nicht nur Rückfälle verhindert werden können und die Belastung der Familie verringert werden kann, sondern daß sich auch die „kritischen“ Familienvariablen langfristig verändern lassen.

Zusammenfassung

Insgesamt hat sich die Familieninteraktionsforschung als sehr fruchtbar erwiesen, vor allem was die Prädiktion des Verlaufes schizophrener Störungen angeht.

Ganz besonders erfolgversprechend erscheint der Einsatz von Familienbetreuung im Rahmen der Rückfallprophylaxe. Nach den vorliegenden Ergebnissen sollten diese Programme zwingend in Kombination mit medikamentöser Behandlung eingesetzt werden. Sicherlich sind in diesem Bereich noch Fragen offen, so z. B. nach Form und Dauer der Programme, wie eine effektive Therapeutenschulung gestaltet werden muß oder welche Patienten/Familien sich für solche Programme am besten eignen.

Insgesamt ist zu fordern, daß familiären Variablen bei der Untersuchung psychischer Erkrankungen wesentlich mehr Beachtung als bisher geschenkt werden sollte. Darüber hinaus müssen Maßnahmen der Familienbetreuung integrativer Bestandteil der Behandlung schizophrener Patienten werden.

Literatur

Anderson CM, Reiss DJ, Hogarty G (1986) Schizophrenia in the family. Guilford Press, New York

Brown GW, Birley JLT, Wing JK (1972) Influence of family life on the course of schizophrenic disorders: A replication. Br J Psychiatry 121:241–258

Falloon IRH, McGill CW, Boyd JL (1984) Family care of schizophrenia. Guilford Press, New York

Goldstein MJ, Rodnick EH, Evans JR, May PRA, Steinberg MR (1978) Drug and family therapy in the aftercare of acute schizophrenics. Arch Gen Psychiatry 35:1169–1177

Goldstein MJ, Hand I, Hahlweg K (eds) (1986) Treatment of schizophrenia: Family assessment and intervention. Springer, Berlin Heidelberg New York Tokyo

Hahlweg K (1986) Einfluß der Familieninteraktion auf Entstehung, Verlauf und Therapie schizophrener Störungen. In: Nordmann E, Cierpka M (Hrsg) Familienforschung in Psychiatrie und Psychotherapie. Springer, Berlin Heidelberg New York Tokyo, S 1–29

Hahlweg K, Reisner L, Kohli G, Vollmer M, Schindler L, Revenstorf D (1984) Development and validity of a new system to analyze interpersonal communication: Kategoriensystem für partnerschaftliche Interaktion. In: Hahlweg K, Jacobson NS (eds) Marital interaction: Analysis and modification. Guilford Press, New York

Hahlweg K, Dose M, Feinstein E, Müller U, Römer M (1987) Familienklima und Verlauf psychischer Störungen. In: Hahlweg K, Brengelmann JC (Hrsg) Neuere Entwicklungen der verhaltenstherapeutischen Kinder-, Ehe- und Familientherapie. Röttger, München

Leff JP, Kuipers L, Berkowitz R, Eberlein-Vries R, Sturgeon DA (1986) A controlled trial of social intervention in the families of schizophrenic patients. In: Goldstein MJ, Hand I, Hahlweg K (eds) Treatment of schizophrenia: Family assessment and intervention. Springer, Berlin Heidelberg New York Tokyo, pp 153–170

Nuechterlein KH, Dawson ME (1984) A heuristic vulnerability/stress model of schizophrenic episodes. Schizophr Bull 10:300–312

Vaughn CE, Leff JP (1976) The influence of family and social factors on the course of psychiatric illness. Br J Psychiatry 129:125–137

Moderne Lebensgestaltung mit Einbeziehung der Familie bei dementen Patienten

J. S. G. van den Bosch

Wenn ein dementer Patient in ein Pflegeheim eingewiesen werden muß, bleibt sein Partner oft allein zurück. Nach vielen Jahren gemeinsamen Glücks und Kummers kommt jetzt die Trennung, meistens für immer. In der „Jan de Witkliniek" in Bakel (Holland) werden 130 demente Patienten betreut. Bakel ist ein kleines Dorf im Kreis Helmond.

1951 wurde auf einem sehr großen Gelände (35 ha) ein Sanatorium für TB-Patienten gebaut: „Sint Jozefsheil". Diese Klinik ist jetzt ein Pflegeheim für somatisch Kranke. Als in den 60er Jahren die Anzahl dementer Patienten immer mehr zunahm, wurde 1972 auf demselben Gelände die „Jan de Witkliniek" gebaut. Nun war es möglich, die spezielle Sorge für demente Patienten in die Tat umzusetzen.

Ein großer Nachteil ist noch immer, daß die Besucher unserer Patienten in der Mehrzahl aus der Stadt nach Bakel reisen müssen, was für sie – meist sind es alte Menschen – sehr beschwerlich ist. Die Trennung nach oft sehr langer Ehe und die geographischen Verhältnisse waren Anlaß für die Initiative: „Menaba" oder „Mee naar Bakel", auf deutsch „Mit nach Bakel".

Auf dem Gelände stand auch ein Schwesternheim, das dringend renoviert werden mußte. Bei diesem Anlaß kam der Gedanke auf, einen Teil dieses Gebäudes für die Partner der Patienten einzurichten. Im Erdgeschoß werden jetzt 11 Wohnungen gebaut. Die Kosten in Höhe von 320000 DM wurden durch eine Aktion der Bevölkerung des Kreises Helmond gesammelt. Im August 1987 wird die Renovierung beendet sein.

Die Wohnungen werden den Partnern der Patienten je nach Wunsch für kürzere oder längere Zeit zur Verfügung gestellt. So wird es ihnen ermöglicht, die oft schwierige Anfangsperiode der Trennung, befreit von den täglichen Sorgen, in der Nähe des Patienten zu verbringen. Die einzige Bedingung ist, daß man die eigene Wohnung behält, so daß man dorthin zurückkehren kann, wenn der Partner stirbt. Um das finanziell möglich zu machen, sind die Kosten sehr niedrig gehalten. Man braucht nicht für die Miete aufzukommen – die Kosten werden aus Spenden gedeckt – sondern nur Gas, Elektrizität, Wasser und einen Beitrag für die Instandhaltung des Gebäudes zu zahlen. Man kann selbst kochen und waschen etc.; man kann aber auch im Restaurant oder mit dem Patienten in der Abteilung oder seiner Wohnung eine Mahlzeit aus der Küche zu sich nehmen und die Wäsche in die Wäscherei bringen.

In Zusammenarbeit mit der Universität Nimwegen wurde eine Untersuchung angestellt, die den Bedarf für eine solche Möglichkeit des Zusammenlebens ermitteln sollte. Die Ergebnisse werden jetzt bearbeitet. Ein Teil der Resultate steht bereits zur Verfügung:

41 von den 130 Patienten der Gruppe haben noch einen Partner; 32 wurden befragt, 12 Männer und 20 Frauen; 27 von ihnen waren mehr als 40 Jahre verheiratet.

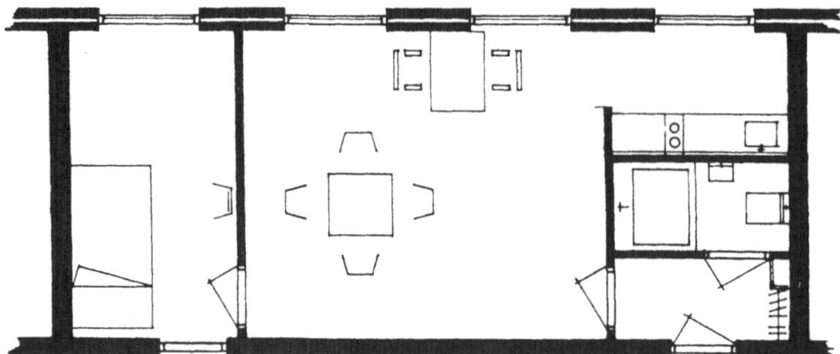

Abb. 1. Ein Plan für eine Partnerwohnung. Vier ehemalige Schwesternzimmer werden umgebaut zu einem Appartement

Alle lebten noch selbständig, 25 in einer eigenen Wohnung, 1 Person bei Kindern und 6 in einem Altenheim. Die Gesundheit wurde von 10 Befragten als gut bezeichnet. Die übrigen hatten in irgendeiner Form Herz-, Kreislauf- oder motorische Beschwerden, aber niemand hatte Probleme mit den Aktivitäten des täglichen Lebens (ATL). 17 Personen kamen jeden Tag nach Bakel, 14 mehrmals in der Woche und nur 1 Person einmal in der Woche. 6 kamen für den ganzen Tag, 11 für mehr als 2 Stunden, 8 zwischen 1,5 und 2 Stunden und 7 zwischen 1 und 1,5 Stunden. Die meisten (22) hatten kein eigenes Transportmittel.

Auf die Frage, was sie über die Initiative „Menaba" dächten, antworteten 30 Personen, daß es eine sehr gute Idee sei. 13 würden auch sehr gern selbst dort wohnen, 7 wollten das nicht, und 12 wußten noch nicht, was sie machen würden.

Aus Antworten auf andere Fragen wurde ebenfalls klar, daß noch vieles undeutlich ist. Das hat uns von der Notwendigkeit überzeugt, für eine gute Aufklärung über dieses Angebot zu sorgen. Im Augenblick wird eine Broschüre vorbereitet, die eingehend über das Projekt „Menaba" informieren soll. Das Projekt wird auch weiterhin wissenschaftlich evaluiert werden.

Einer der Partner, der jeden Tag kommt, um seine Frau zu besuchen, mit der er schon mehr als 40 Jahre verheiratet ist, hat seine Gefühle in einem Gedicht zum Ausdruck zu bringen versucht. Es zeigt die oft sehr feste Verbundenheit, die wir mit diesem Projekt zu erhalten versuchen:

„Niemals hab ich dich so sehr geliebt
Du bist jetzt mein Sorgenkind
Sogar nicht in den besten Tagen
hat etwas uns so sehr verbunden
als dies, dein Leben in der Dunkelheit
mit allen seinen stillen und immer gleichen Tagen
worin es nur eine Liebe ohne Rückfrage gibt."

II. Modelle rehabilitativer Einrichtungen im In- und Ausland

Das Sozialpsychiatrische Zentrum „Haus an der Teutoburger Straße" als Modell einer Übergangseinrichtung

L. van Hout

Das Sozialpsychiatrische Zentrum „Haus an der Teutoburger Straße" in München hat eine über 30jährige Geschichte. Am Anfang stand ein Wohnheim für obdachlose Frauen, das sich über verschiedene Stadien, von denen hier nicht berichtet werden soll, zu einer qualifizierten Übergangseinrichtung für psychisch Kranke entwickelte.

Das Zentrum entstand aus einer Privatinitiative, es wird aber mit öffentlichen Geldern gefördert und finanziert sich aus öffentlichen Mitteln. Finanzierungsfragen und -probleme erschweren auch immer wieder unsere Bemühungen um die Rehabilitation von psychisch Kranken; nur in Ausnahmefällen werden die Kosten vom Rentenversicherungsträger oder der Krankenkasse abgedeckt. Alle anderen Rehabilitationsmaßnahmen werden vom Sozialamt (Staat) oder vom Rehabilitanden selbst finanziert. Sowohl der Gang zum Sozialamt wie der Einsatz von Eigenmitteln (bzw. die Heranziehung der Eltern zur Kostenbeteiligung) gestaltet sich in vielen Fällen als Negativmotivation, so daß vielfach Rehabilitation zu spät begonnen bzw. vorzeitig abgebrochen wird. Nun aber zur eigentlichen Arbeit im Zentrum:

Das Sozialpsychiatrische Zentrum – stationärer Bereich

Im Zentrum sind 67 vollstationäre Rehabilitanden sowie 20 Tag- und 20 Nachtrehabilitanden untergebracht. Sie sind auf 11 Therapiegruppen (davon 2 Eingangsgruppen) verteilt.

In den Eingangsgruppen versuchen wir – gemeinsam mit dem Rehabilitanden – festzustellen, wo seine Defizite liegen. Wir entwickeln mit ihm einen Plan für seine berufliche und soziale Rehabilitation. Für diese Arbeit stehen 6 Tagesgruppen und 3 Abendgruppen zur Verfügung.

Im folgenden möchte ich die mir bedeutsam erscheinenden Merkmale unseres Zentrums erläutern:

1. Die Ausgeglichenheit des fließenden Übergangs vom Status eines vollstationären Patienten zu dem eines Tages- oder Nachtrehabilitanden oder auch umgekehrt, wie es eben die individuelle Situation erfordert, gibt den Rehabilitanden ein Gefühl der Sicherheit und Stabilität.

2. Die meisten der Patienten kommen im Anschluß an einen längeren Klinikaufenthalt in unser Zentrum. Durch die intensive ärztliche und medizinische Betreuung, die wir anbieten können, besteht vielfach die Möglichkeit einer um 2–4 Wochen früheren Klinikentlassung. Dadurch kann die Gefährdung im sozialen Umfeld etwas verringert werden.

3. Da die Anzahl der Rehabilitanden relativ hoch ist, haben wir durch die Einrichtung von Betreuungsteams eine Dezentralisierung geschaffen, so daß sich der Rehabilitand nicht verlassen vorkommen muß, wie es in Großeinrichtungen der Fall

sein kann. Das Zentrum verfügt über 3 Mitarbeiterteams (dazu kommt ein Team im Nachsorgebereich). In jedem Team arbeiten als festangestellte Mitarbeiter: 1 Psychologe, 1 Sozialarbeiter, 2–3 Pflegekräfte und 3–4 Ergo- bzw. Arbeitstherapeuten. Jeder Mitarbeiter im therapeutischen Bereich ist Bezugsperson für 3–4 Rehabilitanden.

4. Durch die Tatsache, daß es im Zentrum mehrere therapeutische Teams gibt, ist der Nachteil der Omnipotenz eines interprofessionellen Teams durchbrochen. Laßt uns ehrlich sein: Obwohl wir Supervision als Korrektiv einsetzen, ist der Rehabilitand oft in hohem Maß den Teams ausgeliefert. So hat die Heimleitung die Möglichkeit, in Sonderfällen den Wechsel eines Rehabilitanden, der mit seinem Team nicht mehr klarkommt, in ein anderes Team zu veranlassen.

5. Im Zentrum arbeiten mehrere niedergelassene Ärzte mit, so daß jeder Rehabilitand die Möglichkeit der freien Arztwahl hat und hier ein wichtiges Therapieziel (der vertrauensvolle Umgang mit dem Arzt) angestrebt werden kann. Dies erscheint uns besonders wichtig, da bei diesem Patientenkreis die Krankheitseinsicht oft nicht oder nur eingeschränkt gegeben ist und in den meisten Fällen eine lebenslange ärztliche Betreuung unverzichtbar sein wird.

6. Obwohl wir kein berufliches Bildungswerk sind, gelingt es uns, durch die Arbeit unserer berufsorientierten Gruppen jährlich etwa 30% unserer Rehabilitanden einen Arbeitsplatz auf dem freien Arbeitsmarkt oder auf dem Sonderarbeitsmarkt (Werkstatt für Behinderte) zu verschaffen.

7. Unsere Gruppenarbeit findet auf verhaltenstherapeutischer Basis statt, wobei auch eine intensive Gesprächstherapie durch Psychologen sowohl in Gruppen als auch in Einzelgesprächen angeboten wird. Genauso versuchen wir, soweit wie möglich, die Familie des Rehabilitanden in den therapeutischen Prozeß einzubeziehen. Die Erfahrung hat gezeigt, daß die rationale Aufarbeitung der Probleme kaum zum Erfolg führt, wenn es uns nicht gleichzeitig gelingt, dem Rehabilitanden wieder einen echten Sinn für sein Leben – gerade auch mit dieser Behinderung – zu vermitteln. In dieser Richtung bemüht sich seit längerer Zeit auch ein Theologe, der hier als therapeutischer Mitarbeiter tätig wird.

Der Nachsorgebereich

Schwerpunkte dieses Bereiches sind die 9 Wohngemeinschaften, das Programm „Beschützendes individuelles Wohnen" sowie das Clublokal „Schwalbennest", das nach dem New Yorker Fountain-House-Modell arbeitet.

Ziel der Nachsorge ist es, einen fließenden Übergang zu schaffen von der geschützten Situation in unserem Zentrum in ein selbständiges Leben „draußen". Unsere langjährige Erfahrung zeigte, daß die meisten Klienten die Entlassung als besondere Belastung erleben. Ein längerer Aufenthalt im Zentrum, dem in der Regel ein langer (in vielen Fällen jahrelanger) Klinikaufenthalt voranging, beeinträchtigte die für das Leben „draußen" notwendigen sozialen Fähigkeiten (insbes. Selbständigkeit, Durchsetzungsvermögen, Fähigkeit zu eigenen Entscheidungen). Diese sozialen Fähigkeiten, um deren Erreichung und Stabilisierung es schon während des Aufenthalts im Zentrum wesentlich ging, müssen auch weiterhin trainiert und ausgebaut werden. Der Nachsorgedienst bemüht sich auch bei seinen regelmäßigen Besuchen, die fast immer vorhandenen Kontaktschwierigkeiten der Klienten anzusprechen und sozialtherapeutisch aufzuarbeiten.

Durch die Eingliederung des Nachsorgedienstes in das Zentrum erhält der Klient die Möglichkeit, schon längere Zeit vor der Entlassung ein Vertrauensverhältnis zu den Mitarbeitern des Nachsorgedienstes aufzubauen.

Auf der Suche nach Wohnmöglichkeiten, die der drohenden Isolation und Vereinsamung entgegenwirken sollen, hat der Nachsorgedienst Konzepte neuer Wohnformen, wie Wohngemeinschaften und Wohngruppen, ausgearbeitet und auch schon realisiert. So haben wir in den letzten Jahren mehrere verschieden strukturierte Wohngemeinschaften errichtet, in denen das Rehabilitationsziel „relativ autonome Lebensführung“ mit gutem Erfolg angestrebt wurde. Im Rahmen des Projektes „Therapeutisches Wohnen“ mietete das Zentrum mehrere kleinere Wohneinheiten (Appartements, 2-Zimmer-Wohnung) innerhalb eines Anwesens an. Insgesamt werden derzeit 43 Rehabilitanden in diesem Wohnprojekt betreut.

Folgende Modelle haben sich aus unserer Sicht bewährt:

- Wohngemeinschaft als Alternative zum Seniorenheim – Frauen im Rentenalter.
- Therapeutische Wohngemeinschaft – die Rehabilitanden gehen in die Werkstatt oder kommen zur Therapie ins Zentrum. Ein Außendienstmitarbeiter kümmert sich intensiv um diese Gruppe (wenn notwendig tägliche Besuche).
- Wohngemeinschaften in der Stadt für Berufstätige, die ihre Miete selbst bezahlen. Betreuung soweit notwendig und gewünscht.
- In einem Haus haben wir Wohnungen für 1 oder 2 Personen angemietet – gedacht für Leute, die nicht in größeren Wohngemeinschaften leben wollen oder können. Im selben Haus wohnen 2 Mitarbeiter, die gegebenenfalls Nachbarschaftshilfe leisten.

Besonders wichtig für die Aufrechterhaltung sozialer Kontakte ist die 1978 eingerichtete Cafêstube „Schwalbennest“ in der Nähe des Zentrums. Diese dritte Säule unseres Nachsorgeprogramms hat als Begegnungsstätte eine nicht zu unterschätzende Bedeutung erlangt. Im letzten Jahr haben wir eine Umstrukturierung vorgenommen: Das „Schwalbennest“ ist jetzt ein Clublokal. Das bedeutet, daß es feste Mitglieder gibt, die, in „units“ aufgeteilt, alle Aktivitäten von der Verwaltung bis zum Saubermachen (selbst einen Teil der Finanzierung) übernommen haben, wobei sie von 2 hauptamtlichen Kräften (staff members) und einem Zivildienstleistenden unterstützt werden. Das „Schwalbennest“ erfüllt in dieser Struktur folgende Aufgaben bzw. hält folgende Angebote bereit:

- Aktivitäten, an denen jeder sich beteiligen kann, z.B. kochen, basteln, singen, malen etc.
- Möglichkeit des Austausches mit anderen Gruppenmitgliedern, Sozialarbeitern, Laienhelfern und Gästen aus der nahen Umgebung.
- Nachgehende Hilfe im Berufsalltag.

Fortbildung – Weiterentwicklung des Konzepts – Öffentlichkeitsarbeit

Fortbildung in unserem Bereich heißt tägliche fachliche Schulung. Im Zentrum werden einmal im Monat Seminarveranstaltungen durchgeführt mit Themen aus dem

Bereich der Sozialpsychiatrie, aus dem Sozialwesen und dem rechtlichen Hintergrund der Arbeit. Zweimal im Monat sind verpflichtende Supervisionssitzungen für alle Mitarbeiter angesetzt.

In den letzten Jahren wurden jährlich Studienreisen in viele europäische Nachbarländer und nach den USA veranstaltet, an denen regelmäßig Mitarbeiter des Zentrums teilgenommen haben. Diese Reisen waren immer wieder Anlaß, in der Auseinandersetzung mit den Anregungen, die man im Ausland erhielt, neue Denkanstöße zu finden.

Im Rahmen der Öffentlichkeitsarbeit, von der ich hier abschließend nur einen Aspekt hervorheben will, bemühen wir uns seit langem und durchaus mit Erfolg um die Einbeziehung der Nachbarschaft in unsere Arbeit. Die Nachbarn werden regelmäßig zu all unseren Festveranstaltungen eingeladen, und es kann gesagt werden, daß viele Bewohner unseres Viertels auf die Einladung zum Bazar oder zum Sommerfest warten. Ich glaube, daß wir dadurch, daß wir eine gewisse Nähe geschaffen und Vertrautheit hergestellt haben, eine Mentalitätsänderung herbeiführen konnten und die Einrichtung voll akzeptiert wird.

Mitarbeit von Laienhelfern im Bereich der ambulanten Psychiatrie

A. Frentzel

Für den niedergelassenen Nervenarzt kann es nicht belanglos sein, in welchem Umfeld der von ihm behandelte chronische Psychotiker lebt und welche Einflüsse auf ihn einwirken, sind letztere doch in ganz spezifischer Weise prägend für diese Kranken.

Betrachten wir den Zuwendungsbereich: Der körperlich Kranke gewinnt im allgemeinen an Zuwendung, je schwerer seine Krankheit ist, während der Psychotiker entsprechend der Schwere und Dauer seiner Krankheit an Zuwendung verliert, an den Rand seines vorherigen menschlichen Umfeldes und oft bis in die völlige Isolation gerät. Die Schäden und Schwierigkeiten, die ihm daraus erwachsen, können nicht von seiner Krankheitsentwicklung abgetrennt, die Krankheit als solche kann nicht gleichsam im luftleeren Raum betrachtet werden.

Der chronische Psychotiker, der nicht im Krankenhaus oder in einem beschützten Wohnbereich untergebracht ist, lebt entweder in einem größeren oder kleinen Familienverbande oder aber allein, oft völlig abgeschnitten von möglichen Kontakten. Sein Leben verläuft in engen Bahnen und ist voller Zwänge und Rituale oder in Passivität eingetaucht. Er ist in vielerlei Hinsicht benachteiligt durch sein krankhaft verändertes Verhalten und seine Krankheitserlebnisse, die durch Hilflosigkeit geprägte Einstellung seiner Angehörigen, das durch Vorurteile und Angst bedingte und durch die Massenmedien verstärkte ablehnende Verhalten der breiteren Umwelt.

Die Angehörigen sind meistens erschöpft, enttäuscht, resigniert oder voller aus Ängsten und Selbstvorwürfen resultierender Aggression, sie kämpfen auf ihre Weise gegen die Krankheit an. Zwischen dem Kranken und seinen Angehörigen kommt es häufig zu raffiniert verschlüsselten Machtkämpfen. Nur in Ausnahmefällen wird das gesamte gestörte Feld familientherapeutisch bearbeitet. Beziehungsangebote wie Selbsthilfegruppen, Treffpunkte verschiedener Art, Teestuben, Angebote der Sozialpsychiatrischen Dienste für „psychisch Kranke" im weitesten Sinne sind in den letzten zehn Jahren reichlich gewachsen, jedoch verlangen sie oft Eigeninitiative und Umstellungsfähigkeit, die viele Psychotiker nicht aufbringen können.

Die ambulanten ärztlichen Hilfen, vorwiegend durch den niedergelassenen Nervenarzt, können nicht ausreichend sein, weil der Kranke im allgemeinen unfähig ist, sich Impulse für das tägliche Leben zu geben. Trotzdem ist für eine große Zahl der Kranken der Nervenarzt der einzige Ansprechpartner außerhalb ihres Wohnbereichs. Das ärztliche Gespräch und die medikamentöse Behandlung geben zwar die notwendige Basis-Stütze, versetzen den Kranken aber meistens nicht in die Lage, seinen Alltag zu strukturieren, sein Leben in die Hand zu nehmen, sich Ziele zu setzen. Es übersteigt die Möglichkeit des Arztes, dem Kranken über die Arztpraxis, die immer ein künstliches Milieu bleibt, hinaus direkte Hilfestellung zur Lebensbewältigung zu geben. Hinzu kommt, daß das Verhalten des Kranken in der Sprechstundensituation sehr stark von dem in seinem gewohnten Milieu differiert.

In der Lücke, die sich oft im Bereich der komplementären Hilfen ergibt, läßt sich ein Modell ansiedeln, nämlich die Zusammenarbeit mit zunehmend erfahrenen Laienhelfern, das in den vergangenen 17 Jahren erprobt werden konnte.

Über die Laienhilfe im klinischen psychiatrischen Bereich ist in den letzten Jahren viel berichtet worden. Das Laienhelfer-Modell, über das ich berichten möchte, hat sich von Anfang an in der ambulanten Sphäre, in Zusammenarbeit mit dem niedergelassenen Nervenarzt, entwickelt. Im Jahr 1970 – also lange vor Erscheinen des Enquete-Berichts – schlossen sich mehrere interessierte Personen zu einem Laienhelfer-Kreis zusammen, aufgerufen durch und zunächst angelehnt an die Bayerische Gesellschaft für Psychische Gesundheit, seit 1974 zu einem eigenen gemeinnützigen Verein „Arbeitskreis für psychosoziale Hilfe" zusammengefaßt, unter dem Deutschen Paritätischen Wohlfahrtsverband als Dachverband. Der Verein besteht aus dem engeren Helferkreis von 10–12 Personen und den übrigen Mitgliedern, die sich aus Patienten, Förder- und Ehrenmitgliedern zusammensetzen. Er hat z. Zt. 70 Mitglieder; etwa 90 Patienten werden laufend betreut und begleitet. Für die Begegnungen wurden zweckmäßige und ansprechende Räume angemietet. Finanzielle Unterstützung wird von städtischen und staatlichen Stellen gewährt.

Ziel des Helferkreises ist es,

- zu chronisch psychotisch Kranken in einen mitmenschlichen, von Sympathie getragenen Kontakt zu kommen, der frei ist von ängstigenden Forderungen, frei von Wertung und Einstufung, frei von negativer Kritik und aufgedrängten Ratschlägen. Die Helfer wollen den Kranken Möglichkeiten eröffnen, positive Erfahrungen zu machen, damit sie ihr Leben besser bewältigen können.
- Verbindungen zu schaffen zwischen dem stark eingegrenzten Lebensraum des Kranken und einem Ort in der Außenwelt, an dem der Betroffene sich freier und ohne Angst bewegen, aus seiner Reserve hervorkommen, Bekanntschaften schließen, sich als Mitmensch erleben, Fähigkeiten erproben und Freude empfinden kann. Auf dieser Basis kann er häufig auch die Beziehungen zu seinen Angehörigen wieder verbessern und stabilisieren.

Diese Faktoren gehören unmittelbar zu der angestrebten Entwicklung des chronischen Psychotikers auf eine Ebene der besseren Lebensfähigkeit zu, ein Anliegen, das auch den Arzt angeht und ein Behandlungsziel im weitesten Sinne ist.

Im Interesse der sinnvollen Zusammenarbeit der Arbeitsgruppe und der Effektivität ihrer Tätigkeit haben wir bestimmte Vorstellungen über *persönliche Voraussetzungen,* die der einzelne Laienhelfer mitbringen sollte.

Im wesentlichen sollte er

- im Einklang mit sich selbst sein, d. h. Ausgewogenheit von Verstand und Gefühl aufweisen,
- zu Selbstkritik und Verzichtleistung fähig sein,
- innere und äußere Realitäten erkennen und damit umgehen können, gewisse lebenspraktische Fähigkeiten haben,
- unmittelbares Interesse für den menschlichen Wert seines Gegenübers zeigen,
- für eine gegenseitig offene Zusammenarbeit in der Helfergruppe motiviert sein.

Neuanmeldungen von Helfern kommen über Beratungsstellen, schriftliche Hinweise, persönliche Informationen zustande; die Helfer kommen aus verschiedenen

Alters-, Berufs- und Lebenskreisen, vorwiegend sind es Frauen. Nur ein kleiner Prozentsatz der Interessenten bleibt kontinuierlich bei der Arbeitsgruppe, es kommt also schon in den Anfängen zu einer deutlichen Auslese. Der neu sich meldende Helfer unterzieht sich zunächst einem Einführungs- und Vorstellungsgespräch mit einem oder mehreren der eingearbeiteten Helfer. Er wird informiert und gibt Informationen über sich, seine Beweggründe und Vorstellungen. Er erfährt vor allem, daß für die Tätigkeit nicht allein die Devise gilt, mit gutem Herzen, liebevoller Zuwendung, gutem Willen und Mitleid an den kranken Menschen heranzugehen, sondern daß Umgang und Gesprächsführung erlernbar sind und er so seinen Einsatz sinnvoll gestalten kann. Der Zeitaufwand besteht pro Woche in einer Doppelstunde für die Team-Arbeit und einem halben Tag für die Begleitung von Kranken in der Gruppe oder Einzelbegegnung.

Der Laienhelfer hat in seiner Tätigkeit eine vorteilhafte Ausgangsposition, weil er
- einen beträchtlichen Zeitaufwand leisten kann,
- als nicht professionelle Bezugsperson ein Begegnungsfeld der Unbefangenheit, Sympathie und des gegenseitigen Respektierens herstellen kann,
- den Kranken durch Kontaktgruppen eine Erweiterung seines Bezugsfeldes, Bekanntenkreises erleben läßt, auf deren Boden Beziehungsschwierigkeiten sich allmählich abbauen lassen, eine Atmosphäre der Verläßlichkeit und der Konstanz erlebt wird,
- die Brücke zum Arzt, zum Arbeitgeber, zur Familie, zu Ämtern und zur Öffentlichkeit im weitesten Sinne bilden kann.

Eine breitbasige Stütze und Förderung des Laienhelfers in seiner Tätigkeit ist notwendig. Sie besteht aus
- gegenseitiger Information in der Arbeitsgruppe über die laufenden Ereignisse im Einsatz, Austausch von Erfahrungen im Umgang mit den Patienten, Supervision durch den mitarbeitenden Facharzt, der auch Verantwortungsträger ist,
- Einübung der Gesprächsführung, speziell im Umgang mit bestimmten krankhaften Strukturen,
- Aufarbeitung eigener, sich im Umgang mit den Patienten ergebender Schwierigkeiten.

Der Arbeitsstil der Helfergruppe ist stark praxisbezogen.

Zentrale Arbeitshypothesen sind
- die Kenntnis, daß die chronische Psychose sich im wesentlichen in Beziehungs-, Realitäts-, Affekt- und Antriebsstörungen zeigt sowie in der Erschwerung, Informationen zu kombinieren und zu verarbeiten,
- die Verstärkung der Fähigkeit des Helfers, verstehende, tragende, klärende Beziehungen zu den betreuten Kranken herzustellen, damit diese sich zunehmend an realen Bedingungen orientieren können, Erleben von Freude und Zufriedenheit kennen lernen.

Durch Erfahrungsaustausch und Fachinformation in der Arbeitsgruppe lernt der Laienhelfer vor allem, die eigene Wahrnehmung kritisch zu schulen und die Wichtigkeit positiver Kritik zu erkennen.

Welches ist die Rolle des mitarbeitenden Nervenarztes?

Der Helferkreis ist eine Arbeitsgruppe mit allen ihren Kriterien: Die einzelnen Mitarbeiter sind sich der Ausrichtung und des Zieles bewußt, erleben aber auch die wechselseitigen Einflüsse der Persönlichkeiten in der Gruppe. Der Arzt ist in dieser Runde kein Gruppen-Therapeut, sondern Fachmitglied der Arbeitsgruppe, der er sein Wissen fallbezogen und vor allem verständlich vermittelt. Die gemeinsame Arbeit basiert auf der Kenntnis von individuellem und Gruppen-Verhalten, ist aber auf das Arbeitsziel ausgerichtet, stellt eine Lehr- und Lernmethode dar und beinhaltet nicht die Behandlung einzelner Individuen. So erlebt der Arzt sich einerseits als Gruppen-Mitglied, andererseits als zuständig für seinen speziellen Fachbereich, wie auch die anderen Gruppenmitglieder je nach ihren speziellen Fähigkeiten ihre Kompetenzen einbringen. Sowohl für den kontinuierlich mitarbeitenden Nervenarzt als auch für seine Fachkollegen, die wegen ihrer Patienten mit den Laienhelfern in Verbindung sind, ist der Informationsaustausch wertvoll und bereichernd, dic Bchandlungsmöglichkeiten vertiefend. Die Kontakte zwischen den Laienhelfern und den behandelnden Ärzten finden jeweils nur mit Wissen, vorwiegend sogar auf ausdrücklichen Wunsch der Kranken statt, im anderen Falle halten beide Seiten sich natürlich an die Schweigepflicht.

Auf welchen Wegen kommen die Kranken zu dem Kontaktbereich?

Der Arbeitskreis für psychosoziale Hilfe arbeitet mit Beratungsstellen, Sozialdiensten der Kliniken und Verbände, niedergelassenen Nervenärzten zusammen. Sie können Psychotiker mit langer Krankheitsvorgeschichte, die unter Vereinsamung leiden, zur Teilnahme ermutigen. Auch über Klinikbekanntschaften stoßen kontaktsuchende Kranke zu dem Kreis.

Die kontaktfördernden Angebote des Arbeitskreises entwickeln sich aus den Bedürfnissen der Patienten. Aus Einzelbegleitungen wurde 1971 auf Wunsch einiger sehr isolierter Kranker die erste Kontaktgruppe gebildet, die zu einer kontinuierlich geschlossenen Gesprächsgruppe in konstanter Zusammensetzung wurde. In der Folgezeit ergaben sich weitere geschlossene Gruppen, die regelmäßig mit je zwei Laienhelfern zusammenkommen, aber auch offene Gruppenangebote mit unbegrenzter Teilnehmerzahl für alle Interessenten und ihre Angehörigen und Bekannten. Die offenen Angebote sind Kristallisationspunkte für gemeinsames Treffen und Tun: Wanderungen, Museums-, Konzert- und Theaterbesuche, Kaffeerunden, Stammtisch, Werken, Gymnastik, Spielen, Tischtennis, jeweils verbunden mit der verbalen Kommunikation, die für die Kranken vorrangig ist. Eine Musikgruppe wird von professionellen Musiktherapeuten geleitet. Jährlich werden 2–3 Wochenendfreizeiten mit verschiedenen kreativen Angeboten und Wanderungen durchgeführt, ebenso zwei Urlaubsreisen von je einer Woche.
Monatlich wird das Programm an alle Teilnehmer versandt.

Was sind die Ergebnisse?

Detaillierte Protokolle und Statistiken werden nicht geführt, dennoch ist festzustellen – was auch durch Urteile der Kranken zum Ausdruck kommt –, daß sich positive Entwicklungen und Veränderungen besonders im emotionalen Bereich ergeben: Die Patienten gewinnen feste Beziehungen zu dem Verein und seinen Mitgliedern, freuen sich über Bekanntschaften, haben Ziele vor Augen, finden jederzeit Ansprechpartner für Probleme aller Art. Es haben sich Freundeskreise gebildet, die sich auch außerhalb der angebotenen Veranstaltungen treffen. In nicht wenigen Fällen ist es gelungen, bei Psychose-Rezidiven die Kranken durch Intensiv-Einsatz mehrerer Helfer vor Klinikeinweisung zu bewahren. Im Idealfalle führt der jeweils behandelnde Nervenarzt gemeinsam mit den Laienhelfern eine Krisenintervention durch. Insgesamt konnte beobachtet werden, daß die Krisenzeiten kürzer geworden sind.

Überblickend ist zu sagen, daß es der kontinuierlichen Tätigkeit von Laienhelfern zuzuschreiben ist, wenn eine nicht unerhebliche Zahl von schwer psychotisch Kranken aus der Vereinsamung in einen Bereich der Außenwelt geführt werden kann, in dem bei ihm Fähigkeiten zur Kommunikation, die scheinbar verlorengegangen waren, mobilisiert werden, Mut und Lust zur Selbsthilfe erwachen.

Selbsthilfebetrieb (SHB) als letztes Glied im außerklinischen Versorgungsbereich

E. Bergner

Ausgangssituation

Im Dezember 1976 schuf der Caritasverband Erlangen e. V. die erste Übergangseinrichtung für psychisch kranke und behinderte Menschen im nordbayerischen Raum mit 16 Plätzen.

Zielsetzung war die ganzheitliche Eingliederung des Behinderten in Beruf und Gesellschaft.

Im Anschluß an diesen Prozeß zeigte sich bei vielen Behinderten das starke Bedürfnis und auch die Notwendigkeit nach neuen Wohnformen. In den Jahren 1978/79 wurden zwei Wohngemeinschaften mit insgesamt 14 beschützten Wohnplätzen geschaffen. Die notwendige Nachsorge wurde durch den Sozialpsychiatrischen Dienst sichergestellt, der 1980 unter gleicher Trägerschaft aufgebaut wurde.

Im Februar 1983 wurde für Langzeit- und Chronischkranke ein Langzeitwohnheim mit 15 Plätzen bereitgestellt.

Die Erfahrung hatte gezeigt, daß die Vielfalt psychischer Erkrankungen auch einer Vielfalt unterschiedlicher Einrichtungen bedarf, um die Effektivität der Arbeit zu sichern und dem Einzelnen gerecht zu werden.

Mit Beginn der 80er Jahre traten bereits die ersten Schwierigkeiten auf, die wieder arbeitsfähigen Behinderten auf dem allgemeinen Arbeitsmarkt unterzubringen. Diese Auswegslosigkeit beeinträchtigte zunehmend die Motivation der Betroffenen und damit auch eine dauerhafte Stabilisierung. Es mußten Arbeitsplätze geschaffen werden. Nach langwierigen Verhandlungen konnten wir am 1.3.1985 mit Hilfe der BAfA unseren Selbsthilfebetrieb auf den Weg bringen.

Darstellung des Projektes

Trägerschaft, Rechtsform

Träger der eigenständigen Einrichtung ist der „Caritasverband für die Stadt Erlangen und den Landkreis Höchstadt“, der voll für ihre betrieblichen und wirtschaftlichen Belange haftet. Aufgrund des besonderen Personenkreises und des gemeinnützigen Charakters des Betriebes wird vom Finanzamt ein ermäßigter Steuersatz von 7% gewährt.

Finanzierung

Die Investitionskosten einschließlich der Ausstattung von Arbeitsplätzen wurden z. T. vom Bayerischen Staatsministerium für Arbeit und Sozialordnung sowie von der

Hauptfürsorgestelle übernommen. Der Träger beteiligte sich mit ca. 15–20% an den Gesamtkosten. In den ersten 2 Jahren handelte es sich um eine projektorientierte Arbeitsbeschaffungsmaßnahme. Die schwer vermittelbaren Arbeitnehmer, überwiegend psychisch Behinderte, wurden in diesem Zeitraum mit 90%, der Handwerksmeister und die Sozialpädagogin mit 80% der Lohnkosten gefördert.

Seit März 1987 wird der vorwiegende Teil der Arbeitnehmer nach dem neuen Schwerbehindertengesetz § 31 Abs. 2, Förderung der Einstellung Schwerbehinderter, je nach Voraussetzung bis zu 3 Jahren gefördert. In Zahlen ausgedrückt: Im ersten Jahr übernimmt das Arbeitsamt 70%, im zweiten Jahr 55% und im dritten Jahr 40% der Lohnkosten. Arbeitnehmer, die unter berufliche Rehabilitation fallen, erhalten nach § 56 AFG (Eingliederungsbeihilfe) ein weiteres halbes Jahr 50% Lohnkostenzuschuß. Auch ältere Arbeitnehmer (ab 50 Jahren) werden nach § 97 AFG längstens fünf Jahre gefördert (erstes Jahr 70%, zweites Jahr 60% – bis zu 30% im fünften Jahr). Die Restfinanzierung der Lohn-, Personal- und Betriebskosten ist durch den Absatz der Produktionsgüter und der Lohnaufträge abgedeckt.

Arbeitsverhältnisse

Alle Beschäftigten sind Mitarbeiter des Caritasverbandes Erlangen e. V. Die Entlohnung erfolgt nach dem Caritastarif der AVR.

Es handelt sich z. Zt. um 14 Halbtags- und 5 Vollzeitstellen. Von den Mitarbeitern haben 8 einen Schwerbehindertenausweis; 3 weitere sind einem Behinderten gleichzustellen.

Beschreibung des Betriebes und seiner Arbeitsbereiche

Der Betriebsraum (Fläche 62 Quadratmeter) ist aufgeteilt in Kabel- und Elektrobereich, Montage- und Metallbereich. Angeschlossen sind ein Maschinenraum, ein Büroraum, ein Pausenraum mit Kochnische sowie Keller- und Lagerräume und die sanitären Anlagen. Der Selbsthilfebetrieb bietet in folgenden Bereichen Arbeitsplätze:

8–10 im Kabelbaum- und Elektrobereich
6– 8 im Metall- und Montagebereich
1– 2 im Holzbereich, zuzüglich Meister und Anleiter.

Im Kabelbaumbereich werden Kabelbäume kleinerer und mittlerer Größe nach Zeichnung und Arbeitsplänen angefertigt.

Alle von uns angefertigten Kabelbäume und Leiterplatten werden sowohl einer Sicht- als auch einer Funktionsprüfung unterzogen. Diese Aufgabenbereiche werden ebenfalls von uns abgedeckt.

Metallbereich: Neben Verpackungs- und Montagearbeiten können in unserem Betrieb auch zerspanende Metallarbeiten (Drehen, Bohren, Gewindeschneiden, Schleifen) ausgeführt werden. Die Finanzierung der dafür erforderlichen Maschinen übernahm zu 90% die Hauptfürsorgestelle. Bei der Produktion im elektromechanischen- und Metallbereich handelt es sich ausschließlich um Industrieaufträge. Die Auftragslage und der erzielte Stundenlohn sind zufriedenstellend bis gut.

Holzbereich: Der Betrieb ist mit größeren Heimhandwerkermaschinen ausgestattet. Die Eigenproduktion erwies sich jedoch im Laufe des vergangenen Jahres als problematisch, da sie viel Geschick und Zeitaufwand erfordert und mit hohen Absatzkosten verbunden ist. Aus diesem Grunde wurde sie stark reduziert und fast ausschließlich auf Lohnaufträge aus der Wirtschaft umgestellt.

Zielsetzung des Selbsthilfebetriebes

- Schaffung von Arbeitsplätzen für Behinderte
- Verbesserung der allgemeinen Lebenssituation der Behinderten
- Verbesserung der Chancen, auch außerhalb des SHB einen Arbeitsplatz zu bekommen
- Das Angebot von Arbeit als Einstieg in das gesellschaftliche Leben und Beitrag zur Persönlichkeitsentfaltung
- Das Angebot von Arbeit als einem therapeutischen stabilisierenden Moment.

Personenkreis

Bei den Mitarbeitern des SHB handelt es sich um „schwervermittelbare Arbeitnehmer", überwiegend um psychisch Behinderte. Die Krankheitsbilder reichen von einer allgemeinen Antriebsschwäche über neurotisches Fehlverhalten, leichtere Formen von Depressionen, manifeste Psychosen oder Psychosen aus dem schizophrenen Formenkreis bis hin zu einer paranoiden Schizophrenie (mit Halluzinationen).

Aufnahmekriterien

Der Bewerber muß grundsätzlich dem Arbeitsmarkt zur Verfügung stehen, längere Zeit, je nach Rechtsgrundlage der ihm seitens des Arbeitsamtes zu gewährenden Hilfe, arbeitslos gemeldet sein und die körperliche und seelische Konstitution für eine mindestens vierstündige Tätigkeit besitzen. Ein weiterer wichtiger Gesichtspunkt ist die genaue Abklärung des Leistungsniveaus, um spätere schmerzliche Entlassungen zu vermeiden. Ein Selbsthilfebetrieb ist keine Trainingswerkstatt.

Zusammensetzung der Belegschaft

Der SHB beschäftigt Männer und Frauen. Der jüngste Mitarbeiter ist 25, der älteste 57 Jahre. Die schulische und berufliche Ausbildung ist sehr unterschiedlich; sie reicht von der Hauptschule bis zum abgeschlossenen Studium. Nur 3 unserer Mitarbeiter (die Anleiter ausgenommen) haben eine abgeschlossene Berufsausbildung. Fast alle waren nur kurze Zeit einer Beschäftigung nachgegangen.

Die fachliche Ausbildung übernahmen bisher:

ein Schreinermeister (gleichzeitig Betriebsleiter)
eine Fachkraft im Metallbereich (Behinderter)
zwei Fachkräfte im elektronischen Bereich (einer davon Behinderter, einer Spätaussiedler).

Zur Verfügung stehen weiterhin ein Arbeitsassistent, der aus Mitteln der Ausgleichsabgaben von der Hauptfürsorgestelle gefördert wird. Die Verwaltungsarbeit wird von der Geschäftsstelle der Caritas getätigt.

Bedeutung der Arbeit für diesen Personenkreis

Arbeit haben bedeutet einen festen Platz in der Gesellschaft, ganz besonders für den Behinderten. 95% unserer Befragten gaben an, daß sich ihr Leben positiv verändert hat.

Sie gaben dazu folgende Erklärungen:

- ich fühle mich wieder anerkannt
- ich bin finanziell abgesichert
- Arbeit ist eine gute Therapie für mich
- das Leben ist besser ausgefüllt
- ich fühle mich wieder vollwertig
- ich fühle mich nicht mehr als Außenseiter.

Diese Aussagen machen deutlich, welch hohen Stellenwert die Arbeit für diesen Personenkreis hat.

Stellung des Selbsthilfebetriebes auf dem Arbeitsmarkt

Der SHB ist als Teil des allgemeinen Arbeitsmarktes zu sehen. Er bietet behindertengerechte Arbeitsplätze für schwer vermittelbare arbeitslose Arbeitnehmer. Der SHB entspricht den Anforderungen eines freien Wirtschaftsbetriebes; Arbeitsbedingungen und die geforderten Leistungserwartungen unterscheiden sich nur wenig von denen des allgemeinen Arbeitsmarktes. Er tritt mit anderen Firmen in Konkurrenz und zeigt so seine Wettbewerbsfähigkeit. Die Beschäftigten erhalten Löhne, die denen des allgemeinen Arbeitsmarktes entsprechen. Und doch ist eine Differenzierung notwendig. Man würde den psychisch Behinderten nicht gerecht, wenn es nur die Alternative freie Wirtschaft oder WfB gäbe. Gehen wir davon aus, daß erfahrungsgemäß kaum mehr als 1% der in der WfB Beschäftigten auf den freien Arbeitsmarkt vermittelt werden, wäre dies für den psychisch Behinderten unseres Erachtens keine ausreichende Chance, ganz abgesehen von den Kosten, die für einen Werkstattplatz entstehen.

Die Chancen auf dem allgemeinen Arbeitsmarkt aber stehen für den psychisch Behinderten mit an letzter Stelle. Das sind Tatsachen, die zur Selbsthilfe zwingen, sollen die vielfältigen beruflichen Rehabilitationsbemühungen nicht ins Leere gehen.

Psychische Stabilität – Leistungssteigerung

Die Leistungsfähigkeit eines Menschen wird nicht nur von seiner beruflichen Vorerfahrung beeinflußt, sondern steht auch in enger Wechselbeziehung zu seiner psychischen Verfassung; das wird beim psychisch Behinderten in besonderer Weise deutlich. Weithin ist die Annahme verbreitet, daß die Leistungsfähigkeit psychisch Behinderter bei überwiegend kreativem Tun zunähme und dadurch die psychische Stabilität gefördert würde. Die Erfahrungen in unserem Betrieb zeigten dagegen, daß dies eher durch bekannte und geregelte Arbeitsgänge zu erreichen war.

Der Selbsthilfebetrieb mußte aus wirtschaftlichen Erwägungen das Fertigungsspektrum umstellen. Überwogen bis Anfang 1986 die kreativen Arbeiten (z.B. Holz- und Webarbeiten), für die kein gesicherter Absatzmarkt vorhanden war, so werden heute überwiegend Arbeiten durchgeführt, für die feste Aufträge aus der Industrie vorliegen.

Es sind relativ anspruchsvolle Tätigkeiten, die jedoch in ihrem Ablauf bekannt sind. In zahlreichen Gesprächen mit den Behinderten wurde von deren Seite Zustimmung und höheres Sicherheitsempfinden geäußert. Eine objektive Bestätigung lassen die Vergleichszahlen für die Krankheitstage in den Jahren 1985 bzw. 1986 erkennen. Waren es in der Zeit der Eigenproduktion 15,6%, so sank die Zahl 1986/87 (Umstellung) auf 10,6% der jährlichen Arbeitstage.

Der Selbsthilfebetrieb aus der Sicht der Beschäftigten

- 80% sind über die Umstellung unserer Produktion sehr froh
- 93% fühlen sich den Leistungsanforderungen gut gewachsen
- 86% fühlen sich von Arbeitskollegen/Anleitern verstanden und akzeptiert
- 70% hätten im SHB gerne einen Dauerarbeitsplatz
- 30% sind der Ansicht, bessere Chancen in der freien Wirtschaft zu haben
- 50% sind mit der täglichen Arbeitszeit von 4 Stunden zufrieden und fühlen sich ausgelastet. Die anderen 50% würden gern 8 Stunden arbeiten (teilweise Selbstüberschätzung).

Wir vertreten die Meinung, daß der größte Teil unserer psychisch Behinderten mit 8 Stunden Arbeit und der Bewältigung aller übrigen Lebensbereiche überfordert ist und die Gefahr einer erneuten Erkrankung dadurch größer wird.

Schlußbemerkung

Die geringe Laufzeit von nur 2 Jahren erlaubt noch keine umfassende und allgemeingültige Aussage über den Versuch, neue Wege zu beschreiten und der Vielfalt psychischer Erkrankungen auch im Arbeitsleben Rechnung zu tragen, ohne die notwendigen wirtschaftlichen Gesichtspunkte außer acht zu lassen.

Daß dabei Differenzen unvermeidbar sind, muß sicher nicht näher erläutert werden. Die durch die Medikation oft bedingte Antriebsschwäche und die immer wieder auftretenden Schwankungen, das alles und mehr sind Faktoren, die es nicht erlauben, die Meßlatte eines normalen Arbeitnehmers auf dem allgemeinen Arbeitsmarkt anzusetzen.

Und doch haben die psychisch Behinderten Anspruch auf einen Arbeitsplatz außerhalb der WfB. Darum ist auch im Bereich der Arbeit, wie in den vorgenannten komplementären Diensten, eine Differenzierung notwendig.

Es ist unser aller Aufgabe, sich in erster Linie am Betroffenen zu orientieren, um nicht Gefahr zu laufen, aufgrund der vielen verschiedenen Methoden, Techniken und wirtschaftlichen Überlegungen an den Bedürfnissen der Hilfesuchenden vorbeizugehen.

Alkohol- und Medikamentenabhängigkeit: Modell einer gemeindenahen Kurzzeittherapie

R. Steinberg, M. M. Fichter und M. Soyka

Die Entwicklung der stationären Behandlungskosten hat auch im Suchtbereich dazu geführt, sich die Konzepte der Entzugsbehandlungen neu zu überlegen. Vor allem die Frage nach einer adäquaten Dauer der Behandlung erschien sehr attraktiv. Ebenso warf die historische Dichotomisierung in körperliche Entzugsbehandlung im „somatischen Krankenhausbereich" und in Entwöhnungsbehandlung im „psychotherapeutischen Langzeitbereich" die Frage auf, ob sie naturgegeben und unabdingbar sei oder eben nur eine historische Entwicklung aufgrund geteilter Zuständigkeiten von Kassen und Rentenversicherungsträgern.

1981 wurde an der Psychiatrischen Klinik der Universität München eine gemischte Suchtstation mit 22 Betten eröffnet [3]. Von vornherein war das Konzept, die von Feuerlein [2, 6] benannten 4 Phasen in einer therapeutischen Hand, sprich Einrichtung, zu belassen: Kontakt-, Entgiftungs-, stationäre Behandlungs- und ambulante Nachbetreuungsphase sollten von einem einzigen therapeutischen Team durchgeführt werden. Zielgruppe waren entsprechend der Häufigkeit hauptsächlich die Alkoholkranken; in den letzten Jahren wurde jedoch auch der Medikamentenabhängigkeit zunehmend Aufmerksamkeit geschenkt [10]. Wenn auch vor allem bei der Entgiftung zwischen beiden Gruppen deutliche Unterschiede bestehen, können und sollten sie weitgehend zusammen behandelt werden.

Der Kontakt zu Suchtkranken wird durch eine regelmäßig wöchentlich stattfindende offene „Mittwochsgruppe" hergestellt. Diese dient der Information, auch dem späteren nachstationären ambulanten Kontakt zu ehemaligen Patienten. Neue Patienten werden durch niedergelassene Ärzte überwiesen, werden von ehemaligen Patienten aus ihrem Bekanntenkreis motiviert. Es besteht die Möglichkeit, durch Blasen ins Alkometer sich und den Therapeuten die Abstinenz zu demonstrieren. Dieser freiwilligen Kontrolle durch das Alkometer bzw. bei Medikamenten durch Urinanalysen erfolgt eine Aufnahme zur Entzugsbehandlung erst nach mehreren Besuchen der Mittwochsgruppe. Dadurch wird sicherlich eine Selektion vorgenommen, andererseits die Motivation der Kranken zum Entzug verstärkt und überprüft. 11 Betten der Station sind als sogenannte Akutbetten für Entzüge vorgesehen. Alkohol wird abrupt abgesetzt; nach klinischen Kriterien wie Blutdruck systolisch über 180 mm Hg, Puls über 120 S/min, oder psychiatrischen Indikatoren wie Orientiertheit werden delirante Entwicklungen mit Clomethiazol (Distraneurin) für wenige Tage in absteigender Dosierung behandelt. Die Medikation erfolgt ausschließlich oral. Bei seltenen nicht beherrschbaren deliranten Entwicklungen erfolgt eine Verlegung in eine internistische Intensivstation, dann die Rückübernahme. Entzüge von Medikamenten dauern deutlich länger [10]. Beachtenswert ist, daß fast 50% aller Alkoholkranken auch Medikamente, zu einem Teil in deutlich über dem therapeutischen Bereich liegenden Dosen, nehmen [11]. Zum frühestmöglichen Zeitpunkt, meist schon nach 3 Tagen, werden die Akutpatienten zum Besuch von Selbsthilfegruppen – Anonyme Alkoholiker, Blaues Kreuz, Kreuzbund etc. – motiviert. Das gesamte Therapiekonzept ist darauf abgestellt, tragende therapeutische Bindungen parallel zum stationären Programm auch außerhalb der Klinik im sozialen Feld des Kranken aufzubauen [3].

Wenn auch sichere Prädiktoren fehlen, mit deren Hilfe die Indikation zu Kurzzeit-, mittelfristiger oder Langzeittherapie getroffen würde, haben sich einige Variablen als gute Diskriminatoren erwiesen [4, 8]. So ist eine Kurzzeittherapie eher indiziert, wenn die Partner noch zusammenleben, der Arbeitsplatz erhalten ist, die Arbeitsstelle in den letzten Jahren kaum gewechselt wurde, noch keine Behandlung in einer Suchtfachklinik stattgefunden hat. An medizinischen Prognosekriterien war vor allem das Fehlen eines toxisch bedingten Wesenswandels günstig. Bei Frauen gelten in etwa die gleichen Kriterien, wobei auch die Häufigkeit von parasuizidalen Handlungen oder Suizidversuchen Wertigkeit besitzt [6]. Zusätzlich konnte eine wesentliche prognostische Aussagekraft durch die Gruppentherapie während des Entzuges gewonnen werden, die über Gruppenfähigkeit und Introspektionsfähigkeit gute Anhaltspunkte gab.

Etwa ein Drittel aller aufgenommenen Patienten konnte der eigenen 6wöchigen stationären Therapie nach der Entgiftung zugeführt werden. Für ein weiteres Drittel war von vornherein eine Langzeittherapie in einer geeigneten Suchtfachklinik indiziert. Der Anteil der Patienten, die nach Entgiftung keine weitere stationäre Behandlung wünschten bzw. während der Vermittlungsphase den Kontakt zur Klinik und anderen Therapien abbrachen, liegt ebenfalls bei einem Drittel. Aufnahmebedingung für die 6wöchige stationäre Therapie ist ein weiteres kontinuierliches Besuchen von mindestens 3 Mittwochsgruppen. Es werden dann 10 bis 12 Patienten gleichzeitig aufgenommen. Diese bilden eine geschlossene Behandlungsgruppe. Sie wird nach Abschluß der 6wöchigen stationären Behandlung über weitere 6 Wochen betreut.

Behandlungsziel ist die völlige Abstinenz. Vor der Meinung, kontrolliert trinken zu können, wird grundsätzlich dringend gewarnt. Behandlungsziel ist ferner das Bewußtmachen psychischer und sozialer Bedingungen der Abhängigkeit, Erkennen und Einüben alternativer Verhaltensmuster für Konfliktsituationen und die Behandlung und weitere Prävention von körperlichen Folgesymptomen sowie den Folgen im sozialen Bereich. Das 6wöchige stationäre Gruppentherapieprogramm beinhaltet verschiedene Bausteine. Eine konfliktzentrierte, tiefenpsychologisch orientierte Psychotherapie wird dreimal wöchentlich durchgeführt. Prozesse der Gruppendynamik, unbewußte Bedürfnisse und Ziele werden bearbeitet. Zwei 1½stündige Therapiesitzungen pro Woche dienen dem Aufbau sozialer Kompetenz. Verbesserung der Kommunikation, Aufnahme und Aufrechterhaltung von Kontakten, Selbstbehauptung im Sinne der Durchsetzung zustehender Rechte und angemessener Forderungen sowie Bewältigung von Belastungssituationen werden thematisiert. Autogenes Training, Rollenspiel, Gestaltungstherapie, Körpertraining werden ebenso angeboten wie Wissensvermittlung durch Therapeuten und Selbsthilfeorganisationen. Musiktherapie findet einmal in der Woche statt, sie hat eine hohe Akzeptanz.

Ein wesentlicher Baustein ist die Betreuung von Angehörigen. Dabei sind Informationen über Abhängigkeit, Besprechen gemeinsamer Probleme, Änderung der Einstellung und Verhaltensweisen im Umgang mit dem Patienten Therapieziel. Es wird versucht, Angehörigen konkrete Hilfen bezüglich der Offenheit im Gespräch, des Abbaues von Fremdkontrolle und auch bezüglich ihrer eigenen Abstinenz anzubieten. Häufig wiederkehrende Themen sind Mitverantwortung, Schuld, Vertrauen, Angst und Verantwortung gegenüber dem Patienten. Selbstverständlich hat jeder Patient einen direkten ärztlichen oder psychologischen Ansprechpartner.

Im Zeitraum 1981 bis 1986 wurden 906 Patienten stationär behandelt. Die Altersverteilung ist für Männer und Frauen mit 40 ± 9 Jahren in etwa gleich. Männer überwiegen mit zwei Dritteln. Die durchschnittliche Suchtdauer beträgt etwa 15 Jahre, somit fällt der Beginn mißbräuchlichen Alkoholkonsums in die erste Hälfte der dritten Lebensdekade. 70% der Patienten sind als Gamma-Trinker nach Jellinek [5] zu bezeichnen, der Rest zum überwiegenden Teil als Delta-Trinker. Alpha-, Beta- und die episodischen Epsilon-Trinker sind eher rar. Nach bei jedem Patienten durchgeführter Urin-Analyse erhebt sich bei mehr als 40% der Verdacht auf eine Polytoxikomanie. Sicher polytoxikoman waren 26%. Davon sind über 80% Benzodiazepin-Mißbräuche, was beim Entzug unbedingt berücksichtigt werden muß; Barbiturate und Distraneurin folgen mit ca. 7%, Schmerzmittel spielen fast keine Rolle. Abhängigkeiten von illegalen Drogen werden auf dieser Station nicht behandelt. In den letzten 3 Jahren nimmt die Zahl der Medikamentenabhängigen auf der Station zu; derzeit sind es etwa 15%. Fast ausschließlich handelt es sich um Benzodiazepinabhängigkeiten.

Die Symptomatik von Alkoholentzügen zeigt einen ziemlich gleichförmigen Verlauf. Spätestens 12 bis 18 Stunden nach letzter Alkoholzufuhr beginnen Unruhe, Schwitzen, Blutdrucksteigerung usw. Die Symptomatik nimmt rasch zu, klingt jedoch üblicherweise binnen weniger Tage ab. Anders verläuft die Entzugssymptomatik bei Tablettenabhängigen, wie in Abb. 1 dargestellt. Die 62jährige Patientin hatte über 15 Jahre Benzodiazepine, vornehmlich als Schlafmittel, eingenommen; in den

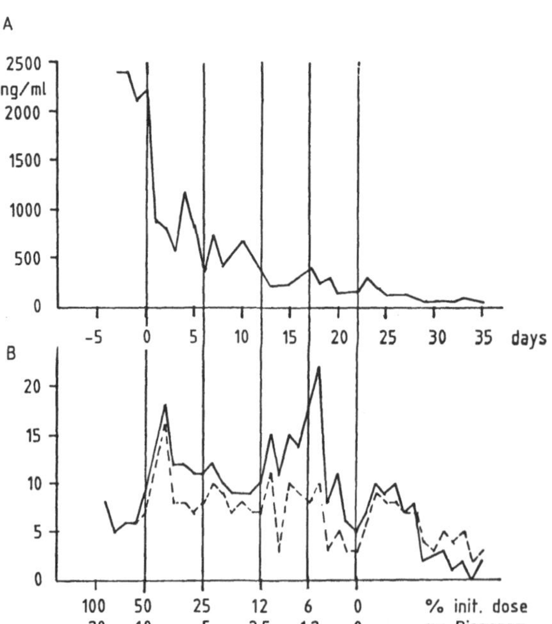

Abb. 1. 62jährige Patientin. Entzug von 20 mg Diazepam. *A* Konzentration von Diazepam im Morgenurin, über 38 Tage aufgetragen; *B* Entzugssymptomatik (——— objektiv, – – – – subjektiv) bei Reduktion um 50% jeden 5. Tag (s. Text)

letzten 2 Jahren kontinuierlich 20 mg Valium. Bei stationärer Aufnahme war eine Abhängigkeitssymptomatik deutlich: Konzentrationsschwierigkeiten, verwaschene Sprache, Schreckhaftigkeit. Bei eigenen Absetzversuchen entwickelten sich sofort Entzugssymptome. Zunächst wurde für 3 Tage 20 mg Valium gegeben, am Tag 0 um 50% auf 10 mg reduziert. Binnen zweier Tage zeigte sich ein ausgeprägter Entzug, der mittels eines standardisierten Katalogs objektiviert [7, 11] wurde. Bei weiteren Reduktionsschritten um jeweils 50% jeden 5. Tag zeigte sich unmittelbar nach Absetzen objektivierbar eine Zunahme, insgesamt aber ein Gipfel der Entzugssymptomatik tatsächlich erst nach 2½ Wochen. Nach 3 Wochen war sie auf Null reduziert, nochmals kam es jedoch zu einem deutlichen Anstieg der Entzugssymptomatik, die erst nach weiteren 10 Tagen abgeklungen war. Die objektivierte Entzugssymptomatik entsprach der subjektiven Empfindung der Patienten sehr gut. Ein von ihr selbst ausgefüllter Fragenkatalog läuft parallel zu den objektiven Daten, der Korrelationskoeffizient ist hochsignifikant. Die Entzugssymptomatik zeichnete sich durch Unruhe, Schlaflosigkeit, Zittern, Schweißneigung, Hyperakusis, körperliche Mißempfindungen, dabei vor allen Dingen Kopfschmerzen, aus. Um einen Anhaltspunkt für das Abklingen der Benzodiazepin-Konzentration in den Körperflüssigkeiten zu haben, wurde jeden Tag der Morgenurin kontrolliert. Es zeigte sich eine Abklingkurve, die der zu erwartenden e-Funktion recht gut entspricht. Durchschnittlich dauern Entzüge bei Medikamentenpatienten – es sind vor allen Dingen Benzodiazepin-Abhängige – 4 bis 5 Wochen [1, 7, 9, 10]. Gerade bei Tabletten-Abhängigkeiten sind zeitliche Vorgaben für die Dauer von Entzugsbehandlungen unsinnig. Eine Reduktion der täglichen Dosis um 50% jeden 5. Tag scheint nur unter stationären Bedingungen möglich, da die Entzugssymptomatik generell sehr ausgeprägt ist [10].

Bezüglich des Erfolges der Kurzzeittherapien laufen aufwendige Untersuchungen [4]. Abbrüche aus der 6-Wochen-Therapie sind mit weniger als 7% erfreulich gering. Abstinent bleibt fast die Hälfte der 6-Wochen-Patienten über einen Zeitraum von 2 Jahren. Nähme man noch die Kategorie der gelegentlich Trinkenden als positiv zu Bewertende hinzu, wäre der günstige Eindruck noch besser. Als wesentlicher Vorteil wird von Patienten wie auch dem therapeutischen Team gesehen, daß nicht von vornherein eine Trennung vom gewohnten Sozialbereich stattfindet. Dadurch bleiben partnerschaftliche Beziehungen erhalten bzw. verbessern sich, andererseits können notwendige Lösungen von Partnerschaften therapeutisch begleitet und somit erträglicher für alle Betroffenen gestaltet werden. Von den Patienten wird vor allem geschätzt, daß die Behandlung von Anfang an in einer Hand bleibt, auch die Nachkontrolle beim gleichen Arzt oder Psychologen stattfindet. Gerade die Übergangszeiten nach Therapien sind die weitaus gefährdetsten Momente bezüglich eines Rückfalls. Eine Krisenintervention durch ein dem Betroffenen bekanntes Team in seiner Umgebung scheint uns von erheblichem Vorteil zu sein. Insgesamt scheint für ein Drittel der alkoholkranken und medikamentenabhängigen Patienten eine Kurzzeittherapie in Gemeindenähe sinnvoll zu sein. Nicht nur die geringeren Kosten, sondern vor allem die auf Integration des gewohnten Umfeldes in das therapeutische Konzept bedachte Strategie eines kompetenten und erreichbaren Teams sollten der grundsätzlichen Dichotomisierung in Entzugs- und Entwöhnungsbehandlung an unterschiedlichen Orten ein Ende bereiten.

Literatur

1. Ciraulo DA (1985) Abuse potential of benzodiazepines. Bull NY Acad Med 61:728–741
2. Feuerlein W (1975) Alkoholismus-Mißbrauch und -Abhängigkeit. Thieme, Stuttgart
3. Fichter MM, May F, Postpischil F (1983) Ein stationäres Kurzzeittherapiemodell auf der Suchtstation der Psychiatrischen Universitätsklinik München: Eine Bilanz über das erste Jahr. In: Schrappe O (Hrsg) Methoden der Behandlung von Alkohol-, Drogen- und Medikamentenabhängigkeit. Schattauer, Stuttgart
4. Fichter MM, Postpischil F (in Vorbereitung) Katamnese von Kurzzeit-Entzugstherapien
5. Jellinek EM (1960) The disease concept of alcoholism. Yale University Press, New Haven
6. Küfner H, Feuerlein W, Florschütz T (1986) Die stationäre Behandlung von Alkoholabhängigen: Merkmale von Patienten und Behandlungseinrichtungen, katamnestische Ergebnisse. Suchtgefahren 32:1–86
7. Lader M (1984) Benzodiazepine dependence. Prog Neuropsychopharm Biol Psychiatr 8:85–95
8. Lesch OM (1985) Chronische Alkoholismus-Typen und ihr Verlauf – Eine Langzeitstudie. Thieme, Stuttgart
9. Petursson H, Lader M (1981) Withdrawal from longterm-benzodiazepine treatment. Br Med J 283:634–645
10. Steinberg R, Brenner PM, Lund R, Rüther E (1987) Behandlung chronischer Schlafstörungen. In: Hippius H, Schmauss M (Hrsg) Schlaf. Springer, Berlin Heidelberg New York Tokyo
11. Wolf B, Bitter D, Brenner PM, Rüther E (1985) Drug abuse and dependence in psychiatric inpatients. Pharmacopsychiat 18:37–39

Die Rehabilitation schizophrener Kranker in Italien

M. Populin

Das Gesetz Nr. 180 vom 13. Mai 1978 hatte in der Hauptsache darauf abgezielt, das psychiatrische Krankenhaus als Ort für die Pflege psychisch Kranker abzuschaffen.

Neu daran war die Möglichkeit, einen Patienten mit einer akuten psychischen Erkrankung in ein allgemeines Krankenhaus aufzunehmen und zwar in einen „Psychiatrischen Dienst für Diagnose und Therapie", der in Zusammenarbeit mit den örtlichen psychiatrischen Einrichtungen – außerhalb des Krankenhauses – Maßnahmen der Vorbeugung, der Pflege und der Rehabilitation treffen kann. Die Aufgabe der Psychiatrie besteht also nicht mehr in der Verwahrung des psychisch Kranken in einer psychiatrischen Einrichtung; sie verlagert sich vielmehr nach draußen und erstreckt sich nicht nur auf den Patienten, sondern auch auf seine Familie und seine Umgebung.

Dieses Gesetz hat zu einer Revolution in der Psychiatrie geführt, die heute noch im Gang ist und alle betrifft: das psychiatrische Betreuungspersonal, die Kranken, die Familienangehörigen und das ganze Volk.

Einzelne engagierte Gruppen in verschiedenen Teilen des Landes hatten bei ihrer Arbeit im psychiatrischen Bereich Ergebnisse erzielt, die in nationale Normen umgesetzt wurden und heftig umstritten sind. Die Folge ist eine sehr unterschiedliche Situation: In manchen Provinzen und Städten kommt das Gesetz bereits voll zur Anwendung, in anderen ist es noch nicht vollzogen. Dennoch hat das Gesetz Nr. 180 – ungeachtet aller Schwierigkeiten und mangelnder finanzieller Mittel – den Anstoß für die Suche nach Strategien gegeben, die den psychisch Kranken wieder in die Gesellschaft integrieren können.

So haben sich verschiedene Projekte entwickelt, die, ohne großes Aufsehen, im Geiste des Gesetzes wirken, um dem Patienten nach seiner Genesung von einer schweren psychischen Krankheit das Verbleiben in seiner gewohnten Umgebung zu ermöglichen. Die Aktivität der staatlichen psychiatrischen Dienststellen erstreckt sich hauptsächlich auf Personen, die an Schizophrenie leiden. Sie bedürfen für gewöhnlich auf lange Zeit und immer wieder intensiver Unterstützung. Unter ihnen befinden sich viele junge Leute mit niedrigem „social functioning", welche die Psychiatrischen Dienste für Diagnose und Therapie wiederholt kurzfristig in Anspruch nehmen. In anderen Fällen handelt es sich um Menschen, die ein isoliertes, unerfülltes Dasein führen und für ihre Familien eine starke Belastung bedeuten, weil sich ein Betreuungs-Abhängigkeitsverhältnis entwickelt. Für diesen Personenkreis sind die psychiatrischen Leistungen hauptsächlich zu Hause zu erbringen. Da diese Gruppe zu einem chronischen Krankheitszustand neigt, stellt sie die „neuen chronisch Kranken" dar.

Um zu verhindern, daß sich diese Situation verfestigt, entwickeln die italienischen psychiatrischen Dienste eine über die einfache pharmakologische Kontrolle und die reine Betreuung hinausgehende Initiative. Die Trennung zwischen Therapie und Rehabilitation wird überwunden, und die Behandlung entfaltet sich zu einer therapeutisch-rehabilitativen Synthese.

Nach Maßgabe der Weltgesundheitsorganisation hat die Rehabilitation das Ziel, den sozialen Wert des Individuums wiederherzustellen und den Rehabilitanden wieder in seine familiäre und soziale Umgebung sowie in das Arbeitsleben einzugliedern. Sie soll also nicht nur zu einer Wiedergewinnung der verlorenen Fähigkeiten führen, sondern dem Patienten auch dazu verhelfen, sich wieder als aktives und gleichwertiges Mitglied der Gesellschaft zu fühlen.

Aus den territorial unterschiedlichen Strukturen der psychiatrischen Dienste ergeben sich verschiedene Benennungen: therapeutisches Tageszentrum, day hospital, centro appoggio, Rehabilitationsdienst, psychosozialer Dienst, centro di salute mentale, psychiatrischer Rehabilitationsdienst, Zentrum für Rehabilitation usw. Sie sind in Allgemeinen Krankenhäusern, in psychiatrischen Einrichtungen außerhalb des Krankenhauses oder einfach in Häusern und Wohnungen untergebracht und i. allg. während der Tagesstunden geöffnet, ausgenommen an Feiertagen. Die Rehabilitationsmaßnahmen werden von einem interdisziplinären Team ausgeführt (Psychiater, Psychologe, Krankenpfleger, Sozialarbeiter, Betreuer), das sich regelmäßig trifft, um ein Programm aufzustellen und die Durchführung der einzelnen Programmschritte festzulegen. Die Gespräche finden auf einer gemeinschaftlichen Ebene statt. Gute Zusammenarbeit garantiert das gute Funktionieren des Dienstes.

Das Team ist weitgehend flexibel und offen für Veränderungen. Die Beziehung zwischen Therapeuten und Rehabilitanden fördert tatsächlich den Fortschritt und die Veränderung nicht nur des Patienten, sondern gleichzeitig auch des Behandlungspersonals. Da dieses in das Geschehen involviert ist und nicht nur das Wohlbefinden des einzelnen, sondern auch das Gesamtklima des Rehabilitationszentrums beeinflussen kann, finden in einigen Zentren auch Zusammenkünfte der Teammitglieder statt, die von einem außerhalb der organisierten Therapieeinrichtungen stehenden Psychotherapeuten koordiniert werden. Die Rehabilitationsmaßnahmen sind nicht einheitlich; sie sind abhängig vom jeweiligen Konzept des Teams oder auch von den realen Therapiemöglichkeiten. Konstant sind allerdings immer drei Bezugspunkte: der Patient, die Familie und die Umwelt. Zwischen diesen besteht eine Wechselbeziehung, in der nicht nur die symptomatischen Verhaltensweisen des Kranken negative Reaktionen bei den anderen hervorrufen können, sondern auch negative familiäre oder soziale inputs Rückstöße oder reaktivierte psychiatrische Symptome beim Patienten auslösen. In diesen Kreislauf tritt nun das therapeutische Team ein. Es erweitert und kompliziert die Struktur und bewirkt eine Reihe von positiven oder negativen Antworten.

Trotz der verschiedenen Ausrichtungen der Psychiater wird von allen mit Rehabilitation Befaßten die Notwendigkeit einer ganzheitlichen Behandlung unterstrichen, die sämtliche gegenwärtig verfügbaren Techniken umfaßt: Psychopharmakotherapie, individuelle Psychotherapie, Gruppen- und Familientherapie, „family counseling", Bewegungstherapie und Körpersprache, Malerei, Musiktherapie, Arbeitstherapie und gesellschaftliche Betätigung. Diese Behandlung wird auf jeden Rehabilitanden individuell abgestimmt; ein Rehabilitationsvertrag legt die einzelnen Schritte des Programms und das Ziel der Behandlung fest. Der Besuch des Rehabilitationszentrums ist freiwillig und so lange möglich wie erforderlich.

Nach allgemeiner Auffassung sollte die *psychopharmakologische Therapie* von psychosozialen Maßnahmen begleitet werden. Bei jeder rehabilitativen Behandlung außerhalb der Klinik muß berücksichtigt werden, was der Patient in seinen Beziehungen zu Familie und sozialer Umwelt psychisch erleidet. Deshalb dürfen die Eingriffe nicht nur ausschließlich pharmakologischen Charakter haben und muß die Dosierung von Neuroleptika, die für fast alle Patienten notwendig sind, so niedrig wie möglich gehalten werden.

Die in den Rehabilitationszentren durchgeführte *Psychotherapie* umfaßt individuelle, Gruppen- und Familientherapie. Die allgemeine theoretische Ausrichtung ist psychodynamischer, systematisch-relationaler und eklektischer Art. Die psychodynamisch gelenkte individuelle Psychotherapie erlaubt es dem Therapeuten, den vorhandenen Komponenten des Teams weitere Daten hinzuzufügen, welche die Reintegration des Patienten begünstigen. In der Tat, erst nachdem der Psychotherapeut ein Vertrauensverhältnis zu dem Patienten hergestellt und ihm Einblick in die psychodynamischen Vorgänge vermittelt hat, kann die sukzessive, globale „In-Obhut-Nahme" durch andere Therapeuten erfolgen (i.allg. Pflegepersonal mit assistierenden und begleitenden Funktionen). Diese stellen die zwischenmenschlichen Beziehungen her, die unerläßlich sind, um den Kontakt mit der Realität zu verbessern und die Selbständigkeit des Rehabilitanden zu fördern. Auf diese Weise verläßt die Psychotherapie den Therapieraum und begibt sich ins soziale Umfeld. Der kognitiv-behaviouristische Eingriff, der auf dem Training des Sozialverhaltens basiert, kann bei einer gründlichen Kenntnis der Fähigkeiten, Motivierungen, Gewohnheiten, Reaktionen des Patienten gute Erfolge erzielen wie: das rezidivfreie Verbleiben in der Gemeinschaft, das Vermeiden des Drehtür-Phänomens, das Lernen oder Wiedererlernen sozialer Fähigkeiten.

Die gruppentherapeutischen Sitzungen, die regelmäßig stattfinden und deren Kontinuität die Deutung und das tiefere Verständnis der Geschehnisse fördert, sind ebenfalls ein bedeutendes Moment der Rehabilitation. Die Gruppe bekräftigt die Rehabilitanden in ihrer Haltung; sie bildet außerdem den Rahmen für das gemeinsame Handeln des therapeutischen Personals und der Patienten in der Programmierung und Überprüfung der Rehabilitationsziele.

Die Rehabilitation in der Familie umfaßt *Familientherapie* und „family counseling". Die Rolle der Familie für den schizophrenen Kranken wird gegenwärtig nicht mehr nur negativ – die Familie als Quelle der Pathologie – gesehen; vielmehr gilt die Familie als eines der wichtigsten Instrumente zur Wiederherstellung der Gesundheit. Zwischen Familie und therapeutischem Team gibt es nicht mehr, wie ehedem, gegenseitige Beschuldigungen und Opposition, sondern statt dessen das Bemühen um Zusammenarbeit. Auf eine solche therapeutische Hilfestellung kann, neben der regelmäßigen Anwendung einer psychopharmakologischen Therapie, nicht verzichtet werden, wenn Konflikte und pathogene Ängste beseitigt und die gesundheitsfördernden Kräfte unterstützt werden sollen.

Eine starke geäußerte Empfindlichkeit der Familienmitglieder („expressed emotion") erhöht die Rückfallgefahr beim schizophrenen Kind; die besten Resultate sind in diesem Fall mit „family training" zu erzielen. Dieses Training verändert gleichzeitig mit dem Kranken auch die familiäre Umgebung samt allen Verzerrungen ihrer gefühlsmäßigen Beziehungen. Aus diesem Grund kommt auch das „family counseling" oder die Gruppendiskussion der Familienmitglieder des Rehabilitanden zur

Anwendung, an der Personen mit hoher und niedriger „expressed emotion" beteiligt sind. Die Therapeuten versuchen, den Angehörigen die Probleme der Schizophrenie zu erklären: sie müssen ja lernen, mit ihr zu leben. Sie werden in der Anwendung richtiger Verhaltensweisen geschult, wobei Zwischenziele festgelegt werden, so daß die Eltern mit der Entwicklung ihrer Kinder Schritt halten können. Die innerhalb der Gruppe aktivierten Interaktionen ermöglichen den Mitgliedern mit hoher „expressed emotion", Strategien zu erlernen, welche jene mit niedriger „expressed emotion" anwenden. Auf diese Weise wird eine größere Toleranz der Familie gegenüber den Kindern erreicht und somit die Häufigkeit der Rückfälle reduziert; es entwickelt sich eine Haltung der Solidarität, der Verständigung, der Wärme, der Empfindsamkeit, welche das Verbleiben des Kranken in der Familie begünstigt und der Rehabilitation einen besseren Erfolg sichert.

Bewegungstherapie und *Körpersprache* werden ebenfalls eingesetzt, und zwar bei Personen, bei denen das Phänomen der Persönlichkeitsspaltung auftritt. Sie erfahren sich selbst als gespalten, d.h., der eine Teil ihres Ichs erlebt eine körperliche Erfahrung, der andere Teil beobachtet sie. Übungen, die zur Wahrnehmung einzelner Teile des Körpers führen, Spiele und Dramatisierungen, die zum Ausdruck von Gefühlen in Mimik und Gestik ermutigen, können allmählich die Fähigkeit fördern, den eigenen Körper wiederzuempfinden und Körpergefühle zu verbalisieren, um schließlich jene Brücken zu schlagen, die die Beziehung zur Welt wiederherstellen.

Musiktherapie und *Malerei* können wertvolle Informationen über die Psychopathologie des Rehabilitanden liefern und wichtige Anstöße für die Wahl der therapeutischen Maßnahme geben.

Die *Arbeitstherapie* spielt eine sehr bedeutende Rolle in der Rehabilitation. Aus den Erfahrungen mit Arbeitstherapie in beschützter Umgebung entwickeln sich jetzt Initiativen zur Gründung von Genossenschaften. Diese sind sowohl an Psychiatrische Dienste gebunden als auch eigenständig. Durch Aufträge von öffentlichen oder privaten Unternehmen ermöglichen sie einem Patienten, auch nach einer schweren psychischen Krise wie einem schizophrenen Schub, wieder in das normale Arbeitsleben einzutreten, sich wie alle anderen zu fühlen und eine gewisse wirtschaftliche Unabhängigkeit zu erlangen.

Außerdem bietet diese Beschäftigung im allgemeinen sozialen Milieu die Möglichkeit, außerhalb des psychiatrischen Bereichs Kontakte zu knüpfen und Beziehungen aufzubauen. Der Rehabilitand wird auf diesem Weg von seinem persönlichen Betreuer begleitet, der ihn behutsam an die äußere Welt heranbringt, ihn ermutigt und unterstützt und allmählich auf ein höheres Niveau der Selbständigkeit führt.

Besonderes Gewicht wird auf das Programmieren der therapeutischen Maßnahmen gelegt, die stets den effektiven therapeutischen Fortschritten angepaßt werden müssen, um der Gefahr der Regression, der Verstärkung der Chronifizierung, der Abhängigkeit, der Aktivierung eines Verfolgungswahns oder auch eines Selbstmordes zu begegnen.

Die Verlegung der therapeutischen Maßnahmen von den Rändern in die Mitte der Gesellschaft und die Einbeziehung der öffentlichen Sozialdienste besonders bei Problemen der Unterbringung und der Arbeitsbeschaffung sind Aufgaben, an denen viele psychiatrische Teams arbeiten. Wo die Verwaltungsbehörden die Notwendigkeit einer Reform der psychiatrischen Betreuung anerkennen, werden die fachlichen

Anleitungen der Psychiater in Verwaltungsmaßnahmen umgesetzt. Nur eine enge Zusammenarbeit von Psychiatern und Behörden kann die therapeutisch-rehabilitative Aktion vorantreiben und eine echte soziale Wiedereingliederung erreichen; nur mit Hilfe einer Reihe von integrierten interdisziplinären Maßnahmen (von seiten des Psychiaters, der Psychologen, Soziologen, Juristen, Verwaltungsbeamten, Politiker, Anthropologen, Theologen etc.) kann eine Basis für das allgemeine psychische Wohl geschaffen werden. Die mangelnde Vorbereitung unserer Gesellschaft ist eines der größten Hindernisse auf dem Weg zu einer neuen Sichtweise der psychischen Krankheit: Wie auch immer die Schizophrenie entstanden sein mag, die Art ihrer Behandlung bestimmt ihre Heilung.

Wenn die neuen Dienste korrekt organisiert und ausgebaut sind, werden sie auch jenen schizophren Kranken helfen können, die vor dem Erlaß des Gesetzes Nr. 180 in psychiatrischen Krankenhäusern lebten, und zwar oft in einem Abhängigkeitsverhältnis, das die Chronifizierung der Krankheit förderte. Diese Nachteile werden bei den Psychiatrischen Diensten vermieden. Angesichts des Zusammenspiels von Patienten, Pflegepersonal, Familie und Gesellschaft muß schließlich auch der Mythos von der Unheilbarkeit der Schizophrenie revidiert werden. Nicht nur Allgemeinärzte, Familienmitglieder, Freunde und Arbeitskollegen müssen ihre Einstellung ändern, sondern auch die Psychiater selbst.

Auf diese Weise könnte das gesellschaftliche Vorurteil gegen den psychisch Kranken überwunden werden und das aktive Leben in der sozialen Umwelt all jenen erleichtert werden, die eine schwere psychische Krankheit wie die Schizophrenie durchgemacht haben.

Literatur

Ammaniti M e coll (1982) Il centro terapeutico diurno nell'ambito dei servizi psichiatrici a Roma. In: I centri terapeutici diurni. Il Pensiero Scientifico, Roma

Ammaniti M e coll (1985) Centri terapeutici diurni e ospedali diurni in psichiatria. In: Realtà e prospettive della riforma dell'assistenza psichiatrica. Istituto Poligrafico e Zecca dello Stato, Roma

Bai G (1985) La riabilitazione in psichiatria: comprehensive versus settoriale. 36 o Congresso Nazionale SIP, 21–26 ott, Milano

Balzola M e coll (1985) Il corpo schizofrenico: considerationi teoriche e trattamento integrato. 36 o Congresso Nazionale SIP, 21–26 ott, Milano

Bellini M, Boccaletti D (1983) Modalità di collaborazione dello psichiatra curante nell'ambito di un programma di riabilitazione di gruppo ad indirizzo comportamentale per giovani psicotici. Riv Sper Freniat 109:6

Benedetti G (1983) Fondamenti della terapia individuale nella schizofrenia. Ann Neurol Psichiatr 77

Bogliolo C (1984) L'impiego dei neurolettici long-acting nei servizi psichiatrici del territorio. Simposio regionale dell'Associazione Mondiale di Psichiatria, 12 ott, Roma

Calandra C, Nucifora D, Iuppa F (1986) Strategie riabilitative ed interventi nella psicosi cronica. Formazione Psichiatrica 1

Carena R e coll (1985) La nuova cronicità: un'indagine sul fenomeno degli „alti utilizzatori“ in un servizio di diagnosi e cura. 36 o Congresso Naz SIP, Milano

Cavallari G e coll (1985) Presenza e ruolo dei familiari dei pazienti schizofrenici durante il colloquio di accettazione nel Day Hospital della Clinica Psichiatrica Universitaria di Milano, 36 o Congresso Naz SIP, 21–26 ott, Milano

Cazzullo CL e coll (1985) Recidive di ricovero e nuova cronicità psichiatrica presso l'ospedale Policlinico di Milano. In: Realtà e prospettive della riforma dell'assistenza psichiatrica. Istituto Poligrafico e Zecca dello Stato, Roma

De Isabella G, Meneghelli A (1985) La cronicità giovanile: programmi di trattamento. Riv Sper Freniatr 109:6

Facco F e coll (1985) Colore e tecniche pittoriche nelle produzioni del paziente schizofrenico. 36 o Congresso Naz SIP, 21–26 ott, Milano

Goldwurm GF (1985) L'intervento psicosociale basato sui metodi cognitivo-comportamentali nei nuovi servizi psichiatrici. Riv Sper Freniatr 109:6

Llanes AS (1985) Una esperienza comunitaria pilota per la riabilitazione sociale degli schizofrenici. Min Psich 26:1

Mignolli G e coll (1984) Lungodegenza e lungoassistenza a Verona-Sud quattro anni dopo la riforma psichiatrica. Riv Psichiatr 19:2

Populin M (1986) Importanza della riabilitazione nel trattamento della schizofrenia. Psichiatria gen e dell'età evolut 2

Populin M (1986) Il trattamento riabilitativo psicosociale della persona sofferente di schizofrenia. Cinque anni di esperienza del Servizio di Riabilitazione del Dipartimento Psichiatrico di Gorizia. Convegno „La riabilitazione degli psicotici", 22-11-86, Treviso

Rossi R e coll (1985) Possibilità e limiti degli interventi psicoterapici nei servizi pubblici. In: Realtà e prospettive della riforma dell'assistenza psichiatrica. Istituto Poligrafico e Zecca dello Stato, Roma

Vender S, Sommi M (1986) Risultati preliminari di una ricerca sull'atteggiamento dei quotidiani nei confronti della legge 180. Riv Sper Freniatr 110:3

Villa G (1986) I tirocini di lavoro per pazienti psicotici. Psichiatr Psicoter Anal 5:1

Volterra V, Marini G (1986) Possibilità e limiti della riabilitazione schizofrenica. Riv Sper Freniatr 110:4

Modelle in Österreich

W. K. Müller-Thalheim

Das erste Modell einer rehabilitativen, nachgehenden Psychiatrie entstand um 1952 an der Universitätsnervenklinik Innsbruck unter Hubert Urban. Es waren engagierte, wenn auch noch unsystematische Ansätze, zu diesem Zeitpunkt für Österreich unerhört neu: die Abkehr von einer schwerfälligen Verwahrungspsychiatrie und, vor allem, die Öffnung der Klinik für nichtärztliche Therapeuten, für Teamwork, als Voraussetzung für effektive Rehabilitation.

Um 1960 begann H. Gastager (1965) im Bundesland Salzburg zu wirken und verfügte bald über eine weitum bekannte und gesuchte Rehabilitationsabteilung. Hier waren erstmals amtliche und private Stellen koordiniert. Das Gebirgsland mit entlegenen Tälern und oft schwierigsten Verkehrsverhältnissen erforderte Einfallsreichtum und hohen persönlichen Einsatz.

Ein drittes Modell rehabilitativer Versorgung entwickelte sich gleichzeitig im Burgenland und in Oberösterreich, auf der Ebene von Landkreisen. Diesmal gingen die Initiativen – unabhängig voneinander – von praktizierenden Nervenärzten aus, nämlich von Demel in Eisenstadt und Müller-Thalheim in Wels (1967). Die Anregung dazu kam aus der unbefriedigenden Nachbetreuung von Alkoholkranken, Psychosedefekten und psychosozialen Problemfällen.

Der praktizierende Arzt ist nahezu immer die erste Anlaufstelle bei auftretenden Symptomen. Er sieht die Entwicklung in statu nascendi und soll entscheiden, ob z. B. die Verhaltensabweichung reaktiv oder endogen, eine charakterliche Spielart, Ausdruck einer Subkultur oder eine körperlich bedingte Störung ist. Die Rückführung, Rehabilitation, zum Abklingen der Symptomatik hängt dabei nicht nur von der eingesetzten Therapie ab, sondern auch davon, welche psychosozialen Folgen sich daraus ergeben werden.

Ein Beispiel, nicht gerade selten: Pat. äußert bei häuslichem Streit, er wolle nicht mehr leben, habe Tabletten eingenommen, werde morgen nicht mehr erwachen, das sei für alle das beste. – Die Angehörigen rufen den Arzt. Dies ist der Höhepunkt der Krise. In diesem Moment muß entschieden werden, ob die Angaben überhaupt stimmen, welche Gefährdung durch die Tabletteneinnahme droht und welche durch die lege artis erfolgende Einweisung in das Psychiatrische Krankenhaus; weiter ist zu erwägen, wie die zweifellos indizierte psychiatrische Nachbehandlung mittelfristig anlaufen soll, zumutbar, diskret und wirksam. – In diesem Augenblick beginnt die Rehabilitation!

Die *Inzidenz,* der Anfall von allen nur denkbaren psychischen bzw. psychopathologischen Erscheinungsbildern kommt an den Untersucher stets überraschend und ungeordnet heran, zu einer Bewältigung ad hoc. Damit wird eine „gemeindenahe" und letztlich auch interdisziplinäre Vorgangsweise naheliegend.

Die rehabilitativen Aufgaben teilen sich in diesem Sinn auf, unter Mitwirkung der Allgemeinärzte, der niedergelassenen Nervenärzte, der behördlichen Beratungsstellen und in zunehmendem Maß der zahlreichen, von medizinischen Laien getragenen Hilfsorganisationen. Es sind dies örtliche Selbsthilfegruppen, aber auch überregionale private Vereinigungen, wie „Lebenshilfe", „Jugend am Werk" oder „Pro Mente Infirmis". Jede dieser Einrichtungen würde eine separate Würdigung als „Modell" verdienen, – zusammen aber bilden sie ein Versorgungsnetz, ohne welches eine moderne psychische Rehabilitation gar nicht mehr denkbar wäre.

Die gesetzlichen Voraussetzungen in Österreich sind solide geregelt. Im Bundesgesetz ist seit 1977 der Anspruch des Klienten auf Rehabilitationsmaßnahmen verankert. Seitens der Krankenkassen werden die ambulanten und stationären ärztlichen Dienste finanziert, mit Zuschüssen und Ausfallshaftung durch die Länder und den Bund. Spezielle Einrichtungen werden von den gesetzlichen Rentenversicherungen getragen, die ihrerseits die Invalidität zu verhindern oder rückgängig zu machen trachten.

Seit 1969 gibt es ein Bundesgesetz, welches dazu verpflichtet, auf 25 Dienstnehmer einen „begünstigten Invaliden" einzustellen. Gerade psychisch Behinderte kommen, bei einer Minderung der Erwerbsfähigkeiten von 50%, dadurch zu einer Beschäftigung am allgemeinen Arbeitsmarkt.

Im gegebenen Rahmen kann ich nur zwei Modell-Einrichtungen vorstellen: 1964 gründete der Direktor des Psychiatrischen Landeskrankenhauses von Oberösterreich eine private Gesellschaft namens „Pro mente Infirmis", mit der Zielsetzung der Rehabilitation psychisch Kranker im weitesten Sinne, nämlich individueller Besserstellung, aber auch Aufwertung des Dienstes am psychisch Kranken. Im Vorstand wurden vorausschauend die Proponenten der großen politischen Parteien, der Kirchen und diverser Standesvertretungen versammelt, was die Öffentlichkeitsarbeit erleichterte. Wirksame Hilfe wird in mehreren Langzeitwohnheimen, Wohngemeinschaften, Übergangsheimen, bei Arbeitsvermittlung, Familiennachsorge etc. geleistet. Dank dieser Transparenz haben hier die sogenannten „antipsychiatrischen Wellen" kaum Schaden gestiftet. Die für die Rehabilitation hinderliche Angst vor der Psychiatrie ist bei den Patienten kaum mehr anzutreffen, man kommt freiwillig, – die Zwangseinweisungsquote ist sehr niedrig, unter 10% (Hofmann 1984).

Der so wichtige Bereich der beruflichen Wiedereingliederung wird in konzentrierter Form zentral in Linz angeboten, im Beruflichen Bildungs- und Rehabilitationszentrum: 800 Ausbildungs-, Berufsfindungs- und Arbeitserprobungsplätze, Fachkurse, Werkstätten, computerunterstützter Unterricht. Die Klienten kommen aus den neun Bundesländern. Es gibt darüber hinaus in allen Bundesländern kleinere geschützte Werkstätten. Arbeitstrainingszentren und den psychiatrischen Krankenhäusern angeschlossene Einheiten.

Besondere Impulse für die Rehabilitation gingen von den Forschungen Leo Navratils aus. Seit 1985 konnte er nachweisen, daß selbst bei jahrzehntelang hospitalisierten Patienten mit Pfropfpsychosen und chronischen Psychosen bildkünstlerische Fähigkeiten überdauern. Was früher als Verwahrungs- und Pflegefall abgetan wurde, bietet nun, denkt man in der Kategorie des „gesunden Persönlichkeitsanteils", einen ganz anderen Zugang. Diese Art der „Spätrehabilitation" wurde natürlich unterstützt durch eine immer gezieltere Psychopharmaka-Medikation, hat aber wohl primär diese philanthrope Wert-Schätzung als Grundlage.

Nicht allein die aufgewendeten Mittel und vorhandenen Rehabilitationseinrichtungen sind entscheidend für eine wirkliche Verbesserung; notwendig erscheint die ständige Überprüfung des Einsatzes, des Weges und des Zieles.

Auch da versucht man in Österreich gewisse Modellvorstellungen zu entwickeln. Es genügt nicht, in der Tradition des Wohlfahrtsdenkens weiterzumachen. Rehabilitation gilt in Österreich schon lange als sozialrechtliche Leistung, die dem Behinderten zusteht. Andererseits sind die Schwierigkeiten bekannt, die gelegentlich vom Klienten oder seiner Umgebung gemacht werden. Es kann jemand kaum zur Wiedereingliederung veranlaßt werden, der als Patient oder als Invalide ein „schöneres Leben" hat. Auch die Motivation zur Leistung und wie man sie verbessern kann, ist ein immanentes Problem; mit ihr verschieben sich die Leitbilder des sozialen Alltags. Daraus ergibt sich eine Kritik an der Sozialpsychiatrie der siebziger Jahre, die vor allem die Ausbeutung durch Arbeit, die Krankheit als Flucht vor der unerträglichen Wirklichkeit in den Vordergrund rückte und weniger die therapeutische Hilfe für den einzelnen als vielmehr die Veränderung des politischen Systems vordringlich empfahl.

Nosologischerseits hilft die Vorstellung, daß psychopathologische Symptome keine Krankheit per se darstellen, sondern die Antwort des Psycho-Organismus auf eine exogene oder endogene Noxe. Mit dem meist fluktuierenden „gesunden Persönlichkeitsanteil" läßt sich bald ein Rehabilitationsbündnis eingehen. Gastager fragt mit Recht: „Wer ist rehabilitiert? Jemand, der zeitweise halluziniert, aber in Arbeit steht, – oder der, der symptomfrei ist, aber sozial nicht eingeordnet werden kann?"

Rehabilitation gelingt nicht ohne positiven Bezug zu Ordnungen diverser Art. Hier berührt jede Wieder-Anpassung gesellschaftspolitische Bereiche; diese unterliegen aber nicht der psychiatrischen Diktion, und sei sie noch so engagiert (Marksteiner und Danzinger 1985).

Daraus ergibt sich zwingend, interdisziplinären Beistand zu suchen, insbesondere sozialpädagogischen (Zapotoczky 1978; Katschnig 1984). Der einzelne muß lernen, Verantwortung für sich und seine Gemeinschaft zu übernehmen. Die Fähigkeit zum zwischenmenschlichen Kontakt ist gefährdet; junge Klienten müssen oft erst lernen, sich verbal adäquat auszudrücken, damit ihre Aussage vom andern überhaupt akzeptiert werden kann. Ganzheitliches Erfassen leidet dann, wäre aber doch so wichtig für die Kritik- und Urteilsfähigkeit ganz allgemein. Die Folgen: das Haftenbleiben an gefälligen, weil emotionellen Einzelheiten, die leichter erfaßt werden können als der Zusammenhang. Das entspricht der Do-Antwort im Rohrschachtest, dem „détail oligophrèn"! Rehabilitationskonzepte müssen sich immer wieder an anthropologischen, auch konstitutionellen und dispositionellen, Faktoren orientieren, ohne die psychosoziale Kompetenz je aus den Augen zu lassen.

Es gibt keinen gewonnenen Krieg gegen Elend und Krankheit, unsere Erfolge sind jeweils nur von heute. Fortgesetzte Anstrengungen in materieller und persönlicher Hinsicht, zusammen mit derartigen Reflexionen, bieten erst die Garantien für eine menschenwürdige Zukunft.

Literatur

Demel H in Müller-Thalheim W (Hrsg) (1974) Gedanken zum Psychosebegriff. Arbeitsgemeinschaft Praktiz. Nervenärzte. Biochemie, Wien

Gastager H (1965) Die Rehabilitation des Schizophrenen. In: Paracelsus Beihefte, Heft 37. Hollinek, Wien

Hofmann G (Hrsg) (1984) Pro Mente Infirmis. Festschrift 20 Jahre. Amtsdruckerei des Landes Oberösterreich, Linz

Katschnig H (Hrsg) (1984) Die andere Seite der Schizophrenie. Urban & Schwarzenberg, München Wien Baltimore

Marksteiner A, Danzinger R (Hrsg) (1985) Gugging. Versuch einer Psychiatriereform. Verlag d Arbeitsgemeinschaft f Verhaltensmodifikation, Salzburg

Müller-Thalheim W (1974) Psychiatrische Behandlung und Betreuung bei der beruflichen Rehabilitation. MMW 116/39:1683–1686

Navratil L (1974) Über Schizophrenie. dtv, Wissenschaftl Reihe Nr 4147, München

Zapotoczky HG (1978) Entwicklung und Zielsetzung einer verhaltenstherapeutischen Station. Österr Ärztetg 33/19:1024–1029

Psychiatrische Rehabilitationsmodelle in Ungarn

D. Goldschmidt†

Es scheint mir unvermeidlich, zunächst einen – wenn auch nur schablonenartigen – historischen Überblick zu geben.

Meines Wissens beschränkte sich die Rehabilitation der Geisteskranken in unserem Land in den Vorkriegszeiten auf die Familienpflege nach dem Geeler Modell. Im Jahre 1906 haben drei psychiatrische Abteilungen von Bezirks-Krankenhäusern in den umgebenden Dörfern heterofamiliäre Pflege organisiert. Dazu ist zu bemerken: Die spezielle Entwicklung der Psychiatrie in Ungarn brachte es mit sich, daß die psychiatrischen Betten (mit Ausnahme der 1500 Betten der von Herzog Leopold von Habsburg begründeten Nationalanstalt) sich in psychiatrischen Abteilungen in allgemeinen Krankenhäusern befanden. 1930 waren 26,4% der Geisteskranken heterofamiliär untergebracht; in Bauernfamilien integriert, beschäftigen sie sich unter der Aufsicht der psychiatrischen Abteilung mit Feldarbeit und Viehpflege. Zu einem weiteren Fortschritt, zu einer kompletten Rehabilitation kam es selten, war doch die Arbeitslosigkeit ein auf dem Land weit verbreitetes Problem.

Nach dem Zweiten Weltkrieg änderte sich alles. Die Kleingüter verminderten sich, es wurden große Staatsgüter gegründet, und dies war der Familienpflege abträglich. Nicht zuletzt stand hinter ihrer Liquidierung die Ideologie, daß sie eine Art Sklaverei darstelle. Die Staatsgüter hatten zunehmend Schwierigkeiten, Arbeitskräfte zu bekommen; die psychiatrischen Abteilungen der Krankenhäuser wurden immer voller. So kam man auf die Idee, die Geisteskranken auf den Staatsgütern in speziellen Kolonien zusammenzufassen. Ab 1952 wurden nach und nach mehrere solcher Kolonien gegründet. Sie bestanden aus 50–100 psychisch Kranken mit 1–2 Pflegern. Die Kranken waren als Arbeiter beschäftigt; ihre Löhne waren sehr niedrig, ihre Unterkünfte jämmerlich. Ein einziger Psychiater hatte die Aufgabe, alle diese Kolonien zu überwachen, er konnte sie je einmal im Monat besuchen. So war der schützende Charakter dieser Arbeitsplätze ziemlich fragwürdig.

Nach den tragischen Ereignissen von 1956 wurden einige Staatsgüter total aufgelassen. Der für die Kolonien zuständige Psychiater machte dem Gesundheitsministerium den Vorschlag, ein solches verlassenes Gut zu übernehmen und dort ein Institut für Arbeitstherapie zu gründen. So wurde das Staatliche Institut für Arbeitstherapie in Ponaz, in der Nähe von Budapest, ins Leben gerufen. Es verfügt über drei Abteilungen mit etwa 600 Plätzen. Das Institut besteht heute noch und repräsentiert ein Modell der psychiatrischen Rehabilitation.

Aus ähnlich praktischen Gründen entstand 1952 ein anderes Institut, das weit draußen in der Provinz in einem verlassenen Schloß untergebracht ist und über 100 Betten verfügt. Von 1956 an arbeitete ich dort fünfzehn Jahre lang. Es war meine erste psychiatrische Stelle, und ich wurde schließlich leitender Chefarzt. Fünf Jahre lang arbeiteten wir ähnlich wie das oben beschriebene Institut, aber nicht auf dem Feld, sondern in einer 6 Joch großen Gemüsegärtnerei, mit chronischen, am sogenannten Defektzustand leidenden Patienten. Das Axiom beider Institute lautete wie folgt: Rehabilitation ist äquiform mit der Herstellung der Arbeitsfähigkeit. Dies fand auch Unterstützung in den Gedanken von Friedrich Engels, denen zufolge der Mensch sich durch Arbeit aus der Welt der Mammalien entwickelte. Für mein heutiges Verständnis symbolisiert diese Analogie die Dehumanisierung der psychisch Kranken.

Im Jahr 1961 erlebte ich etwas Grundsätzliches. Irgendwoher hatten wir etwas Geld, und unser Verwalter kaufte Tische und Stühle. Bis dahin hatten wir einen Gesellschaftsraum, in dem es weder Tische noch Stühle gab: Die Patienten saßen auf selbstgemachten, primitiven Bretterbänken entlang der Mauer und schauten stumpfsinnig vor sich hin. Das war eine Metamorphose, als Stühle und Tische in diesem Raum erschienen! Die Patienten setzten sich um die Tische, einander vis-a-vis, und fingen an zu kommunizieren. Sie haben Kartenspiele und Schach gespielt; sie haben geplaudert und gelacht; und die Außenseiter, die autistischen Patienten – nun, die saßen immerhin in einer Atmosphäre, in der gespielt, gelacht und geplaudert wurde. Mein Erlebnis war so elementar, daß ich einen wissenschaftlichen Bericht über die soziale Rolle des Tisches verfaßt habe.

Hier bin ich zum erstenmal auf die Frage nach der „Freudefähigkeit" der Patienten gestoßen. Darüber brach eine heftige Auseinandersetzung aus. Nach der Meinung unserer Gegner wollen wir unsere Patienten zu Taugenichtsen erziehen und nicht zu lebensfähigen, arbeitstüchtigen Leuten. Unser Argument war – und ist es auch heute noch –, daß wir niemanden erziehen wollen im Sinne einer Konditionierung. Wir meinen aber, daß Freude, Freude an menschlichen Kontakten, Freude an der Arbeit, persönlichkeitsentwickelnd wirkt und so einen höheren therapeutischen Rang besitzt als bloße Arbeit, mit anderen Worten: daß die bloße Arbeitstherapie das Resümee eines stark reduktionistischen Gedankenganges ist, und reduktionistisches Denken ist ohnehin eine schwere Last unserer heimischen Psychiatrie.

Zweifellos kann ich Freude auch bei der Arbeit, bei der Gartenarbeit entdecken: Es macht Freude, die Pflanzen, deren Kern ich in die Erde gesteckt habe, Früchte tragen zu sehen. Doch für mich wog die negative Beobachtung schwerer: wie der autistische Patient sich beim Hacken nach vorn beugt, um den Kontakt mit den anderen zu vermeiden.

Eine Änderung trat ein, als wir die Gelegenheit bekamen, Werkstätten einzurichten. In einer Werkstatt wurden Pantoffeln hergestellt: Die Patienten saßen rund um einen Tisch und arbeiteten unter der Anleitung einer einfachen Bauersfrau. Andere fertigten, unter ähnlichen Gegebenheiten, Holzfiguren für den Welt-Test (Bühler C. 1949) an. Die Leiterin erzählte von ihrem Mann, der immer betrunken ist; andere Frauen ergänzten die Geschichte mit ihren eigenen Erlebnissen. Unterdessen kamen aus ihren Händen Pantoffeln, Holzsoldaten, Holzhäuser und Holzmännlein hervor. Und sie hatten Freude an jedem Stück. Wer sich nicht freuen konnte, weil er seine Fähigkeit, sich zu freuen, verloren hatte, der saß wenigstens dabei und sah ein Muster, wie vielfach man sich freuen kann.

Bald entfaltete sich die Arbeitstherapie im ganzen Land. Es wurden einige geschützte Werkstätten eingerichtet, teils an psychiatrische Abteilungen angeschlossen, teils extramural, als Übergangsstufe zur vollkommenen Rehabilitation. Von den etwa 12000 psychiatrischen Betten des Landes stehen heute 2000 für Rehabilitation zur Verfügung, teils in regionalen selbständigen Einrichtungen, teils in den psychiatrischen Abteilungen der allgemeinen Krankenhäuser angegliederten Einheiten. Neben den psychiatrischen Versorgungs-Ambulanzen gibt es insgesamt 3 geschützte Werkstätten. Die Zielsetzung dieser Institutionen für psychiatrische Rehabilitation ist nicht nur die Wiederherstellung der Arbeitsfähigkeit, sondern auch die Wiederherstellung der Fähigkeit zur Freude, wobei erstere eine rein konditionierende Funktion hat, letztere hingegen die Entwicklung der Persönlichkeit impliziert.

Im Laufe der Zeit wurden manche Psychiater – unter ihnen auch ich – unzufrieden mit der gegenwärtigen Konzeption der psychiatrischen Rehabilitation. Wir versuchen all dies, also die Zielsetzung der Wiederherstellung von Arbeitsfähigkeit und Freudefähigkeit, in einem höheren Abstraktionsgrad neu zu formulieren, zu integrieren. Wir meinen – vereinfacht und skizziert –, daß die Persönlichkeit, als intrapsychisches System, ziemlich immobil ist, weil sie mit hauptsächlich negativen Rückkoppelungen nach Stabilität strebt. Dagegen ist die Identität – also sozusagen die Oberfläche der Persönlichkeit – im Vergleich zur Persönlichkeit sehr beweglich, da sie hauptsächlich mit positiver Rückkoppelung arbeitet. Sie funktioniert membranartig zwischen Interpsychischem und Intrapsychischem. Wir meinen weiter, daß wegen dieses eigenartigen Funktionierens die Substanz unserer Tätigkeit die Identität ist. Damit verlegen wir unsere Aufmerksamkeit von der intrapsychischen Erscheinungswelt, aus dem intrapsychischen System, auf das Interpsychische, das zwischenmenschliche System, also auf eine höhere begriffliche Ebene.

Des weiteren denken wir, daß wir alle, alle Menschen, in einem Netzwerk von Beziehungen leben, ohne das es kein menschliches Leben gibt. Nicht nur ich, du, er, der Patient, lebt in dieser Welt, sondern auch der andere. Und dieser andere, das Netzwerk der Beziehungen zu diesem anderen dient mir, dir, dem Patienten als Hilfe zur Orientierung und Reorientierung in dieser Welt. Auf die Frage, die sich mir fortwährend stellt: wer bin ich? – bekomme ich die Antwort aus meinem Beziehungsnetzwerk. Ich stehe mit dem anderen, auch dem Patienten, in einer Beziehung, deren Einheit nicht der Vorgang Aktion-Reaktion, sondern die Interaktion ist. So ist das Verhalten des einen die Funktion des Verhaltens des anderen, und wenn ich dies außer acht lasse, führt das leicht zu Mißverständnissen.

Aus diesen Gedankengängen folgt die Frage: was ist das, was einen so lebenswichtigen Effekt hat in diesem Beziehungsnetz? Der Patient, der Kranke, bekommt in seinem familiären Beziehungsnetzwerk nicht genügend Anerkennung, resp. er wird als ein Verrückter anerkannt. Er kommt in die psychiatrische Abteilung, in die Anstalt, wo seine Identität als die eines Verrückten bestätigt wird, mit allen therapeutischen und sozialen Maßnahmen, die der Anstalt zu Gebote stehen. So kommt es zu einem schweren Identitätsverlust bzw. einer falschen (Verrücktseins-)Identität des Patienten.

Infolgedessen ist es unsere rehabilitatorische Aufgabe, seine Identität wiederherzustellen. Arbeitsfähigkeit, Freudefähigkeit und alles andere sind subordinierte Begriffe der Identität als Membran der Persönlichkeit.

Nach dieser Annäherung müssen wir an der Wiederherstellung der Identität mit der Zielsetzung arbeiten, den psychisch alterierten Menschen in ein gesellschaftliches Beziehungsnetz zu stellen, das ihm Antwort auf seine Grundfrage gibt: „Wer bin ich eigentlich? Was ist denn meine Aufgabe in dieser Welt?“ Dieses Netzwerk ist insofern gesellschaftlich, als es auf Geselligkeit basiert, den Patienten als Menschen unter Menschen anerkennt und ihm eine ständige Auseinandersetzung bietet, in der er seine Identität den anderen zum Zweck der Ratifizierung anbieten und die Identitäten anderer annehmen oder zurückweisen kann. Dazu brauchen wir, wie Paul Watzlawik sagt, die Überzeugung, daß die Identität immer wieder neu gebildet werden muß, wenn wir als Menschen existieren wollen, und daß sie hauptsächlich in kommunikativer Auseinandersetzung neu gebildet wird. Und die Ratifizierung, die Bestätigung der Identität durch die anderen, ist die wichtigste Voraussetzung für geistige Stabilität und Entwicklung.

Zum Abschluß möchte ich Ronald Lang zitieren: „Wir alle müssen ständig lernen, viel von dem, was wir gelernt haben, zu vergessen; wir müssen lernen, das zu lernen, was uns nicht beigebracht worden ist."

Community Based Rehabilitation in the Netherlands

B. P. R. Gersons

Three Segments of Psychiatric Rehabilitation

Psychiatric rehabilitation starts with the acceptance of the patient, his family members and other close network persons and the acceptance of mental health professionals, of psychiatric impairments and the resulting inability to function at a socially acceptable level without special help. One has to accept that some psychiatric diseases cannot be cured and result in chronic impairments. Rehabilitation consists of a long-term comprehensive approach to offer a) shelter, b) daily activities, and c) social skills and treatment (Figure 1). It must be individually tailored, based on an assessment of handicaps and impairments.

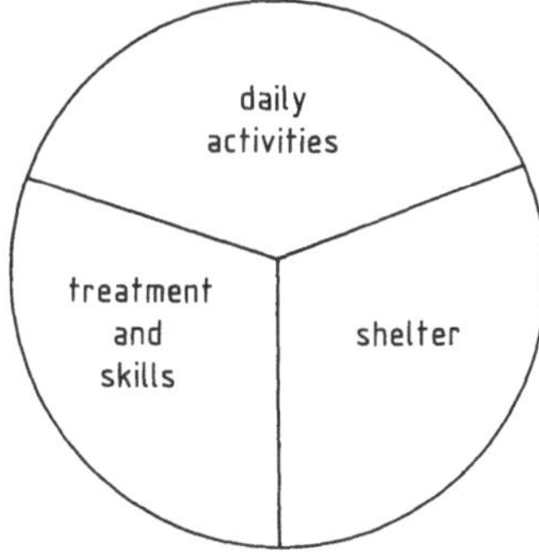

Fig. 1. Psychiatric rehabilitation

Sheltered Living

Shelter is defined as a place with living conditions especially tailored for chronic psychiatric patients. This means it is a place where it is possible to sleep and eat, to pay attention to one's body care and clothing and to interact – sometimes in a very limited way – with other persons. The mental hospitals offer this kind of shelter at a very basic level to large numbers of chronic patients. In The Netherlands for example 43% of the 21,406 psychiatric patients in mental hospitals have been staying there for over five years already (Table 1). An advantage of being in the asylum seems to be the low level of social demands, a tolerance for disturbed behaviour, and living together with fellow-sufferers. A disadvantage is to be expelled from living in the community or family with no expectations of a change. To counteract these disadvantages the Dutch government tries to stimulate the development of sheltered housing arrangements for psychiatric patients in the community. This implies living in homes

Table 1. Duration of stay in mental hospitals (1983; $n=$ 21,406)

>1 year	13,853	65%
>2 years	11,977	56%
>5 years	9,265	43%
>10 years	7,010	33%
>25 years	3,951	18%

Table 2. Judgement of outplacement volume from the mental hospitals to sheltered living (1983; $n=21{,}400$)

Sheltered living institutions	13,000	61%
Clients organization	9,000	42%
Mental hospitals	3,200	15%
Inspection-general	2,600	12%

Table 3. Outplacement capacity towards sheltered living (Haveman 1986; $n=383$)

22.3%	Outplacement *not* possible
47.2%	No judgement possible
30.5%	Outplacement possible

Table 4. Characteristics of the outplacement-fit group (Haveman 1986)

80%	Not elderly
10%	Only incidental aggressive behaviour
>50%	Longer than 1 week holiday experience
90%	Sufficient daily living skills
50%	Successful social integration within the hospital
75%	Successful social integration outside the hospital

at a small scale, 8 to 30 people together, in urban districts and villages. It is a shift from larger-scale institution-based living to small-scale community living. Different organizations in The Netherlands were asked to judge the number of psychiatric inpatients who are able to move to small-scale sheltered living (Table 2). The judgement of the so far existing sheltered-living institutions is more optimistic than that of the clients' organizations (61% versus 42%). The judgement of the mental hospitals together with that of the inspection-general's seem to be very cautious (15% versus 12%); their arguments differ very much however. The mental hospitals like to offer small-scale living conditions on their campuses, whereas the inspection-general is afraid of understaffed sheltered homes outside in the community. Recently Haveman et al. (1986) did research on the issue of the outplacement capacity towards sheltered living (Table 3). He concluded that 22.3% is not fit for outplacement, while for 30.5% of the patients agreement exists that they are able to live outside (Table 4). Wennink (1986) showed that 70% of those patients who moved from inside to outside had a positive opinion about this change. Especially life in a small group (maximum 8) and having one's own room favoured self-confidence, acceptable behaviour and active social interaction. As a result, in The Netherlands regional organizations are established now to develop small-scale sheltered living. In such houses acceptable living conditions are offered and there is assistance of professional mental health aids. It is seen as the base for further rehabilitation.

Daily Activities

Only recently one became aware that just offering a living condition is not at all sufficient. Boredom seems to endanger the psychological stability, increases a sense of inferiority and leads to apathy. It is here that we recognize very distinctly the temporary loss of attention for the problems of chronic patients. The participation of psychiatric patients in sheltered labour has come to a very low level. Till now there are no exact figures available! The capacity to create new sheltered workshops does not seem to be sufficient at all if some 3000 inpatients will move towards community-living. But also regarding this issue there is reason to be optimistic. In Amsterdam a very successful artist's workshop for chronic psychiatric patients has been in operation some five years now. Recently a Dutch satellite of the New York Fountain House has been founded. Fountain Houses are owned by a union of chronic, mostly very disturbed psychiatric patients who are given there an opportunity to interact socially during daytime by operating for themselves a coffee shop, and to do some small-scale vocational work. In Amsterdam after one year there are already fifty chronic patients member of the Fountain House Union. Also in other parts of the country RIAGGs, sometimes together with mental hospitals, are initiating rehabilitation facilities like day-care centres and workshops in the community which are only available for chronic psychiatric patients.

Social Skills and Treatment

Sheltered living arrangements combined with the provision of daily activities are not enough to offer a comprehensive rehabilitation system. On and off chronic patients decompensate again and are in need of emergency treatment and sometimes of hospital admission. Between one third and two thirds of the patients who are admitted to crisis centres or psychiatric admission units have a history of chronic psychiatric disability and one or more hospital admissions. Therefore it is necessary that these services have a much closer coordination with the organizations of sheltered living and day care. Only when such a coordination exists will a comprehensive rehabilitation system function. Thus far the function of complementary care and containment for chronic psychiatric patients in the community seems to have been taken over more or less from the hospitals. One can hope outplacement into the community in itself will stimulate social competence and integration. However, it seems valuable to add that Paul and Lentz (1977) already showed that social skills training helps to favour social competences. In our own department, van Dam-Baggen and Kraaimaat (1986) have proved the value of group social skills-training. In a randomized trial 131 socially anxious psychiatric in- and outpatients participated in a group social skills-training program; 20 patients dropped out during treatment. The follow-up after three months showed the treatment group had significant better outcomes. Their social anxiety had decreased and there was a significant increase in social skills.

Conclusion

Looking at the change in attitude in the mental field over many years, there are unfortunately many arguments to be pessimistic about the possibilities of implementing community-based rehabilitation in The Netherlands. However, such a pessimistic view seems to me short-sighted and does not value the many new initiatives which came into being in recent years. Not only do Dutch government policies recognize the need for community-based rehabilitation, but the clients' organizations and a growing number of mental health professionals do now too. Their arguments can no longer be denied and their enthusiasm is stimulating.

References

Dam-Baggen R van, Kraaimaat F (1986) A group social skills training program with psychiatric patients: outcome, drop-out and prediction. Behav Res Ther 24(2): 161–169

Haveman MJ, Poelijoe NW, Tan ES (1986) Vervangende zorg voor lang opgenomen patienten in psychiatrische ziekenhuizen. Rijksuniversiteit Limburg

Paul GL, Lentz RJ (1977) Psychosocial treatment of chronic mental patients: milieu versus social learning programs. Cambridge, Howard University Press

Wennink HJ (1986) Het therapeuticum der kleinschaligheid. Een onderzoek naar het effect van kleinschalig wonen op de identiteit van chronisch-psychiatrische patienten. T Psychiatr 28(7): 475–491

A Model in Great Britain – the Buckingham Project

J. M. Burgess

The Buckingham Project is a field trial of home based care for mental illness. Buckingham is a small town in a rural area about 90 km north-west of London. The population covered is approximately 35000 in an area about 500 sq. km.

I will briefly describe traditional rehabilitation programmes in Britain and describe in more detail the project in which I am currently working under the direction of Dr. Ian Falloon. It is a new service, started in mid 1984, and therefore still in the process of development. We aim to provide a comprehensive mental health service with rehabilitation as an integral part.

Most rehabilitation programmes have until now concentrated on long stay patients and have had paid employment as the ultimate objective. All have been almost entirely hospital-based, whether for resident or non-resident patients.

With the planned closure of many of our large psychiatric hospitals, most of which were established about a hundred years ago, there has been increased activity preparing institutionalised patients for discharge into group homes, sheltered lodgings, hostels or, in some cases, old peoples' homes. These patients had in many instances lost basic skills and required re-education even in self-care.

All these programmes served the needs of the groups for whom they were designed. Through careful monitoring and evaluation, much has been learned, for example about the benefits of industrial therapy and work, the value of a structured day and a consistent supportive environment. It is important that we carry forward the knowledge gained over many years and build on it.

Recently, with increasing unemployment amongst all sections of the population, paid employment can no longer be seen as a realistic goal for many of our patients. Indeed as the large hospitals are replaced by small local hospital units and community mental health centres the rehabilitation needs of patients are changing. It should be noted however, that it is possible to become institutionalised at home in the community.

As long ago as 1966 Professor Michael Shepherd showed in a community survey that the majority of mental illness is dealt with by General Practitioners and the Primary Health Care Teams [5].

For the benefit of those who may not be familiar with the British system, – a Primary Health Care Team consists of: Doctors (General Practitioners), Midwife, Health Visitor, District Nurses, Receptionists and Practice Manager, plus various visiting professional staff such as a Physiotherapist, an Occupational Therapist specialising in physical disability, a Speech therapist and a Chiropodist.

The Buckingham Mental Health Service aims to support and supplement rather than take over from the Primary Care Teams. People with mental illness, including when possible those with acute episodes, are treated at home. Consideration is given to rehabilitation from the time of first contact, each programme being designed to fit the patient.

Our Multidisciplinary Team consists of the following: Consultant Psychiatrist, Senior Registrar, an Occupational Therapist (specialising in dealing with the mentally ill), a Social Worker (who facilitates access to Social Services resources and state benefits), a Psychologist, Nurse Therapists, Community Psychiatric Nurses and Secretaries. Nurse therapists are psychiatric nurses who have had further training in behavioural therapy and specialise mainly in dealing with patients presenting with phobic and obsessive compulsive disorders and anxiety states.

Our roles as therapists overlap to a certain extent, but one of the advantages of working closely as a team is that we have a better understanding of each other's areas of expertise and can use them to the maximum benefit of the patient.

Before 1984, when this project was set up, the area was served by a hospital and out-patient clinics about 40 km away. We had therefore no special buildings or clinic but have obtained a small house converted for office use. We have chosen to see patients in their homes or local health centres. We regard our beds as being in the patients' own homes but there are plans for two beds for psychiatric use when the local cottage hospital is extended next year. We also plan to have two beds in a foster home. Our Belgian colleagues [3] are a few centuries ahead of us there!

The aims of our service can be summarised as education, prevention, and early intervention.

1. *Education:* We teach other family members as much as possible about the nature of the illness and discuss ways of coping. We try not to impose our values but to share available knowledge. To both patient and family we give instructions about the benefits and possible side-effects of any drugs used in treatment. Where flexibility in drug dosage is possible, and indeed desirable, we give clear guidelines and allow the patient and the family some degree of control although we do ask them to keep simple records. We have a Relatives Support Group where families and other carers can exchange ideas and information.

2. *Prevention:* We hope to avoid or minimise further acute episodes of mental illness by, for example, offering training in communication skills to schizophrenic patients and their families [1]. We also hope to prevent secondary handicaps of the sort produced by institutionalisation by discouraging relatives from taking over the patients' previous role completely. Instead we enlist their help to plan daily routines as near to normal as possible. By example, as well as instruction we encourage working alongside the patient giving prompts only when necessary. We advise them to maintain visits to and from friends and neighbours and thus avoid social isolation. In some instances friends may act as carers with support from the mental health team.

As a general rule we deliberately do not group patients into psychiatric clinics or day hospitals but use local facilities, e.g. the public library, to encourage patients to mix with normal people [4].

Still aiming at prevention we offer counselling in stress management either on an individual or group basis. A course of six evening classes is available, free, not only to identified patients but also to anyone who feels he or she may benefit. For these group classes we advertise in the local health centres but increasingly news is spreading by word of mouth and we have people phoning to enquire when the next course is starting. The stress management course includes learning to cope with physical reactions by using relaxation techniques, improving coping skills, amending demands on oneself and changing attitudes.

3. *Early intervention:* Even with the best care there may be repeated acute episodes or exacerbations of mental illness. In all cases we discuss and record the early warning signs for previous episodes such as disturbed sleep, irritability and loss of appetite. We ask to be informed immediately by the patient, relatives or Primary Care Team if any of these symptoms recur.

We see a wide range of diagnoses, for both treatment and rehabilitation, from schizophrenia and other major mental illness to anxiety states and personality disorders. We also accept those with psychological disturbance associated with chronic physical illness, such as rheumatoid arthritis and epilepsy. Obviously the range and intensity of care varies.

There is a heavy emphasis in our service on assessment and monitoring. Also where specific tried and proven treatment methods are available we use those. At regular, though not necessarily frequent, intervals we would assess the mental state using appropriate rating scales, review the medication and estimate current stress levels. We have regular opportunities for discussion about cases with other team members and the Primary Care Team. We assess peoples' strengths and weaknesses, trying to concentrate first on positive aspects and to develop them.

The project itself is being systematically evaluated by a small research team. For the group of identified chronic cases they are studying clinical, social and family factors and specifically enquiring about symptom, severity, stigma and burden.

To conclude it seems appropriate to quote a politician. Lord Glenarthur [2], Joint Parliamentary Under Secretary of State, has listed eight key requirements for services for the mentally ill. Services should be:

I local – so that they help people where the people are
II flexible – so that they meet peoples' real needs
III comprehensive – so that they leave no gaps through which people may fall
IV integrated – so that they do not leave the client to pull together the loose ends
V relevant – that is dictated by need not organisation
VI multidisciplinary – pulling together, not apart
VII sensitive – responsive to changing needs, – and finally
VIII accessible – so that the consumer can get to them.

We are trying to fulfill those requirements. More importantly for those in the community who need and want our services I hope we are succeeding in helping them towards achieving and maintaining their full potential.

References

1. Falloon IRH, Boyd IL, McGill C (1984) Family care of schizophrenia. Guildford Press, New York, pp 207–238
2. Glenarthur Lord (1986) The way ahead. In: Wilkinson G, Freeman H (eds) The provision of mental health services in Britain. Gaskell Publications, Royal College of Psychiatrists, London
3. Matheusen H, Morren P, Segers J (1975) The State Psychiatric Hospital, Center for Family Care, Geel
4. Mendel W, Houle J, Osman S (1980) Mainstreaming, an approach to the treatment of chronically and severely mentally ill patients in the community. Hillside J Clin Psychiatry 2:95–128
5. Shepherd M, Cooper B, Brown AC, Kalton G (1966) Psychiatric illness in general practice. Oxford University Press, Oxford

Psychiatric Rehabilitation in Norway

E. Kringlen

History

Down to recent times, Scandinavian psychiatry has been a hospital psychiatry. During the first part of this century, it was strongly influenced by German psychiatry which emphasized genetical factors in mental illness. After the Second World War, psychoanalytic and socialpsychiatric viewpoints made its impact from North America and Great Britain. In theory, Norwegian psychiatry has been able to integrate both biological, psychological and social viewpoints.

Up until the 1950s, psychiatric treatment was mainly limited to patients with major psychoses, who received treatment in large regional hospitals. At the end of the 50s and the 60s, a series of psychiatric wards were established in general somatic hospitals both in Denmark, Sweden and Norway. The next step was taken in the 70s, when outpatient clinics were established.

During the last decades, one has in most countries been witnessing a decline in hospital beds with an increasing emphasis on after-care and nursing homes for the chronic elderly patients, and outpatient treatment for younger and middle-age groups (Fig. 1).

What is Psychiatric Rehabilitation?

A common view was that rehabilitation is not treatment but training of patients to compensate for their impairment. Implicit in this view is the belief that severe mental

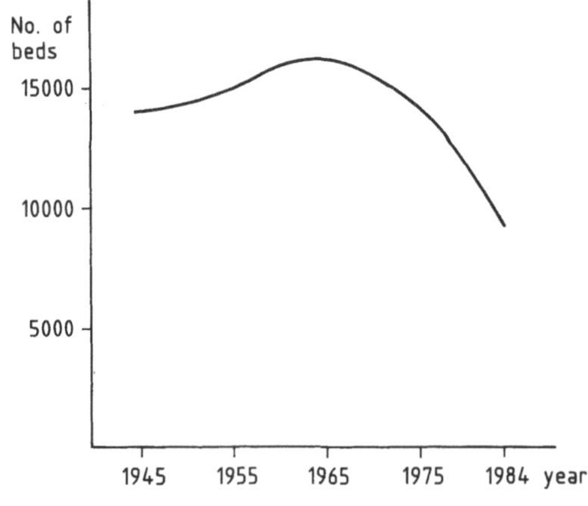

Fig. 1. Total number of beds in Norwegian psychiatric institutions 1945–1984 (including private care, excluding psychiatric clinics)

disorder, such as schizophrenia, are somatic diseases with certain organic deficiencies that psychiatric rehabilitation might help the patient to overcome.

However, psychiatric rehabilitation cannot be strictly separated from therapy. What makes psychiatric rehabilitation so difficult is first of all strong psychological resistance to it, within the patient himself, but also within the social milieu. Psychiatric rehabilitation which ignores these facts is bound to fail.

Particular Aspects of Scandinavian Psychiatric Rehabilitation

According to several observers of the international scene, there are two aspects of psychiatric rehabilitation which might be more advanced in the Scandinavian countries compared to many other countries, namely education and financial security.

Some mental hospitals offer excellent instruction often tailored to each patient's needs, in the way of either individual or class-room instruction. Since all Norwegian subjects have the right to a certain number of years of schooling, the authorities provide teachers outside the ordinary hospital budget. For instance, one psychiatric hospital in the Oslo area has 60 physicians and 20 teachers. Another hospital has 28 physicians and 12 teachers.

During periods of rehabilitation, the patients receive financial support, and if occupational rehabilitation fails, disability pension is available. Thus the de-institutionalisation in Scandinavia has not led to such drastic side-effects that one has been witnessing for instance in the US. On the other hand it must be admitted that social life for many patients is hopelessly below standard. In some institutions long-stay patients are sharing room with co-patients.

In the following I shall focus attention on schizophrenia, since this illness affects young people and usually tends to run a more or less chronic course and is thus one of our more serious health problems.

Schizophrenia

In Norway 60% of psychiatric long-stay patients are schizophrenic. 90% of the patients with more than 15 years in hospital are schizophrenic. More than 50% began their patient career before 30 years of age.

Whereas neuroleptic treatment can suppress the symptoms, psychosocial treatment is necessary to improve social functioning (Mosher and Keith 1979). However, it is well to remember that even before the ataractic period, the outcome of schizophrenia was in some centres much better than originally thought (Bleuler 1972). Even patients with extremely deteriorated symptoms might improve. Factors that seem to be significant, are factors that affect us all, such as a satisfactory housing and a good financial situation, friends and social support (Harding et al. 1987).

It is also reasonable to warn against expressions like defect, deficit or residual state. These words convey the impression that an organic irreversible condition is at hand, with nothing to be done about it. Since we do not know the etiological background, it is more useful to apply the neutral term „personality change“. In some cases, it would appear that this change has led to a stable contracting of the personality, with considerable reduction of anxiety. In other patients one observes an internal anxious tension, although the external attitude is forcefully established.

There are three types of impaired functions in schizophrenics, that can lead to problems with regard to rehabilitation:

- premorbid conditions, such as deviating personality traits, low education and social isolation
- symptoms of a severe kind, such as thought disorder, bizarre paranoid ideas or apathy
- secondary handicaps, due to the illness itself, or negative attitude in the patient's milieu.

Secondary prevention aims at reducing the prevalence of disease, by shortening the illness period, while tertiary prevention aims at preventing chronic handicaps by rehabilitation programs. Secondary and tertiary prevention in psychiatry are highly related to each other.

It is today generally accepted that if hospitalization is needed, schizophrenics should be treated in small wards with maximum 15 patients, for about 3–5 months. At times it may be useful to admit the patient to a hospital in order to establish a relationship between patient and therapist. A hospital ward might be better equipped to tackle this situation than an outpatient setting. Many schizophrenic patients need time to test the therapist before they are able to rely on other people.

The „therapeutic community" is anti-therapeutic for psychotic patients who usually need a two-person relationship. Groups are often threatening, not only because of the free-floating aggressive feelings, but groups in general produce too many stimuli. Interviews with psychotic patients also reveal that such patients value support, order and low level of aggression.

Tertiary prevention must focus attention on two groups:

- patients who have not been discharged from hospital despite several attempts,
- patients who live outside the hospital but who function marginally.

During the last 5 years, the mental hospital population in Norway has been reduced by 40%. Despite this fact, there are still long-term patients that according to the ward personnel ought to have been discharged if dwellings were available.

As Figure 2 shows, along with the decline in hospital beds, one has seen the construction of new psychiatric nursing homes. Here, half of the patients are schizophrenic.

Previously, the nursing homes like the mental hospitals were often built far from the densely populated areas. This policy has now changed. In the city of Stavanger for instance, nursing homes have been established in the central part of the city in connection with the closing of a large mental hospital. Thirty patients live together with 18 psychiatric nurses. Here the rehabilitation must of course have a limited aim, since many of the occupants have spent 20–30 years in mental hospitals. Occupational rehabilitation is in most cases out of the question. The aim is to train the patients to live together with other people.

Particularly in the Oslo area, sheltered dwellings have been established, individual flats as well as collectives. Studies seem to show that the reported quality of life is higher in previous patients living in collectives with 3–4 other patients, com-

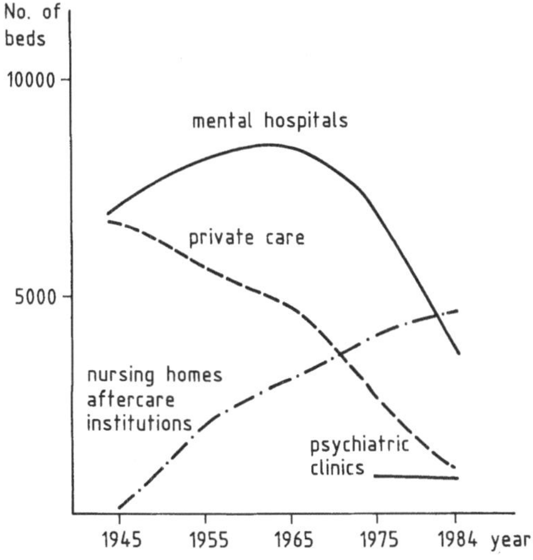

Fig. 2. Development of psychiatric institutions in Norway 1945–1984

pared with patients who live on their own or with mental hospital patients reporting the lowest level of satisfaction (Sörensen 1985).

Since many hospital patients have no friends or family to fall back on, attempts at re-integration in the local milieu might be a waste of energy. The mental hospital with its social life, might be a better place to live.

An increasing number of patients live in the outside world but might be in need of hospitalization for shorter periods of time. These schizophrenics obtain their usual dose of drugs, but considerably more could have been done from a rehabilitation point of view.

However, rehabilitation must be more than helping people compensate for their impairments. Without a psychological approach, where one tries to understand the patient's deep resistance towards work and regular routines, rehabilitation attempts might, instead of helping the patient, lead to new relapses. Some patients have a strong regressive tendency to be careless with regard to hygiene and personal standards. Other experience identification disturbances, which lead to problems with regard to professional choice. Others harbour strong feelings of jealousy and hate, so that every social gathering gets disturbed. Still others are so vulnerable that the slightest critical remark might lead to aggressive outbursts.

In order to understand and help the patient, psychodynamic insight must be brought into the picture, and rehabilitation must be accompanied by careful supervision. In some institutions one is trying to establish interdisciplinary teams to further the rehabilitation of psychotic patients, who might otherwise be forgotten.

In Oslo we have observed an increasing number of patients with a combination of schizophrenic symptoms and substance abuse. To what degree substance abuse is cause or effect, is difficult to tell. Most of these young patients might be treated extra-murally, with support from day centers, after-care groups, family and individual therapy as well as drugs, although several patients need differential treatment programs within an institutional structure. Several hospitals are now planning well-staffed small units for 8–10 young psychotic patients.

For a long time now, one has focused the attention on the adverse influences of the family. Investigations, particularly from Great Britain, have shown that over-involvement and a critical attitude – a so-called „high expressed emotion“ – are related to new relapses in schizophrenia. However, at the same time, one has become aware of the many positive aspects inherent in the family. By so-called psycho-educational family therapy one tries to inform the family about schizophrenia, remove guilt-feelings and train the family to change their attitude towards the patient. By learning that the patient's negativistic and aggressive attitude is due to his illness, it is often easier for the family to accept the patient and to avoid aggressive critique.

It is of interest that the phenomenon of „high expressed emotion“, which is so important for the relapse of schizophrenia, also seems to be at work in depressive disorder. Thus one might think that psycho-educational family work might be of value in far more conditions than schizophrenia.

There are several factors that might be detrimental to the schizophrenic patient: cognitively confusing, emotionally critical and intrusive, overly demanding, threatening and demoralizing physical milieu. From a rehabilitation point of view, one should note that a too ambitious and overly demanding rehabilitation effort might precipitate psychosis.

Conclusion

Rehabilitation of schizophrenic patients is one of society's more important health tasks today. Psychiatric rehabilitation cannot be strictly separated from psychosocial treatment, and a one-sided biological and technical approach should be avoided.

References

Bleuler E (1972) Die schizophrenen Geistesstörungen. Thieme, Stuttgart

Hakenaasen K, Ugelstad E (1986) What is effective in the psychosocial treatment of younger, chronic schizophrenic inpatients? A 10 years follow-up study. Nord Psykiat Tidsskr 40:255–265

Harding CM, Brooks GW, Ashikaga T, et al (1987) The Vermont longitudinal study: II. Longterm outcome for DSM-III schizophrenia. Am J Psychiatry 144:727–735

Mosher L, Keith T (1979) Research on the psychosocial treatment of schizophrenia. Am J Psychiatry 136:623–631

Rehabilitationsmodelle und -methoden in der Schweiz

W. J. Fuchs und A. Uchtenhagen

Strukturelle Voraussetzungen

Zum Verständnis der Entwicklung der psychiatrischen Rehabilitation in der Schweiz sind drei strukturelle Voraussetzungen wegleitend.

1. Das Gesundheitswesen ist stark förderalistisch gegliedert; es existiert kein zentrales staatliches Gesundheitsministerium, sondern lediglich ein Zusammenschluß der Gesundheitsdirektoren der einzelnen Kantone. Dementsprechend unterschiedlich entwickelten sich die Versorgungssysteme und der Ausbau sozialpsychiatrischer Rehabilitationseinrichtungen in den einzelnen Kantonen.

2. Die drei großen unterschiedlichen Sprachräume bedingen eine divergente Beeinflussung der jeweiligen Psychiatrie: In der Romandie durch Frankreich, im Tessin durch Italien und in der deutschsprachigen Schweiz durch die BRD und die angelsächsischen Länder (Ciompi 1987). Dabei sind noch nicht die historischen und sozioökonomischen Unterschiede der einzelnen Regionen berücksichtigt. Um ein Beispiel für diese Entwicklungsdifferenz anzuführen: Die Kantone Waadtland und Genf verfügen über eine durchgehende Regionalisierung resp. Sektorisierung der psychiatrischen Versorgung; in beiden existieren ausgebaute psychogeriatrische Dienste, dagegen verfügen die kleineren Landkantone der Zentralschweiz über kein differenziertes sozialpsychiatrisches Netz. Der Kanton Zürich mit ca. 1100000 Einwohnern verfügt zwar de facto über eine Sektorisierung, jedoch ist der Ausbau der sozialpsychiatrischen Infrastruktur in den einzelnen Sektoren ausgesprochen unterschiedlich.

3. Rehabilitative Einrichtungen unterliegen in der Regel einer Mischfinanzierung, d. h., die Finanzierung wird z. T. durch Krankenkassen, Invalidenversicherung, den Kanton und, bei privatem Träger, zusätzlich durch Mitgliederbeiträge gesichert. Bei Werkstätten kommt als materielle Ressource der jährliche Ertrag des Betriebes hinzu.

Diese Mischfinanzierung bietet dem psychisch Behinderten insofern einen Vorteil, als er nach Krankheitsrezidiven verschiedene Rehabilitationseinrichtungen wiederholt und in verschiedenem Ausmaß durchlaufen kann, ohne daß finanzielle Gründe beschränkend wirken müssen.

Rehabilitationsideologie

Seit der Skizzierung und Evaluation des Achsenmodelles durch Ciompi et al. (1977, 1978, 1979) hat sich die Beurteilung der Rehabilitationsschritte auf zwei polaren

Skalen, der Wohn- und Arbeitsachse, durchgesetzt. Auf diesen Achsen überspannt der Bogen die Pole geschlossene Abteilung oder Leben in eigener Wohnung und ohne Arbeitstätigkeit auf der Abteilung oder ungeschützter normaler Arbeitsplatz. Die auf beiden Achsen angesiedelten Intermediärinstitutionen zeichnen sich durch eine zunehmende Reduzierung der therapeutischen Angebote zugunsten „normaler“ Elemente der Außenrealität aus. Dieses Modell war auch hilfreich bei der Erkenntnis, daß Erfolge für den einzelnen Patienten nicht synchron auf beiden Achsen verlaufen.

Entwicklung extramuraler Wohnmöglichkeiten

In einigen Kantonen wurde versucht, die extramurale Plazierung von Patienten nicht via Stufenrehabilitation über Nachtklinik, Heim, eigene Wohnung etc. zu bewerkstelligen, sondern bereits in der Klinik Gruppen von Patienten zu bilden, die gemeinsam extern eine Wohnung übernahmen.

Die traditionelle Familienpflege ist in den vergangenen Jahrzehnten mangels geeigneter, vorwiegend in der Landwirtschaft tätiger Familien zurückgegangen, erfreut sich aber in der letzten Zeit einer gewissen Renaissance. Uchtenhagen (1984) begann die strukturellen Unterschiede von Heimtypen: Familienmodell, demokratisches Modell, professionalisierte Institution zu beschreiben und die therapeutischen Vor- und Nachteile der unterschiedlichen Milieus zu charakterisieren. Gerade für chronische Patienten zeigt sich, daß die Heimplazierung im Vergleich zur Langzeithospitalisation in der Klinik nicht nur Vorteile bringt, zumal dann, wenn überwunden geglaubte kustodiale Strukturen fröhliche Urstände feiern (Kunze 1981). Der individuelle Zuschnitt rehabilitativer Maßnahmen für den Patienten zeigt sich auf diesem Gebiete in der Bemühung um eine differentielle Indikation der Plazierung.

Arbeitsrehabilitation

Im Bereich der Arbeitsrehabilitation lassen sich in den letzten Jahren folgende Tendenzen erkennen:

1. Klinikwerkstätten zeigten eine Tendenz zu stärkerer professioneller Ausrichtung ihrer Arbeit und, sofern dies möglich war, der administrativ strukturellen Entkoppelung von der Klinik, was zu einer Verschiebung vom Betreuungs- zum Forderungsaspekt führte.

Geschützte Werkstätten auf privatrechtlicher Basis berücksichtigten zunehmend die Wirtschaftlichkeit des eigenen Betriebes als wichtigen Faktor, mit dem Ergebnis, daß die Leistungsanforderungen an einzelne Patientengruppen differenziert und damit teilweise ein berufsnäheres Milieu hergestellt werden konnte. Ursprünglich reine Dauerwerkstätten für chronisch Kranke richteten berufliche Abklärungsmöglichkeiten von begrenzter Dauer zuhanden der Invalidenversicherung ein.

Firmen und Betriebe sind in der Schweiz im Gegensatz zur BRD nicht gesetzlich verpflichtet, eine bestimmte Anzahl Behinderter aufzunehmen. Auf freiwilliger Basis im Zusammenhang mit lokalen sozialpsychiatrischen Institutionen bieten mittlerweile drei Großfirmen im Rahmen von Pilotprojekten 10–12 Arbeitsplätze an, die sukzessiv größere Anforderungen an den, gemäß seinen Leistungen entlöhnten, Handicapierten stellen. Nach drei Jahren besteht bei Bewährung die Möglichkeit, daß der Ex-Patient als Voll-Mitarbeiter übernommen wird.

2. Die Population jugendlicher Arbeitsloser weist einen hohen Prozentsatz von Drogenabhängigen, Milieugeschädigten, psychisch Kranken auf. Diese Gruppe entzieht sich häufig klassischen therapeutischen Settings. Größere Kommunen wie die Stadt Zürich haben begonnen, sog. Einsatzprogramme beschränkter Dauer zu offerieren, in denen neben der Arbeit die sozialpädagogische und allenfalls sozialpsychiatrische Begleitbetreuung wichtig wird, um strukturelle Defizite der Jugendlichen auszugleichen und sie zu beruflicher Weiterbildung zu animieren.

3. Seit Beginn der 80er Jahre gibt es eine zunehmende Anzahl von Psychiatriepatienten, die psychiatrisch-psychotherapeutisch in Polikliniken oder durch niedergelassene Allgemein- und Fachärzte betreut werden, die jedoch mangels Abklärungs- und Förderungsmöglichkeiten bereits berentet sind oder vor der Berentung stehen. Diese Lücke wurde von sog. Berufsförderungskursen gefüllt, die kein therapeutisches Programm im strengen Sinne des Wortes mehr anbieten, sondern bei denen soziales Lernen im Hinblick auf alltägliche Arbeitsanforderungen im Vordergrund steht. Die Teilnehmer werden nicht mehr in ihrer Rolle als Patienten, sondern im Hinblick auf die Fähigkeit zur Bewältigung funktionaler Behinderungen angesprochen. Innerhalb von 20 Wochen werden ein berufspraktischer Programmteil sowie ein Begleitprogramm offeriert. Ersterer testet und fördert Fähigkeiten exemplarisch im Bürobereich, letzteres bearbeitet Erfahrungen und damit auch Schwierigkeiten der Konflikte aus dem aktuellen Kursgeschehen oder aus früheren Arbeitserfahrungen und fördert das Training sozialer und kommunikativer Kompetenz.

Ein externes Volontariat von 6 Wochen Dauer ermöglicht den Teilnehmern, sich mit einer realistischen Arbeitserfahrung außerhalb des Kurses auseinanderzusetzen. Am Ende stehen ein differenzierter Bericht über Arbeits- und Sozialverhalten sowie konkrete Empfehlungen für ein Anschlußprogramm. Mittlerweile gibt es in den verschiedenen Städten sog. Berufsförderungskurse; eine vorläufige Untersuchung des ersten Kurses an unserem Dienst ergab, daß von den Teilnehmern, die den Kurs mindestens 14 Monate vor der Erhebung abgeschlossen hatten, die Hälfte sich in einem Arbeitsprozeß befindet, davon ⅕ an einem geschützten Arbeitsplatz. Auch dort, wo das berufliche Wiedereingliederungsziel nicht erreicht wurde, zeigten sich unerwartet günstige Rehabilitationseffekte in anderen Bereichen: beispielsweise kurzfristige stationäre Krisenintervention bei einem Krankheitsrezidiv und Fortführung der Tätigkeit am geschützten Arbeitsplatz statt langfristiger Hospitalisation.

Allgemeine Rehabilitationstendenzen

1. Tageskliniken weisen sehr heterogene therapeutische Konzepte, differente Programmangebote und unterschiedliche Patientenselektion auf. Diejenigen Tageskliniken, die unverändert vorwiegend chronische Psychotiker mittels arbeitsrehabilitativer Maßnahmen wiedereinzugliedern trachten, verändern zunehmend ihre rein milieutherapeutische Ausrichtung zugunsten eines strukturierten Angebotes an so-

zialen Fertigkeiten (social skill training), was eine strukturierte Erfassung sozialer Defizite von Patienten voraussetzt.

2. Die patientenzentrierte Rehabilitation wurde in den letzten Jahren zunehmend ergänzt durch den Einbezug der Angehörigen. Kam der Anstoß u.a. aus der Familientherapie systemischer Provenienz, vollzog sich mittlerweile ein Wandel dergestalt, daß die Angehörigenarbeit vorwiegend aufklärerischen Charakter annahm und sich in Richtung psychoedukativer Familientherapie entwickelte.

3. Schließlich finden zunehmend die experimentalpsychologischen Ergebnisse bei der Untersuchung defizitärer kognitiver Störungen bei chronisch schizophrenen Patienten Verbreitung und haben in diversen Institutionen zur Einführung psychologischer Trainingsprogramme im Sinne von Stramke und Brenner (1983) geführt.

Das Erkenntnisinteresse beginnt sich in letzter Zeit auch darauf zu richten, wie Patienten von den unterschiedlichen teilstationären Institutionen Gebrauch machen. Es ist durchaus nicht die Regel, daß ein Patient im Sinne einer Hierarchie sukzessive die verschiedenen Schritte auf den Rehabilitationsachsen durchläuft, vielmehr finden unterschiedliche Bewegungen statt. Die Wiederaufnahme in einem geschützteren Bereich dient häufig nicht der Coupierung eines Krankheitsrezidives, sondern der sozialen Stabilisierung (Linden u. Bosch 1986).

Literatur

Ciompi L (1978) Die Behandlung des psychisch Kranken in der Schweiz und in Europa. Schweiz Ärztezeitung 68:357–362

Ciompi L, Agué C, Dauwalder JP (1977) Ein Forschungsprogramm über die Rehabilitation psychisch Kranker. I: Konzepte und methodologische Probleme. Nervenarzt 48:12–18

Ciompi L, Agué C, Dauwalder JP (1978) Ein Forschungsprogramm zur Rehabilitation psychisch Kranker. II: Querschnittuntersuchung chronischer Spitalpatienten in einem modernen psychiatrischen Sektor. Nervenarzt 49:332–338

Ciompi L, Agué C, Dauwalder JP (1979) Ein Forschungsprogramm zur Rehabilitation psychisch Kranker. III: Längsschnittuntersuchung zum Rehabilitationserfolg und zur Prognostik. Nervenarzt 50:366–378

Kunze H (1981) Psychiatrische Übergangseinrichtungen und Heime. Enke, Stuttgart

Linden EB, Bosch G (1986) Patientenströme in einem sozialpsychiatrischen Behandlungsmodell. Psychiatr Prax 13:159–165

Stramke WG, Brenner HD (1983) Psychologische Trainingsprogramme zur Minderung defizitärer kognitiver Störungen in der Rehabilitation chronisch schizophrener Patienten. In: Brenner HD, Rey ER, Stramke WG (eds) Empirische Schizophrenieforschung. Huber, Bern Stuttgart Wien

Uchtenhagen A (1984) Wohnheimstrukturen als therapeutische Instrumente. Psychiatr Prax 11: 163–167

Modelle rehabilitativer Einrichtungen in Frankreich

P. Pichot

Im französischen Sprachbereich datiert der Begriff „Rehabilitation" aus dem 16. Jahrhundert. Nach dem Wörterbuch von Littré aus dem Jahre 1977 [3] hat dieses Wort ausschließlich einen juristischen Sinn. Es bedeutet: „Zurück zum ursprünglichen Zustand". In der heutigen Zeit hat sich dieser Sinn erweitert. Das Wörterbuch von Robert [7] übernimmt das augenblickliche Sprachverständnis und verallgemeinert den Begriff auf nichtjuristische Bedeutungen, wie sie z.B. bei einem Gebäude möglich sind. Hier wird der Begriff synonym mit „Erneuerung", „Restauration" gebraucht.

Die Nationale Akademie der Medizin in Paris hat öffentlich den Gebrauch dieses Wortes in der medizinischen Sprache verurteilt. Das Französische Wörterbuch der Medizin und Biologie [Hrsg Manuila A, 4] gibt als entsprechendes französisches Wort den Begriff „Readaptation" an, der folgendes bedeutet: Die Gesamtheit der Maßnahmen, die einen Patienten mit einem psychischen oder physischen Defektzustand in die Lage versetzen, eine Beschäftigung zu übernehmen oder wieder aufzunehmen und, soweit es ihm möglich ist, einen normalen Platz in der Gesellschaft einzunehmen.

In meinen folgenden Ausführungen werde ich das Wort „Rehabilitation" im Sinne des französischen Wortes „Readaptation" gebrauchen.

In Frankreich werden rehabilitative Maßnahmen für psychisch kranke Erwachsene hauptsächlich in öffentlichen oder halböffentlichen Institutionen durchgeführt. Die Kinder- und Jugendpsychiatrie ist relativ unabhängig und hat ihre eigenen Techniken und ihre eigene Organisation der Rehabilitation. Die niedergelassenen Psychiater und die privaten psychiatrischen Krankenhäuser spielen in Frankreich eine unbedeutende Rolle, soweit sie die Rehabilitation im engeren Sinne betrifft.

Bis zum Zweiten Weltkrieg wurde die Organisation der öffentlichen französischen Psychiatrie im wesentlichen durch ein Gesetz vom 30. Juni 1838 geregelt [1]. Dieses Gesetz ist noch immer in Kraft. Es benennt die Bedingungen für eine Hospitalisierung psychisch Kranker und schreibt die Form ihrer Behandlung in spezialisierten Institutionen vor, die zunächst als „Irrenanstalten", dann als „psychiatrische Krankenanstalten" und zuletzt – fast euphemistisch – als „Spezialkrankenhäuser" oder „psychotherapeutische Zentren" bezeichnet wurden.

Es gab keine spezifische Form einer Rehabilitation, doch war sie als sog. „moralische Behandlung" Teil eines Behandlungsplanes, wie er seit Pinel in Frankreich zur Anwendung kam.

Ganz allgemein wurde die Beschäftigung im Krankenhaus als die beste therapeutische Technik zur Rehabilitation, d.h. zur Vorbereitung der Kranken auf ihre Reintegration in die Gesellschaft angesehen. Ich möchte aber darauf hinweisen, daß im Jahre 1882 in Dun-sur-Auron, mitten im Herzen Frankreichs, schon eine landwirtschaftliche Kolonie in Form einer Familiengemeinschaft gegründet wurde [2]. Dies erfolgte auf Anregung von Falret hin, der sich auf die belgischen Erfahrungen von Geel stützte. Diese Kolonie sollte den Kranken von Paris die Möglichkeit bieten, in Bauernfamilien Aufnahme zu finden und unter ärztlicher Betreuung an deren Leben und Arbeit teilzunehmen. Obwohl dieses Vorgehen letztlich keinen großen Erfolg hatte, hält man heute noch an diesen Prinzipien fest und wendet ihnen immer wieder von neuem Interesse zu.

Im Jahre 1945 wurde die „Sécurité sociale", die Sozialversicherung, geschaffen, ein sichtbares Zeichen der großen Veränderung, die in der Einstellung zur Krankheit und zur Gesellschaft stattfand [8]. Sie löste die sogenannten „Assurances sociales", die Sozialversicherungen aus dem Jahre 1930, ab.

Die jetzige Sozialversicherung umfaßt praktisch die gesamte Bevölkerung. Sie basiert auf einer Grundeinstellung der sozialen Solidarität. Zeitgenössische Kritiken an dem alten Hospital und seinem Management zeugen von derselben Neuorientierung. Viele Veröffentlichungen, die nach 1950 erschienen sind, legen Wert auf das, was man institutionelle Therapie nennt. Sie legen Wert – vor allem P. Sivadon – auf Reformen, die leider nur vereinzelt und lokalisiert durchgeführt werden konnten.

Im Jahre 1960 wurde unter dem Einfluß der damals herrschenden Ideen ein offizieller Text publiziert, der die öffentliche Psychiatrie vollständig neu organisierte und das in Gang setzte, was wir heute die Sektorisierung der Psychiatrie nennen [5]. Letztendlich kam folgendes dabei heraus: Frankreich wurde in 850 geographische Bezirke eingeteilt, die jeweils unter der Verantwortung eines Arztes stehen. Bezeichnend für die Änderung der Geisteshaltung ist, daß man den Titel „Chefarzt des psychiatrischen Krankenhauses" in „Chefarzt des Sektors" umwandelte. Die Mitarbeiter des Chefarztes – Ärzte, Psychologen, Sozialarbeiter, Schwestern und Pfleger – bilden ein Behandlungsteam und sind dafür verantwortlich, daß alle im Bereich des Sektors wohnenden psychisch Kranken versorgt werden. Zentrum der psychiatrischen Behandlung ist nicht mehr das Krankenhaus; die Aktivität des Teams konzentriert sich vielmehr auf poliklinische Behandlung, was natürlich weit über die eigentliche Hospitalisation, sofern überhaupt notwendig, hinausgeht.

Eines der Prinzipien dieser Politik des Sektors besteht darin, zumindest theoretisch jeden Kranken ständig unter der Verantwortung desselben therapeutischen Teams, wenn möglich auch desselben Arztes, zu belassen, unabhängig davon, ob er der Prävention, der Behandlung oder der Rehabilitation zugeführt werden soll.

Ein wesentlicher Schritt weiter in der Verwirklichung der Rehabilitation war das Gesetz für Behinderte vom 30. Juni 1975 [6]. Mit Absicht hat dieses Gesetz keine präzise Beschreibung des Behinderten versucht, sondern eine flexible Verwendung dieses Begriffes im Einzelfall offengelassen. Das Gesetz geht von dem Grundsatz einer totalen Verpflichtung der Gesellschaft gegenüber dem Behinderten aus, gleichgültig, woher die Behinderung stammt. Das bedeutet die Gewährleistung eines sozialen Status, der seinem Anrecht auf ein Minimum an Lebensunterhalt, auf Bildung, Arbeit, Sport und Freizeit Rechnung trägt und ihm ein Leben in größtmöglicher Autonomie ermöglicht. Diese Verpflichtungen können nur durch die Kooperation verschiedener öffentlicher und privater Organe erfüllt werden. Die Koordination dieser sehr unterschiedlichen Elemente wird bestimmt durch den „Beratenden Nationalrat", der seinen Sitz in Paris, in der Nähe des Premierministers, hat.

Im beruflichen Bereich verlangt das Gesetz, den Behinderten neu einzuschätzen. Hierfür wurde in jedem Departement eine Kommission eingesetzt, die sich COTOREP nennt, Kommission zur Neuorientierung und Neueinschätzung im Berufsleben. Diese Kommission setzt sich aus Vertretern aller interessierten Institutionen wie des Arbeitsministeriums, der Direktion für Gesundheit und Soziales, der Sozialversicherung, der Arbeitgeber usw. zusammen. COTOREP hat zwei Sektionen: Die eine führt die Neueinschätzung durch, die andere versucht, die finanziellen und persönlichen Probleme wie Wohnungsbeschaffung etc. zu lösen. COTOREP besitzt außerdem ein technisches Team, dem folgende Mitarbeiter angehören: Ärzte der psychiatrischen Sektoren, Vertreter der Direktion für Gesundheit und Soziales, Sozialarbeiter und Vertreter des nationalen Arbeitsamtes. Dieses technische Team prüft jeden einzelnen Fall und entscheidet, welche Maßnahmen jeweils für einen Behinderten notwendig sind.

Um eine Rehabilitation der Behinderten zu gewährleisten, hat das Gesetz eine Anzahl von früheren Vorschriften des Arbeitsamtes geändert. Es stellt Regeln für die Lehrzeit, für Dauer und Art und Weise der Ausbildung auf. Es verpflichtet alle vom Staat abhängigen Institutionen zur Beschäftigung von Behinderten, wodurch im Prinzip die notwendigen Mittel zur Schaffung von Arbeitsplätzen für Behinderte bereitgestellt werden. Sollte aufgrund des Ausmaßes der Behinderung eine Beschäftigung im üblichen Arbeitsbereich nicht möglich sein, so gibt das Gesetz die Möglichkeit zur Errichtung von beschützenden Werkstätten, in denen die Behinderten berufliche Tätigkeiten ausüben können und gemäß ihrer Fähigkeit auch bezahlt werden.

Ich fasse zusammen: Die französische Psychiatrie und die französischen Psychiater haben seit langer Zeit große Anstrengungen unternommen, das Konzept der Rehabilitation zu entwickeln. Die angewandten therapeutischen Strategien scheinen bisher keinen spezifischen Charakter zu haben. Die allgemeine Entwicklung ist parallel zu der Entwicklung in anderen Ländern verlaufen. Neben eigenständigen französischen Ideen beobachten wir in Frankreich Entwicklungen, die auf amerikanischen und englischen Einflüssen beruhen. Allerdings sind sie oft gefärbt von Ideologien, die ein pragmatisches Vorgehen unterbinden.

Wenn man überhaupt von einem französischen Modell sprechen möchte, sollte man die Neuerungen nennen, die in der Administration und Finanzierung der Rehabilitation in Frankreich Einzug gehalten haben. Die großen Abschnitte des Fortschritts waren: 1945 die Einführung der Sozialversicherung, 1960 die Sektorisierung, 1975 das Behindertengesetzt. Dies alles hat eine Vielzahl von unterschiedlichsten Initiativen in Gang gesetzt, die je nach örtlichen Gegebenheiten auch zu verschiedensten Rehabilitationsprogrammen geführt haben. Somit wäre es künstlich, eine Systematik der Rehabilitation in Frankreich aufzustellen, jedoch möglich, in allen diesen Anstrengungen ein gemeinsames Ziel zu erkennen.

Literatur

1. Barte HN, Ostapzeff G (1981) Législation psychiatrique français. Encycl Med Chir Psychiatrie 37901 A1O, Paris
2. Gentizon JM (1976) La colonie familiale de Dun-sur-Auron en 1976. Inform Psychiat 52:973–978
3. Littré E (1961) Dictionnaire de la langue française. Edition intégrale. Gallimard-Hachette, Paris
4. Manuila A, Manuila L, Nicole M, Lambert H (Hrsg) (1970) Dictionnaire français de medicine et de biologie. Masson, Paris

5. Masse G, Petitjean F, Caroli F (1984) Le secteur de psychiatrie générale. Encycl Med Chir Psychiatrie 37915 A1O, Paris
6. Pouget R, Castelnau D (1985) L'assistance extra-hospitalière. Encycl Med Chir Psychiatrie 37956 A1O, Paris
7. Robert P (1984) Dictionnaire alphabetique et analogique de la langue française. Le Robert, Paris
8. Thevenot JP (1969) Organismes de prise en charge. Encycl Med Chir Psychiatrie 37917 A1O, Paris

Familienpflege für Geisteskranke in Geel (Belgien)

H. Matheussen

Geel, eine gesetzliche Ausnahme

Aus den Chroniken erfahren wir, daß in Geel bereits im 13. Jahrhundert eine Heil- und Pflegeanstalt für Geisteskranke und Schwachsinnige gestiftet wurde. Um diese Zeit hat man auch damit begonnen, seelisch kranke Patienten in Privatfamilien aufzunehmen. Die Aufnahme von Geisteskranken im Familienverband hat in Geel ebenso eine religiöse wie eine hagiotherapeutische Wurzel.

Sie fußte nämlich auf der Legende von der heiligen Dimpna, einer irischen Prinzessin, die von ihrem Vater im Jahre 600 in Geel ereilt und getötet wurde, weil sie seine inzestuösen Wünsche zurückgewiesen hatte. Der Teufel hatte die Gestalt des unwürdigen Vaters angenommen.

Bis in das 18. Jahrhundert wurden die Kranken von ihren Familien nach Geel gebracht, wo sie neun Tage in der sogenannten Krankenkammer verbringen mußten, einem Haus, das sich an die der heiligen Dimpna geweihte katholische Kirche anlehnt. Hier hatten sie verschiedene religiöse Bußübungen zu verrichten. Ein Teil der Kranken wurde nach dem neunten Tag nach Hause entlassen, die übrigen wurden bei Familien in der Nähe untergebracht. So entstand die Familienpflege in Geel.

Die Organisation dieser Unterbringung lag lange Zeit in den Händen eines Chorherrenkollegiums. Während der Französischen Revolution fand diese Regelung ein Ende. Die Stadtverwaltung übernahm die Organisation der Familienpflege. Die Kranken wurden zunächst von den Ärzten am Ort untersucht, die der Kommunalverwaltung darüber Bericht erstatteten. Mißbräuche verschiedener Art, die sich in Geel und anderswo im Lande und in Europa mehrten, führten dazu, daß zwischen 1850 und 1873 in Belgien ein Gesetz über die psychiatrischen Heil- und Pflegeanstalten erlassen wurde. Hart umstritten war der Artikel 6 dieses Gesetzes, der für Geel eine Sonderregelung vorsah. In der Praxis lief diese Regelung darauf hinaus, daß die in Geel praktizierte Behandlung der Geisteskranken durch Unterbringung in Familien auch auf in geschlossene Anstalten einzuweisende Kranke Anwendung fand und die ganze Gemarkung Geel zu einer einzigen großen Nervenheilanstalt erklärt wurde.

Gleichzeitig übernahm der Staat – das Justizministerium – die Verwaltung der Familienpflege und baute anno 1862 ein zentrales Nervenkrankenhaus, von dem aus das ganze System organisiert werden sollte. Ein Oberarzt und mehrere Psychiater wurden ernannt. 1948 wurde die Familienpflege in Geel eine Unterabteilung des Gesundheitsministeriums, und 1972 wurden die psychiatrischen Hospitäler in Belgien – ebenso die Familienpflege – de jure als Krankenhäuser anerkannt. Seitdem finden sinngemäß die Krankenhausgesetze Anwendung. Schließlich wurde 1982 die Verwaltung von der „Flämischen Gemeinschaftsregierung“ übernommen.

Diese historische Einleitung ist notwendig für ein richtiges Verständnis der Familienpflege in Geel. Lang ehe Wörter wie Psychologie, Psychotherapie, Psychopharmaka, Gruppentherapie usw. erfunden oder vulgarisiert worden sind, existierte schon die Familienpflege. In diesem Sinn ist sie nicht gegründet oder gestiftet, sie ist wesentlich ein natürliches Phänomen, und je nachdem wie in der psychiatrischen Geschichte Möglichkeiten und Etiketten entstanden, sind sie auch in der Familienpflege eingeführt worden. Geschichte bringt Tradition. Und es gehört zur Tradition – das ist sehr wichtig –, daß die Bewohner von Geel den Patienten und ihrem befremdenden Auftreten nicht mit Furchtsamkeit begegenen. Daraus ergibt sich, daß die Motive, einen Patienten in der Familie aufzunehmen, alltäglich sind und auf ökonomischen oder emotionellen Gründen beruhen.

Organisation und Funktionsweise

Stellen Sie sich vor: eine etwa 200 Quadratkilometer große Stadt mit einem Wegenetz von 500 km und einer verhältnismäßig kleinen Zahl von Einwohnern: 31000 oder etwa 8000 Familien. Die Hälfte dieser Familien wohnt im Zentrum dieser Stadt, die andere Hälfte lebt in einem Kranz von acht kleineren Pfarrgemeinden über die Peripherie zerstreut. Innerhalb dieses Stadtgebietes haben etwa 700 Familien heute insgesamt 850 Patienten aufgenommen, teilweise chronisch psychiatrisch Kranke, teilweise geistig Behinderte. Die meisten Familien haben einen, einige Dutzende haben zwei Kranke und eine Handvoll haben drei (das Maximum).

Organisatorisch ist die Stadt eingeteilt in 15 Bezirke, in denen jeweils etwa 60 Patienten leben. In jedem Bezirk ist ein Sozialpfleger die erste Anlaufstelle. Er/sie kümmert sich um alles, was den Patienten und seine Pflegefamilie betrifft: Beziehungen untereinander, Hygiene, Ernährung, Beschäftigung, Erholung usw. Drei Bezirke stellen einen Sektor dar und haben die weitere fachliche Unterstützung eines Psychologen, eines Sozialarbeiters und eines Psychiaters, der die Tätigkeiten in diesem Team koordiniert.

Die Pfleger und die Ärzte haben freien Zutritt in die Familien, so häufig wie notwendig. Der Psychologe und der Sozialarbeiter sind auf Anweisung des Teams tätig. Alle Teammitglieder gehören dem Krankenhausstab an.

Das Krankenhaus stellt alle qualifizierten Hilfen zur Verfügung, sei es medizinisch oder paramedizinisch. Sehr wichtig ist, daß die Patienten und die Familien Tag und Nacht das Zentralkrankenhaus um Hilfe ansprechen dürfen, und zwar ohne irgendwelche Formalitäten.

Die Beschäftigung der Patienten

In den letzten zwanzig Jahren hat Geel eine gewisse wirtschaftliche Evolution durchgemacht. Aus einer Agrargemeinde ist eine semi-industrielle Stadt gewachsen. Früher gab es viele kleine Bauernhöfe, die alle etwas Hilfe brauchen konnten. Die männlichen Patienten wurden dann auch bevorzugt. Diese Zeit ist vergangen. Die kleinen Bauernhöfe sind verschwunden, und die wenigen großen, die statt dessen gewachsen sind, brauchen keine Hilfe dieser Art mehr. So haben wir vor 20 Jahren angefangen, tagsüber die Patienten in verschiedenen eigenen, beschützenden Werkstätten im Areal Geel zu beschäftigen, und abends kehren sie wieder nach Hause zurück. Etwa 300 Patienten sind heute in diesen Werkstätten beschäftigt.

Die Familien

Es gibt genügend Familien, die bereit sind, Patienten aufzunehmen. Aber die typologischen Varianten, die wir oder die Patienten wünschen, sind nicht immer vorhanden. Die Familien melden sich selbst – sie werden nicht geworben. Ein Drittel der Familien bietet sich aus Gefühlsgründen an: sie möchten einen bestimmten Patienten(in) von ihren Eltern übernehmen, wenn diese sterben. Die anderen zwei Drittel bieten sich aus sog. mikro-ökonomischen Gründen an: sie brauchen Hilfe im Haushalt oder Begleitung für die Kinder auf dem Schulweg, oder sie haben einfach ein Zimmer frei und möchten es vermieten. Nach einiger Zeit des Zusammenlebens treten meistens die ökonomischen Mittel in den Hintergrund und die Gefühlsmomente rücken in den Vordergrund. Weibliche Patienten haben in neuerer Zeit den Vorzug.

Wie wird das System finanziert?

Die Familienpflege in Geel ist gesetzlich einer Krankenhausaufnahme gleichgestellt. Die Krankenkassen rechnen pro Tag und Patient ab.

Heutzutage erhält die Anstalt etwa 850 BF (43 DM) pro Tag und Patient. Die Familien bekommen davon – durch Ministerialerlaß – einen bestimmten Betrag, der sich nach der Pflegebedürftigkeit der Patienten und dem gebotenen Komfort richtet. Dieser Betrag ist an den sozial-ökonomischen Index gebunden. Zur Zeit macht er etwa 330 BF (17 DM) pro Patient und Tag aus. Seitens der Familie verlangen wir Unterkunft und Verpflegung und bei Bedarf Beaufsichtigung.

Die Patienten

Man muß sich im klaren sein, daß diese Pflegefamilien keine außergewöhnlichen Qualitäten haben. Sie sind normale Durchschnittsfamilien in einer kleinen Durchschnittsstadt. Ebenso klar ist, daß sie nicht in ihrem eigenen Leben gestört werden möchten, wenn sie einen Patienten aufnehmen, etwa durch Suizidgefahr, aggressive Emotionen, Paraphilie, psychische Hilflosigkeit usw. (Sub-)Akute Psychopathologie kann man in einer Pflegefamilie nicht betreiben. Familienpflege ist nur eine alternative Form für die Unterbringung von chronisch psychisch kranken oder geistig behinderten Patienten.

Meistens werden die Patienten von anderen Anstalten in der flämischen Region (etwa 6 Millionen Einwohner) überwiesen, die nicht selbst über ein analoges Programm verfügen. Für die wallonische Region in Belgien ist Lierneux der Ort der Familienpflege.

Für welche Kranken eignet sich die Familienpflege? Da es sich um chronische Patienten handelt, sind die Diagnoserubriken nicht so sehr von Bedeutung. Wichtig ist das soziale Verhalten, und vor allem, ob die Patienten diese Form der Unterstützung brauchen und wünschen.

Aus Erfahrung wissen wir, daß eine Aufnahme meist nach kurzer Zeit fehlschlägt, wenn die Bindungen an das originale Milieu zu intensiv sind oder bleiben. Es soll ja im neuen Milieu eine echte Symbiose entstehen, und das ist nur möglich, wenn keinerlei störende Interferenzen auftreten.

Am Ende der Beobachtungsperiode im Zentralkrankenhaus werden die Wünsche der Kandidaten eruiert. Falls diese Wünsche mit denen einer aufnahmebereiten Familie übereinstimmen, werden die Partner einander vorgestellt, und das neue Leben kann anfangen. Der Patient bekommt sein eigenes Zimmer, und der Integrationsprozeß setzt ein. Diese Integration ist ein individueller Prozeß, mit verschiedenen persönlichen Gradationen. Wichtig ist vor allem, daß der Patient in der Pflegefamilie eine Rolle spielen kann, vielleicht eine kleine, aber für sie/ihn geeignete Rolle.

Zusammenfassung

Ich komme zum Schluß. Die Grundsätze der Familienpflege sind zweifellos sehr lobenswert: dem mental behinderten Menschen einen Platz an der Sonne zu beschaffen, außerhalb der Anstaltsmauern, wo im natürlichen Milieu einer Familie nicht seine Defekte, sondern seine davon unangetasteten Qualitäten das erste Augenmerk sind.

Unser Auftrag ist es, die praktischen Modalitäten im Einverständnis mit den Prinzipien zu bestimmen.

Früher gab es mehr als 2000 Patienten in Geel. Heute ist so etwas ganz unmöglich. Im Hinblick auf die moderne Entwicklung im sozialen und biologischen Bereich darf man erwarten, daß die augenblickliche Zahl der Patienten – 850 – noch ein wenig zurückgehen wird. Aber die neuen Erfahrungen auf europäischem Niveau zeigen, daß die Familienpflege im allgemeinen – nicht nur das Geeler Modell – wieder Interesse erregt.

Für manchen Betrachter ist die Familienpflege ein befremdliches Kuriosum. Das ist freilich eine Funktion der gesellschaftlichen Einsichten und Erwartungen des Betrachters. Für diejenigen, die mit Geel bekannt sind, ist die Familienpflege ein ganz normales und zu bejahendes humanes Phänomen.

Manchmal wird uns die Frage gestellt: Ist dieses System heutzutage überhaupt noch zu verwirklichen?

Ich meine ja, falls man sehr diplomatisch und schrittweise vorgeht und die Pflegefamilien bei der Organisation des Alltags permanent und fachkundig von einem geeigneten Krankenhaus unterstützt werden.

The Psychosocial Rehabilitation Model – Fellowship House, Miami, Florida

M. Rubin

Highlighting Programs for Community Acceptance and Utilization of High Technology in Rehabilitation

Fellowship House began in May of 1973 as what is called a "psychosocial rehabilitation center". Fellowship House, like other psychosocial rehabilitation agencies, is a private, not-for-profit social agency governed by our own board of directors. We are non-medical in orientation, although we have psychiatric consultants. We serve the severely psychiatrically disabled, primarily a chronic schizophrenic population, whose usage is voluntary. The major services offered are vocational, social, residential and case management.

The first psychosocial rehabilitation center, Fountain House, was founded in New York City in 1948. The International Association of Psychosocial Rehabilitation Services began in 1974 with thirteen founding agencies – two of which were Fountain House and Fellowship House. There are currently 259 member organizations. Most are in the United States and Canada.

The 250 recipients of vocational and social rehabilitation service at Fellowship House, including 115 residents, are called members, not clients or patients. Membership is a unique word that requires responsibilities from those who accept that voluntary designation, and privileges provided only for those who are so designated. There is a special reciprocity between member and organization that I'll explain in a little bit.

Just as we refer to our members with a non-stigmatizing word, I prefer to refer to our organization as a clubhouse or community center. We try at all times not to use professional jargon with or when referring to our members. Using a non-clinical term makes Fellowship House a more desirable place to join as a member. Both terms, member and community center or clubhouse, are normalizing, which is a major part of our approach to service.

Fellowship House places no time limits on membership. This serves two purposes: to give long term support to this vulnerable population; and to focus on personal strengths and the value of relationships and skills gained over time. We let our community grow, mature and develop a strong supportive culture for its members. This is a reinforcement of two basic parts of the Fellowship House philosophy: First, that "everyone has something to offer"; and second, that as adults, our "members are citizens" of both the clubhouse and the wider community.

"Everyone has something to offer" is translated in programmatic terms to working from the health of each member, finding out what it is that they have to offer and utilizing those skills or abilities to better the clubhouse. Members working on their personal life goals will find that they have become valued members of their club, thus bolstering their self-esteem and feelings of competence. We focus on the things they *can* do. Members' abilities grow as they have successful experiences and receive acknowledgement of those accomplishments.

The second part of our philosophy, "members as citizens", is carried out in a number of ways. Members are responsible for aiding in the planning and implementation of their own rehabilitation; nothing is "done to", but instead a structure is offered where members can further their own life goals. To help severely emotionally disabled adults toward their highest degree of community functioning, the nonclinical setting of a clubhouse offers dignity and an immediate sense of citizenship. The concept of membership allows for a sense of interdependence that neither the patient role nor the client role can give. I use the term "interdependent" quite purposefully. In rehabilitation, people often speak of dependence as bad and independence as good. In truth, all of us are neither totally dependent nor totally independent. What is best and real is a functional interdependence where we learn to relate and work with others – each partner in a relationship depending on the strengths of the other and learning to act together. Members of a clubhouse develop a feeling of ownership and belonging, and from that sense, a responsibility toward the clubhouse and each other that is fundamental for the proper functioning of Fellowship House.

In working with the members of Fellowship House, a delicate balance must always be maintained between encouraging members toward independence and filling current needs for dependency. It is always hoped that each member will attain a satisfying life and become a contributing member of our society, whether through Fellowship House or in the wider community. It also is accepted that, for each, what constitutes that attainment will differ.

We also strive for interdependence in the relationships we develop with our community. Charitable individuals and organizations, at first glance, have more to give Fellowship House than the reverse. However, if we work consciously at developing an interdependence or relationship with those who care about us, we find that it is once again true that "everyone has something to offer". We at Fellowship House welcome and host guests at our clubhouse; members and staff join community groups and participate in their community services and civic activities; we supply businesses with good member employees and courteous customers; we share our resources by offering videotaping of community events, and by helping with community group mailings by using our word processing capacity and member manpower; and we organize computerized registration services for conferences. In general, we try hard to find ways members and staff of Fellowship House can develop working relationships with our supportful community.

By maintaining a clubhouse milieu that offers the members a supported but normalizing environment in which to try out new behaviors, skills, and coping mechanisms, Fellowship House works toward two major goals:

1. Assist members to learn and improve societal skills,
2. Provide a support system of indefinite duration.

All programs and services focus on reaching these goals. Effectiveness of all programs is judged by two measures: first, increasing days of employment and other productive activity, and second, reducing the amount of hospitalization. These are the measurable outcomes of the two goals, the statistical way of defining improved quality of life. For example, approximately 25% of our members are working in productive activities at any time. Of these members, 42% are involved with their own jobs and 34% are involved with transitional employment studies at Fellowship House have shown that hospitalization rates of members drop 80% during the first year of membership and remain stable at the lower rate in succeeding years. Actual average days of hospitalization prior to involvement in Fellowship House was 45 days per individual per year. This dropped to nine days after involvement at Fellowship House. This meant a saving of almost $ 11,000 per individual in hospitalization costs per year.

High Technology in Fellowship House Program

Fellowship House has implemented video and computer usage in all three program areas – vocational, social and residential. Video and computer applications also help make case management more effective. The following discussions will describe how video and computer usage have become a part of the daily skills utilized by staff and members as they work, play and live at Fellowship House and in the community.

Fellowship House considers as its basic goal the acculturation of its members into society – teaching and improving members' societal skills. When the skills society demands change and grow, it is incumbent on Fellowship House to add to the skills repertoire of its members. The societal shift to advanced technology has had vital implications for psychosocial rehabilitation. We have addressed the process of acculturation to technology through integration of video and computer activities in our rehabiliation program.

Our main building serves as a vocational rehabilitation center during normal working hours and a community center during recreational hours. The rooms that house the computer and video equipment, with which members produce statistical reports and news shows during working hours, can serve as meeting space for a computer club and video club during social program hours.

Video was the first "high tech" medium incorporated into Fellowship House daily activities in the late 1970s. Computers began being introduced into the program in 1981 and expanded greatly in 1983 with receipt of a Federal Rehabilitation Services Administration Grant to establish a computer work area.

Most mental health agencies have utilized video as an entertainment tool or for therapy. Likewise, computers most commonly have been used for agency administrative purposes or for presenting interactive educational materials. At Fellowship House, we do not give therapy. Therefore, our use of video also is not for therapy. If I noticed that a member is standing too close to me while talking, I would not ask him to look at a video tape of our conversations to see his poor social presence. That would only reinforce the patient role. The best and most practical thing I could do would be to simply tell him directly that it is uncomfortable to talk with him if he is standing so close and to please move back a step or two. Video and computers are used for communication purposes. There is a wide variety of communication needs that exist at Fellowship House, which our members and staff work together to meet in our video and computer work areas. Like the other five work areas in our Vocational Program – Food Service, Plant Care, Industrial, Clerical, and Maintenance – members and staff work together to accomplish tasks needed at Fellowship House.

In the Food Service area, it is the nutritional needs of Fellowship House; in Video and Computer, it is the communication needs.

History of Video Usage

In 1976, after completion of a film (by a volunteer and members) at Fellowship House, both staff and members had become excited about the use of media in program. Fellowship House applied for and received a grant from the Department of Vocational Rehabilitation to start a video work area as a part of the vocational rehabilitation program. With limited basic equipment – camera, tripod, playback deck – members began production of a daily news show, shown on a closed circuit set up for communication in-house for the support of members and their activities. An emphasis was placed on videotaping transitional employment positions, both as documentation and to familiarize members with the various jobs so that they had a better idea of what would be expected if they applied for a Transitional Employment position. Since severely emotionally disabled individuals have a great deal of difficulty dealing with new situations, video, from the beginning, also was used to allay fears and help members become oriented to the clubhouse. With the purchase of a portable video machine, orientation tapes could be taken and shown at hospitals and boarding homes, motivating prospective members and the referring personnel to visit Fellowship House. In Social Program, video was used for advertising special events and by Video Club members to experiment with and have fun with friends producing their own ideas creatively on video.

As Fellowship House received additional grants, color equipment, an editor, and more cameras and lights were obtained. A media professional was hired to work with members and other staff. The grants had strong video components for both documentation and production of educational training tapes for other professionals in rehabilitation. In 1980, the Department of Education funded a proposal to create a series of training tapes on psychosocial rehabilitation for national distribution. Members were integrally involved in scripting, acting and critical review of the tapes, as well as being production and scripting assistants. As equipment and staffing grew in connection with video, Fellowship House developed a video culture. Members and staff became at ease with being videotaped, with wanting to use video tapes, and with the general excitement surrounding media production and use at the agency.

Because of the sophisticated equipment in the video work area, there is great pride connected with the videotaping. Members see themselves as capable and responsible, being trusted with expensive and delicate equipment. For a population with very low self images, their access to video equipment has meant a strengthening of their images as responsible citizens. Nothing in video is off-limits, and training is offered – by staff and by trained members – to any members wishing to learn so that they can take part in video usage. The members and staff take great pride in the fact that to date, over $ 90,000 income has been derived from the sale of the eight tape video training series in psychosocial rehabilitation produced by Fellowship House.

That tape series is available from Fellowship House or in Europe through Oxford Educational Resources Ltd. in London.

History of Computer Usage at Fellowship House

When Fellowship House opened in 1974, one of the original work areas in the Vocational Program was Data Collection. Here, members gathered and tabulated raw data for use in agency reports – reports necessary for both accountability to funding sources and for internal agency evaluation. As Fellowship House's informational needs grew, so did the needs and capabilities of the Evaluation Department and the Data Collection Work Area. When our Evaluation Department established a computer time sharing capability, an open invitation was extended to the members to learn about this new tool. Members were trained to a level where they were able to help the evaluation staff input data. A computer terminal was purchased in 1981, and during that first year ten members were involved in working with this new computer. Excitement was very high.

With these first successes and interests by members, we recognized the importance of helping our members (and staff) to live and work in a society increasingly necessitating some degree of involvement and comfort with computerization. To gain access to many services in the community, it is now necessary to handle high technology physically and emotionally. Thus we began to plan for increased high tech involvement.

In 1983, Fellowship House wrote and was awarded the grant "High Technology in The Service of Rehabilitation: A Demonstration Project of Provide Vocational Services to Severely Emotionally Disabled Adults through the Use of Computers and Other Advanced Technology". This grant sought two major outcomes: First, to provide an environment which allows the Fellowship House membership to become more familiar with, and therefore less anxious about, computers. Second, to learn new skills and therefore be more productive. There are many members at Fellowship House who are capable of learning computer skills such as word processing and data entry. The skills these members learn are being put to use at Fellowship House for data management, mailing list management, and clerical tasks. In addition, there are members that achieve sufficient computer literacy to fill transitional employment and competitive employment positions. Three are employed currently by Fellowship House, including one who is responsible for all data entry for computerized medical billing ($ 900,000/year). Thus, establishment of the Computer Work Area was consistent with the philosophy operational in all work areas – that members and staff work together utilizing computers to accomplish needed work for the clubhouse. We do not look to train computer programmers, just as we do not train video technicians in Video or cooks in Food Service. Our goals are improving basic work habits, developing good relationships with peers and supervisors, and giving a sense of accomplishment and pride in successfully completing needed work.

Increases in computer literacy for the Fellowship House staff also were included as objectives in this grant; the staff must first become knowledgeable and feel comfortable with advanced technology before they can work with members utilizing this equipment. Staff were expected gradually to develop computer applications which would help them to conduct their day to day work. I must admit that many times we found that members became comfortable with computers faster than staff. Part of this could be attributed to the fact that staff still had the pressures of day-to-day case management and program operation. So it was difficult to take time out to learn about computers. To overcome this, special classes and individual tutoring were given to staff to help them get started. Current staff applications are accounting, statistical analysis, data management (member tracking), tickler systems, waiting lists and word processing.

At any one time we have over 40 members sharing use of eight computers located in the Computer Work Area and 20 other computers decentralized throughout the building. Member tasks can range from helping our fundraising office with large mailing lists to inventory control for our food service to creating banners for social program events and birthday cards for members, staff and employers. Most of our computers are IBM microcomputers or compatibles because we have found IBM to be dominant in industry. We also have one Apple compatible computer.

We are best able to help members improve societal skills and to maintain an ongoing support system by using what we have identified as seven psychosocial methods. Although each major program (residential, social, vocational) has its own specific objectives for members, there is an underlying commonality in the basic methods used in all work done with members. These following methods are used in all agency relationships. I will explain how high technology is implemented in a manner consistent with each method.

1. Develop and Maintain Relationships: Some people feel computers and video are impersonal. In the Fellowship House rehabilitation program, computers are additional tools that allow all members to form working and recreational relationships with each other. They're tools around which task groups form and grow, becoming productive together. High tech adds glamour and excitement. The computers and video projects are designed to foster interaction between members and facilitate work needed by the Clubhouse.

2. Work from Strengths: We have found that, given the opportunity and training, members – like all human beings – overcome initial fears of computers and discover strengths and aptitudes of which they were previously unaware. Computers and video are fun and really "user friendly".

3. Utilize and Foster Interdependence: Contrary to some popular beliefs, computers and video do require working relationships. The use of the equipment requires working with other members and staff to accomplish needed tasks relative to the Fellowship House community. Thus, interdependence is built into all projects. Video taping can't be done by *one* person, naturally leading to group interaction. Computer tasks are purposefully designed to develop interdependence.

4. Normalize: When members discover they can utilize modern technology to work on daily tasks they gain a sense of competence which is reinforced by the fact that computer literacy is greatly valued in the overall community. Previously, there was a myth that only menial tasks were possible for members.

5. Support Attempts at Growth: A very nice thing about computers and video is that you can always erase, edit or try again. Computer tutorials and video have immediate feedback. Staff and other members are always around to give positive reinforcement. Also, there are many levels of tasks, so everyone can be successful.

6. Interact with the Larger Community: Computers and video have afforded members many opportunities for interacting with the larger community, in a way that is very acceptable and even prestigious. Members have presented educational video tapes to civic groups and volunteered to do computer registration for professional conferences. Most recently, Fellowship House members have been hired on an annual contract to videotape all City of South Miami Commission meetings for transmission on cable TV and storage for archival purposes.

7. Provide a Wide Spectrum of Possible Involvements: Video and computer roles range from very simple to complex tasks and have created many opportunities for involvement within both the social and vocational programs. These range from participation in a video or computer club in social program to opportunities for transitional or regular employment.

The addition of our high tech capacity has added to the sense of pride and dignity members have in belonging to the clubhouse. It has created many opportunities and roles that bring Fellowship House members and staff into our modern technological community as competent participants.

In conclusion, the "video and computer cultures" that have developed at Fellowship House are cultures that continue to grow. This occurs because both media are implemented within the Fellowship House philosophy that rehabilitation is best undertaken through participation in a community and through the completion of actual work experiences in needed clubhouse tasks. Tasks continually change as the needs of Fellowship House change, and our members grow in their abilities and creativity.

Psychiatric Rehabilitation: Fiction or Fact?

M. D. Farkas and W. A. Anthony

The purpose of this paper, which summarizes two separate presentations made at the International Symposium for "Rehabilitation in Psychiatry", is to give an overview of what has been learned about working with people who have chronic psychiatric disabilities. Anthony et al. (1986) have reviewed the literature to detail incongruities found in the research over the past ten to fifteen years. This paper will first summarize some of the ideas commonly held about working with this group. Second, some principles of rehabilitation that have evolved from research will be described. Psychiatric rehabilitation has emerged from a number of beliefs about treatment of persons with chronic mental disabilities held by the field of mental health. Chronically mentally ill persons are those whose diagnosis consists of one of the major psychiatric disorders; whose functional limitations are severe; and whose disability has been of a long term duration (Goldman et al. 1981). Ten statements summarize beliefs held by those contemplating treatment of this population (Table 1).

The first fictional statement is that increasing drug compliance can singularly effect rehabilitation outcome. In order to understand what is inaccurate in this belief it is necessary to understand what is meant by rehabiliation outcome. Rehabilitation outcome is defined as a person's ability to live, learn or work in a place of their choice with the least amount of help from the professional community (Anthony 1979). The question to be answered is how do drugs help people to live, learn or work in the setting of their choice? The response is: In a very limited fashion, 30 years after the discovery of the first anti-psychotic drug, there is little evidence that drug therapy increases a person's ability to succeed at life outside hospital walls.

Table 1. Ten fictional statements[a]

Increasing drug compliance can singularly effect rehabilitation outcome.
Current methods of treatment are successful in helping severely psychiatrically disabled persons.
Traditional types of inpatient treatment positively effect rehabilitation outcome.
Time limited community based treatment is superior to hospital based treatment of rehabilitation outcome.
Community based treatment settings are responsive to persons who are psychiatrically disabled.
Psychiatric symptomatology is highly correlated with future rehabilitation outcome.
A person's diagnostic label provides significant information relevant to a person's future rehabilitation outcome.
A person's ability to function in one particular environment is predictive of a person's ability to function in a different type of environment.
There is a positive relationship between rehabilitation outcome and the cost of the intervention.
Nothing we do works with a person who has a chronic psychiatric disability.

[a] Adapted from Anthony et al. (1986)

Studies in the U.S., France and Great Britain show that increased compliance with drugs does not significantly reduce a person's risk of relapse or return to the hospital (Schooler and Severe 1984). Drugs do help a person reduce some of their psychiatric symptoms, do increase the time people spend in various activities and do help people get out of hospital (Anthony 1979). Drugs do not help a person interview for a job, talk to neighbors or program a computer. They were never meant to. Yet, the mental health profession has acted as though the single most frequent reason for a person's return to hospital is that the person has stopped taking their medications.

The second fictional statement is that the current methods of treatment are successful in helping severely psychiatrically disabled persons. Recidivism statistics alone paint a gloomy picture. 35–50% of our clients return to hospital within one year. After 3–5 years, 65–75% return. Less than 15% of the severely psychiatrically disabled are employed in any capacity (Anthony and Nemec 1984). Very recent studies have reported a 0 rate (Farkas et al. 1987). So much for success.

The third myth is that traditional types of inpatient treatment positively effect rehabilitation outcome. Psychotherapy, group therapy, drug therapy do seem to reduce symptoms and produce insights. They do not appear to help people change their behavior in the community over the long run, as the statistics have shown (Anthony et al. 1972).

The fourth statement is that time limited community based treatment is superior to hospital based treatment in terms of rehabilitation outcome. Many North Americans were ready in the 1970s to admit that hospital programs were not working, while believing that anything done in the community had to be better. Research has not shown this to be true. The results are that treating people in the community, in time limited programs, initially results in less time spent in the hospital, but after one year the difference disappears; there is no difference in the amount of symptom reduction between community based programs and in hospital treatment and there is no difference in the amount of change in functioning once treatment is withdrawn (Test and Stein 1978; Dellario and Anthony 1981). The studies conclude that once treatment is withdrawn, there is no significant difference. The one difference that does exist is in the amount of consumer satisfaction. Consumers are more satisfied in the community than in the hospital. One of the important implications of these studies is that, if treatment is effective, it must occur over a long period of time. A second implication is that we spend too much time focussed on *where* a person is treated and not enough on *how* they are being treated (Anthony 1979).

Fifth, it is believed that community based treatment settings are responsive to persons who are psychiatrically disabled. Research, simply put, tells us that the mental health system has been unable to convince many psychiatrically disabled clients to accept and remain in community based treatment (Anthony et al. 1986). 50–66% of those referred for aftercare services did not show up. Of those who did, 40% stopped coming after one session (Wolkon 1970; Sue et al. 1976).

Sixth, psychiatric symptomatology is thought to be highly correlated with future rehabilitation outcome. Studies show that symptoms are not the main reason that a person is able to live, learn or work where they choose e.g. Gurel and Lorei 1972; Moller et al. 1982. The fact that one believes oneself to be the King of England does not reveal anything about whether or not one can be successful at home or at work. No patterns of symptoms, for example are related to individual work performance.

A seventh belief is that a person's diagnostic label provides significant information relevant to a person's future rehabilitation outcome. Many studies confirm that the diagnosis a person is given tells little to nothing about their ability to live, learn or work where they choose (Distefano and Pryer 1970; Douzinas and Carpenter 1981; Ethridge 1968; Freeman and Simmons 1963; Goss and Pate 1967; Hall et al. 1966; Lorei 1967; Moller 1982; Sturm and Lipton 1966; Watts and Bennett 1977; Wessler and Iven 1970). Our ability to predict success based on the usual types of assessments done are very poor. We simply cannot predict. A simple analogy serves to clarify this point. Is it reasonable to assume that the fact that a person has a spinal cord injury dictates whether or not that person is able to live in an apartment? No. The answer depends on what functions the person still has, how the apartment is built, how tolerant the neighbors are and so forth. In other words, many people are diagnosed as paranoid schizophrenic. Some of the people with this label live well on their own in apartments. Some do not. Some work in a supported work setting. Some do not. The diagnostic categories were intended to cluster symptoms. Symptoms do not predict outcome. What a person *can* do and what *supports* they have, gives much more information that is important to living, learning or working somewhere, than how "ill" one is or what one's symptoms are.

Eighth, a person's ability to function in one particular environment is thought to be predictive of a person's ability to function in a different type of environment. A person may be unable to follow directions in a residential program and still do it very well at a vocational workshop. A person may be hallucinating freely at home and may be able to control it during an interview. There are a significant number of persons who find work and still go back to the hospital, as well as many who do not find work and do not go back to the hospital. The implication is that, to help people, their ability to function in a specific setting must be assessed, regardless of how they function somewhere else.

The ninth myth is that there is a positive relationship between rehabilitation outcome and the cost of the intervention (Anthony et al. 1986). There is no relationship. Expensive programs have produced poor outcome (Walker 1972). Inexpensive programs have produced poor outcomes. Programs with many professionals on staff have produced poor outcomes. Programs with many non-professional staff have produced poor outcomes. Not one discipline has designed graduate school programs with the necessary training to engage severely psychiatrically disabled persons in learning the specific skills and getting the specific supports needed to live, learn or work in a particular place. Untrained non-professional staff are in the same situation. This group tends to have a lot of caring and enthusiasm, while lacking the necessary skills to help people achieve their own goals. The implication is that success is not due to dollars spent or credentials. It is important to note – the point is not that inexpensive programs did better and that therefore we should cut funding to improve outcome! The point is simply, that we are focussed on the wrong elements if we spend our time worrying about *where* people are treated, rather than *how* they are treated; about how much or how little we spend, or about what disciplines or lay people run the programs; instead of what skills the people have who are working with the severely psychiatrically disabled, no matter who they are! What *does* matter is what happens in the programs we run; what skills do those helping have to assist persons with severe psychiatric disabilities to overcome the barriers to getting the skills and supports *they* need to live, learn or work where they choose. As Anthony and Nemec (1984) have said, rehabilitation has, until very recently, mainly been the development of nontraditional settings for the purpose of using traditional techniques by traditionally trained professionals.

The last myth is that *nothing* works. Some, who have become discouraged by the outcome using traditional therapeutic techniques believe that treating the chronically mentally ill person is hopeless. A recent review of the outcome literature in psychiatric rehabilitation indicates that there is a growing body of knowledge about how to positively impact on rehabilitation outcome (Anthony and Dion 1986; Farkas and Anthony, in press). Research indicates that programs which are joint efforts between hospital and community settings, which are *not* time limited and which have a rehabilitation framework do result in improved outcome (e.g. Paul and Lentz 1977; Wasylenki et al. 1985; Dellario 1985). Transitional employment programs with ongoing support have shown improved outcome. Fountain House, in New York, reports a 36% rate of competitive employment after 42 months of involvement (Beard et al. 1982). Thresholds in Chicago report 20% competitive employment after 15 months of involvement (Bond and Dincin 1986). Various methods of skill or resource development have been found to impact on measures such as: days spent in the community (Cannaday 1982; Paul and Lentz 1977); earnings (Bond 1984); increased friendships (Vitalo 1979) and role performance (Goering et al. 1986). In several studies, the longer the follow-up period, the more dramatic the findings. For example, differences in employment which were not apparent at nine months appeared at 15 months (Bond and Dincin 1986).

After about 15 years of research and writing, we seem ready to define the mission of rehabilitation, the principles and the practice of rehabilitation and which operate independently both of the setting in which they are practised and the professional discipline of the practitioner (Anthony et al. 1984; Anthony and Nemec 1984; Farkas and Anthony, in press). The overall purpose or mission of psychiatric rehabilitation is "to increase a person's ability to function so that s/he is successful and satisfied in his or her environment of choice with the least amount of professional intervention" (Anthony 1977). The six basic principles of rehabilitation are:

1. Psychiatric rehabilitation focusses on increasing the functioning of psychiatrically disabled people. Rehabilitation concerns itself *not* with the reduction of symptoms – which is important and is accomplished by chemotherapy – but with increasing the number of things a person can *do* in a setting of their choice.

2. The outcome of rehabilitation is the improved client functioning in their chosen environment. Since we know that behavior is specific to a setting, improved functioning without reference to a specific setting is meaningless. A person who *wants* to live in a group home is more likely to be motivated to learn the skills necessary to live there. Placing a person somewhere and then trying to get them to *do* what is necessary is not only authoritarian but also ineffective.

3. Client involvement in rehabilitation is the cornerstone of rehabilitation approaches. Rehabilitation is not done to a person. It is not done with a person's agreement. It is done *with* the person as a partner. Many of the skills of rehabilitation are designed to help the practitioner involve the client, and setting their goals, assessing their skills and resources and overcoming their deficits. Even in modern medicine,

which used to demand passive acceptance on the patient's part, it has become clear that good treatment can only be done with the informed participation of an active patient. A patient who does not choose the treatment will not follow the treatment. Psychiatrically disabled persons who are forced to live or learn or work in a setting not chosen by themselves will find a way to get out of it. A person who is told to learn to behave in a certain way usually won't.

4. At times, increasing a person's dependence can result in long term independence. Since "time limited" treatment is ineffective, psychiatric rehabilitation does not look to the withdrawal of support as a measure of success. A person with a physical disability might need a wheelchair, a personal attendant and a modified apartment forever, but with that support, they can hold a job, and have a family. If dependence produces visible improved functioning in some other area of the person's life, it can be useful.

5. Hope is an essential ingredient of rehabilitation. Since success is, currently, unable to be reliably predicted by professional means, it is important to be hopeful. No one can work effectively with clients they believe will fail. In fact, the belief that these clients will fail is one of the main reasons why they do not receive the services that other clients do.

6. Rehabilitation is atheoretical. It represents a synthesis of a number of points of view. Rehabilitation is practical. It does not tie itself to any theory of human development. "If it works, do it" is more the approach. It involves first, setting an environmental goal of choice with the person. For example, a goal might be: "I intend to live in an apartment within 10 months", or "I want to work part-time as a receptionist until March of next year". Second, current skills and resources are assessed in relation to that place (skill e.g. "Stating my thoughts and feelings" or resource e.g. "supportive family"). The third phase involves organizing this information into a plan and then either teaching the person the skills they do not already know or helping them to practice doing better what they already can do. Other techniques in rehabilitation involve linking clients to the resources that they need.

In summary, this article has detailed a number of ideas, now shown to be myths about the severely psychiatrically disabled. We still don't know what the disability comes from, or how to cure the illness. We do know that most psychiatrically disabled persons want some kind of work or schooling and a decent place to live, socialize. We do know more about how to complement traditional approaches by helping people make a choice about where they want to live, learn or work, how to teach them to do what they can't do or help get them the support they need to achieve that goal, regardless of where they show up in our systems, or what type of professional or non-professional is the one to work with them. In North America, the techniques of psychiatric rehabilitation have been developed in the course of treating people in hospital settings, community residences, vocational workshops, competitive employment sites, academic environment and in family homes. The practice may vary somewhat. What remains constant however is that the practice of psychiatric rehabilitation demands a long term commitment of the mental health field to the severely psychiatrically disabled person as well as to ongoing learning that allows the field to form beliefs based on practice and to give up those beliefs when research indicates that they are fiction.

References

Anthony WA (1977) Psychological rehabilitation: A concept in need of a method. Am Psychol 32: 658–662

Anthony WA (ed) (1979) The principles of psychiatric rehabilitation. University Park Press, Baltimore

Anthony WA, Dion G (1985) Psychiatric rehabilitation. Rehabilitation Research Review. National Rehabilitation Information Center, Washington, DC

Anthony WA, Nemec P (1984) Psychiatric rehabilitation. In: Bellack AS (ed) Schizophrenia: treatment, management and rehabilitation. Grune & Stratton, New York, pp 375–413

Anthony WA, Buell GJ, Sharatt S, Althoff MF (1972) The efficacy of psychiatric rehabilitation. Psychol Bull 78:447–456

Anthony WA, Cohen MR, Cohen B (1984) Psychiatric rehabilitation. In: Talbott J (ed) The chronic mental patient: Five years later. Grune & Stratton, New York, pp 137–156

Anthony WA, Kennard W, O'Brien W, Forbess R (1986) Psychiatric rehabilitation: past myths and current realities. Community Ment Health J 22(4):249–263

Beard JH, Propst RN, Malamud TJ (1982) The Fountain House model of psychiatric rehabilitation. Psychosoc Rehab J 5:47–52

Bond GR (1984) An economic analysis of psychosocial rehabilitation. Hosp Community Psychiatry 35:356–362

Bond GR, Dincin J (1986) Accelerating entry into transitional employment in a psychosocial rehabilitation agency. Rehabil Psychol 31:143–155

Cannady D (1982) Chronics and cleaning ladies. Psychosoc Rehabil J 5(1):13–16

Dellario D (1985) The relationship between mental health, vocational rehabilitation interagency functioning, and outcome of psychiatrically disabled persons. Rehabil Counseling Bull 28:167–170

Dellario D, Anthony W (1981) On the relative effectiveness of institutional and alternative placements for the psychiatrically disabled. J of Soc Issues 37:21–33

Distefano MK, Pryer MW (1970) Vocational evaluation and successful placement of psychiatric clients in a vocational rehabilitation program. Am J Occup Ther 24:205–207

Douzinas N, Carpenter M (1981) Predicting the community performance of vocational rehabilitation clients. Hosp Community Ther 32:309–412

Ethridge DA (1968) Pre-vocational assessment of the rehabilitation potential of psychiatric patients. Am J Occup Ther 22:161–167

Farkas M, Anthony W (ed) (1989) Psychiatric rehabilitation programs: Putting theory into practice. Johns Hopkins University Press, Baltimore, MD

Farkas M, Rogers ES, Thurer S (1987) Rehabilitation outcome of long term psychiatric patients left behind by deinstitutionalization. Hosp Community Psychiatry 38(8):864–870

Freeman HE, Simons OC (1963) The mental patient comes home. Wiley and Sons, New York

Goering P, Farkas M, Wasylenki D, Lancee W (1986) Improved functioning for clients of a rehabilitation case management program. Submitted to Psychosoc Rehabil J

Goldman HH, Gattozzi AA, Taube CA (1981) Defining and counting the chronically mentally ill. Hosp Community Psychiatry 32:21–27

Goss AM, Pate KD (1967) Predicting vocational rehabilitation success for psychiatric patients with psychological tests. Psychol Rep 21:725–730

Gurel L, Lorei TW (1972) Hospital and community ratings of psychopathology as predictors of employment and readmission. J Consult Clin Psychol 34:286–291

Hall JC, Smith K, Shimkunas A (1966) Employment problems of schizophrenic patients. Am J Psychiatry 123:536–540

Lorei TW (1967) Prediction of community stay and employment for released psychiatric patients. J Consult Psychol 31:349–357

Moller H, Zerssen D von, Werner-Eilert K, Wuschen-Stockheim M (1982) Outcome in schizophrenic and similar paranoid psychoses. Schizophr Bull 9:99–108

Paul GL, Lentz RJ (1977) Psychological treatment of chronic mental patients: Milieu versus social learning programs. Harvard University Press, Cambridge

Schooler NR, Severe JB (1984) Efficacy of drug treatment for chronic schizophrenic patients. In: Mirabi M (ed) The chronically mentally ill: research and services. SP Medical and Scientific Books, New York, pp 125–142

Sturm IE, Lipton H (1967) Some social and vocational predictors of psychiatric hospitalization outcome. J Clin Psychol 23:301–307

Sue S, McKinney H, Allen DB (1976) Predictors of the duration of therapy for clients in the community mental health center system. Community Ment Health J 12:365–375

Test M, Stein L (1978) Community treatment of the chronic patient: Research overview. Schizophr Bull 4(3):350–364

Vitalo R (1979) An application in an aftercare setting. In: Anthony WA (ed) Principles of psychiatric rehabilitation. University Park Press, Baltimore, pp 193–202

Walker R (1972) Social disability of 150 mental patients one month after hospital discharge. Rehabil Literature 33:326–329

Wasylenki DA, Goering PN, Lancee WJ, Ballantyne R, Farkas M (1985) Impact of a casemanager program on psychiatric aftercare. J Nerv Ment Dis 173:303–308

Watts F, Bennett D (1972) Previous occupational stability as a predictor of employment after psychiatric rehabilitation. Psychol Med 7:709–712

Wessler RL, Iven D (1970) Social characteristics of patients readmitted to a community mental health center. Community Ment Health J 6:69–74

Wolkon GW (1970) Characteristics of clients and continuity of care into the community. Community Ment Health J 6:215–221

III. Das Verhältnis von stationärer zu ambulanter Psychiatrie

Laienhilfe für psychotisch Kranke (am Beispiel des Modells Pfalzklinik Landeck)

H.-J. Haase

1. Phase 1973. Gewinnung von Einzellaienhelfern als Paten für „abgeschriebene, stationäre Langzeitpatienten" nach Aufrufen in der Presse und Patientenvorstellungen.

2. Phase 1974. Kontaktaufnahme zu den Pfarrern und konfessionellen Frauengruppen im Einzugsgebiet der Pfalzklinik. Gewinnung von 50 katholischen Frauengruppen in den folgenden Jahren als Kontaktgruppen, von denen 15 katholische Frauengruppen Patenschaften über Stationen übernehmen durch die katholischen Seelsorger, sowie von evangelischen Frauengruppen durch die evangelischen Seelsorger der Pfalzklinik.

3. Phase ab 1975. Gewinnung von Einzellaienhelfern und Gründung von Patientenclubs für entlassene psychotisch Kranke. Fortbildungsveranstaltungen zur Information und Motivation von Bürgern zur Laienhilfe in der Pfalzklinik (von 1975 bis 1979 35 Veranstaltungen).

Ab Mai 1980 bis März 1987 111 Veranstaltungen mit Patientenvorstellungen, davon 60 Veranstaltungen außerhalb der Pfalzklinik in 29 Städten im Einzugsgebiet der Pfalzklinik.

Gewinnung von z. Zt. 185 Laienhelfern für entlassene psychotisch Kranke. Gründung von 21 Patientenclubs für entlassene psychotisch Kranke mit Laienhelfern in 19 Städten der Pfalz (von 1975 bis 1986). Ab 1981 Patenpfleger und Patenärzte der Pfalzklinik für 20 Patientenclubs. Monatlich rund 12 Busfahrten von der Pfalzklinik zu den Clubs mit Patenpflegern und Patienten.

4. Phase ab 1986. Gründung einer „Liga für psychotisch Kranke": Präsidentin: Vizepräsidentin des Deutschen Roten Kreuzes, Fürstin Salm-Horstmar.

Kuratoriumsmitglieder: Sozialministerin von Rheinland-Pfalz, Frau Dr. U. Hansen, für die Bundesregierung Prof. Dr. med. M. Steinbach sowie namhafte Vertreter der katholischen Kirche, der evangelischen Kirche, des DRK, des Rechtswesens und der Medien.

Gewinnung von zahlreichen namhaften Psychiatern als Kuratoriumsbeiräte.

Ziele der „Liga": Abbau von Vorurteilen und Ängsten gegenüber psychotisch Kranken. Verbesserung der Situation für psychotisch Kranke. Mit Hilfe des DRK, der katholischen Kirche und der evangelischen Kirche Gewinnung von Laienhelfern für psychotisch Kranke.

Gegenwärtiger Stand: Ca. 400 entlassene psychotisch Kranke der Pfalzklinik (80–90% schizophrener Formenkreis) werden von 185 Laienhelfern in 21 Patientenclubs (meist wöchentliche Treffen) in 19 Städten sowie mit Einzellaienhilfe betreut. 40

Laienhelfer leisten ausschließlich Einzellaienhilfe, die anderen 145 Laienhelfer sind sowohl in Patientenclubs wie in Einzellaienhilfe tätig.

Durchschnittlich an jedem Wochentag wird ein psychotisch Kranker in Laienhilfenachbetreuung vermittelt.

Chronik des Modells Pfalzklinik Landeck der Laienhilfe für psychotisch Kranke

Ich hatte das Ziel, Einzelhelfer zu suchen, die einzelne Patienten im Kontakt mit den Psychiatern der zuständigen psychiatrischen Klinik in Ergänzung zur stationären und ambulanten Behandlung betreuen.

Es wurde ein durchorganisiertes System im Verbund von psychiatrischer Klinik und stationärer sowie ambulanter Laienhilfe in folgenden 5 Phasen aufgebaut:

I. Phase 1973 – Gewinnung von Einzellaienhelfern für „abgeschriebene" Langzeitpatienten:

Unmittelbar nach meinem Eintritt in die Pfalzklinik Landeck wurde in Zusammenarbeit mit den Mitarbeitern ermittelt, daß rd. 100 Langzeitpatienten weder Besuch noch Post erhielten bzw. gänzlich unzureichende Kontakte mit Bezugspersonen hatten und sich Bezugspersonen wünschten. Anschließend, d.h. ab Mai 1973, erfolgten mehrere Aufrufe in der Presse, insbesondere in der RHEINPFALZ, Patenschaften für abgeschriebene Langzeitpatienten zu übernehmen, wobei dazu eingeladen wurde, an Samstagen in die Klinik zu kommen, um dort die Patienten, die Patenschaften wünschten und dafür geeignet waren, durch meine Vermittlung kennenzulernen. So heißt es z.B. im Amtsblatt vom 31. Mai 1973 u.a.: „Es wäre für viele dieser Patienten unserer Klinik ein Gewinn, wenn sich Paten finden würden, die sie wiederholt besuchen, die ihnen gelegentlich schreiben, die sich mit ihnen unterhalten, evtl. nach Rücksprache mit dem Pflegepersonal, mit den Ärzten mithelfen, den persönlichen Wünschen dieser Patienten nachzugehen... Es ist also jeder Interessent herzlich eingeladen. Er verpflichtet sich, sofern er sich zu dem erwähnten Informationstreffen einfindet, zu nichts. Falls er eine Patenschaft über einen oder mehrere Patienten übernimmt, kann er auch jederzeit diese Patenschaften wieder aufgeben, falls er sich der Aufgabe nicht gewachsen fühlt."

Zum ersten durch die Presse mitgeteilten Termin erschien kein einziger Bürger. Ein erneuter Termin, über die Presse vermittelt, brachte jedoch bereits die Teilnahme von rd. 20 Bürgern, die auch die von mir vorgestellten 10 Langzeitpatienten persönlich kennenlernten und sich nach der Vorstellung im Festsaal unserer Klinik noch am gleichen Tage dazu entschlossen, diese Patienten in Patenschaften zu übernehmen. Beim 3. Termin befanden sich etwa 200 Bürger im Saal sowie mehrere Vertreter der „Presse" und auch des Fernsehens. In der Pressemitteilung der RHEINPFALZ vom 23.08.1973 heißt es: „Nachdem es bisher gelungen ist, für rd. 85 Patienten der Pfälzischen Nervenklinik Landeck (1974 umbenannt in „Pfalzklinik Landeck") 60 Paten zu gewinnen, wird die Aktion am Samstag, den 25. August 1973 zum 4. Mal wiederholt. Noch sind über 20 Patienten, hauptsächlich Männer, vorhanden, die sonst keinerlei Kontakte mit der Außenwelt haben und gerne einen Menschen außerhalb der Klinik hätten, der sie betreut und ihnen mit Rat und Tat zur Seite steht." Im November 1973 kam es durch die Süddeutsche Zeitung zu einer Mitteilung über eine erste gemeinsame Aussprache zwischen Patenpatienten und Paten bei einer Veranstaltung in unserer Klinik. Sowohl die Patienten wie auch die Betreuer hatten Gelegenheit, über das Mikrophon über ihre Erfahrungen zu berichten. In der Pressemitteilung heißt es u.a.: „Der schnelle Erfolg ist allerdings nicht zuletzt auf das Verständnis zurückzuführen, das in der Südpfalz, d.h. vorwiegend in den Orten der nächsten Umgebung, bei der Bevölkerung für die Klinikinsassen schon lange vorhanden ist. Es haben sich vor 5 Monaten die ersten Paten für die verwandtenlosen oder von der Verwandtschaft abgeschriebenen Patienten gemeldet. Heute sind es bereits 95, die sich der Kranken annehmen. Eine Bezugsperson außerhalb der Klinik, in der Welt draußen zu haben, bedeutet unendlich viel für die Patienten. Das ging aus allen Berichten hervor. Die Betreuer wiederum fühlten, welche mitmenschliche Rolle sie für die Betreuten spielen"...

Es kann abschließend gesagt werden, daß es bereits im gleichen Jahr 1973 gelungen war, diejenigen Langzeitpatienten, die eine Patenschaft wünschten und auch den Ärzten hierfür geeignet schienen, mit Hilfe der erwähnten Veranstaltungen in Patenschaften zu vermitteln. Ca. 2 Jahre später berichtete mein Mitarbeiter N. Mark in seiner Dissertation über die durchwegs positiven Ergebnisse dieser Patenschaften in ihrer Bewährung.

Erwähnen möchte ich in diesem Zusammenhang auch meine Ehefrau Waltraud Haase (verstorben am 18.10.1983), die als erste ehrenamtliche Laienhelferin die Kontakte zu den Paten pflegte, sowie bis zur Einstellung einer sozialpsychiatrisch geschulten Krankenschwester im November 1976, d.h. rd. 3½ Jahre, ehrenamtlich am gesamten Aufbau der Laienhilfe mitwirkte.

Frau Margit Weidemann besetzte ab 15. November 1976 die erste offizielle Stelle einer Beauftragten für Laienhilfe in der Pfalzklinik Landeck und war behilflich, 6 Patientenclubs zu gründen. Außerdem vermittelte Frau W. die Patienten gezielt in Laienhilfe nach der Entlassung, gemäß dem Wunsch der Patienten und der Ärzte der Pfalzklinik, mit entsprechenden schriftlichen und mündlichen Informationen.

Ab 1. September 1978 übernahm Frau Else Steier diese Stelle und ist seitdem tätig für die gezielte Vermittlung der Patienten in Laienhilfe nach der Entlassung sowie für die Mithilfe bei der Gründung neuer Patientenclubs und die Gewinnung weiterer Einzelhelfer als Paten für Langzeitpatienten und als Laienhelfer für entlassene Patienten.

Aufgaben der Referentin für Laienhilfe sind somit die Vermittlung der einzelnen Patienten zu den einzelnen Laienhelfern durch persönliche Gespräche und gezielte schriftliche Informationen, Kontaktförderung zu den Patientenclubs, Organisation von Laienhelferfortbildungsveranstaltungen, Beantwortung der Fragen von Patienten und Laienhelfern.

II. Phase 1974: Kontaktaufnahme zu den Pfarrern und konfessionellen Frauengruppen im Einzugsgebiet der Klinik

Ermutigt durch die zahlreichen Einzelhelfer, die sich als Paten für Langzeitpatienten zur Verfügung gestellt hatten, suchten wir in der II. Phase Wege, um eine Laienhelferbetreuung für Patienten der Pfalzklinik nach der Entlassung aufzubauen. 1974 gelang es dem katholischen Klinikpfarrer, Kontakte zu zahlreichen katholischen Frauengemeinschaften herzustellen und so zu erreichen, daß in der Folgezeit rd. 50 katholische Frauengemeinschaften regelmäßigen Kontakt mit der Pfalzklinik hielten, indem sie meist mehrmals im Jahr Stationen der Pfalzklinik besuchten bzw. Gruppen von Patienten der Pfalzklinik in ihre Wohnorte zu gemeinsamen Veranstaltungen einluden. Der evangelische Klinikpfarrer konnte außerdem 5 evangelische Frauengruppen für derartige Kontakte gewinnen. Z. Zt. haben 15 katholische Frauengruppen sogar jeweils eine Patenschaft über eine der 40 Stationen der Erwachsenenpsychiatrie der Pfalzklinik. Es handelt sich dabei überwiegend um Stationen für Langzeitpatienten.

III. Phase ab 1975: Beginn des Aufbaues eines Laienhelfersystems für entlassene, vorwiegend psychotisch Kranke

Ab Februar 1975 erhielt jeder Patient vor der Entlassung einen Fragebogen, ob er nach der Entlassung Laienhilfe wünsche, und ob er insbesondere Patientenclubanschluß wünsche oder Einzellaienhilfe. Da eine überraschend hohe Zahl von Patienten, nämlich im Durchschnitt jeder 5. Patient vor der Entlassung (Suchtkranke wurden nicht in die Befragung einbezogen) Laienhilfe nach der Entlassung wünschte, habe ich ab September 1975, zunächst in 14tägigen Abständen, jeweils an Samstagen (nach Mitteilung in der Presse), Laienhelferfortbildungsveranstaltungen durchgeführt. Bei diesen Veranstaltungen stellte ich in der ersten Zeit jeweils 5 Patienten, später jeweils 2–3 Patienten, die meist eine psychotische Erkrankung hinter sich hatten, mit deren Einverständnis, den Teilnehmern im Saal vor.

Ab 1979 wurden sowohl Laienhelferfortbildungsveranstaltungen in der Pfalzklinik, wie insbes. auch in sämtlichen größeren Städten im Einzugsgebiet der Pfalzklinik durchgeführt. Während es bei den Veranstaltungen in der Klinik zu Teilnehmerzahlen von jeweils 35–65 Personen kam, lagen die Teilnehmerzahlen bei entsprechenden Veranstaltungen außerhalb der Pfalzklinik in den folgenden Jahren grundsätzlich (mit einer Ausnahme in der Großstadt Ludwigshafen) bei mindestens 120 Personen, wiederholt bis zu 300 Personen, wie aus einer Tabelle hervorgeht. Die Ergänzungstabelle ab Oktober 1980 läßt eine weitere rege Beteiligung der Bevölkerung bei Veranstaltungen in den verschiedenen Städten der Pfalz erkennen. Nachdem in allen größeren Orten, d. h. in 29 Städten der Pfalz, die in Betracht kamen, im Durchschnitt 2 derartige Veranstaltungen von mir, gemeinsam mit der Referentin für Laienhilfe, Frau E. Steier, Herrn Pflegeleiter W. Hochdörfer, sowie Herrn Oberpfleger Christ durchgeführt worden waren, wurde über die Presse angeboten, daß an jedem 3. Samstag im Monat ab 1986 weitere Laienhelferfortbildungsveranstaltungen in der Pfalzklinik stattfinden. Nunmehr zeigte sich ein deutlicher Rückgang der Teilnehmerzahlen, wie auch bereits bei den letzten Veranstaltungen 1986 in den Städten der Pfalz. Es wird angenommen, daß immer mehr Bürger ihre sozialen positiven Aktivitäten zunehmend in anderen Bereichen als für entlassene Patienten einer psychiatrischen Klinik entfalten. Es wurden daher weitere Kontakte zum Deutschen Roten Kreuz wie zu beiden Kirchen aufgenommen, um aus den Reihen der ehrenamtlichen Helfer dieser Institutionen weitere Laienhelfer zu gewinnen.

Gründung von Patientenclubs

Im April 1975 wurde der erste Patientenclub, der ausschließlich von Laienhelfern für entlassene Patienten der Pfalzklinik Landeck vorgesehen war, in Ludwigshafen gegründet; inzwischen sind es 21. Ab 1981 erhielt jeder Patientenclub einen Patenpfleger, der in Abständen von 2–3 Monaten mit einem Volkswagenbus und Patienten der Pfalzklinik, die aus dem Wohnbereich des Patientenclubs stammen, den Patientenclub besucht. Außerdem hat jeder Patientenclub einen Patenarzt der Pfalzklinik, der ggfs. konsultiert werden kann. 3 Patientenclubs werden von niedergelassenen Nervenärzten betreut, in 4 Patientenclubs sind Sozialarbeiter ehrenamtlich tätig. 6 Patientenclubs tagen in Räumen des Deutschen Roten Kreuzes und z.T. mit Hilfe von Helfern des DRK. In 3 Clubs ist der Fahrzeugtransport der Patienten zu den Clubtreffen geregelt.

Zur Zeit erhalten rd. 400 ehemals psychotisch Kranke Laienhilfebetreuung, weit überwiegend in Patientenclubbetreuung durch Laienhelfer. Etwa 10% befinden sich ausschließlich in Einzelbetreuung. Die meisten Patienten sind überwiegend sowohl in Clubs als auch in Einzelbetreuung.

Während in den ersten Jahren nicht nur psychotisch Kranke, sondern auch neurotisch Kranke, wenn auch nur in kleinem Prozentsatz, in Laienhilfe vermittelt wurden, waren es ab 1982 nur noch ausschließlich psychotisch Kranke, da sich die gemeinsame Nachbetreuung in den Clubs in mehreren Fällen nicht bewährt hatte und davon ausgegangen wurde, daß die neurotisch Kranken individueller psychotherapeutischer und fachlicher Behandlung bedürfen. Abschließend kann zusammenfassend festgestellt werden, daß es im Bereich der Pfalzklinik Landeck, die mindestens ⅔ der psychisch Kranken aus einem Einzugsgebiet von 1,3 Mio. Einwohnern aufnimmt, bisher gelungen ist, jedem psychotisch Kranken, der vor der Entlassung aus stationärer Behandlung Laienhilfebetreuung wünscht, diese Betreuung zu vermitteln, sowie auch jedem stationär behandelten Langzeitpatienten, der dies wünscht und dafür in Betracht kommt, einen Paten zu vermitteln. Für die Gewinnung der Vermittlung von rd. 100 Patenschaften für „abgeschriebene" Langzeitpatienten dienten entsprechende Veranstaltungen mit Patientenvorstellungen innerhalb der Pfalzklinik. Für die Gewinnung von Laienhelfern für entlassene psychotisch Kranke dienten bisher 112 Veranstaltungen, von denen etwa rd. die Hälfte innerhalb der Pfalzklinik, die anderen in 29 Städten außerhalb der Pfalzklinik, jeweils mit Patientenvorstellungen, vor künftigen Helfern durchgeführt wurden.

Voraussetzung für Laienhilfe ist die Teilnahme an mindestens 2 Veranstaltungen sowie eine schriftliche Befürwortung durch den Hausarzt oder den Pfarrer bzw. den Bürgermeister. Die Laienhelfer sollen nicht nur guten Willens, sondern auch guten Wissens über Symptomatik, Behandlung und Betreuung psychotisch Kranker sein, sollen aber nicht Behandelnde sein, sondern in erster Linie Mitmenschlichkeit vermitteln. In Sonderfällen werden die Laienhelfer als „Lotse" tätig, indem sie bei Über- oder Unterdosierung von Psychopharmaka die ärztliche Behandlung vermitteln helfen sowie bei sozialen Fragen sozialpsychiatrische Dienste hinzuziehen. Die Laienhelferbetreuung erfolgt überwiegend in Form von wöchentlichen Patientenclubtreffen, jedoch in den meisten Fällen zusätzlich auch als Einzelbetreuung, nur in einem kleinen Prozentsatz ausschließlich in Form von Einzelbetreuung außerhalb der Klinik. Die Laienhelfer helfen bei der Lösung mitmenschlicher Probleme und führen die Patienten ggfs. einer Intensivierung der psychiatrischen Behandlung zu. In anderen Fällen dagegen werden erneute stationäre Aufnahmen vermieden.

Literatur

Haase HJ (Hrsg) (1977) Sozialpsychiatrie. 3. Psychiatrie-Symposium, Pfalzklinik Landeck, 1976. Schattauer, Stuttgart New York

Haase HJ (1978) Zur Laienhelferaktion für akut psychotisch Erkrankte nach stationärer Behandlung. Psycho 5:267. Perimed, Erlangen

Haase HJ (1980) Bürgernahe Psychiatrie im Wirkungsbereich des psychiatrischen Krankenhauses. 7. Psychiatrie-Symposium, Landeck 1980. Perimed, Erlangen

Haase HJ (1980) Wie gewinnt man Laienhelfer für psychisch Kranke? Psycho 6:402–409. Perimed, Erlangen

Haase HJ (1986) Erfahrungen mit Laienhelfern im Wirkungsbereich der Pfalzklinik Landeck. Psycho 1:16–22. Perimed, Erlangen

Mark N, Dohren U (1981) „Patenschaften". Eine Möglichkeit der Laienhilfe zur Reintegration psychisch Kranker in die Gesellschaft. Dissertation. Verlag Peter Lang GmbH, Frankfurt Bern

Die Stellung der teilstationären Behandlung im Rehabilitationsprozeß

W. Engelke

Die Entwicklung der teilstationären Versorgung in der Bundesrepublik verlief zögernd und beschleunigte sich erst Ende der 70er Jahre. 1985 wurden 120 Tageskliniken gezählt, so daß jetzt ca. 3% der Bettenkapazitäten in Tageskliniken vorgehalten werden. Dabei lassen sich folgende Organisationsstrukturen unterscheiden (Leitfaden des BMJFGS):

1. Die integrierte Tagesklinik (tagesklinischer Status). Die Patienten werden im vollstationären Bereich weiterbehandelt, verlassen am Abend das Krankenhaus und bleiben so in der Beziehungskontinuität.
2. Die verbundene Tagesklinik als Funktionseinheit eines Fachkrankenhauses. Diese Form wird als „idealtypisch" angesehen, da sie am ehesten ein ausgewogenes Verhältnis zu den vollstationären, ambulanten und komplementären Bereichen herstellen kann.
3. Die unabhängige Tagesklinik in eigener Trägerschaft und ohne Anbindung an ein Krankenhaus. Eine solche Einrichtung wird eher als Ausnahme gesehen.

Zur gesundheitspolitischen Situation stellten Bosch und Steinhart (1983) nach einer Umfrage bei allen deutschen Tageskliniken fest, daß Tageskliniken den Bedürfnissen einer gemeindenahen Vollversorgung nicht entsprechen, da sie überwiegend auf die Übernahme stationärer Patienten angewiesen sind. Die Zahl der Direktaufnahmen liege weit unter dem nach Zielsetzung und Möglichkeiten zu Erwartenden. Auch wenn hier in den letzten Jahren tendenziell eine Änderung zu erkennen ist, bleibt die Problematik erhalten. Haupthindernis war zwischen 1982 und 1986 die Änderung der Reichsversicherungsordnung (§ 184 RVO) und ist heute der Versuch, über den Paragraphen 184a RVO in jedem Einzelfall die Zuständigkeit von Kranken- oder Rentenversicherung bei einer tagesklinischen Behandlung zu prüfen. Ein anderes Hindernis liegt in der Stellung der Tagesklinik zwischen Fachkliniken und niedergelassenen Ärzten. Auf der Seite der Kliniken besteht die Angst vor einem weiteren forcierten Bettenabbau; die niedergelassenen Ärzte befürchten eine Ausweitung der institutionalisierten Medizin und nichtmedizinischer Berufsgruppen im ambulanten Raum; die Krankenkassen erwarten durch die Ausweitung der Tageskliniken ohne entsprechenden Abbau vollstationärer Kapazitäten übergroße finanzielle Belastungen. So wird die Tagesklinik als Übergangseinrichtung in organisatorischer Abhängigkeit von einer Fachklinik und ohne eigenen ambulanten Zuweisungsweg festgeschrieben und in ihrer inhaltlichen Aufgabenstellung fixiert.

Zur Frage der Effizienz der psychiatrischen Tagesklinik gibt es trotz vielfältiger Beschreibungen unterschiedlicher Tageskliniktypen und weniger katamnestischer Untersuchungen aus dem deutschen Raum keine kontrollierten Studien. Aus Amerika zeigen Vergleiche mit vollstationären Einrichtungen bei akuten Psychosen zumindest gleichwertige oder bessere Behandlungserfolge (z. B. Herz et al. 1971). Solche Ergebnisse sind in diesem Behandlungsrahmen auch plausibel und für dieses Klientel wirksam (z.B. Gunderson und Carroll 1985):

1. Behandlungsprogramme mit viel Personal im Verhältnis zur Patientenzahl (in der Tagesklinik in der Regel 3:1) bei kleinen Einheiten (6–8 Plätze oder Betten, was einer Gruppenstruktur entspricht) und einem Mindestaufenthalt von ca. 3 Monaten.
2. Ermutigende und hoffnungsvolle Einstellung sowie ein hohes Maß an Engagement mit häufigen Interaktionen zwischen Personal und Patienten sowie ein starkes Gemeinschaftsgefühl.

Beispielhaft für eine kontrollierte Vergleichsstudie chronischer Patienten im Vergleich zum ambulanten Raum ist eine amerikanische multizentrische Studie aus insgesamt 10 Tageskliniken (Linn et al. 1979). Über 2 Jahre wurden hier teilstationäre Patienten mit chronisch psychotischen Erkrankungen zur ambulanten Behandlung verglichen. Aus dem Gesamtergebnis ergibt sich ein Vorteil für die Tagesklinik, was Behandlungseinstellung, soziale Fähigkeiten und Symptomebene betrifft. Keine Unterschiede fanden sich jedoch hinsichtlich der Verweildauer in der Gemeinde und der Gesamtkosten. Viel wichtiger waren jedoch Unterschiede zwischen einzelnen Tageskliniken:

1. Gute Behandlungserfolge gab es dort, wo längere Behandlungszeiten und Beschäftigungs- und Arbeitstherapie vorherrschten.
2. Schlechte Ergebnisse fanden sich in den Tageskliniken mit hohem Patientendurchgang bei intensiven professionellen Beratungs- und Behandlungsangeboten mit Gruppen- und Einzeltherapie.

Ergänzend sollen eigene Erfahrungen aus der fast 10jährigen Praxis einer unabhängigen Tagesklinik beigetragen werden. Im Laufe der Entwicklung kam es zu einer Abnahme des Anteils der Psychotiker (von 65 auf ca. 40%), wovon besonders die Patienten mit langjähriger Hospitalisation betroffen waren. Inhaltlich änderte sich das Konzept in dieser Zeit von einem mehr milieutherapeutisch rehabilitativen in einen psychotherapeutisch beziehungsorientierten Behandlungsweg. Für die Gruppe der Psychotiker wurden Einzeltherapie und nichtverbale Behandlungsverfahren verstärkt eingesetzt, während sich der Milieurahmen mehr auf die Ebene einer offenen und gewährenden Patientenclubatmosphäre verschob. Anlaß zu dieser Änderung waren besonders zwei Erfahrungen:

1. Die spezielle Belastung für die chronisch psychotischen Patienten durch die tagesklinische Behandlungssituation mit dem ständigen Wechsel zwischen drinnen und draußen, den intensiven sozialen Prozessen im begrenzten Zeitrahmen der Klinik und den offensiven Forderungen hinsichtlich Teilnahme an speziellen Therapieveranstaltungen.
2. Die spezielle Belastung für die Mitarbeiter gerade in der offenen tagesklinischen Situation mit dieser Patientengruppe, die ständig externer Motivierung und Aktivierung bedarf und im Umgang mit ihren häufigen regressiven Krisen wenig Einwirkungsmöglichkeiten zuläßt.

In sozialen Parametern betrifft die Gruppe der Psychotiker mehr männliche, ledige, bei den Eltern wohnende Patienten mit qualifiziertem Ausbildungsniveau und vielen

Abbrüchen (gegenüber den Neurotikern). Die Bindungen zum ambulanten Versorgungssystem sind besonders intensiv und unterscheiden sich durch die vorstationäre Stellung stark von den verbundenen Tageskliniken. Die Neurotikergruppe wird vorwiegend von Hausarzt und Facharzt überwiesen, die Psychotiker mehr von Facharzt und Klinik. In der Entlassungssituation werden neben der tagesklinischtypischen Abbruchquote (10–20%) die Neurotiker zu hohem Anteil an niedergelassene Ärzte weitergeleitet, während für die Psychotiker Fachärzte und besonders für die chronisch Kranken institutionelle Betreuungsformen im Vordergrund stehen. Dieser Patientenkreis nutzt dann auch überwiegend das cluborientierte Nachsorgeangebot der Klinik (95%). Damit wird aber auch deutlich, daß die solitäre Tagesklinik durchaus in der Lage ist, für einen Teil chronischer Patienten eine umfassende Versorgung zu übernehmen und sie auf eine ambulante Behandlungsform vorzubereiten.

Schlußfolgerungen

Der Versuch einer eindeutigen Festlegung der Funktion der Tagesklinik muß bei der jungen Entwicklungsgeschichte, der Vielfältigkeit der Organisationsstrukturen und therapeutischen Konzepte mißlingen. Die überwiegende Fixierung auf die Übergangsstufe zwischen Klinik und Praxis in einem gestuften Rehabilitationsprozeß erscheint dabei zu starr. Die Tagesklinik ist grundsätzlich eine Behandlungseinrichtung und keine spezielle Rehabilitationsform; ihre Grenze liegt in der medizinischen Rehabilitation in Form von Belastungserprobung und Training sozialer Fertigkeiten. Auch die gängige Zuweisung der Tagesklinik auf die Wohnachse zwischen offener Klinikabteilung und Wohn- oder Übergangsheim engt ihre therapeutische Potenz ein. Es scheint ein grundsätzliches sozialpsychiatrisches Mißverständnis, intrapsychische Entwicklungsprozesse und soziale Defizite auf die Ebene von Organisationsstrukturen und Institutionsformen zu bringen, um so für jeden Zustand eine maßgeschneiderte Versorgungseinrichtung zu schaffen. Hilfreicher erscheint es zu diesem Zeitpunkt, die Entwicklungslinien von Tageskliniken zu verdeutlichen.

Die Tagesklinik kann grundsätzlich das gesamte Spektrum psychischer Erkrankungen versorgen, wenn therapeutische Beziehungsaufnahme und das Einhalten bestimmter Zeiten und Regeln gewährleistet sind. Damit werden für die Indikationsstellung Motivations- und Persönlichkeitsfaktoren, die soziale Umwelt und die Struktur der Tagesklinik wichtigere Kriterien als medizinisch-diagnostische Einschätzungen. Sie wird besonders von den Menschen ausgewählt, die einen größeren Informationsstand haben, in der Regel jünger sind, ein hohes Bedürfnis nach sozialer Autonomie haben, gleichzeitig aber auch von dem sozial sichernden und strukturierenden Milieu profitieren. Konzeptuelle Alternativen liegen dabei zwischen einer aktivitäts- und trainingsorientierten oder einer prozeß- und beziehungsorientierten Haltung.

Im nachstationären Versorgungsbereich handelt es sich typischerweise um Patienten mit psychotischen Erkrankungen mit hohem belastungsabhängigem Rückfallrisiko und ausgeprägter Minussymptomatik nach Krankheitsmanifestation. Die Überweisungpraktiken aus den Kliniken sind dabei selten kontinuierlich, und es wirken eine Reihe sekundärer Faktoren von seiten der Klinik und der Mitarbeiter mit. In jedem Fall kommt es unter der Konfrontation mit dem realen sozialen Milieu zu einer neuen therapeutischen Situation, so daß rein automatische Übergangsvorstellungen nicht angebracht sind. Bei chronischen Patienten mit langjährigen Hospitalisationserfahrungen und vielfältigen primären und sekundären Behinderungen bestehen für die Tagesklinik Behandlungsmöglichkeiten. Hier führt die teilstationäre Behandlungssituation jedoch leicht zu Überforderungen, so daß die Alternativen Tagesstätte, Arbeitsrehabilitationseinrichtungen, Übergangswohnheim sorgfältig überlegt werden müssen. Die den Fachkliniken direkt zugeordneten Tageskliniken haben hier Behandlungsvorteile, auch wenn Abgrenzungen zur Tagesstätte nicht immer eindeutig sind.

Im vorstationären Versorgungsbereich kann die Tagesklinik weitgehend die offene stationäre Psychiatrie ersetzen. Gerade hier entfaltet sie ein eigenes Profil mit besonderen Vorteilen gegenüber den vollstationären und ambulanten Behandlungsformen. Dieses Profil entwickelt sich aus der besonderen Kombination von erhaltenem sozialen Feld und intensiven therapeutischen Beziehungsprozessen. Dieser Bereich wird im allgemeinen jedoch nicht ausreichend genutzt. Bei akuten Erkrankungen reicht der tagesklinische Rahmen oft nicht aus, so daß eine Reizabschirmung im vollstationären Raum nicht ersetzt werden kann. Für chronisch psychotische Patienten bestehen hier eigenständige Behandlungsmöglichkeiten, auch wenn deutliche Grenzen gesetzt sind.

Bei jetzt konsolidiertem sozialpolitischen Rahmen scheint es sicher, daß sich der Anteil der Tageskliniken an der psychiatrischen Versorgung noch insgesamt erhöhen wird. Dabei kann jede einzelne Tagesklinik als kleine Behandlungseinheit nicht das gesamte Indikationsspektrum zwischen akuten und chronischen Störungen abdekken, sondern wird eigene Schwerpunkte setzen müssen. Weitere wissenschaftliche Untersuchungen werden zur genaueren Indikationsstellung nötig sein.

Literatur

Bosch G, Steinhart I (1983) Entwicklung und gegenwärtiger Stand der tagesklinischen Behandlung in der Bundesrepublik. In: Die Tagesklinik als Teil der psychiatrischen Versorgung. Tagungsbericht Aktion Psychisch Kranke 9, Köln

Gunderson JG, Carroll A (1985) Klinische Probleme im Lichte empirischer Forschungen. In: Stierlin H, Wynne LC, Wirsching M (Hrsg) Psychotherapie und Sozialtherapie der Schizophrenie. Berlin

Herz MI, Eindicott J, Spitzer RL, Mesnikoff A (1971) Day versus inpatient hospitalisation: a controlled study. Am J Psychiat 10:107–118

Leitfaden zur tagesklinischen Behandlung (1986) Schriftenreihe des BMJFGS, Band 189, Stuttgart

Linn MW, Caffey EM, Klett CJ, Hogarty GE, Lamb HR (1979) Day treatment and psychotropic drugs in the aftercare of schizophrenic patients. Arch Gen Psychiatry 36:1055–1066

Nachteile und Risiken ambulanter und stationärer psychiatrischer Behandlung

W. Weig

Die Frage, ob bei der Behandlung psychischer Störungen dem ambulanten oder dem stationären Rahmen der Vorzug zu geben sei, ist in den letzten Jahren kontrovers diskutiert worden. Beide Alternativen wurden von ihren jeweiligen Gegnern z.T. mit stark emotionaler Tönung diskreditiert und beschimpft. Die Auseinandersetzung ist ideologisiert. Da mag es helfen, Nachteile und Risiken beider Bereiche aufzuzeigen, aber auch ihre spezifischen Vorteile nicht aus dem Blick zu verlieren. Eine Auswertung der neueren Literatur und eigene klinische Erfahrungen sollen den Überlegungen zugrunde liegen.

Zu Anfang der Psychiatrie-Reform und der sozialpsychiatrischen Bewegung stand das Entsetzen über die z.T. menschenunwürdigen Verhältnisse in der stationären Psychiatrie. Die äußeren Lebensbedingungen der Patienten in vielen psychiatrischen Krankenhäusern und Anstalten waren katastrophal. Patienten psychiatrischer Einrichtungen büßten jegliche Lebensqualität ein, verloren Entfaltungsmöglichkeiten und Selbständigkeit. Nicht wenige Menschen wurden – einmal in die psychiatrische Einrichtung aufgenommen – auch vergessen; keiner wußte mehr, warum sie da waren, durch vollständigen Verlust an Außenkontakten trat der „soziale Tod" ein. Viele dieser Patienten paßten sich völlig den Anstaltsbedingungen an, um zu überleben und verloren als beliebte Hausarbeiter erst recht die Chance, jemals entlassen zu werden.

Besonders krasse Beobachtungen dieser Art stammen aus den USA der 50er und aus dem Italien der 60er Jahre. In der Bundesrepublik Deutschland waren die Mißstände sicher etwas weniger krass. Früh setzten Verbesserungen wenigstens in den äußeren Lebensumständen ein; doch konstatierte die „Enquete zur Lage der Psychiatrie" auch hier noch viele Mißstände und stellenweise menschenunwürdige Verhältnisse.

In seinem aufsehenerregenden Buch „Asyle" hat der amerikanische Soziologe Goffman den totalitären Charakter psychiatrischer Anstalten alten Typs und ihre verheerenden Auswirkungen auf die Persönlichkeit der dort Untergebrachten aufgezeigt. Manches davon mag überzogen, manches auf amerikanische Verhältnisse zugeschnitten, und manches historisch überholt sein. Daß aber auch die deutsche Psychiatrie in jüngerer Zeit noch Züge einer solchen totalen Institution trug, zeigt die Arbeit von Fengler & Fengler über den Alltag in der Anstalt. Ciompi hat vor einigen Jahren nachgewiesen, daß vieles von dem, was die ältere Psychiatrie als den schizophrenen Defekt erkannte und der Krankheit zuordnete, in Wirklichkeit Folge eben dieser ungünstigen Lebensverhältnisse in psychiatrischen Krankenhäusern mit ihrem Entzug der Selbständigkeit war, und daß nach Jahren derartige Anstaltsartefakte gar das ursprüngliche Krankheitsbild überlagerten und unkenntlich machten. Daß dieses Muster zur Disziplinierung und zur psychischen Vernichtung politisch Mißliebiger mißbrauchbar ist, zeigen einige Erfahrungen aus der psychiatrischen Internierung von Dissidenten in der Sowjetunion.

In der Psychiatrie der meisten entwickelten Länder hat sich in den letzten Jahrzehnten vieles verändert. Auch in der Bundesrepublik hat, wenn auch mit einiger Verzögerung (beispielsweise gegenüber Großbritannien und den skandinavischen Ländern oder den Benelux-Staaten) die Reformpsychiatrie innerhalb der stationären psychiatrischen Einrichtungen Einzug gehalten und gewichtige Veränderungen herbeigeführt. Die äußeren Lebensverhältnisse haben sich fast durchwegs gebessert. Offene und geschlechts-gemischte Stationen sind häufiger geworden, die personelle Situation der Krankenhäuser hat große Sprünge nach vorne gemacht, therapeutische Konzepte für viele psychische Störungen wurden entwickelt und praktiziert. Allerdings ist der Entwicklungsstand innerhalb der Bundesrepublik regional durchaus uneinheitlich.

Trotz alledem besteht für Patienten in psychiatrischen Krankenhäusern, vor allem bei längerfristiger Behandlung, noch immer die Gefahr des Hospitalismus. Organisationsimmanente Zwänge, Denkgewohnheiten und Bequemlichkeiten der dort Tätigen können noch immer die Entwicklungsmöglichkeiten der Person und die Chancen zur psychischen Gesundung, die nicht immer nur Symptombefreiung, sondern auch Erhaltung und Wiedererwerb sozialer Kompetenzen beinhaltet, beeinträchtigen.

Daneben besteht aber bei den neuen von den Lebensumständen äußerlich recht akzeptablen psychiatrischen Kliniken eine andere Gefahr: Nicht wenige Patienten werden hier verwöhnt, fallen einer – von Problemen der realen Welt abgeschotteten – Scheinidylle anheim, werden von therapeutischen und pflegerischen Mitarbeitern, die das sozial-psychiatrische Anliegen mißverstanden haben, in einer überfürsorglichen Haltung in Watte gepackt und finden so in psychiatrischen Krankenhäusern ihre Nische, fühlen sich dort wohl und setzen einer Entlassung Widerstand entgegen.

Wenigstens erwähnt sei, daß der Aufenthalt in einem psychiatrischen Krankenhaus, das dem heutigen Standard entspricht, teuer ist. Die Tagespflegesätze bewegen sich durchwegs deutlich über 100,– DM, ein unangemessen langes Verweilen in der stationären Behandlung stellt daher einen volkswirtschaftlich nicht zu unterschätzenden Kostenfaktor dar. Auf der anderen Seite bietet natürlich die stationäre psychiatrische Behandlung einige unbestreitbare Vorteile:

– eine intensive Behandlung und Rehabilitation durch ein interdisziplinäres Team kann im Idealfall rund um die Uhr stattfinden,
– auch hochproblematisches Verhalten wie Aggressivität und Suizidalität kann hier aufgefangen werden.

Freilich besteht die Tendenz, diese Möglichkeiten auch zu mißbrauchen, jedes sozial unerwünschte und lästige Verhalten zu psychiatrisieren und seine Bewältigung dem psychiatrischen Krankenhaus auch dann zuzuschieben, wenn die Mittel der Psychiatrie an sich dafür ganz ungeeignet sind.

Ein gutes Stück der Psychiatrie-Reform war der Abbau der Bettenzahlen in den psychiatrischen Krankenhäusern. In den USA ging der Anteil der in öffentlichen psychiatrischen Krankenhäusern behandelten Patienten an der Gesamtzahl psychiatrischer Behandlungsfälle von 1955 bis 1973 von 49 auf 12% zurück. Gleichzeitig stieg die Zahl der psychiatrischen Behandlungsepisoden von 1,7 auf 5,2 Millionen. Der Abbau der Bettenzahlen in den Krankenhäusern erfolgte im wesentlichen durch Verlegung der Langzeitpatienten in Heime, wo sie nach vielen Beobachtungen dann isoliert und depraviert waren, viele chronisch psychisch Kranke wurden aber auch buchstäblich auf die Straße gesetzt und bekamen keine Hilfe. In den amerikanischen Großstädten wurden heruntergekommene und verelendete „homeless people" zum täglichen Anblick. Eine Übersicht von Lamb 1982 zeigt, daß in den USA die Zahl der Obdachlosen auf etwa 3 Millionen geschätzt wird, davon sollen etwa 40% an Psychosen leiden. Die Angehörigen fühlen sich oft überfordert und sehen sich zu einer Hilfe nicht in der Lage. Die Öffentlichkeit reagiert mit Befremdung und Erschrecken, die meisten Betroffenen sind selbst nicht in der Lage, mit den alltäglichen Lebensanforderungen zurechtzukommen.

Die wohl radikalste Reduzierung des Angebotes an stationärer Psychiatrie erfolgte in *Italien*. Hier wurden mit dem Gesetz von 1978 die Provinzkliniken mit einer Übergangsfrist zum Aussterben verurteilt. Psychiatrische Behandlung ist demnach prinzipiell ambulant, und zwar im Rahmen des Nationalen Gesundheitsdienstes durchzuführen. Auch hier erweist aber die Nachschau (Ernst u. Ernst 1986), daß viele der ehemals chronisch Kranken in Heime, und zwar meist in riesige, von Orden geführte religiöse Einrichtungen mit Tausenden von Patienten, verlegt wurden. Eine nicht unbeträchtliche Zahl der früher chronischen Patienten ist auch obdachlos geworden und irrt herum.

Wir haben selbst einige Patienten aus süditalienischen Regionen stationär aufgenommen, die auf ihrem Zug durch Europa schließlich hilflos und psychotisch in unserer Gegend aufgegriffen wurden.

Ebenso ist die erste Welle der Verkleinerung psychiatrischer Krankenhäuser in der *Bundesrepublik Deutschland* keineswegs ausschließlich auf verbesserte Therapieerfolge und vermehrte ambulante Behandlung zurückzuführen, vielmehr wurden Tausende von Patienten in Heime, meist in privater Trägerschaft, verlegt. Kitzig hat 1980 festgestellt, daß die Zahl chronisch psychisch kranker Patienten in Krankenhäusern und Heimen insgesamt etwa gleich ist.

Kunze ist den Lebensverhältnissen dieser Kranken in den Heimen in einer Studie von 1981 nachgegangen. Es zeigte sich dabei, daß sich in den Wohn- und Pflegeheimen gegenüber den Krankenhäusern die schwerer gestörten Patienten befinden, daß die Medikation dort – auch aufgrund quantitativ und qualitativ ungenügender ärztlicher Versorgung – häufig unzureichend und ungeeignet ist. Neben den Ärzten waren auch andere therapeutische Berufe weniger verfügbar als im Krankenhaus. Die Heimbewohner waren bei oft abgelegener geographischer Lage isoliert. Viele Bewohner waren untätig, so blieben 70% ohne Förderung durch Beschäftigungs- oder Arbeitstherapie, 50% ohne strukturierte Freizeitgestaltung. Viele der Heime waren restriktiv, tendierten zur Überversorgung, Reglementierung, gewährten wenig Eigenverantwortlichkeit und zeigten somit ausgeprägtere Hospitalisierungs-Faktoren, als dies in den Krankenhäusern nach der Reform üblich war. Somit erweisen sich Krankenhausentlassung und Abbau von Krankenhauskapazitäten nur scheinbar als Reduzierung des stationären Anteils an der psychiatrischen Versorgung, da in Wirklichkeit vielfach nur eine Verlagerung in schlechter ausgerüstete Heime stattfand.

Aber auch für die Patienten, die allein, in Wohngemeinschaften oder in der Familie leben können und ausschließlich ambulant behandelt werden, ergeben sich typische Nachteile und Risiken. Das lange gebetete sozial-psychiatrische Credo, wonach ambulante Behandlung der stationären immer vorzuziehen sei, bestätigt sich dabei nicht. Wir kennen eine Reihe von Familien, in denen Angehörige und Nachbarn unfähig sind, mit ihren psychisch Kranken geeignet umzugehen, von deren Anwesenheit überfordert sind.

Exacerbationen von Psychosen und Verschlechterung der Gesamtsituation bei den Patienten, Überforderungssyndrome bei den gesunden Partnern, können die Folge sein. Auch bei uns gibt es psychisch Kranke, die verwahrlosen, sich der Behandlung entziehen oder diese nur sehr inkonsequent einhalten. Nach einigen vorliegenden Erkenntnissen ist der Langzeitverlauf psychischer Erkrankungen bei derart unzureichender Behandlung insgesamt schlechter, Chancen zur Rehabilitation werden häufig vertan.

Zu welchen Schlußfolgerungen führt die Abwägung der Nachteile und Risiken sowohl der stationären wie auch der ambulanten Behandlung?

Ich denke, daß die Frage des *Wie* wichtiger ist als die Klärung dieser Alternative. Eine stationäre Psychiatrie, die vernünftige therapeutische Angebote von klarer Struktur in einem auch baulich akzeptablen Rahmen und in überschaubaren, nicht zu großen Einheiten, machen kann, reduziert viele der in psychiatrischen Anstalten alten Typs üblichen Gefahren. Freilich ist auch der Krankenhauscharakter zu wahren und einer ungerechtfertigten Verlängerung des Aufenthalts rechtzeitig vorzubeugen. Die Möglichkeiten der psychiatrischen Abteilung am Allgemeinkrankenhaus und teilstationärer Behandlungsangebote können hier nur pauschal erwähnt werden. Auf der anderen Seite können die Verbesserungen interdisziplinärer Zusammenarbeit und der Ausbau des sog. komplementären Bereichs mit geeigneten Wohn-, Arbeits- und Freizeitangeboten für psychisch Kranke in der Gemeinschaft wirklich taugliche Lebensmöglichkeiten, auch für schwerer gestörte Menschen, schaffen. Dabei gilt es jedoch, einen zu dichten Verbund der Einrichtungen zu vermeiden, der den Betroffenen vereinnahmt, gängelt und schließlich doch wieder zu einer verkappten stationären Psychiatrie führt.

Von ausschlaggebender Bedeutung ist die Frage der geeigneten Indikationsstellung zwischen stationärer und ambulanter Behandlung. Bei einer langfristigen ambulanten Behandlung können kurzfristige stationäre Aufenthalte zur Krisenintervention, aber auch zur Einleitung gezielter Rehabilitationsmaßnahmen durchaus sinnvoll sein.

Das Optimum für den Betroffenen ist sicher nur zu erzielen, wenn beide Bereiche vertrauensvoll miteinander kooperieren, wenn Reibungsverluste vermieden, Vorurteile abgebaut werden und für den Betroffenen ohne administrative und emotionale Schwierigkeiten, je nach dem aktuellen Erfordernis, der Übergang von dem einen in den anderen Bereich möglich ist.

Literatur

Ciompi L (1980) Ist die chronische Schizophrenie ein Artefakt? In: Fortschr Neurol Psychiat 48: 237–248

Deutscher Bundestag Drucksache 7/4200, Bericht über die Lage der Psychiatrie in der Bundesrepublik Deutschland, Bonn (Dr Hans Hege) 1975

Ernst K, Ernst C (1986) Italienische Psychiatrie: Augenschein in der Lombardei. In: Nervenarzt 57: 494–501

Goffman E (1972) Asyle. Suhrkamp, Frankfurt

Kitzig P (1980) Betreuungsformen chronisch Kranker außerhalb des psychiatrischen Krankenhauses. In: Psychiatr Prax 7:212–222

Kunze H (1982) Psychiatrische Übergangseinrichtungen und Heime. Enke, Stuttgart

Lamb HR (1982) Treating the long-term mentally ill. Jossey-Bass Publishers, San Francisco Washington London

Psychiatrische Institutsambulanz – praktische Erfahrungen und empirische Ergebnisse

A. Spengler, J. Hill und K. Böhme

Psychiatrische Institutsambulanzen (IA) werden seit den 70er Jahren als Möglichkeit der Verbesserung psychiatrischer Versorgung diskutiert [1–7].

Rahmenbedingungen

Das Allgemeine Krankenhaus Ochsenzoll (AKO) fungiert in seiner Gliederung in 8 Psychiatrischen Fachabteilungen, die über 1,5 Mio. Einwohner Hamburgs gemeinsam versorgen, als großes Fachkrankenhaus mit rund 5000 Aufnahmen jährlich und mit 1210 Behandlungsplätzen. Weitere 365 Betten sind auf die somatischen Fachabteilungen verteilt. Hamburg ist überdurchschnittlich dicht mit niedergelassenen Psychiatern und Psychotherapeuten versorgt, verfügt über Sozialpsychiatrische Dienste in allen Bezirken und über ein breit ausgebautes Angebot komplementärer Einrichtungen. Die Ambulanz am AKO wurde Ende 1980 eröffnet und in den Jahren 1981 bis 1985 vom Bundesminister für Arbeit und Sozialordnung als Modellversuch gefördert. Sie ist räumlich neben der Aufnahme angesiedelt. Die Funktion der „Vorschaltambulanz" wird tagsüber von einem eigenen Aufnahmedienst übernommen.

Die personelle Ausstattung der IA umfaßt 3 Ärztinnen/Ärzte, 2 Psychologinnen/Psychologen, 1 Sozialpädagogen/in, 2 (Fach)Krankenschwestern und 1,5 Angestellte für Textverarbeitung. Die vertraglichen Grundlagen zur Abrechnung mit den Kassen wurden im Falle der IA am AKO durch einen Ermächtigungsvertrag mit der KVH geschaffen, um zumindest ärztliche Leistungen abzurechnen. (Zwischenzeitlich wurde eine pauschalierte Vergütung nichtärztlicher Leistungen erreicht.)

Konzepte und Zielsetzungen

Die IA ist an die folgenden Aufgaben vertraglich gebunden:

- Vermeidung stationärer Aufnahmen,
- Ermöglichung von Entlassungen = Verkürzung von Liegezeiten,
- „besondere Sicherstellung" ambulanter Versorgung.

Als Zielgruppen wurden Psychosekranke mit besonderen sozialen Behinderungen, nicht motivierte Suchtkranke und Alterskranke apostrophiert. Hinzu kamen Patienten in akuten Krisen (Anpassungsstörungen, Neurosen) und Patienten mit schwersten Persönlichkeitsstörungen.

Die Berechtigung zur Einrichtung der IA am Krankenhaus leitet sich nach den Vorgaben und nach eigenen Erfahrungen daraus ab,

- daß die bestehenden ambulanten Angebote gerade zu dem Zeitpunkt, in dem chronisch Kranke, aber auch Krisenpatienten in Not geraten und stationär auf-

nahmebedürftig werden, nicht zugänglich sind oder aus Kapazitätsgründen nicht flexibel genug reagieren, um die momentane Krise aufzufangen: Die Verhinderung stationärer Aufnahmen gelingt oft leichter mit einem flexiblen zeitaufwendigen therapeutischen Angebot und mit der Möglichkeit „in der Hinterhand", problemlos sofort stationär aufzunehmen,
- daß viele der genannten Patienten nicht oder unzureichend mit den bestehenden ambulanten Diensten kooperieren, also nach der Entlassung nicht zu einem Psychiater gehen (Bauer [3] spricht von einer Schwundquote bei chronischen Psychotikern um 80%). Gerade diese Problemgruppen sind besonders häufig von Rückfällen bedroht, müssen erneut aufgenommen werden und werden oft zwangseingewiesen. Die Nachsorge wird hier erleichtert, weil der Kontakt zu den Patienten schon während der stationären Behandlung aufgebaut oder erhalten werden kann.

Entwicklung der Arbeit

In den Jahren 1981–1983 durchlief die IA eine Erprobungs- und Entwicklungsphase. Seither wurden folgende Arbeitsschwerpunkte entwickelt.

- Die Krisenintervention und Notfallpsychiatrie bei akut suizidalen Krisenpatienten (Neurosen und Anpassungsstörungen) und anderen Ersterkrankungen.
- Die Langzeitbehandlung und Nachsorge bei chronisch psychotischen, bei schwer persönlichkeitsgestörten und multimorbiden Patienten.
- Dabei wurde der Umgang mit besonderen Problemlagen klinisch fundiert (unmotivierte Suchtkranke, forensische Patienten, sexuell Deviante, Spieler, Eßgestörte, fremdgefährdende Patienten, u.v.a.m.), vor allem aber mit allen sozialen Problemlagen (Beruf, Ausbildung, Familie, Wohnbereich, Unterhalt, Erziehung, Rechtsfragen usw.) im Zusammenhang mit schwer chronischen Leiden.
- Dies gelang nur durch das ständige Zusammenwirken klinischpsychiatrischer und psychotherapeutischer Kompetenz mit den nichtärztlichen Berufsgruppen (Psychologen, Sozialarbeiter, Pflegekräfte) und war nur durch enge Kooperation mit den zuweisenden Klinikstationen, ambulanten Diensten, komplementären Einrichtungen u.a. Diensten und Behörden möglich.

In den Jahren 1984–1986 begann eine systematische Dokumentation der Arbeit und der Klientel, aus der im folgenden einige Ergebnisse berichtet werden sollen.

Aktivitäts- und Leistungscharakteristik

Die Patienten- und Kontaktzahlen werden in Tabelle 1 zusammengefaßt, hinzu kommen ambulant versorgte Notfälle des Aufnahmekopfes (um 500). Etwa 40% der Patienten befinden sich jahresübergreifend, meist mehrjährig in der Behandlung (Tabelle 2). Die Ambulanz veranlaßt nur wenige stationäre Aufnahmen. Diese kommen meist bei Patienten zustande, die erstmals in der IA als Notfallpatienten vorgestellt werden (Tabelle 3). Tabelle 4 dokumentiert einige Angaben über Notfallinterventionen, Vermeidung stationärer Aufnahmen, Entlassungsvorbereitung und über spe-

Tabelle 1. Aktivitätsmerkmale

	1984	1985	1986
Betreute Patienten	707	698	782
Patientenkontakte	5892	6716	6773
Davon in der EDV ausgewertet		5821	6419

Tabelle 2. Neuzugänge

	1984	1985	1986
Neuzugänge	302	400	448
Wiederaufnahmen		85	41

Tabelle 3. Stationäre Einweisungen

	1982	1983	1984	1985	1986
Stationäre Einweisung durch die IA	120	79	63	50	48

Tabelle 4. Spezielle Funktionen

	Kontakte		Patienten	
	1985 ($n = 4547$)	1986 ($n = 6419$)	1985 ($n = 597$)	1986 ($n = 762$)
Notfallinterventionen	8%	6%	32%	21%
Vermeidung einer stationären Aufnahme	8%	5%	29%	18%
Entlassungsvorbereitung während stationärer B.			18%	14%

zielle therapeutische Angebote. Sie beziehen sich auf 6419 ausgewertete Kontakte bei 597 Patienten im Zeitraum 1.4.–31.12.1985. Als Notfallinterventionen sind jene Kontakte definiert, bei denen Patienten unangemeldet und dringlich vorgestellt wurden oder sich aus laufender Betreuung heraus akut verschlechtern und unangemeldet erscheinen. Häufig ist es möglich, durch sofortigen zeitlich flexiblen Einsatz u.U. mehrerer Mitarbeiter, mit schnellen sozialpädagogischen Hilfestellungen die stationäre Einweisung zu vermeiden. Dies ist jährlich bei 300–400 Kontakten und 125–200 Patienten der Fall, und bei einer kleinen Patientengruppe von 2–3% sehr häufig. Die Entlassungsvorbereitung bzw. die Mitbetreuung eingewiesener Patienten während der stationären Behandlung ist ein weiteres Spezifikum der IA. Die Zahlen zeigen, daß viele Patienten (ca. ⅙) davon profitieren. Dieses Angebot verbessert die „Compliance“ in der weiteren Nachsorge.

Die hier angedeuteten Interventionsformen haben, wie erste Auswertungen in der stationären Basisdokumentation des AKO zeigten, nicht nur die direkte Konsequenz der Vermeidung stationärer Behandlungen, sondern auch positive Auswirkungen bezüglich der Verweildauer in den Fällen, in denen stationäre Einweisungen unumgänglich scheinen:

Patienten, die durch die Ambulanz stationär eingewiesen wurden ($n = 120$), hatten gegenüber Patienten, die von Nervenärzten eingewiesen waren ($n = 895$) eine im Median um 45% verkürzte Liegezeit. Die Kollektive unterschieden sich in den Diagnosen nicht signifikant.

Derartige Befunde ersetzen längerfristig keine systematische Effizienzkontrolle, und sie bleiben relativ abstrakt. Andererseits stehen dahinter konkrete Einzelfälle, die die Effekte der Vermeidung oder Verkürzung stationärer Behandlungen belegen. Die Zahlen mögen andeuten, daß die Arbeit bei den hier erfaßten Patienten zu einer effektiven – und nachhaltigen – Unterstützung des Versuchs führt, ohne stationäre Behandlung auszukommen. Oft wird dieser Versuch erst mit Hilfe der Ambulanz denkbar.

Zusammensetzung des Patientenkollektivs

Bei dem Kollektiv handelt es sich vor allem um Patienten, die unter normalen ambulanten Betreuungsbedingungen nicht oder nur schwer behandelbar wären. Die Zahlen umfassen alle Patienten der Jahre 1985 und 1986 und beziehen sich auf 641 bzw. 718 ausgewertete Fälle.

Soziodemographische Ausgangsdaten (Tabelle 5): Diese Verteilungen interessieren vor allem deshalb, weil das Ausmaß der sozialen Isolation und der sozialen Benachteiligung vor allem der jüngeren Psychotiker deutlich wird:

Die Geschlechterrelation ist ausgeglichen. An der Altersverteilung ist ablesbar, daß gerontopsychiatrische Patienten nur ausnahmsweise in die Ambulanz kommen. Weniger als ⅓ der Patienten sind verheiratet. Nur sehr wenige haben feste Partnerschaften. Die Scheidungsquote ist hoch. Der Anteil alleinlebender Patienten (⅓) ist relativ hoch, annähernd ⅕ lebt bei den Eltern, mittlerweile ⅙ in Heimen und Übergangseinrichtungen. Der Anteil der Heimbewohner steigt, u. a. weil die Einrichtungen zunehmend mit schwer gestörten Patienten belastet werden und die Zusammenarbeit mit der IA vorziehen. Besonders wichtig scheint in der Erwerbssituation die Gruppe der Arbeitslosen, die bereits 1982 bei 13% lag, vor allem aber die Gruppe derer, die nicht regulär arbeitslos gemeldet, aber erwerbslos ist. Diese Gruppe ist seit 1982 (8%) auf nunmehr ⅕ angestiegen. Hinzu kommt der auf fast ⅕ gestiegene Anteil von Rentenempfängern. Währenddessen sinkt der Anteil der Berufstätigen auf fast ⅕.

Zum schulischen Hintergrund kann nachgetragen werden, daß nur 10% ohne Hauptschulabschluß, aber 39% besser qualifiziert sind. Je etwa ⅓ der Patienten waren früher Arbeiter/Facharbeiter oder einfache Angestellte/Beamte, knapp ⅙ war besser beruflich qualifiziert.

Generell ergibt sich also ein gegenüber dem schulischen und beruflichen Ausgangsniveau markanter Abstieg. Dieser Abstieg hat sich nach den vorliegenden Daten bei den behandelten Patienten erheblich verschärft, d. h, immer mehr Patienten

Tabelle 5. Patientenkollektiv: soziodemographische Daten

		1985	1986
Geschlecht	Männer	50%	48%
	Frauen	50%	52%
Alter	Mittel	33 J.	35 J.
	Verteilung		
	<20 J.	5%	6%
	21–30 J.	32%	27%
	31–40 J.	25%	26%
	41–50 J.	23%	22%
	51–60 J.	9%	15%
	>60 J.	5%	6%
Familienstand	Vcrhciratct	30%	29%
	Geschieden	14%	13%
	Ledig	50%	53%
	Getrennt leb./verw.	6%	5%
Wohnsituation	Privatwohnung	88%	81%
	Psychiatr. Heim	6%	13%
	Sonst. Heim	4%	4%
	Therap. WG		1%
	O. f. W.	1%	1%
Zusammenleben mit Bezugsperson	Alleinlebend	34%	36%
	Partner, Angehörige	53%	49%
	Sonstige	10%	15%
Erwerbssituation	Berufstätig	34%	27%
	Hausfrau/mann	14%	12%
	Arbeitslos gemeldet	19%	13%
	Sonst beschäftigungslos	11%	20%
	Ausbildung etc.	7%	8%
	Rente, Pension	14%	19%
	Sonstige		1%

mit Psychosen und schweren Persönlichkeitsstörungen sind Sozialhilfeempfänger geworden, sind arbeitslos oder berentet. Zusammenhänge mit dem allgemeinen sozioökonomischen Umfeld liegen nahe.

Veränderungen in der diagnostischen Zusammensetzung der Klientel, die diese Entwicklungen erklären könnten, waren nicht nachweisbar. Die Ambulanz behandelt, wie die folgende Übersicht zeigt, schwerpunktmäßig die oben charakterisierte Gruppe von „Problempatienten" mit Psychosen (Tabelle 6):

Viele dieser Patienten bleiben längerfristig in der Betreuung der IA.

Der Anteil der chronischen Verläufe mit erheblichen Residuen und schlechter sozialer „Heilung" ist hoch. Die Gruppe der Neurosen und Persönlichkeitsstörungen verlangt insoweit besondere Anstrengungen, als es sich hier häufig um sehr schwie-

Tabelle 6. Patientenkollektiv: Diagnosen

	1985 ($n = 669$)	1986 ($n = 735$)
Senile und organische Psychosen	2%	3%
Schizophrene Psychosen	26%	29%
Affektive Psychosen	14%	10%
Andere nichtorgan. Psychosen	5%	4%
Neurosen, Persönlichkeitsstörungen	29%	28%
Suchtbezogene Erkrankungen	7%	8%
Sonstige (einschl. Anpassungsstörungen)	16%	16%

Tabelle 7. Patientenkollektiv: klinische Merkmale

		1986 ($n = 417$)
Erkrankungsdauer	>10 Jahre	20%
	6–10 Jahre	18%
	2–5 Jahre	18%
	1–2 Jahre	9%
	7–12 Monate	7%
	2–6 Monate	15%
	<4 Wochen	12%
	?	3%
Zahl stationärer Vorbehandlungen	>5	11%
	3–5	16%
	1–2	26%
	0	46%
Jahr der Aufnahme in der IA	1981	3%
	1982	4%
	1983	5%
	1984	7%
	1985	20%
	1986	62%

rige Patienten mit chronischen Verläufen handelt, die in den bestehenden Psychotherapieeinrichtungen nicht behandelt werden können, aber immer wieder von Komplikationen (Suizid, Sucht) und stationärer Einweisung bedroht sind.

Patienten mit kurzfristigen Krisen, noch deutlicher aber Suchtpatienten, stehen zahlenmäßig im Hintergrund und fordern einen unterdurchschnittlichen, meist innerhalb weniger Kontakte erbrachten Aufwand. Viele werden nach der Krisenintervention an andere Einrichtungen weitergeleitet. Motivierte Suchtkranke werden primär an anderer Stelle versorgt.

Ergänzend einige Angaben zur Dauer der Erkrankungen und der Behandlung in der IA (Tabelle 7).

Wie oben beschrieben, erfüllt die IA ihre Aufgabe der Nachsorge bei Patienten, die langjährig erkrankt sind und mehrfach von stationärer Behandlung betroffen waren.

Die Aufgabe der „Vermeidung stationärer Behandlung" stellt sich hier nicht nur als unmittelbare Notfallintervention, sondern sie erfüllt sich mittelbar durch eine intensive und aufwendige psychotherapeutische, soziotherapeutische und pharmakologische Nachsorge.

Fragen der Effizienz und der kostenmäßigen Auswirkungen

Ansätze zur genaueren Erfassung von Effizienzmaßen ergeben sich nach unserer Auffassung erst dann, wenn Kriterien wie die Wiederaufnahmerate und Verweildauer bei stationärer Wiederaufnahme, aber auch andere klinische und soziale Maße herangezogen werden und wenn geeignete Kontrollgruppen gebildet werden können. Beides ist in einer Routineeinrichtung nur sehr begrenzt möglich. Erste Hinweise auf dem Plausibilitätsniveau ergeben sich in dieser Richtung, wenn allein die Zahl der faktisch vermiedenen stationären Aufnahmen und die effektive Verkürzung von Liegezeiten herangezogen und in ihren kostenmäßigen Auswirkungen mit dem verglichen wird, was die IA selbst kostet. Die Kosten werden um ein Mehrfaches überstiegen.

Gesichtspunkte der Wirtschaftlichkeit der IA können nicht wie bei einer Nervenarztpraxis isoliert betrachtet werden, indem Erträge und Kosten der Einrichtung selbst, nicht aber ihre Auswirkungen auf die Gesamt-Fallkosten bewertet werden.

Überspitzt formuliert: Wenn die IA in der Sicht des Kostenträgers wirtschaftlich arbeiten will, wenn sie dem Patienten vermeidbare stationäre Behandlungen ersparen will, dann muß sie selbst aufwendig arbeiten, dann muß ihr Angebot deutlich über das hinausgehen, was nach Maßstäben der Kassenpraxis als ärztliche Leistung abrechenbar ist und dann muß sie einbeziehen, was Pflegekräfte, Psychologen und Sozialpädagogen u. a. in die Notfallbehandlung, vor allem aber in die Nachsorge bei den genannten Problempatienten einbringen.

Seit Mitte 1985 sind die rechtlichen Voraussetzungen für eine ausreichende Finanzierung gegeben: Vom Anspruch her und soweit dies sich in den Gesetzesbegründungen ableiten läßt, stellt die Reform [8] des §368 n. Abs. 6 RVO sicher, daß IA ihre Aufgabe erfüllen können. Die Bestimmungen sind im Kern im SGBV (Gesundheitsreformgesetz) §118 übernommen worden [9].

Für Planungen in anderen Ländern mag dieses klinische und organisatorische Beispiel als Beleg dafür dienen, daß die reformerischen Absichten realisierbar und die gesetzlichen Vorgaben [8] einlösbar sind.

Literatur

1. Bergener M, Classen A, Finklenburg J, Jakumeit U (1980) Aufbau und Arbeitsweise ambulanter Dienste im Rahmen gemeindenaher psychiatrischer Versorgung. Psychiatr Prax 7:155–164
2. Creutz R, Kähler HD, Wedel-Parlow U (1982) Auswirkungen einer Ambulanz am psychiatrischen Krankenhaus auf die psychiatrische Versorgung. Nervenarzt 53:39–45
3. Bauer M (1977) Poliklinische Versorgung unter dem Aspekt der Sektorisierung. Therapiewoche 27:3499–3510

4. Bauer M, Machleidt W (1984) Gemeindenahe Psychiatrie. Beispiel Hannover. Therapiewoche 34:570–578
5. Prognos AG (Hrsg) (1984) Modellprogramm Psychiatrie. Finanzierung von Einrichtungen und Diensten. Horst Poller Verlag, Stuttgart
6. Spengler A (1985) Forschung am psychiatrischen Großkrankenhaus: Zwei Projektbeispiele. Vortrag: Symposion der Bundesdirektorenkonferenz, Irsee, 29.10.1985
7. Haselbeck H (1986) Alternativen zum psychiatrischen Krankenhaus? Möglichkeiten und Grenzen ambulanter Dienste am Beispiel der Poliklinik einer Hochschule. Zentrum für Psychologische Medizin, Hannover. (Habilitationsschrift)
8. Bundestagsdrucksache 10/4219 vom 12.11.1985 (Gesetzentwurf). Bundesgesetzblatt (1986) I:324 vom 26.2.1986
9. Gesetz zur Strukturreform im Gesundheitswesen (Gesundheitsreformgesetz – GRG) vom 20. Dezember 1988. Bundesgesetzblatt (1988) I:62

Zur Situation psychiatrischer Patienten 5 Jahre nach der ersten stationären Behandlung – Ergebnisse einer prospektiven Untersuchung

N.-U. Neumann, V. Bell, S. Blumenthal, R. Schüttler und R. Vogel

Aus den vergangenen zwei Jahrzehnten liegen Dutzende von Verlaufsstudien vor. Dennoch scheint an methodisch guten und aussagekräftigen Untersuchungen ein beträchtlicher Mangel zu herrschen. Avison und Speechley [1] referierten unter dem Titel „The discharged psychiatric patient: A review of social, socialpsychological, and psychiatric correlates of outcome" über 33 verschiedene Untersuchungen und kamen schlicht zu dem Ergebnis: „In short, there is a pressing need for new approaches to this area".

Zu diesem Schluß kommen sie, weil die von ihnen untersuchten Arbeiten wichtigen Forderungen, die Längsschnittuntersuchungen bei psychiatrischen Patienten zu erfüllen hätten, nur zum Teil genügten. Aussagekräftige Studien auf diesem Feld sollten prospektiv angelegt sein und sollten möglichst nur ersthospitalisierte Patienten umfassen. Um statistisch signifikante Aussagen machen zu können, muß die Zahl der untersuchten Patienten groß genug gewählt werden und die Untersuchung so angelegt sein, daß die Anzahl der drop-outs niedrig gehalten wird. Auch muß über einen ausreichend langen Zeitraum, der mit mindestens 5 Jahre zu veranschlagen ist, untersucht werden. Schließlich gilt es, unterschiedliche „outcomes" zu erfassen, wobei Wiedereinweisungsrate, berufliche Entwicklung, soziale Anpassung, Bedarf an ambulanter Betreuung und psychopathologischer Befund zur suffizienten Verlaufsbeschreibung psychiatrischer Erkrankungen gleichermaßen zu dokumentieren sind. Natürlich ist es auch in unserer Untersuchung (mit Unterstützung der Deutschen Forschungsgemeinschaft (DFG) im Rahmen des Sonderforschungsbereiches 129 („Psychotherapeutische Prozesse") der Universität Ulm (Projekt A1.) aus der einige zentrale Ergebnisse vorgestellt werden, nicht gelungen, alle genannten Forderungen ideal zu erfüllen.

Dokumentation

Das zentrale Forschungsinteresse war die umfassende Dokumentation und Analyse beruflicher, sozialer und medizinischer Prozesse vor und insbesondere nach einer erstmaligen stationären psychiatrischen Behandlung. Die Untersuchungsgruppe bestand aus Patienten, die im Verlauf des Jahres 1979 erstmals stationär behandelt wurden. Diese Patienten wurden zum Entlassungszeitpunkt sowie 1 Jahr bzw. 5 Jahre später zur beruflichen, sozialen und medizinischen Situation befragt.

Die Untersuchungsgruppe umfaßte alle ersteingewiesenen Patienten, sofern ihre Verweildauer nicht unter 7 Tagen und nicht über 12 Monaten lag. Wir beschränkten uns auf deutsche Staatsangehörige und, der zentralen Fragestellung der Untersuchung entsprechend, auf sog. Erwerbspersonen. Die Datenerhebung erfolgte im wesentlichen durch persönliche Interviews auf der Grundlage von strukturierten und halbstrukturierten Erhebungsinstrumenten. Die Befragung der jeweiligen Probanden wurde, wenn irgend möglich, zu allen Zeitpunkten von demselben Interviewer durchgeführt, um auf diese Weise die Wiederauffindequote bzw. die Zuverlässigkeit und Gültigkeit der Angaben zu optimieren.

Im wesentlichen wurden folgende Themenkreise abgefragt und dokumentiert:

1. Die berufliche Anpassung, die längsschnittmäßig für alle Untersuchungsphasen beurteilt wurde.
2. Zu allen 3 Zeitpunkten wurde querschnittsmäßig der psychopathologische Befund mit Hilfe der Present State Examination ermittelt.
3. Die Beurteilung der sozialen Anpassung erfolgte für die Untersuchungsphasen II und III auf der Grundlage eines selbstentwickelten Fragebogens. Der Bogen wurde sowohl dem Patienten als auch der jeweiligen Bezugsperson vorgelegt.
4. Für das erste und das fünfte Jahr nach der Entlassung wurde die Inanspruchnahme von ärztlichen und nichtärztlichen ambulanten Versorgungseinrichtungen erfaßt.
5. Ebenfalls für das erste und fünfte Jahr wurden Art, Umfang und Einnahmedauer von Psychopharmaka detailliert ermittelt; im Rahmen der 5-Jahres-Untersuchung wurden zusätzlich standardisierte Fragen zur Compliance, Akzeptanz, Qualität subjektiv empfundener Wirkung und Nebenwirkungen sowie zur Aufgeklärtheit mitaufgenommen.
6. Mit dem Wiedereinweisungsfragebogen wurden Häufigkeit sowie Umstände und Gründe eventueller Rehospitalisierungen erfragt.

Ergebnisse

Stichprobenbeschreibung und Umfang der Stichprobe zum ersten Untersuchungszeitpunkt (Tabelle 1).

Die Ergebnisdarstellung beschränkt sich im weiteren auf die Bereiche berufliche Entwicklung, Wiedereinweisungsrate sowie Art und Umfang der Psychopharmakotherapie und Aspekte der Behandlung. Um eine diagnoseabhängige Auswertung der Daten vornehmen zu können, mußten die 49 Einzeldiagnosen zu Obergruppen zusammengefaßt werden, wobei nach nosologischen und ätiologischen Gesichtspunkten die folgende Einteilung sinnvoll und zulässig erschien:

1. Organisch psychiatrische Erkrankungen ($N = 21$; 8,1%)
2. Schizophrene Psychosen ($N = 33$; 12,8%)
3. Affektive Psychosen ($N = 23$; 8,9%)
4. Neurotische Störungen, Persönlichkeitsstörungen und vorübergehende Auffälligkeiten ($N = 81$; 31,4%)
5. Alkoholismus und Drogenabhängigkeit ($N = 100$; 38,8%)

Als wesentliche Daten aus der *hospitalen Phase* seien hier die Verweildauer sowie Art und Umfang der Psychopharmakotherapie erwähnt.

Die längste Verweildauer hatten Patienten mit Schizophrenien (90 Tage), gefolgt von suchtkranken Patienten (85 Tage; bedingt durch das damalige 3monatige Thera-

Tabelle 1. Stichprobenbeschreibung

Geschlecht	165	(64%)	männlich
	93	(36%)	weiblich
Alter bei Einweisung	Im Durchschnitt 35,9 Jahre; der jüngste Patient war 17, der älteste 59 Jahre		
Familienstand	128	(49,6%)	verheiratet
	35	(13,6%)	geschieden, in Scheidung lebend bzw. verwitwet
	95	(36,8%)	ledig

Tabelle 2. Anzahl und Prozentsatz der Patienten mit Psychopharmakotherapie zu den 3 Untersuchungszeitpunkten – aufgeteilt nach Diagnosen

	US I		US II		US III	
	abs.	%	abs.	%	abs.	%
Organ. psychiatr. Erkrankungen	11	57	8	40	10	55
Schizophrene Psychosen	29	88	18	62	16	57
Affektive Psychosen	21	93	14	64	14	70
Neurotische Symptombildungen etc.	37	46	29	39	21	30
Suchterkrankungen	4	4	8	9	8	12

Patienten mit endogenen Psychosen nehmen signifikant häufiger Psychopharmaka ein (χ^2; $P = 0.000$)

pieprogramm), organisch psychiatrischen Erkrankungen (57 Tage), affektiven Psychosen (48 Tage) und schließlich neurotischen Störungen etc. (38 Tage).

– *Psychopharmakotherapie*

103 Patienten wurden mit der Empfehlung einer weitergehenden Psychopharamkotherapie aus der stationären Behandlung entlassen (Tabelle 2). Dabei war bei Patienten mit endogenen Psychosen signifikant häufiger eine Entlassungsmedikation vorgesehen als bei Patienten anderer Diagnosegruppen. Daß medikamentöse Behandlung über den Entlassungszeitpunkt hinaus generell eine große Rolle spielte, ergibt sich daraus, daß außer bei suchtkranken Patienten, bei 70% aller Patienten eine ambulante Psychopharmakotherapie angeraten wurde.

– *Art der Psychopharmaka*

Zwischen der Art der Psychopharmaka und der jeweiligen Diagnosegruppe bestanden enge Korrelationen, was zwar nicht unbedingt überrascht, aber in dieser Deutlichkeit nicht zu erwarten gewesen wäre. Suchtkranke Patienten bekamen überhaupt keine Psychopharmaka, schizophrene Patienten nahmen signifikant häufiger Neuroleptika ($P = 0.00$), Patienten mit affektiven Psychosen signifikant häufiger Antidepressiva ($P = 0.00$) als Patienten anderer Krankheitsgruppen. Die Medikation der Patienten mit neurotischen Störungen etc. bewegte sich zwischen diesen Extremen.

Ergebnisse der 5-Jahres-Katamnese

Zur 5-Jahres-Katamnese wurden 204 der ursprünglich 258 Patienten wiederaufgefunden (Tabelle 3).

80% aller Patienten hatten nach der Entlassung aus der ersten stationären Behandlung einen Arbeitsplatz. Die berufliche Situation hatte sich schon im Jahr danach erheblich verschlechtert. Im fünften Jahr schließlich betrug der Anteil der Probanden, die sich ohne jegliche Einschränkungen auf dem Arbeitsmarkt behaupteten, nur mehr ein Drittel. Von diesem Problem waren mehr oder weniger alle ehemaligen Patienten, unabhängig von der Symptomatologie und der Genese ihrer Beschwerden, betroffen.

Um Unterschiede zwischen den einzelnen diagnostischen Gruppen deutlich machen zu können, wurden „Verlaufstypen" konstruiert. Hierzu wurden die Patienten

Tabelle 3. Anzahl der zu US III wiederaufgefundenen Patienten und Abweichungen gegenüber der Stichprobe zu US II

Diagnose	US II	MD	Wiederaufgefunden		Abweichung (in %)
			abs.	%	
Organ. psychiatr. Erkrankungen	20	2	18	90	~10
Schizophrene Psychosen	29	1	28	97	~ 3
Affektive Psychosen	22	2	20	91	~ 9
Neurotische Symptombildungen etc.	74	3	71	96	~ 4
Suchterkrankungen	85	18	67	79	~21
Gesamt	230	26	204	89	~11

Tabelle 4. Berufliche Anpassung

	Gesamtgruppe	Organ. psych. Erkrankungen	Schizophr. Psychosen	Affektive Psychosen	Neurot. Störungen etc.	Suchterkrankungen
Gesamtfehlzeiten in Wochen	24,6	30,4	32,3	25,9	24,9	19,1
Anteil an optimalen Erwerbsverläufen	35%	22%	25%	30%	34%	46%
Anteil an Dauererwerbslosen	36%	56%	46%	45%	34%	25%
Erwerbslosenrate zum Katamnesezeitpunkt	57%	67%	61%	50%	37%	34%
Berufsverlaufstypologie (1: sehr gut → 6: sehr schlecht)		4,0	4,3	3,6	3,6	3,0

gemäß ihrer Beschäftigungssituation in eine gute Extremgruppe, eine mittlere Gruppe und eine schlechte Extremgruppe eingeteilt. Entsprechend dieser Kategorisierung hatten das schlechteste Ergebnis Patienten mit organisch psychiatrischen Erkrankungen und schizophrenen Psychosen, während sich die berufliche Entwicklung bei Suchtkranken und neurotischen Patienten unproblematischer darstellte (Tabelle 4) [4].

Wiedereinweisung

Die Anzahl der Wiedereinweisungen gilt seit jeher als ein Merkmal, welches in besonderem Maße die Güte einer Krankheitsentwicklung zu beschreiben vermag. Wiedereinweisungen gehen häufig mit manifesten Rezidiven der Erkrankung einher, unterbrechen die Berufstätigkeit oft über Wochen und Monate, gefährden die gewohnten sozialen Kontakte und Verbindungen und beinhalten das Risiko von Hospitalismusschäden. Ausgehend von den 258 Patienten, welche 1979 erstmals befragt wurden, waren im Zeitraum von 5 Jahren 113 (44%) mindestens einmal wiedereingewiesen worden. Gemessen an den 204 tatsächlich nachbefragten Patienten läge der Anteil sogar bei 56% Wiedereinweisungen. Die Wiedereinweisungsraten haben sich zwischen 1-Jahres- und 5-Jahres-Katamnese recht unterschiedlich entwickelt. Zur 1-Jahres-Katamnese hatten die Gruppen organisch psychiatrische Erkrankungen und affektive Psychosen noch die höchste Quote. In den anderen 3 Diagnosegruppen lag die Wiedereinweisungsrate zwischen 12% und 14%, wobei vor allem die niedrige Wiedereinweisungsrate der Patienten mit schizophrenen Psychosen auffällt. Diese Gruppe hat mit 58% Wiedereinweisungen zur 5-Jahres-Katamnese einen betrüblichen Spitzenplatz, gefolgt von den organisch psychiatrischen Erkrankungen und den affektiven Psychosen (rund 52%), während die neurotischen und suchtkranken Patienten (rund 39%) wesentlich seltener wiedereingewiesen wurden [3].

Psychopharmakotherapie

Von den 204 nachuntersuchten Patienten nahmen 5 Jahre nach der ersten stationären Behandlung 69 (33,8%) Psychopharmaka ein. Der prozentuale Anteil psychopharmakabehandelter Patienten hat sich damit gegenüber der 1-Jahres-Katamnese nahezu nicht verändert (vgl. Tabelle 2). In den verschiedenen Diagnosegruppen findet sich auch nach 5 Jahren eine typische Verteilung. Schizophrene Patienten nehmen vor allem Neuroleptika ein, Patienten mit affektiven Psychosen Antidepressiva. Der Anteil von Patienten, die Tranquilizer oder Hypnotika einnehmen, ist in allen Gruppen, abgesehen von der Gruppe der Patienten mit neurotischen Störungen etc., äußerst gering. Hinsichtlich der Neuroleptikabehandlung unterscheiden sich die schizophrenen Patienten nach wie vor signifikant von den Diagnosegruppen 3, 4 und 5 und hinsichtlich der Behandlung mit Antidepressiva die Patienten mit affektiven Psychosen signifikant von allen anderen Gruppen. Die Häufigkeit der Medikamenteneinnahme korreliert auch mit der Intensität ambulanter ärztlicher Betreuung (Tabelle 5). Denn zwei Drittel aller Patienten mit schizophrenen und affektiven Psychosen befinden sich im 5. Jahr wegen psychischer Beschwerden in ambulanter ärztli-

Tabelle 5. Regelmäßigkeit der Nachsorge US III; alle Ärzte

Alle Ärzte	Diagnose									
	Organ. psych. Erkrankungen		Schizophrene Psychosen		Affektive Psychosen		Neurotische Störungen etc.		Suchterkrankungen	
	abs.	%	abs.	%	abs.	%	abs.	%	abs.	%
Kein Kontakt	7	38,9	8	28,6	4	20,0	43	60,6	47	70,1
Unregelmäßiger Kontakt	5	27,8	9	32,1	11	55,0	20	28,2	14	20,9
Regelmäßiger Kontakt	6	33,3	11	39,3	5	25,0	8	11,3	6	9,0
Gesamt	18	100,0	28	100,0	20	100,0	71	100,0	67	100,0

cher Behandlung, während dies bei den Patienten mit neurotischen Störungen und Suchterkrankungen nur bei einem Drittel der Fälle vorkommt [2].

Fazit

Zunächst fällt auf, daß viele psychiatrische Patienten, weitgehend unabhängig von der diagnostischen Zuordnung, aus einem zentralen Lebensbezug, wie es die Berufstätigkeit darstellt, in wenigen Jahren nach der ersten stationären Behandlung ausgegliedert sind. Für die einen kommt es dabei zur Entwicklung von zusätzlichen bzw. die Krankheit verstärkenden Symptomen, die von der Institutionalismusforschung her bekannt sind. Gemeint sind passives Verhalten, Einengung des gesamten Interessen- und Lebenskreises sowie depressives Verhalten. Bei den anderen fehlt der Anreiz, ihr krankmachendes Verhalten zu ändern. Wieder andere sehen in der Beschäftigungslosigkeit eine Bestätigung ihrer Fehlanpassung. Diese Ergebnisse legen es nahe, Arbeitsplatzverluste soweit wie möglich zu verhindern und allen Patienten eine angemessene Beschäftigung zu sichern. Die alternative Entwicklung, Probanden ohne Beschäftigung sozusagen für die Freizeit „fit" zu machen und ausschließlich dabei zu helfen, mit den täglichen Problemen klarzukommen, ist sicher die schlechtere Alternative, solange der Einbezug in den gesellschaftlichen Zusammenhang im wesentlichen über die Arbeit, und zwar über die bezahlte und dadurch gesellschaftlich akzeptierte Arbeit stattfindet.

Zum zweiten soll noch die besondere Situation der schizophrenen Patienten reflektiert werden. Das Ergebnis dieser nicht kontrollierten Verlaufsstudie scheint deshalb besonders wichtig, weil u. a. untersucht werden konnte, ob prinzipiell wirksame Mittel, insbesondere Therapieverfahren, in der realen Versorgungssituation auch angewandt werden und somit verlaufsmodifzierend wirken. Bei der Mehrzahl der schizophrenen Patienten war in der realen Versorgungssituation, wie Wiederaufnahmerate und berufliche Situation zeigen, ein unbefriedigender Verlauf nicht zu verhindern. Mit zu geringer Intensität ambulanter Nachsorge kann dieser schlechte Verlauf nicht erklärt werden.

Zusammenfassend kann festgestellt werden, daß die derzeitige ambulante Nachsorge nicht in der Lage ist, den relativ ungünstigen Verlauf bei vielen schizophrenen Erkrankungen zu verhindern. Langfristige neuroleptische Medikation ist häufig, dennoch nimmt bereits im ersten Jahr nach dieser ersten stationären Behandlung die Zahl der medikamentös behandelten Patienten deutlich ab. Es ist zu vermuten, daß durch die ungenügende Compliance mancher Patienten und auch durch manche Fehler auf ärztlicher Seite in der nichtkontrollierten (realen) Behandlungssituation die therapeutischen Möglichkeiten der Neuroleptika nicht voll genutzt werden. Dennoch legen die vorliegenden Daten den Schluß nahe, daß ein rein quantitativer Ausbau von ambulanten Nachsorgeeinrichtungen nicht zwangsläufig den Verlauf psychiatrischer Erkrankungen verbessert. Möglicherweise führen inhaltliche Änderungen der Versorgungsangebote zu besseren Ergebnissen.

Literatur

1. Avison WR, Speechley KN (1987) The discharged psychiatric patient: A review of social, social-psychological and psychiatric correlates of outcome. Am J Psychiatry 144/1:10–18
2. Bell V, Aschoff-Pluta R, Blumenthal S, Lungershausen E, Vogel R (1983) Das Nachsorgeverhalten ersteingewiesener psychiatrischer Patienten im Jahr nach ihrer Entlassung. Psychiatr Prax 10/1:24–27
3. Blumenthal S, Bell V, Neumann NU, Schüttler R, Vogel R (1986) Berufliche Handicaps als Risikofaktoren für eine Wiedereinweisung von ersthospitalisierten psychiatrischen Patienten. Die Rehabilitation 3/25:112–115
4. Vogel R, Bell V, Blumenthal S, Neumann NU, Schüttler R (1986) Die berufliche Reintegration ersthospitalisierter psychisch Kranker im ersten Jahr nach ihrer Entlassung – Ergebnisse einer prospektiven Längsschnittuntersuchung. Die Rehabilitation 3/25:106–111

Das psychiatrische Krankenhaus. Ungeliebtes Erbe oder zukunftsorientierte Notwendigkeit?

R. Schüttler

Seit der im Laufe des 19. Jh. begonnenen und vollendeten Integration der Psychiatrie als eigenständige Disziplin in die Gesamtheit der medizinischen Fächer wogt mal lauter mal leiser, mal polemischer mal konzilianter der Streit um das psychiatrische Krankenhaus, seine Infrastruktur und Klientel, seine Aufgabe und seinen Stellenwert in der Gesamtversorgung psychiatrisch Erkrankter bis hin zur Negierung seiner Existenzberechtigung überhaupt. Bis auf das Argument des Mehr-Schaden-als-Nutzen-Stiftens sind die wesentlichen bis heute wirksamen konträren Auffassungen bereits in der Debatte um Wilhelm Griesingers Bemerkungen „Über Irrenanstalten und deren Weiterentwicklung in Deutschland" (1868) enthalten. Deshalb erscheint es lohnend, diese immer noch nicht völlig erledigte psychiatriegeschichtliche Auseinandersetzung ausführlicher darzustellen.

Die Zusammenführung von Heil- und Pflegeanstalten in sog. „relativ verbundenen Heil- und Pflegeanstalten" begann um 1840 und hatte u.a. zur Ursache, daß es unerwartet schwierig war zu entscheiden, wer heilbar, wer unheilbar sei. Einer der großen Verfechter dieses verbundenen Anstaltstyps war Christian Wilhelm Friedrich Roller. Um ihn kam es zum Streit zwischen der Großherzoglichen Badischen Regierung und den medizinischen Fakultäten. Dieser Streit führte nicht nur in Baden zu der für Deutschland typischen Trennung von „Hochschulpsychiatrie" einerseits und „Anstaltspsychiatrie" andererseits. Auf diesen für die Entwicklung der Psychiatrie in Deutschland folgenreichen Streit, der sich ohne die schillernde Persönlichkeit Rollers so gewiß nicht entwickelt hätte, kann an dieser Stelle nicht im Detail eingegangen werden. Wichtig ist für unser Thema, daß in dieser Zeit des großen Ringens um die Vormachtstellung in der „Irrenpflege" zwischen Anstaltsdirektoren und Hochschulprofessoren Wilhelm Griesinger seine universitäre Ausbildung beendete und zu Zeller an die Heilanstalt Winnenthal ging, um dort seine ersten Berufsjahre zu verbringen.

Rahmenbedingungen bzw. Grundvoraussetzungen für Griesingers Konzept einer „Weiterentwicklung der Irrenanstalten in Deutschland": Schon in seinen vorausgegangenen „Bemerkungen über das Irrenwesen in Württemberg" hatte Griesinger festgestellt, daß die getrennten Heil- und Pflegeanstalten unter gemeinsamer medizinischer und administrativer Oberleitung allesamt überfüllt, insbes. die Pflegeanstalten zu klein seien. Das System der getrennten Heil- und Pflegeanstalten könne nur dann als wirklich vorteilhaft angesehen werden, wenn durch ein „gehöriges" Verhältnis der Pflegeanstalt zu der Heilanstalt dafür gesorgt sei, daß sich letztere den Charakter der Heilanstalt streng bewahren könne, d.h. daß sie nur oder zumindest in der überwiegenden Majorität heilbare Kranke enthalte.

Das Hauptproblem der bestehenden Anstalten sah Griesinger darin, daß die Erkenntnis, „ein gewisser Theil der sogenannten Geisteskrankheiten sei heilbar", zur Trennung von „heilbaren" und „unheilbaren" Kranken geführt hatte. Griesinger vermißte Kriterien, Kranke der einen oder der anderen Gruppe im vorhinein sicher zuordnen zu können. Die Konsequenz aus dieser Schwierigkeit bestand für ihn nun nicht darin, für alle verschiedenen Krankheiten und Krankheitszustände den gleichen Verpflegungsmodus einführen zu wollen oder auch nur ein und dieselbe Art von Anstalt. Er vertrat im Gegenteil die Meinung, man müsse den einzelnen Hauptarten der Krankheitszustände und Bedürfnisse durch jeweils speziell angepaßte Einrichtungen versuchen gerecht zu werden. Die öffentliche Fürsorge für die Geisteskranken brauche zwei Hauptverpflegungsmodi: Einerseits zum bloß vorübergehenden, andererseits zum langen Aufenthalt des Kranken bestimmt. Diese beiden Anstaltstypen seien in ihrer Lage, Organisation und praktischen Einrichtungen ganz verschieden. Die bis dato erbauten Anstalten entsprächen lediglich den Anforderungen, die an Anstalten für langen Aufenthalt gestellt werden müßten.

Griesinger formulierte folgende Erfordernisse für den „bloß transitorischen Aufenthalt von Individuen mit akuten Krankheitszuständen". Er betont ausdrücklich, daß er unter akuten Zuständen weder ausschließlich frische Erkrankungen noch heilbare Formen verstehe, sondern ganz besonders auch Exacerbationszustände chronischer Formen.

1. In jeder großen Stadt solle es einen Ort zur richtigen Unterbringung und Behandlung akuter psychiatrischer Erkrankungen geben, wobei es nicht darauf ankomme, ob es sich um eine Neuerkrankung oder einen Ausbruch einer prinzipiell chronischen Form handele, mit der der Kranke aber i.a. gut im Alltag zurechtkommt.

2. Die Aufnahme in diese Klinik solle in besonderem Maße erleichtert sein, weil gerade bei Akutformen viele Gefahren und Störungen sofortiger Hilfe bedürften, also die rasche und gründliche Betreuung und Behandlung notwendig sei.

3. Für diese Anstalt schlägt Griesinger vor, eine ruhige Lage in möglichst freundlicher Umgebung zu wählen, weg vom Treiben und Lärmen der Stadt, aber doch keinesfalls in ländlicher Abgeschiedenheit. Es solle auf keinen Fall der Eindruck entstehen, man wolle hier Geheimnisse verbergen. Die beste Lage wäre an der Peripherie der Stadt, denn schließlich solle die Anstalt für akute Zustände sein. Gerade diese geforderte Stadtnähe war ein wesentlicher Streitpunkt. Dazu Griesinger wörtlich: „Die Nähe der großen Stadt bietet den unschätzbaren Vorteil, dem ruhig gewordenen Kranken das Bewußtsein der Nähe seiner Familie und seiner Freunde und damit eines der wesentlichsten Mittel des psychischen Wohlbefindens, der Beruhigung, des inneren Haltes, des Sich-Wieder-Einlebens in das Alte zu gewähren und einen häufigen, natürlich ärztlich wohl regulierten Verkehr mit seiner Familie zu gestatten. Es kann ihm durch diese Nähe schon öfters eine Beschäftigung außer dem Hause verschafft werden, und erwächst ihm durch sie vor allem der hohe Nutzen, daß der beruhigte Kranke durch mehrtägige Besuche zu Hause die Probe seines Zustands machen, dann bloß beurlaubt (und im Notfalle sofort wieder aufgenommen) und längere Zeit von der Anstalt aus mit Leichtigkeit überwacht werden kann."

4. Die Kranken sollten nur während der Akutphase im „Stadt-Asyl" verweilen, um sobald diese vorübergegangen sei, in eine ihnen und ihrer Verfassung gemäße Verpflegungssituation gebracht werden. Dabei reiche die Palette von der vollständigen Entlassung zurück nach Hause bis zum jahrelangen Aufenthalt in Anstalten verschiedenster Formen für chronisch Kranke. Da also nur zum vorübergehenden Aufenthalt der Klientel gedacht, „erübrigen sich Werkstätten, große Speisesäle, Spiel-

plätze, Turnanstalten, Kegelbahnen, Raum zu großen geselligen Vereinigungen usw., was alles für acute Zustände unbrauchbar, für die relativ kurze Zeit der Rekonvaleszenz oder Beruhigung unnötig ist."

5. Vom ärztlichen Personal forderte Griesinger, daß es zahlreich sei und „mit der Wissenschaft vertraut". Er sieht die Notwendigkeit, daß der Direktor sich fortbilde und wissenschaftlich arbeite. „Es genügt vollständig – wenn der Oberarzt die Verpflichtung hat, täglich die Anstalt zu besuchen, längere Zeit in ihr zu verweilen – dringende Fälle abends noch einmal zu sehen..."

6. Die Dauer des Aufenthaltes der Kranken im „Stadt-Asyl" solle auf höchstens 1 Jahr, äußerstenfalls auf 1½ Jahre beschränkt werden. Die akuten Zustände, für die das Haus geschaffen werden solle, dauern, wie Griesinger damals meinte, nicht lange an, sondern gehen alsbald über in die Genesung, eine Beruhigung oder einen chronischen Zustand, manchmal auch in den Tod. In der überwiegenden Mehrzahl der Fälle kämen die wirklichen Heilungen jedenfalls während der ersten 6–9 Monate zustande, und nach seiner Erfahrung in der Charité „können nicht wenige der wirklich frischen, acuten Fälle schon nach 2–3 Monaten ohne Nachtheil wieder entlassen werden". Vor allem anderen sei es wichtig, daß für die Unheilbaren Platz in entsprechenden Pflegeanstalten vorhanden sei, um den Charakter der Asyle „für acute Zustände" zu wahren. Aus diesem Grund sei unbedingt eine Zusammenarbeit der verschiedenen Anstalten notwendig, andernfalls wäre die gesamte Überarbeitung des Anstaltswesens hinfällig und es bliebe alles beim alten.

7. Die Asyle könnten ohne weiteres mit schon bestehenden oder noch zu errichtenden anderen Krankenhäusern verknüpft werden. Dies sei schon allein aus der Erkenntnis heraus plausibel, daß die Geisteskrankheiten eine Einheit mit den übrigen Hirn- und Nervenkrankheiten bildeten. Im übrigen führte Griesinger den Begriff „Stadt-Asyl" nach seiner eigenen Bekundung deshalb ein, weil diese Art Anstalten speziell für die Bedürfnisse und Inanspruchnahme der Stadt ausgelegt sein sollten. Wer diese Anstalten baue und finanziere, stehe auf einem anderen Blatt. Ebenso sei die Frage, ob umgebende Landgemeinden das Stadt-Asyl mitbenutzen sollten oder nicht, nicht grundsätzlich und allgemeingültig zu beantworten.

War nun das „Stadt-Asyl" für die Behandlung der akuten Krankheitserscheinungen gedacht, so ging Griesinger bei der Versorgung der vielen chronisch Kranken davon aus, daß sie häufig in ihren eigenen Familien untragbar seien, weil sie selbst im gewohnten Lebenskreis oft in Verwirrung und Aufregung gerieten und weil sie andererseits mißverstanden und im extremen Fall sogar mißhandelt würden. Dennoch könnten sie sehr wohl noch Nützliches leisten, dabei anderen helfen und auch selbst Freude am Leben finden, in einfachen, ihnen angepaßten Lebensverhältnissen. Grundsätzlich plädiert er für mehr Freiheit für die Geisteskranken bzw. für eine differenzierte Sicht der Sachlage. Es gehe nicht an, daß die Maßstäbe, die für die „Schlimmsten" angesetzt würden und auch werden müßten, ebenso für alle anderen gelten. Er sehe es als ein Unrecht an, die Kranken mehr zu beschränken, als es für ihr eigenes und das Wohl ihrer nächsten Umgebung strikt notwendig sei, und meint vor allem auch, daß ein gewisses Maß an Freiheit erforderlich sei, um die „gesunden Gemütskräfte" zu erhalten und zu betätigen, ohne die wiederum ein Gedeihen und Genesen nicht möglich sei.

Die bislang üblichen Anstalten würden dabei keineswegs überflüssig, sondern nur endlich einmal entlastet. Ihnen müßten Einrichtungen für die „freiere Verpflegung" (gemeint ist hier u.a. die sog. „familiale Verpflegung") zugeordnet werden, um ein sinnvolles Ganzes zu bilden. Die Irrenanstalt für chronisch Kranke bestünde also aus 2 Teilen: a) Einer geschlossenen Anstalt, b) einer oder mehreren ihr angeschlossenen Einrichtungen für die „freieren Verpflegungsformen".

Die Anstalten für die Pflege *chronisch* Kranker seien das ganze Gegenteil der „Stadt-Asyle": Sie sollten nicht in der Stadt, sondern ländlich liegen. Beide Geschlechter sollten in der Anstalt beisammen sein, schließlich sei die Anstalt kein Kloster. Hier seien nicht die Selbstbeschränkung und der Verzicht auf das alltägliche Leben das oberste Prinzip, sondern im Gegenteil eher der Versuch, eine freie Entfaltung der Persönlichkeit des einzelnen zu fördern.

Mit diesem Gesamtkonzept hoffte Griesinger, so vielen Kranken wie möglich so gut wie möglich gerecht zu werden und, wie er vorrechnet, außerdem noch erheblich die Kosten für die „Irrenpflege" zu senken. Das Entscheidende bleibt auf jeden Fall, daß mit diesem System einer Dezentralisation den Kranken mehr Freiheiten eingeräumt werden sollte als bislang und eine hohe Wahrung (oder mehr noch: eine Entwicklung) der Individualität ermöglicht werden sollte.

Der Streit: Griesinger geht es neben der Einrichtung der „Stadt-Asyle" in der unmittelbaren Nähe der anderen medizinischen Disziplinen vor allem um die „freien Verpflegungsformen" für chronisch Kranke, die Organisation des psychiatrischen Unterrichts und die allgemeine Einführung des „Non-restraint". Um diese Themen gab es große Diskussionen. Vor allem Dr. Heinrich Laehr, Direktor einer Privatanstalt in Berlin-Zehlendorf, fühlte sich aufgerufen, Griesingers Schriften etwas entgegenzusetzen. Schon im April 1868 erschien seine Broschüre: „Fortschritt? – Rückschritt! – Reformideen des Herrn Geh. Rathes Prof. Dr. Griesinger in Berlin auf dem Gebiete der Irrenheilkunde beleuchtet von Dr. Heinrich Laehr". Fast in allen Einzelpunkten bezieht er darin Gegenposition zu Griesinger, ohne jedoch konkrete Gegenvorschläge zu machen. Zuvorderst wirft er ihm vor, die deutsche Psychiatrie und ihre hervorragenden Leistungen wenig zu achten. Er fühle sich aufgerufen, Fehler in seinen Darstellungen zu korrigieren, Übertreibungen zu entschärfen und gegen Vorwürfe Verwahrung einzulegen, „mit denen der Verfasser der Reform die gegenwärtigen deutschen Irrenanstalten und deren Vertreter überschüttet hat" und zu guter Letzt unterstellte er ihm sogar reine Ironie aus Lust, die Behörden „zu geisseln", „oder um zu sehen, wie weit die gewandte Feder auf andere bestimmend einwirken kann". Laehr ist der Meinung, Griesinger wolle das endlich überwundene Irrenhaus „alten Styles", das „Tollhaus", unter dem Namen „Stadt-Asyl für acute Formen" wieder einführen. Die von Griesinger propagierte Stadtnähe des „Stadt-Asyls" und damit die Nähe der Angehörigen sei erfahrungsgemäß gerade in den akuten Stadien eher aufregend als beruhigend. Überhaupt liefen die Reformvorschläge Griesingers jedweder Erfahrung zuwider. Nichts vereinfache die innere Organisation einer Anstalt mehr, als wenn der Direktor dort seinen ständigen Wohnsitz habe (was Griesinger ausdrücklich nicht wünschte). Überhaupt ist die Stellung des ärztlichen Direktors der Punkt, dem Laehr sehr viel mehr Platz und Aufmerksamkeit widmet als allem anderen. Dieser sei der einzige, der unter den ungünstigsten Umständen eines „Stadt-Asyles", diesem Irrenhause alten Stiles, wie Laehr nicht müde wird zu betonen, noch einige Ordnung herstellen könnte. Wenn tatsächlich die jungen Assistenten die genügende Reife für die Leitung einer solchen Anstalt während der Abwesenheit des Direktors hätten, so Laehr, dann frage er sich, wozu der Direktor überhaupt noch vonnöten sei. Griesinger habe offenbar die wohltuende Wirkung, welche das Wohnen des Direktors und seiner Familie auf die Kranken ausübe, nicht kennengelernt, sonst würde er sich dieser Anforderung nicht entzogen haben.

Den Anschluß an andere Krankenhäuser lehnt Laehr vollständig ab. Das ganze Haus müsse speziell auf Geisteskranke eingestellt sein und der Direktor sich Autorität sichern, um das Personal zu leiten und dessen Interesse am Beruf frisch zu halten und um die ärztliche Behandlung mit mildesten Mitteln und dem zulässigsten Maße an individueller Freiheit des Kranken durchzuführen. „Der Verfasser der Reform selbst bekämpft die Zusammenhäufung der Kranken und dennoch hat er keine Bedenken, 60 bis 150 Kranke mit akuter Geistesstörung in den ungünstigsten Verhältnissen ihnen zuzuweisen. Es ist betrübend genug, wenn Mangel an Geldmitteln von solcher Hilfe Gebrauch zu machen zwingt, aber solche Verhältnisse neu schaffen und auch noch die Lage der übrigen körperlich Kranken verschlechtern – dieser Vorsatz dürfte schon an denen scheitern, welche Krankenhäuser für Nicht-Geisteskranke schaffen und ihnen das Vertrauen des Publikums sichern wollen."

Was die von Griesinger geforderten „freieren Verpflegungsformen", z.B. die „familiale Verpflegung" – heute würden wir von Familienpflege sprechen – anbelangt, so entgegnet Griesinger auf die heftige Ablehnung dieser Versorgungsform durch Heinrich Laehr, daß er sich diese Abwehr nur aus Angst davor vorstellen könne, dem Publikum möge es gegebenenfalls so scheinen, daß es grundsätzlich Besseres gäbe als die bestehenden Anstalten bzw. letztere gar keiner Kritik standhielten.

In einer zweiten Streitschrift gegen die Reformideen Griesingers ebenfalls aus dem Jahre 1868 geht Heinrich Laehr noch einmal heftig mit Griesinger ins Gericht: „...Das klinische Krankenhaus muß ... isoliert gelegen, von ausgiebig eigenem und freundlichem Terrain umgeben sein, muß mannigfach Gelegenheit bieten, den Kranken je nach seiner gesunden und kranken Individualität zu beschäftigen, muß eine vollständige Trennung der Krankheitsgruppen zulassen, damit kein Kranker durch das Treiben eines anderen benachteiligt werde; der Arzt muß die Spitze der Anstalt, das Oberhaupt des Hauswesens bilden, sich ihr ganz widmen, in ihr wohnen, dem ganzen Personal in treuer Ausübung der Pflichterfüllung vorangehen, der Kranke muß jeden Augenblick mehr oder weniger dunkel sich dessen bewußt sein, daß nur eine Macht Gesunde und Kranke leitet und die Autorität des Arztes ihn beschützt..." Laehr zum „Stadt-Asyl": „Das ‚Stadt-Asyl' im Inneren mit dem Lärmen einerseits und der Unthätigkeit andererseits, mit seinem Mangel an genügendem Terrain, seiner fehlerhaften Organisation und ärztlichen Leitung – ist aber ebensowenig der klinischen Lehrthätigkeit förderlich, als es allen Bedingungen widerspricht, welche man an ein gutes Krankenhaus stellt und daher die Lernenden nicht von den hervorragendsten Hilfsmitteln unterrichtet, welche am Krankenbette erfordert werden."

Griesinger rechtfertigt sich grundsätzlich mit der Bemerkung, daß er in seiner Arbeit objektiv und in ruhiger Erörterung Vorschläge gemacht habe, wie die bestehende Irrenpflege erweitert und verbessert werden könne. Die Betonung liege auf „Vorschläge" und vor allem auch auf dem Wort „bestehende". Es solle sich ausdrücklich um eine Weiterentwicklung, nicht aber um eine radikale Neuerung handeln. Er habe dabei durchaus mit Kritik gerechnet und sei bereit, Berichtigung und Belehrung von sachverständiger Seite anzunehmen. Dr. Laehr jedoch rechne er nicht dazu, da das Verständnis für die Fragen der Irrenpflege sich vor allem auf wissenschaftliches Verständnis für die betreffenden Krankheitszustände und ausgedehnte eigene Anschauungen gründe.

Nach dem Tod Griesingers blieb es bei Universitätskliniken etwa im Stil des „Stadt-Asyls“ auf der einen Seite und Heil- und Pflegeanstalten auf der anderen Seite, hie Universitätspsychiatrie, da Anstaltspsychiatrie.

Im 20. Jh. haben zwei verlorene Kriege und dazwischen die gewollte Vernachlässigung der Psychiatrie unter dem Naziregime bis zum Ende der 60er Jahre eine weitere Entwicklung nicht zugelassen. Die Spuren vieler, vor allem chronischer Kranker verlieren sich in der grausigen Mordaktion gegen psychisch Kranke und geistig Behinderte, die die Machthaber und manche willfährige Mittäter aus den Reihen der Psychiatrie selbst schamlos „Euthanasie“ nannten. Ist das, was Professor Karl Brandt, Generalleutnant der Waffen-SS, Reichskommissar für das Sanitäts- und Gesundheitswesen im sog. „Nürnberger Ärzteprozeß“ (9. Dezember 1946–19. Juni 1947) formuliert, nur die zynische Schutzbehauptung eines medizinischen Straftäters, der die Unmenschlichkeit des Vollzugs durch die angeblich höhere Menschlichkeit vor dem eigenen Gewissen zu kompensieren trachtete oder vielleicht doch auch populäre dumpfe-spießige Meinung: „Man kann nicht sagen, einer Anstalt wird ihr Ruf genommen. Die Anstalt ist nicht dazu da, um ihren Ruf zu wahren, sondern die Anstalt ist dazu da, Kranke zu versorgen und ihnen zu helfen. Wenn man von Anstalten spricht, so muß man sich auch vorstellen, was das ist... In Wirklichkeit sind diese Anstalten goldene Käfige. Man kann ruhig sagen, daß das Leben hinter diesen Mauern mit das Grausamste für den Menschen ist und das Unwürdigste, was es gibt... Das Volk innerlich ist nicht für diese Pflegeanstalten. Es hat immer Schwierigkeiten gegeben mit der Etablierung derselben, und es gibt keinen modernen Staat, in dem diese Frage nicht immer diskutiert wird... Wenn jemand über die Frage der Euthanasie urteilen will und sie beurteilen will, muß er in eine Irrenanstalt gehen und er soll dort am besten einige Tage unter den Kranken verweilen. Danach kann man ihm zwei Fragen vorlegen. Die erste wäre, ob er selbst so als Mensch leben möchte und die zweite, ob er einem Angehörigen zumuten möchte, in einer solchen Form sein Dasein zu fristen, vielleicht seinem Kind oder seinen Eltern... Und die Frage des Menschlichen, was menschlicher ist, einem solchen Wesen zu helfen, daß es ein ruhiges Ende findet oder es weiter zu hüten und zu pflegen, diese Antwort ergibt sich wohl, auch ohne daß man sie ausspricht...“

Ende der 60er Jahre schließlich wird der psychisch Kranke als Opfer der Anstaltspsychiatrie ausgemacht. Die „Schlangengruben“-Polemik verkehrt Ursache und Wirkung, verteilt moralisierend Ohrfeigen an diejenigen, die neben den Patienten am meisten unter der wahrhaftig skandalösen Wirklichkeit psychiatrischer Krankenhäuser litten. Der wiederentdeckte „Hospitalismus“ und „Institutionalismus“ einer teilweise naßforschen, jedoch dynamischen „sozialpsychiatrischen“ Bewegung negiert die Institution „Krankenhaus“ und meint in ihren revolutionären Spitzenkadern schlußendlich etwas ganz anderes, nämlich das herrschende Gesellschaftssystem: Unter Berufung auf eine tatsächlich nicht akzeptable Realität in den italienischen Anstalten geht für Franco Basaglia die polemische Auseinandersetzung mit dem System der psychiatrischen Institution über den Bereich der Psychiatrie hinaus, um bis zu den systemtragenden sozialen Strukturen vorzudringen. Er selber: „Von uns wird die wissenschaftliche Neutralität, auf die sich die herrschenden Werte stützen, in Frage gestellt; unser Tun ist Kritik und politische Aktion ... wir gelangen – über verschiedene Phasen kritischer Analyse – zur Negation der Irrenanstalt. Dabei wurde die ambivalente Position einer Gemeinschaft aufgedeckt, die als Mikrogesellschaft von praktischen und theoretischen Prämissen ausgeht, die sich nicht im geringsten mit den herrschenden Wertbegriffen vereinbaren lassen... Es gibt – für uns wie für die anderen – nur eine Alternative: Entweder verläßt unsere Arbeit nicht den Rahmen dieser Institution – und wird dann unvermeidlich zur Involution einer dynamischen Bewegung, die allmählich erstarrt – oder aber wir versuchen, mit unserer Aktion die Aufmerksamkeit auf die Diskriminierung und Ausschließung zu lenken, die die Gesellschaft am Geisteskranken vornimmt. Muß man nicht zwangsläufig vom Ausgeschlossenen auf den Ausschließenden kommen? Und – wie kann man im Innern einer Institution auf das einwirken, was diese Institution determiniert und trägt? ... In unserer Gesellschaft exponiert sich der Psychiater stärker als andere Individuen, weil er mit einem System von Gewalt, Unterdrückung und Übergriffen unmittelbar in Berührung kommt und folglich gegenüber dem Gesamtsystem, das sie hervorbringt und zuläßt, Gewalt anwenden muß: Der Psychiater macht sich entweder mitschuldig, oder er entschließt sich zur Tat und zerstört."

Der Psychiatrie-Enquete-Kompromiß von 1975 legt in seiner Vorgeschichte und in den darauffolgenden Jahren, eigentlich bis heute, den Streit Griesinger-Laehr neu auf und entschied ihn einstweilen kompromißhaft. Die in dieser Formel auch enthaltenen, leicht träumerischen Vorstellungen eines die Region idealtypisch versorgenden psychiatrischen Dienstes, ambulant so weit wie möglich, stationär so weit wie nötig, sind durch eine sehr unvollkommene Wirklichkeit zu korrigieren: Menschen sind unterschiedlich begabt, Kooperationsprozesse werden von Sympathien und Antipathien beeinflußt, die Vermittlung von Aufgaben spezifischer Fachkompetenz, von Fähigkeiten mit psychisch kranken Menschen umzugehen, aber auch im Rahmen des multiprofessionellen Arbeitsstils mit den Kollegen auszukommen, Verantwortung zu tragen und hierarchische Strukturen zu akzeptieren, ist heutzutage bekanntlich nicht so einfach und mancherlei Behinderungen unterworfen. Wenn es schon nicht gelungen ist, eine vernünftige, d.h. funktionierende Krankenhausbedarfsplanung auf die Beine zu stellen, wie soll die Bedarfsfrage angesichts eines vielgliederigen, kleinteiligen und ineinander verschränkten Bündels an der Versorgung unterschiedlich beteiligter Institutionen im freien Feld der Kommunen sachgemäß gemeistert werden – zudem manches noch überhaupt erst erprobt wird und sich sozusagen noch im flüssigen Aggregatzustand befindet?

Es ist schon schwierig genug, Aufgaben und Ziele zu definieren und gegeneinander abzugrenzen, wesentlich schwieriger allerdings erscheint es, im kommunalen Blickfeld Aufgabenerfüllung durchzusetzen, d.h. komplexe Versorgungszusammenhänge so zu steuern, daß Doppelläufigkeiten unterbunden und offenkundige Versorgungsdefizite abgedeckt werden, m.a.W. eine volkswirtschaftlich kostengünstige Optimierung stattfinden kann. Ferner weiß jeder, daß das sog. gegliederte System der sozialen Sicherheit in unserem Lande historisch gewachsen, über lange Zeit ausgewachsen, praktisch ausgereift ist, so daß strukturelle Veränderungen – will man nicht immer gleich das Ganze in Frage stellen – kaum anzubringen sind. Schließlich werden durch bloßes Herbeiträumen die Finanzkassen, von denen wir abhängig sind, leider nicht voller und, so steht zu befürchten, werden vor allem die politischen Verteiler des großen Kuchens unserer Klientel, die es so schwer hat, zu Wort zu kommen, und mit der sich wahrlich keine Schlachten gewinnen lassen, nicht wohlgesonnener.

Psychisches Kranksein spielt sich im weitesten Sinne, vor allem was den langfristigen Verlauf angeht, wohl doch mehr als „somatische" Leidensgeschichten, im Medium sozialer Kommunikation ab. Wenn auch natürlich die Mehrzahl der einmal Erkrankten relativ rasch wieder gesund wird, bleibt doch eine beträchtliche Gruppe übrig, bei der neben dem ärztlich-medizinischen der soziale Aspekt, und das meint hier die Bewältigung der Anforderungen des Alltags, die Integration in Familie, Freundeskreis, Arbeits- und Wohnwelt, deutlich in den Vordergrund tritt. Da kann weder die pure Klinik noch die Praxis des Nervenarztes das leisten, was notwendig ist und im heutigen Sprachgebrauch mit psychosozialer Betreuung bezeichnet wird. Die Versorgung für psychisch Kranke und Behinderte zu etablieren, umzubauen, zu ergänzen, darf mit dem Blick auf die hier zur Rede stehende Herausforderung politischer Umsetzbarkeit aber weder utopische Züge annehmen noch sich an der Verteidigung des Notwendigen vorbeidrücken. Es erscheint sinnvoll, hierbei von den traditionellen Eckpfeilern der Versorgung auszugehen: Der Praxis des Allgemeinarztes, d. h. des Hausarztes und des Nervenarztes sowie dem Behandlungsplatz im stationären Klinikbereich.

Schlußbemerkungen: Das eigentliche Skandalon sind die *chronisch* und die *lärmenden* Kranken. Über die Einrichtung und Infrastruktur eines Akutkrankenhauses für erfolgreich behandelbare psychiatrische Kranke auch in Einbindung eines sog. somatischen Krankenhauses kann relativ rasch eine Einigung erzielt werden. Wie aber geht man mit der möglichen Chronizität und den sozial lärmenden Folgen psychiatrischer Erkrankungen um? Hier scheiden sich heute wie damals die Geister.

1. Man kann wie in der aufbegehrenden sozialpsychiatrischen und antipsychiatrischen Bewegung der späten 60er Jahre Chronizität überhaupt leugnen und sie als Hospitalismus bzw. Institutionalismus, d. h. verursacht durch eine krankmachende Institution (oder Gesellschaftsordnung), als sozialen Artefakt ausmachen. Eine Zeitlang geht das, scheint diese Deutung faszinierend und überzeugend. Verteufelterweise holt die Realität jedoch auch eine ideologische Vermutung und scheinbar menschenfreundlichere Glaubenssätze rasch ein.

2. Wer aber erkennt wo wann aufgrund welcher Kriterien die grundsätzlich mögliche Heilbarkeit oder Unheilbarkeit bei welchem psychiatrisch Kranken? Das nun wiederum hat mit der besonderen Lage der Psychiatrie angesichts des immer noch beklagenswert mangelhaften Grundlagenwissens hinsichtlich der meisten psychiatrischen Krankheiten zu tun und der bei vielen psychiatrischen Krankheiten besonders innigen, aber wenig durchschaubaren, d. h. planerisch bewältigbaren Verflechtung zwischen der Antwort der Person des Kranken auf die Krankheit mit all' ihren Freiheitsgraden einerseits und den schwierig prognostizierbaren mikro- und makrosozialen Gegebenheiten und Entwicklungen andererseits.

3. Die Janusköpfigkeit der Psychiatrie als medizinische (d. h. naturwissenschaftliche) *und* soziale (auch individualpsychologische) Wissenschaft schafft ihr besondere Probleme, aber auch Chancen. Das Leitbild der Klinik einer erfolgreichen naturwissenschaftlichen Medizin des 19. Jh. bis hinein in unsere Zeit kann ihr nur teilweise Vorbild und Ziel sein.

4. Jede Gesellschaft wird immer wieder versuchen, sich vor dem zu schützen, das zu eliminieren wie auch immer (die aktuelle Diskussion um Aids zeigt das), unsichtbar zu machen, was ihr Angst einflößt. Das nun wieder hat, was die Psychiatrie betrifft, ebenfalls mit dem schon beklagten mangelhaften oder auch nur mutmaßlich unzureichenden Grundlagenwissen und der daraus resultierenden Dürftigkeit der Prognostik und unbefriedigenden Therapiesicherheit zu tun wie aber auch mit der humanitären Gesittung einer Sozietät, Mitglieder dieser Solidargemeinschaft zu ertragen, besser zu tragen, die dem Anspruch der Vielen – aus welchen Gründen auch immer – nicht gerecht werden und nicht gerecht werden können.

Literatur

Basaglia F (Hrsg) (1971) Die negierte Institution oder die Gemeinschaft der Ausgeschlossenen. Suhrkamp, Frankfurt

Griesinger W (1868) Zur Kenntnis der heutigen Psychiatrie in Deutschland. Eine Streitschrift gegen die Broschüre des Sanitätsrats Dr. Laehr in Zehlendorf „Fortschritt? – Rückschritt!". Otto Wigand, Leipzig

Griesinger W (1872) Gesammelte Abhandlungen, 2 Bde

Huber G, Gross G, Schüttler R (1977) Akutpsychiatrie. In: Reimer F, Fischer G (Hrsg) Krankenhauspsychiatrie. Fischer, Stuttgart New York

Kuhlenkampff C (1986) Die wünschenswerte Ausstattung einer Region/Kommune aus der Sicht der Fachpsychiatrie – Das fachliche Szenario. In: Kuhlenkampff C, Martini H (Hrsg) Psychiatrie in der Gemeinde. Köln

Laehr H (1868) Fortschritt? – Rückschritt! – Reformideen des Herrn Geh Rathes Prof Dr Griesinger in Berlin auf dem Gebiete der Irrenheilkunde beleuchtet von Dr Heinrich Laehr. Oehmigke, Berlin

Vom Unterschied der Sozialpsychiatrie in der Bundesrepublik Deutschland und der Deutschen Demokratischen Republik

U. Trenckmann

Weder in der pluralistischen Gesellschaft der Bundesrepublik noch in den allerdings oft nur scheinbar unitaristischen Strukturen der DDR existiert derzeit ein homogenes System sozialpsychiatrischer Theorie und Praxis. Bei aller Vielfalt im Einzelnen gibt es allerdings Übereinstimmung in der grundsätzlichen Orientierung auf den semi- und extramuralen Bereich. Komplementäre psychiatrische Einrichtungen und Dienste entstanden in beiden deutschen Staaten. Klaus Weise, Leipzig, sprach auf der Tagung der Bundesvereinigung für seelische Gesundheit im September 1986 in Mönchengladbach zur Kennzeichnung dieses Prozesses von einem Wechsel der psychiatrischen Perspektive. Nicht die „Anstalt", sondern die „Gemeinde" rücke in den Mittelpunkt des psychiatrischen Blickfeldes.

Die Reform

Die Psychiatriereform kommt in der Bundesrepublik im Gefolge der 68er Bewegung in Gang. Eckdaten bilden die Gründung des Mannheimer Kreises und der Deutschen Gesellschaft für soziale Psychiatrie 1970, die der Aktion psychisch Kranke 1971. Der Enquete-Bericht über die Lage der Psychiatrie in der Bundesrepublik Deutschland 1975 stellt bereits einen wichtigen Zwischenschritt zur Formulierung der Ziele einer Psychiatriereform dar.

Vorangehende Entwicklungen in den skandinavischen und angelsächsischen Ländern hatten für die Diskussion in den 70er Jahren Leitbildfunktion. Unbeachtet von den Psychiatriedebatten in der politischen Öffentlichkeit und unter den psychiatrischen Fachleuten Westdeutschlands blieben die Entwicklungen in der DDR. Mit einem zeitlichen Vorlauf von fast einem Jahrzehnt war 1963 in den „Rodewischer Thesen" zur Rehabilitation psychisch akut und chronisch Kranker die Programmatik der Sozialpsychiatrie entwickelt worden [3, 5]. Gleichgewichtig werden neben die biologische Psychiatrie die sozial- und psychotherapeutischen Ansätze in der Psychiatrie gestellt. Das institutionelle Dispositiv eines solchen Vorgehens bilden „beschützende Werkstätten", „befürsorgte" Patientenwohnheime, psychiatrische Tages- und Nachtkliniken und Einrichtungen der nachgehenden „Fürsorge". Sind durch die Thesen des Internationalen Symposiums über psychiatrische Rehabilitation von Rodewisch 1963 die Prinzipien für den Aufbau rehabilitationsorientierter, komplementärer Einrichtungen festgeschrieben, so formulieren die Brandenburger Thesen zur Therapeutischen Gemeinschaft 1974 die Prinzipien des Umgehens der Therapeuten untereinander sowie mit dem Klienten.

Die Ziele der Reform

Die Anstalt

Radikale Forderungen nach dem Tod der Anstalt wurden in der DDR – anders als in der Bundesrepublik – zu keinem Zeitpunkt der Reformdiskussion erhoben. Den Schwerpunkt bildete von Beginn an die Umgestaltung des Binnenmilieus, die Öffnung nach „draußen" und die Verkleinerung. Ein Mehr an Gemeindenähe sollte durch das „Prinzip der inneren Sektorisierung" erreicht werden. Als Sektorisierung wurde die Zuordnung einer organisatorischen Untereinheit (Chefarztbereich) des Großkrankenhauses zu einem Territorium („Sektor") bezeichnet. Der Sektor würde dann von der Einheit klinisch, nachklinisch und zum Teil auch ambulant betreut. Im günstigsten Falle könnte so ein hohes Maß an Betreuungskontinuität realisiert werden. Die Übernahme von Aufgaben psychiatrischer Vorsorge und ambulanter Nachbetreuung sind in der DDR ohnehin stark an die Krankenhausambulanz gebunden, weil es den frei praktizierenden, niedergelassenen Nervenarzt nicht gibt. Die ambulante Betreuung wird von der verhältnismäßig kleinen Zahl von Nervenärzten an Polikliniken geleistet und eben auch vom psychiatrischen Krankenhaus.

Ergänzend zum psychiatrischen Großkrankenhaus wurde ähnlich wie in der Bundesrepublik der Aufbau Psychiatrischer Abteilungen an Allgemeinkrankenhäusern angestrebt. Zuletzt wurde diese Perspektivplanung 1981 in den Richtlinien des DDR Gesundheitsministeriums für die weitere Entwicklung der psychiatrischen Betreuung bis 1990 festgelegt.

Die „Gemeinde"

An die Stelle der Ausgrenzung des seelisch Kranken und behinderten Menschen stellte die sozialpsychiatrische Reform die Reintegration in die Gemeinde. Ein besonderer Stellenwert kommt dabei Arbeits- und Beschäftigungsangeboten zu. Nach einer Anordnung des DDR-Ministerrats zur Sicherung des Rechts auf Arbeit für Rehabilitanden aus dem Jahre 1968 wurden in allen Kreisen Rehabilitationskommissionen geschaffen. Sie können Großbetriebe mit der Einrichtung von Rehabilitationsarbeitsplätzen für körperlich, seelisch und geistig Kranke beauflagen. In Verbindung mit dem ohnehin noch geringeren Automatisierungsgrad der Wirtschaft in der DDR ist es damit noch möglich, für fast alle ehemaligen Patienten einen Arbeitsplatz einzurichten. Wie eine Untersuchung von Günther Plöttner und Maria Schade aus dem modellhaft versorgten Stadtbezirk Leipzig-Süd zeigte, ist es allerdings nicht möglich, das berufliche Qualifikationsniveau psychotisch Erkrankter auch durch solch weitgehenden Einflußnahmen zu halten. Trotz der vergleichsweise günstigen Bedingungen im Arbeitsbereich beschrieben sie eine Abwärtsmobilität vor allem bei schizophrenen Patienten [4]. Für schwerst gestörte psychotisch Kranke und schwerwiegend geistig Behinderte gibt es ähnlich den WfB in der Bundesrepublik sog. Werkstätten. Etwa in vergleichbarer Weise wie in der Bundesrepublik waren in den „Rodewischer Thesen" für den Wohnbereich psychisch Kranker „befürsorgte" Wohnheime und betreute Wohnungen zielprogrammatisch vorgegeben.

Die Realisierung der Reform

Gab es in der DDR einen zeitlichen Vorlauf in der programmatischen Diskussion um die Psychiatriereform, so ist heute die Realisierung im Vergleich zur Bundesrepublik in mehreren Bereichen im Rückstand. Die Verkleinerung der psychiatrischen Großkrankenhäuser erfolgte in der DDR weniger radikal. Noch heute sind zwei Drittel der psychiatrischen Bettenkapazität in Einrichtungen mit mehr als tausend Betten. Insgesamt hat sich der Bettenbestand der etwa 30 Bezirks- und Fachkrankenhäuser dieses Fachgebiets in der DDR nur um etwa 10–20% vermindert. Es kam allerdings nicht wie in der Bundesrepublik in der ersten Phase der Psychiatriereform zu Ende der 60er und zu Anfang der 70er Jahre zu einer massenweisen „Verschubung“ chronisch psychisch Kranker in einen Graubereich psychiatrischer Dauerwohnheime. Der dramatische Bettenabbau in der Bundesrepublik – im Rheinland nach Angaben Caspar Kuhlenkampffs beispielsweise mit einer Halbierung der Bettenzahl der Landeskrankenhäuser – ist somit nicht nur Ausdruck einer besseren Reintegration in die „Gemeinde“. Er ist auch Ausdruck einer extremen Ausgrenzung der schwerst Gestörten.

Einen Rückstand gibt es auch hinsichtlich des Aufbaus psychiatrischer Abteilungen an AKHs. Gibt es inzwischen in der Bundesrepublik derzeit etwa 80 solcher kleiner, ortsnaher psychiatrischer Einheiten, so existieren in der DDR noch nicht einmal 10 Einrichtungen dieses Typs [1].

Betreute Wohnungen existieren gleichfalls nur vereinzelt. So gelang es im ländlichen Einzugsgebiet des Bezirkskrankenhauses Neuruppin, mehrere aufgelassene Bauernhöfe für diesen Zweck auszustatten und umzugestalten [2]. In städtischen Gebieten stand bislang der in der DDR noch allgemeine Mangel an Wohnraum und der Widerstand der örtlichen Abteilungen für Wohnungspolitik, die eine Durchlöcherung des Staatsmonopols in der Wohnungsvergabe befürchten, einer Realisierung entgegen.

Im Freizeitbereich gibt es teils in Verbindung mit dem Klub der Volkssolidarität, teils eigenständig von den psychiatrischen Kliniken organisiert, Tagesstätten und Treffs. Naturgemäß wird nicht die Buntheit und Vielgestaltigkeit psychosozialer Angebote wie in der Bundesrepublik erreicht. Gleichzeitig verhindert der zumeist relativ lineare Aufbau vor- und nachsorgender Betreuungsketten „in einer Hand“ den Wildwuchs des Psychodschungels. Es ist Klaus Nouvertne in seiner Kritik beizupflichten, daß die Pluralität psychosozialer Hilfsangebote, wie sie in der Bundesrepublik praktiziert wird, eine Pluralität mit Wahlmöglichkeit für leicht und mittelgradig Erkrankte darstellt. Für den chronisch Kranken, der vielfältige, zersplitterte Angebote im Wohn-, Arbeits- und Freizeitbereich für sich gar nicht angemessen auswählen und nützen kann, stellen sie oft eine Überforderung dar. Die tendenziell eher einförmigen und vorgegebenen Angebote in der DDR mit u.U. auch aktiv nachgehender Orientierung erweisen sich hier möglicherweise als überlegen.

Die Perspektive der Reform

In beiden deutschen Staaten ist die sozialpsychiatrische Reform in die Jahre gekommen. Seit der Besetzung der psychiatrischen Landschaft durch die ausgedehnte Subkultur des psychiatrischen Großkrankenhauses zu Ausgang des 19. Jahrhunderts bewirkte die Sozialpsychiatrie die ausgedehnteste Rekultivierung der Psychiatrie überhaupt. Es ist in beiden Psychiatrien in Deutschland ein Phänomen, daß es letztendlich wieder eine Metamorphose der Anstaltspsychiatrie war. Die Versorgungspsychiatrie hat sich zweifelsfrei gewandelt. Die Universitätspsychiatrie bleibt mit Ausnahmen draußen vor [6].

Ein wichtiges Merkmal für die Psychiatriereform in der Bundesrepublik ist der Anteil einer wachen, kritischen politischen Öffentlichkeit. Schlagwortartig seien die Aktion psychisch Kranke und Organisationen zur Selbsthilfe von Angehörigen und Betroffenen genannt.

Es ist vielleicht das größte Handicap der Psychiatriereform in der DDR, daß es die politischen Strukturen der DDR unmöglich machen, ein solches Potential zu mobilisieren und zu entfalten. Wegen des immanent anarchistischen Zuges jeglicher Selbsthilfe blockten sowjetische Psychiater 1983 auf einer Tagung in Potsdam eine erste zaghafte Diskussion ungarischer und mitteldeutscher Fachleute zu diesem Thema ab. Die offizielle Blockierung von kritischer Diskussion und Formierung zur Selbsthilfe wird allerdings im DDR-Alltag relativiert durch ein allgemein hohes Potential zu mitmenschlicher Hilfe abseits aller offizieller „Kollektiv"-Phraseologie.

Literatur

1. Bauer M, Rave-Schwank M (Hrsg) (1984) Psychiatrische Abteilungen an Allgemeinkrankenhäusern. Tagungsbericht Bd 10, Rheinland Verl, Köln
2. Burian R (1981) Entwicklung der psychiatrischen Versorgung für ein ländlich-kleinstädtisches Versorgungsgebiet, dargestellt am Beispiel der Bezirksnervenklinik Neuruppin. In: Kabanow M, Weise K (Hrsg) Klinische und soziale Aspekte der Rehabilitation psychisch Kranker. Thieme, Stuttgart, S 123–150
3. Die Ergebnisse des VII. Symposiums der sozialistischen Länder Europas über psychiatrische Rehabilitation vom 24.–27. Mai 1983 in Rodewisch „20 Jahre Rodewischer Thesen" finden ihren Niederschlag in einem Entwurf der „Rodewischer Thesen 1983", den wir unseren Mitgliedern nachfolgend zur Kenntnis geben (1983). Psychiatr Neurol Med Psychol 36:110–113
4. Plöttner G, Schade M (1982) Ergebnisse einer klinisch-epidemiologischen Studie unter besonderer Berücksichtigung der Berufssituation psychisch Kranker 34:718–726
5. Trenckmann U (1985) Die andere deutsche Psychiatrie – Zur Struktur der psychiatrischen Versorgung in der DDR. Sozialpsychiatrische Informationen 4:5–26
6. Trenckmann U (1986) Kommunale Psychiatrie. Zum Verhältnis von psychiatrischer Theorie zur Versorgung psychisch Kranker. In: Payk ThR, Trenckmann U (Hrsg) Kommunale Psychiatrie. Bestandsaufnahme und Ausblick. Bochumer Psychiatrisches Symposium 13. und 14. Sept 1985. Schattauer, Stuttgart New York

IV. Organisation des Machbaren

Effizienz, Kontrolle und Subsidiarität

J. Verhoeff

Bei diesem groß angelegten internationalen Kongreß über Rehabilitation wird den vielfältigen inhaltlichen und beruflichen Aspekten eingehende Beachtung zuteil.

Meine Ausführungen über Zweckdienlichkeit, Überprüfungsmöglichkeiten und Finanzierungsweise in ihrem gegenseitigen Kontext werden einen etwas allgemeineren Charakter haben; ich hoffe jedoch, daß sie auch für die notwendigen organisatorischen Entwicklungen im Bereich der Rehabilitation anwendbar sind.

Obwohl mein Erfahrungsbereich vor allem durch die niederländische Situation bestimmt wird, werde ich versuchen, auch internationale Erfahrungen in meine Betrachtungen einzubeziehen, indem ich Studienmaterial aus anderen Ländern und vergleichende Studien zwischen europäischen und amerikanischen Gesundheitssystemen auswerte. Dabei wird klar, daß nur die Niederlande eine 150jährige Erfahrung mit einer Staatsaufsicht haben, die sich – inhaltlich von der Politik unabhängig – auf nationaler und provinzialer Ebene mit der Qualität der Gesundheitsfürsorge befaßt. (Ein derartiges Aufsichtsmodell wird seit einigen Jahren auch in Schottland praktiziert.)

Adäquate Vergleiche zwischen der niederländischen Situation und der des Auslands sind daher nicht immer möglich; ich hoffe jedoch, daß unsere Erfahrungen hier trotzdem einen Beitrag zur Organisation qualitätsüberwachender Systeme leisten können.

Die Art der Finanzierung der Versorgungsangebote (also auch der psychiatrischen Versorgung) kann die Möglichkeiten der Überwachung der Einhaltung von Gesetzen, der Aufsicht über die Qualität der Fürsorge und der erreichbaren Effizienz entscheidend beeinflussen. Das Zahlungssystem, das am wenigsten Kontrolle zuläßt, ist das der direkten Liquidation. Dieses älteste System wird im gesamten Westen noch weitgehend praktiziert, insbes. von den niedergelassenen Fachärzten. Hier ist Aufsicht nahezu ausschließlich nur indirekt möglich: Ein Patient kann sich mit einer Beschwerde an eine entsprechende behandelnde oder untersuchende Instanz wenden. Professionelle Disziplinarbehörden prüfen dann das Handeln des Betreffenden an den Normen seiner Berufsgruppe.

Seit dem Zweiten Weltkrieg beobachten wir eine zunehmende Tendenz des Staates und der Geldgeber, sich auf dem Gebiet der Versorgung „einzumischen". Die Finanzierung stellt sicher den primären Ansatzpunkt für die Mitwirkung dar, wenn das Funktionieren der Gesundheitssysteme verifiziert wird; hier geht es um vielerlei Anforderungen an Einrichtungen und Beschäftigte und um die Regelung von Aufsicht und gesellschaftlicher Kontrolle. International verzeichnen wir zwei Grundmuster: Länder, in denen die Verantwortung für eine qualitativ vertretbare Fürsorgeleistung im Grundgesetz festgelegt ist, entwickeln gesetzliche Systeme, denen die Gesundheitsfürsorge entsprechen muß, meist verbunden mit einer Volksversicherung oder einem zentral einkassierten Prämiensystem.

Andererseits gibt es Länder, die dies völlig dem Spiel der freien Kräfte überlassen, dabei aber parallele Entwicklungen aufweisen: Interessengemeinschaften oder Versicherungsgesellschaften definieren Voraussetzungen und Bedingungen der Hilfeleistung. Ein wesentlicher Unterschied zwischen beiden Systemen ergibt sich daraus, daß einerseits nationale bzw. regionale Planung zu beachten ist, während andererseits ein viel stärkerer Einfluß der Marktmechanismen Gültigkeit erhält.

In Europa hat die staatliche Einflußnahme auf die Gesundheitsfürsorge Tradition; sie ist – wie bereits erwähnt – besonders nach dem Zweiten Weltkrieg intensiver und systematischer geworden; die südeuropäischen Länder folgen zunehmend den nordeuropäischen Beispielen.

Die Situation in den Niederlanden läßt sich wie folgt schildern: Die Finanzierung erfolgt über drei Hauptquellen: die Privatversicherung, die Krankenversicherung und die Finanzierung über das Allgemeine Gesetz Besondere Krankheitskosten (A.W.B.Z.). Bei letzterem handelt es sich um eine Volksversicherung, d.h., jedermann ist ungeachtet seines Einkommens versichert. Die Versicherung umfaßt besondere Risiken, gegen die man sich kaum versichern kann: etwa langwierige Krankheiten oder ernste Gebrechen bzw. Behinderungen. Die Versicherung deckt die Behandlungskosten in einem Krankenhaus, einer psychiatrischen Einrichtung (nach Ablauf von 365 Behandlungstagen, wenn die Krankenkassen nicht mehr zahlen), einem Pflegeheim oder einer Einrichtung für geistig Behinderte. Übernommen werden ferner die Kosten einer Unterbringung in besonderen Kinderheimen und -tagesstätten, in familienersetzenden Heimen für Körperbehinderte sowie die der Hilfeleistung durch regionale Einrichtungen für ambulante psychiatrische und psychosoziale Fürsorge (RIAGG).

Die Versorgung aufgrund dieses Gesetzes ist gebunden an eine Anerkennung der entsprechenden Einrichtung, wobei das Anerkennungssystem an ein Planungssystem gekoppelt ist. Der Ursprung liegt in einer gesetzlichen Bestimmung aus dem Jahr 1941. Die Anerkennung soll ein Instrument zur Förderung des Niveaus der Gesundheitsfürsorge darstellen.

Der Staat regelt das Anerkennungssystem durch die Setzung entsprechender Normen und Berufungsmöglichkeiten. Auf diese Weise werden im Rahmen der sozialen Sicherheit Garantien geschaffen, die es vertretbar machen, Menschen auf Kosten der öffentlichen Fonds in Einrichtungen aufzunehmen oder sie durch entsprechende Institutionen versorgen zu lassen. Die Schaffung der Anerkennungsvoraussetzungen obliegt den Einrichtungen; sie müssen ein internes Überwachungssystem entwickeln, ihre Hilfe und Dienstleistungen an den formulierten Rahmenbedingungen messen. Die Anerkennungsvoraussetzungen sind Mindestvoraussetzungen, sind Rahmenbedingungen für das ordnungsgemäße Funktionieren einer Einrichtung. Sie umfassen Organisation, Verwaltung, Art, Inhalt und Umfang der zu gewährenden Fürsorge, Qualifikationsnormen, die das Personal zu erfüllen hat sowie Bestimmungen über die Rechtsposition des Patienten.

Ergibt die Überprüfung einer Einrichtung ernsthafte Mängel im Hinblick auf die Anerkennungsvoraussetzungen, so kann eine Verlängerung für einen begrenzten Zeitraum unter besonderen Auflagen erteilt werden. Im äußersten Fall kann die Anerkennung auch völlig zurückgezogen werden. Eine derart drastische Maßnahme ist immer dann problematisch, wenn die betreffende Einrichtung als einzige dieser speziellen Art in einer Region geplant und realisiert ist.

Festzuhalten ist, daß die staatliche Einflußnahme hinsichtlich der Qualität der Versorgung in den Niederlanden sehr ausgeprägt ist. Der gesetzliche Auftrag beinhaltet nicht nur ein politisches Bemühen um die Qualität, sondern gewährt auch die Möglichkeit, auf professionelles Handeln Einfluß auszuüben (ein Gebiet, das in vielen anderen Ländern diesem Einfluß entzogen ist). Ein Beispiel aus jüngerer Zeit ist der staatliche Eingriff – auf der Basis der Anerkennungsnormen – bei der Regelung des Berufs des Psychotherapeuten (Ausbildungsnormen und Einführung eines Staatsregisters für diejenigen, die als Psychotherapeuten in anerkannten Einrichtungen tätig sein dürfen). Wenn sich diese Vorschriften zwar nur auf die Einrichtungen beziehen, die dem Anerkennungssystem unterliegen, haben sie dennoch breite Auswirkung in anderen Bereichen.

Als weiteres Beispiel darf die Regelung eines großen Teils der extramuralen psychiatrischen Versorgung genannt werden. Die Versorgung erfolgt nicht mehr auf der Grundlage verschiedener Sparten, wie soziale Psychiatrie, Psychotherapie, Beratung in Lebens- und Familienfragen, sondern auf regionaler Grundlage durch die regionalen Einrichtungen für ambulante seelische Gesundheitsfürsorge (RIAGG). Soweit das A.W.B.Z. anwendbar ist, wird die extramurale psychiatrische Versorgung dann auch definiert als diejenige Fürsorge, die von einer regionalen Einrichtung für ambulante seelische Gesundheitsfürsorge geleistet werden kann; sie wird realisiert durch diejenigen Disziplinen, die in dieser Einrichtung aufgrund der Anerkennungsnormen tätig sein dürfen.

Hier möchte ich noch einen Vergleich mit dem amerikanischen System anstellen: Dort beruht die Versorgung im wesentlichen auf bilateralen Vereinbarungen zwischen Geldgebern und Gesundheitseinrichtungen; es wurde ein vergleichbares System entwickelt, jedoch ohne die Planungsaspekte, die das niederländische kennzeichnen. So handhaben die Health Maintenance Organisations ein Akkreditionssystem, das dem niederländischen Anerkennungssystem ähnlich ist.

Kontrolle

Bis weit in die siebziger Jahre realisierte man die Aufsicht nahezu völlig durch die externe Kontrolle der Staatlichen Aufsichtsbehörde und durch finanzielle Überprüfungen. Es wurde jedoch immer deutlicher, daß es möglich war, alle Voraussetzungen zu erfüllen, ohne eine gute oder nur vertretbare Qualität der Fürsorge zu gewährleisten. Bei näherer Betrachtung zeigen sich die Grenzen des Systems: Die Anerkennungsnormen und -voraussetzungen dürfen niemals ein Berufsgebot oder -verbot implizieren. M.a.W. soweit die Qualität der Hilfe ein Kriterium der Berufsausübung ist, kann hierüber keine Aufsicht aufgrund des Anerkennungssystems erfolgen; die Fürsorge wird daran geprüft werden müssen, was innerhalb des Berufes gilt.

In den Niederlanden ist die Staatsaufsicht unabhängig vom Minister; sie wird durch fachkundige Inspekteure, die an den Qualitätsdiskussionen innerhalb der Berufsgruppen aus eigener beruflicher Tätigkeit teilnehmen können, wahrgenommen. Bei Beschwerden oder Zweifeln kann die Staatsaufsicht beschließen, die Sache dem professionellen Disziplinarkollegium vorzulegen, das dann das endgültige Urteil abgeben wird. Obwohl der Gesetzgeber die Staatliche Aufsichtsbehörde als Kontrollorgan für die Einhaltung der Gesetze sieht, ist sie in der Praxis auch ein Teil des berufsmäßigen qualitätsüberwachenden Systems. Sie kann aufgrund ihrer gesetzlichen Aufgabenstellung innerhalb der Berufsgruppe eine systematisierte Diskussion über die Frage, was als vertretbare Qualität der Versorgungsangebote anzusehen ist, in Gang setzen.

Wenn die Rede von externen Qualitätssystemen ist, müssen naturgemäß auch die Rechtsprechung, das medizinische Disziplinarrecht und die wissenschaftliche Forschung genannt werden. Diese Formen der externen Qualitätskontrolle sind – zusammen mit der Aufsichtsbehörde – im Laufe des vergangenen Jahrhunderts geprägt und mit gesetzlichen Grundlagen ausgestattet worden. Innerhalb des heutigen Gesundheitssystems reichen sie – wie erwähnt – aber nicht mehr aus, insbesondere auch deshalb, weil sie nur nachträglich und repressiv reagieren können. Im Hinblick auf Sachverständigkeit und berufsinhaltliche Problematik sowie in bezug auf Patientenrechte werden heute eher antizipierende Aktivitäten gefordert. Seit dem Zweiten Weltkrieg hat man in dieser Richtung neue Qualitätssysteme entwickelt, z.B. Weiterbildung, systematisierte Behandlung von Beschwerden auf Einrichtungsebene, kollegiale Prüfungsverfahren, protokollarische Medizin, Evaluationsforschung, Patientenvertrauensleute. Jedes dieser neueren Systeme richtet sich auf einen bestimmten Qualitätsaspekt der Gesundheitsfürsorge. Damit ist es in den vergangenen Jahren eine wichtige Aufgabe der Staatlichen Aufsichtsbehörde geworden, zu prüfen, ob auf der Ebene der Einrichtungen oder innerhalb der Berufsgruppe solche Qualitätssysteme entwickelt werden und befriedigend funktionieren. Nur auf diesem Wege kann es erreicht werden, daß die gebotene Hilfe jederzeit auch eine qualitativ vertretbare ist. Natürlich muß das Finanzierungssystem auch die Mittel für die Schaffung solcher Systeme bereitstellen; es wäre sicher kurzsichtig, wenn nur die externen Überwachungssysteme gesetzlich unterbaut und für die Finanzierung in Betracht kommen würden.

Schließlich möchte ich noch auf einen wichtigen Aspekt hinweisen. Politik und Geldgeber haben großes Interesse an der Beherrschung des Gesundheitswesens. Übersetzt in den Regelungsbereich heißt dies, daß es wenig Raum für Neuerungen gibt. Wenn z.B. in der psychiatrischen Versorgung Behandlung und Klinikaufenthalt den Inhalt der Maßnahme darstellen, bereitet es Schwierigkeiten, Entwicklungen hinsichtlich der Rehabilitation in dieses System einzufügen. Insbesondere dort, wo ganz individuelle Hilfe geboten ist, leistet das vorherrschende System häufig großen Widerstand. In verstärktem Maß gilt dies dann, wenn in der Versorgung Disziplinen tätig werden müssen, die keinen gebräuchlichen Zugang zur Gesundheitsfürsorge haben. In dieser Hinsicht kann ein System, das dem Versicherten ein hohes Maß der Rechtssicherheit bietet, sich gegen sich selbst kehren und Neuerungen verhindern.

Effizienz

Noch einige Bemerkungen zur Effizienz. Obwohl die Rahmenbedingungen verschiedene sich auf Effizienz richtende Anforderungen enthalten, kann nicht geleugnet werden, daß in diesem voll entwickelten System das Ausmaß der Vorschriften oft die Wahrung der Zweckdienlichkeit ausschließt. In den Niederlanden ist bekannt, daß z.B. für die regionalen Einrichtungen für ambulante seelische Gesundheitsfürsorge die Vorschrift gilt, in vielen Punkten der Beschlußfassung multidisziplinär zu arbeiten. Dies bringt es mit sich, daß in der diagnostischen Phase außergewöhnlich ineffizient gearbeitet wird und oft ein bürokratisch anmutendes Intake entsteht.

Dennoch wird meiner Meinung nach die Ineffizienz zu oft der übermäßigen Reglementierung zugeschrieben. Analysiert man verschiedene Beschwerden über unzweckmäßiges Handeln, dann stellt sich heraus, daß diesem häufig ganz andere Ursachen zugrundeliegen. Hier nur zwei Beispiele:

Ich halte die Einmischung der Anwaltschaft in die Versorgungsangebote für einen stark ineffizienz-fördernden Faktor. Obwohl den Rechten des Patienten durch einen guten juristischen Beistand zweifellos bis zu einem gewissen Grade gedient wird, wird eine Grenze überschritten, wenn aus Angst vor juristischer Haftung berufliche Intuition außer acht bleibt und nur protokollarische Medizin praktiziert wird. Auch in der Psychiatrie kommt es vor, daß das Interesse des Patienten hintangestellt wird, um juristische Überprüfung des Handelns zu vermeiden. Manchmal erklärt Kränkung die Überreaktion des Hilfeleistenden; der objektiv feststellbare zivile Effekt des juristischen Handelns darf hier nicht unterschätzt werden.

Schließlich möchte ich auf die Ineffizienz hinweisen, die durch den Wettbewerb zwischen Disziplinen entsteht. Jede Disziplin zeichnet sich durch Entwicklung eigener professioneller Normen und Betonung der professionellen Autonomie aus. Dabei wird der Zusammenhang der Disziplinen untereinander und der Hierarchie der Disziplinen zu wenig Aufmerksamkeit geschenkt. Innerhalb der Einrichtungen scheint denn auch ineffizientes Handeln vielfach damit zusammenzuhängen, wie das Verhältnis der Disziplinen untereinander geregelt ist. Multidisziplinäres Vorgehen wird damit zum polidisziplinären Handeln.

So erfährt der Hilfesuchende, der seine Bitte als eindeutig empfindet, den polidisziplinären Weg als amtlich und als eine Entfremdung von den Sorgeangeboten.

Förderte die Psychiatrie-Reform die Freiheit des psychisch Kranken?

H. Rauchfuss

Freiheit in der Psychiatrie

Seit J. J. Rousseau gilt Freiheit als einer der kostbarsten Schätze unserer Vorstellungskraft [17, 25], um den man endlos streitet. Der Disput um die Freiheit des psychisch Kranken aber läßt sich an der Rate der Zwangsmaßnahmen konkretisieren.

In Finnland kann ein psychisch Kranker allein auf ärztliche Feststellung hin wider Willen eingewiesen werden. In Baden-Württemberg können Kliniken bis zu drei Tagen fürsorglich zurückhalten. In Bayern kann bis auf geringe Ausnahmen nur auf richterlichen Beschluß wider Willen eingewiesen werden. Wenn sich ein Psychiater wie Korjagin öffentlich gegen den Mißbrauch seines Faches wendet, können Zwangsmaßnahmen aber auch den Psychiater treffen [1].

Bis zur Zeit um die französische Revolution gehörte das Anketten zum Umgang mit dem psychisch Kranken; eigentliche psychiatrische Behandlungsstätten richtete man erst danach ein. Die Eröffnung psychiatrischer Universitätskliniken gliederte die Versorgung in erste wesensverschiedene Systeme. In der jüngsten Vergangenheit verwandelten die Psychopharmaka den Verwahrungscharakter der Psychiatrie in therapeutische Aktivitäten und bereiteten den Boden für die Psychiatrie-Reform.

Die Psychiatrie-Reform

Allerdings hatte Pater Jofre in Spanien schon 1409 das erste „Irrenhospital" Europas eingerichtet, dessen Satzung bereits Richtlinien für die Behandlung wider Willen enthielt [6]. Italien erließ sein erstes Psychiatrie-Gesetz 1904 und schob das zweite 1978 nach. Doch schon vor dem zweiten Gesetz sank die Zahl der hospitalisierten Kranken um ein Drittel, weil Patienten entlassen oder in andere Institutionen überführt waren [7].

In der BRD wurde 1975 die Psychiatrie-Enquête, eine Liste damaliger Versorgungsmängel, fertiggestellt; heute ist sie eine Fundgrube historischer Daten. Sie setzte eine vehemente Reform in Gang, die in eine Stagnation mündete [8b, 22, 24, 27]; die Kosten verminderten sich nicht. Der Bettenabbau in Großkliniken glich sich durch die Bettenzunahme in anderen Institutionen aus. Die Diagnoseverteilung übertrug sich von den Großkrankenhäusern auf den neuen Verbleib [3, 4, 8a, 9, 10]. Verwahrungsorientierte Dauerpflegestellen beherbergen heute den neuen Langzeitpatienten [4, 28]. Die neuen Komplementärdienste senkten nicht die Aufnahmeraten psychiatrischer Abteilungen [2–4, 9, 27]. Wenn sich auch im Krankenhaus die Verweildauer verkürzte – die Rate der Wiederaufnahmen stieg gerade dort, wo Komplementärdienste eingerichtet wurden; die Zwangseinweisungsrate stieg sogar. Die Rate der Zwangsmaßnahmen sank dort, wo sich Nervenärzte in eigener Praxis niederließen. Schizophrene Symptome lassen sich dort vermindert feststellen, wo die ärztliche Versorgung, nicht jedoch, wo die nichtärztliche Komplementärversorgung intensiviert wurde [4].

Kritik der Psychiatrie-Reform

Kritische Psychiater sprechen nicht nur von einer Stagnation, sondern von einer Umkehr der Reform [27]. Die Komplementärdienste sind politischer Kritik ausgesetzt [20, 24]. Die Befreiung von der Anstaltspsychiatrie lege den psychisch Kranken geradewegs in die therapeutischen Ketten zahlreicher Komplementärdienste. War es aber nicht die ärztliche Fürsorge der Psychiater, die den psychisch Kranken von den Ketten befreit hatte [18]? Der Berufsverband der deutschen Nervenärzte hält auch für den psychisch Kranken die Grundrechte zu Person, Wohnung, Familie und freier Arztwahl für unverletzbar. Unangeforderte Hausbesuche verlieren ihre rechtliche Bedenklichkeit erst, wenn alle anderen Maßnahmen tatsächlich ausgeschöpft sind.

Trotzdem vermittelt ein Grundsatzartikel zur Reform den Eindruck einer rundum gelungenen Verbesserung [29], was stimmen mag, wenn verbesserte Versorgung lediglich Vermehrung der Institutionen heißen soll. Der Realist träumt aber von einem Ziel. Ein Ziel der Reform dürfte sein, die Rate der Zwangsmaßnahmen zu senken. Wo liegen die Gründe der Ernüchterung?

[2, 3, 5, 9, 11] Der Bedarf an Krankenhäusern und Komplementäreinrichtungen sättigt sich. Durch die Verteilung der Verantwortung auf Mehrfachgremien verliert die therapeutische Beweglichkeit. Die medizinisch-ärztlichen Kostenanteile liegen weit unter den nichtärztlichen Anteilen der Gesamtversorgung. Unkritischer Ideenimport weckte erneut überwundene Bedenken. Qualifizierte Laien – contradictio in adiecto – sollen nach Kräften Fachkräfte einsparen. Eingeschränkte Forschungsmittel machen es möglich, überholte Anhaltszahlen wirklichkeitsfremd zu überziehen. Die zunehmende Jurifizierung der Medizin gebietet dem Arzt im Umgang mit nichtärztlichen Einrichtungen besondere Vorsicht. Die neuen Institutionen belegen ihre Notwendigkeit bisher nur mit Nachfrageproduktion.

Das Psychiatrie-Paradox

Seit jeher steht die Psychiatrie im Sog gesellschaftlicher Ansprüche einerseits und individueller Bedürfnisse andererseits [21–24]. Als ärztliche Teildisziplin hat sie in ganz besonderem Maße das niemals Konforme des psychisch Kranken zu schützen [18, 23, 30]. Die Freiheit des psychisch Kranken gerät leicht in den Konflikt mit gesellschaftlichen Regeln, die Psychiatrie-Reform aber nur scheinbar in einen Konflikt zwischen gesellschaftlicher Orientierung und individueller Psychiatrie.

Auch der Arzt darf in der Zeitmode der Selbstverwirklichung über die Rollen nachdenken, die man dem Kranken und ihm zubilligt. Gegenstand ärztlichen Handelns sind und bleiben der kranke Mensch und der Schutz der privaten Natur einer Krankheit. Nun lassen sich aber die Erfolge der nervenärztlichen Heilkunde nicht zwingend nur naturwissenschaftlich erklären [15], denn der eigentliche Grund der zwischenmenschlichen Beziehung liegt in einem Spielraum, der einer wissenschaftlichen Argumentation nicht vollständig zugänglich ist [16, 30].

Der wissenschaftlichen Unzugänglichkeit entspricht eine rechtspolitische Unlösbarkeit. Juristisch scheint sich meine Auffassung [21, 23] durchzusetzen, daß z.B. Selbstmordverhütung kein unbedingtes Behandlungsziel sein kann [1]. Der Herr Bundespräsident spricht sich bei Zwangsmaßnahmen dafür aus, daß hier der Psychiater vorrangig zu entscheiden habe [zit. n. 1]. Das Überlassen der Entscheidungskompetenz läßt den Arzt allein und verpflichtet ihn um so mehr; es macht die Psychiatrie zum Politikum.

Ursprung des Zwanges in der Psychiatrie

Die Jasperssche Psychopathologie [12, 13] bildet ein offenes Methodensystem, das im ständigen Theorienwandel anwendbar bleibt. Ihr methodisches Bewußtsein löst Dogmatik und Ideologie zugunsten forschender Offenheit auf und fragt: Warum kann der Psychiater nicht den Zwang in seinem Fach abschaffen?

Der psychisch Kranke verletzt – warum auch immer – gesellschaftliche Regeln. Wir möchten uns gern darauf einigen, Gewalt als Konfliktstrategie abzuschaffen. Wir haben uns aber darauf geeinigt, daß das Leben einen Sinn habe, denn wie sonst hätte Behandlung wider Willen einen Sinn [30]? Der Kranke verletzt nicht nur unsere Regeln, sondern auch noch unser Vertrauen in diese Regeln, die wir ja einhalten [14].

Verhaltensregeln in Gesetzesform zwingen uns nun, den Verletzer wieder anzupassen. Neben der Rechtspflege hat auch die Psychiatrie den Auftrag, den kranken Verletzer wieder anzupassen. Dieser Auftrag entprivatisiert die Krankheit und stellt widersprüchliche Anforderungen an den Arzt [18].

Solange Zwang zum gesellschaftlichen Reglement gehört, solange gibt es in der Psychiatrie Zwangsmaßnahmen. In diesen Sog gerät der psychisch Kranke als „Opfer" der Zwangsmaßnahme. Angst und Wut zerstören die regelhafte Beziehung und frustrieren den hilflosen Therapeuten, dessen Angst um die eigene Unversehrtheit wieder den Patienten unsicher macht [26, 27]. Auch dieses doppelseitige Versagen entzieht sich rechtlicher und wissenschaftlicher Argumentation [20], entpflichtet aber im Sinne Jaspers' weder vom Opfer noch vom Recht oder von der Wissenschaftlichkeit. Nur der in der Selbsterfahrung bewanderte und wissenschaftlich versierte Psychiater findet hier zum Wohl aller Beteiligten hindurch [22].

Stellenwerte psychiatrischer Versorgungssysteme

Die Aussonderung ärztlichen Tuns aus Wissenschaft und Jurisprudenz provoziert eine ideologische Manipulierbarkeit der Psychiatrie [22, 23]. Ist nun eine Presse wirklich gut, wenn sie nur „gut" über Mißstände berichtet, oder ist sie nur scheinbar schlecht, wenn sie die Privatsphäre des Kranken und seines Arztes verletzt [19]?

Die Politisierbarkeit der Psychiatrie hat also Grenzen. Ihre Entpolitisierung hat sich am Staatsrecht zu orientieren [23]. Nach der Zivilprozeßordnung der BRD kann dem Arzt ein Zeugnisverweigerungsrecht gewährt werden. Es verpflichtet den Arzt nicht zur Verweigerung der Aussage, berechtigt ihn hierzu aber ausdrücklich nach eigener Entscheidung. Die private Natur der Arzt-Patient-Beziehung ist geschützt, jede Anfeindung dieser Privatsphäre feindet auch geltendes Recht an [23].

Damit ergeben sich für den psychisch Kranken eindeutige Stellenwerte gegenwärtiger Versorgungsmöglichkeiten. Jede Institutionalisierung in Form von Institutsambulanzen oder gar therapeutischer Ketten verstärkt den kollektiven Druck auf den Patienten. Zweierbeziehungen bleiben leichter durchschaubar. Nur die freiberufliche Tätigkeit des niedergelassenen Nervenarztes in persönlicher Verantwortung bietet den größtmöglichen Schutz der privaten Natur der Krankheit. Das Psychiatrie-Paradox erlangt eine existentielle Brisanz in der Diskussion um das Anonymitäts- und Entfremdungspotential einer Institutsambulanz oder eines Komplementärdienstes versus den interpersonalen, lebensbegleitenden Bezug, den der niedergelassene Nervenarzt bietet [23, 24].

Wege aus dem Psychiatrie-Paradox

Das sozialpsychiatrische Zentrum „Haus an der Teutoburger Straße" zeigt einen beispielhaften Weg aus dem Paradox und bietet eine Antwort auf die Frage, ob die Psychiatrie-Reform die Freiheit des psychisch Kranken fördern kann. Vergleichenden Erfolgsstatistiken zufolge hat sich das Zentrum durch die weisungs- und haftungsrechtlich unabhängige Kombination aus kollektiver Versorgung und freiberuflich-ärztlicher Tätigkeit bewährt (persönliche Mitteilung Leo van Hout). Niedergelassene Nervenärzte waren es, die schon vor der Psychiatrie-Reform bei seiner Gründung richtungsweisend mitwirkten. Niedergelassene Nervenärzte arbeiten in „privaten" Sprechzimmern mit und vermitteln dem psychisch Kranken das Gefühl, auf die Privatnatur seiner ärztlichen Beziehung vertrauen zu können. Dieses Vertrauen gibt jeder Prävention und Rehabilitation die Basis.

Forderungen an die weitere Entwicklung

Als Arzt habe ich die gesellschaftliche Aufgabe, auf jene Züge der Reform hinzuweisen, die nicht dazu verleiten dürfen, die Reform in den Dienst der Dienste statt in den Dienst am Kranken zu stellen [30]. Jede Psychiatrie-Reform kann sich nur auf irgendeinen gesellschaftlichen Zweck einigen und behindert den niemals konformen Individualismus des psychisch Kranken; sie kann eo ipso die Freiheit des psychisch Kranken nicht mehren. Gleichwohl hat sie Zwänge bestmöglich zu meiden.

Den von politischen Ideologien, staatsrechtlichen Gesetzen und religiösen Dogmen freien Spielraum gewährt der niedergelassene Nervenarzt; er ist dem Patienten ganz besonders verpflichtet. Daher ist ihm in der Entwicklung der psychiatrischen Versorgung Chancengleichheit zu gewähren – auch finanziell.

Der Wandel der Psychiatrie zu einer therapeutischen Disziplin gelang nur, weil neurophysiologische und neurochemische Kenntnisse erworben wurden. Weil ein erheblicher Teil psychisch Kranker ursächlich oder begleitend an Hirnfunktionsstörungen leidet, müssen solche Kenntnisse zunehmen; eine scharfe Grenzziehung zwischen Pharmako- und Psychotherapie ist weder möglich noch erwünscht.

Die Versorgung psychisch Kranker wird ihrer sozialen und individualen Vielfalt besser gerecht werden müssen als bisher. Man wird die Reform nicht nur in eine aufgeschlossene Medizin geduldig integrieren, sondern auch eine zunehmende Vielfalt des nervenärztlichen Berufs gewährleisten. In der belgischen Gemeinde Geel werden infolge eines religiösen Gelübdes psychisch Kranke seit Jahrhunderten in Patenfamilien aufgenommen und in die Gemeinde eingegliedert. Seit über hundert Jahren gelingt das erfolgreich, weil die Kranken bis heute von niedergelassenen Nervenärzten betreut werden [18].

Literatur

1. Deutsche Gesellschaft für Psychiatrie und Nervenheilkunde (DGPN 1987) Arbeitsprogramm der Jahre 1985–1986, Bericht des Präsidenten. In: Spektrum 1:3–6
2. Bruns G (1986) Zwangseinweisung und ambulante Dienste. Nervenarzt 57:119–122
3. Cooper H, Dilling H, Kanowski S, Remschmidt H (1985) Die wissenschaftliche Evaluation psychiatrischer Versorgungssysteme. Nervenarzt 56:25–32
4. Crome A, Seelheim H, Habeck D, Tölle R (1985) Zur Struktur psychiatrischer Behandlungsangebote, dargestellt am Beispiel der stationären Versorgung des Münsterlandes. Nervenarzt 56:25–32
5. Degkwitz R (1986) Anlässe für die Aufnahme psychisch Kranker in geschlossenen Abteilungen. Nervenarzt 57:415–418
6. Dieckhöfer K (1975) Spanien – Wiege der Psychiatrie? Nervenarzt 46:665–668
7. Ernst K, Ernst C (1986) Italienische Psychiatrie: Augenschein in der Lombardei. Nervenarzt 57: 494–501

8a. Häfner H (1985) Sind psychische Krankheiten häufiger geworden? Nervenarzt 56:120–133

8b. Häfner H (1986) Psychiatrische Versorgung in Vergangenheit und Gegenwart. Nervenheilkunde 5:203–212

9. Häfner H, An der Heiden W, Buchholz W, Bardens R, Klug J, Krumm B (1986) Organisation, Wirksamkeit und Wirtschaftlichkeit komplementärer Versorgung Schizophrener. Nervenarzt 57:214–226
10. Hess D, Ciompi L, Dauwalder HP (1986) Nutzen- und Kostenevaluation des sozialpsychiatrischen Dienstes. Nervenarzt 57:204–213
11. Huber H (1979) Neuere Ansätze zur Überwindung des Mythos von den sogenannten Geisteskrankheiten. Fortschr Neurol Psychiatr 47:449–465
12. Huber H (1984) Die Bedeutung von Karl Jaspers für die Psychiatrie der Gegenwart. Nervenarzt 55:1–9
13. Jaspers K (1976) Allgemeine Psychopathologie. Springer, Heidelberg Berlin New York, S 31
14. Knoll M (1985) Über den Ursprung der Gewalt in der Psychiatrie – ein Beitrag zur double-bind-Wut. Psychiatr Prax 12:116–123
15. Lobkowicz N (1984) Wie links steht es um unsere Seele? Wissenschaftstheoretische und universitätspolitische Überlegungen. In: Ausblicke auf die Psychiatrie. Springer, Heidelberg Berlin New York, S 29–39
16. Loch W (1976) Psychoanalyse und Wahrheit. Psyche 10:865–898
17. Mauthner F (1980) Wörterbuch der Philosophie. Zürich
18. Odenbach E (1984) Psychiatrie, Öffentlichkeit und Polit-Reform als Opfer von Ideologie und Dilettantismus. In: Psychiatrie der 80er Jahre. München, S 16–28
19. Rauchfuss H (1985) Hat die Psychiatrie eine schlechte Presse? Ärztliches Mitteilungsblatt Mittelfranken 4:8–9
20. Rauchfuss H (1985) Polemik der politischen Psychiatrie. Mitteilungen für Nervenärzte, Neurologen und Psychiater in Bayern 2:5–10
21. Rauchfuss H (1984) Die Suizidalität des Schizophrenen angesichts zeitgenössischer Präsumptionen. Vortrag DGPN-Kongreß, Tübingen
22. Rauchfuss H (1986) Die niedergelassenen Psychiater in der ambulanten Versorgung psychisch Kranker. Der Bayerische Bürgermeister 3:17–18
23. Rauchfuss H (1986) Zur Kritik einer „politisierbaren" Psychiatrie. Vortrag DGPN-Kongreß, Bayreuth
24. Rauchfuss H (1986) Zur Kritik einer „politisierbaren" Psychiatrie. Internes Mitteilungsblatt des Berufsverbandes deutscher Nervenärzte 1:33–35

25. Rauchfuss H (1987) Durch Irrtum zum Weltruhm. Zum 275. Geburtstag von J. J. Rousseau. Deutsches Ärzteblatt 84:1842–1844
26. Rauchfuss H (1987) Schnellkurs Philosophie. Deutsches Ärzteblatt 84:299
27. Reimer F (1985) Psychiatriereform am Psychiatrischen Landeskrankenhaus: Erfolge und Hindernisse in den letzten 7 Jahren. Nervenarzt 56:161–165
28. Stevens LF, Henrie D (1965) A history of psychiatric nursing. The Menninger Foundation, February 6th
29. Tölle R (1987) Auch für psychisch Kranke: Patientennahe und gemeindenahe Versorgung. Deutsches Ärzteblatt 84:565–566
30. Hersch J (1987) Vom Einfluß psychiatrischer Behandlung auf das ethische Gemüt des Einzelnen und der Gesellschaft. Vortrag Internationales Symposium Rehabilitation in der Psychiatrie, München

Der niedergelassene Nervenarzt in der ambulanten Versorgung chronisch psychisch Kranker

H. Bieber

In der öffentlichen Diskussion über die sozialpsychiatrische Versorgung der Bevölkerung sah sich der niedergelassene Nervenarzt in den letzten Jahren zunehmend in das professionelle Aus gedrängt. Die nötigen Kompetenzen für eine Mitwirkung an der Wiedereingliederung psychisch Kranker in die Gesellschaft wurden ihm kurzerhand abgesprochen.

So war im Bericht der Enquete [1] nachzulesen: „Wichtige Aufgaben der ambulanten Versorgung psychisch Kranker und Behinderter, die Krisenintervention, ambulante Maßnahmen zur Verhinderung unnötiger Hospitalisierung und die konsiliarische Behandlung und Betreuung im Bereich der komplementären Dienste können von den nervenärztlichen Praxen unter gegenwärtigen Bedingungen überhaupt nicht oder nur unzureichend geleistet werden."

In detaillierten Studien von Bosch und Pietzcker [5] wurde eine Schwundquote von 76% aus dem Krankenhaus entlassener Patienten nachgewiesen, die nicht zur ambulanten Nachbehandlung gelangten. Auch wurde immer wieder versucht, nachzuweisen, daß das in den Mittelpunkt der Reformen gerückte Klientel chronisch psychisch Kranker nicht wesentlich zum Patientengut des niedergelassenen Arztes gehöre. Hauptanliegen der Enquete waren Gleichstellung des psychisch Kranken, Öffnung der Krankenhäuser und Schaffung einer gemeindenahen Psychiatrie mit dem Ziel einer Wiedereingliederung des chronisch Kranken. Diese Wiedereingliederung wird mit verschiedenen Worten beschrieben, u.a. mit „Versorgung", „Vorsorge", „Nachsorge", „Integration", „Rehabilitation". Im Sprachgebrauch hat sich dabei in zunehmendem Maße das Wort Rehabilitation für die umfangreiche Versorgung der Gruppe vornehmlich chronisch schizophrener Patienten eingebürgert, bei denen gute Chancen für eine dauerhafte Eingliederung bestehen. Das der somatischen Medizin entlehnte Wort „Rehabilitation" trug dabei vorwiegend einen statischen Charakter und wurde bisher im wesentlichen mit dem einmaligen, abgeschlossenen „Akt" einer Wiedereingliederung nach schwerer Krankheit oder bei bestimmten Behinderungen gleichgesetzt. In letzter Zeit haben aber verschiedene Autoren auf die unbefriedigende, weil unvollständige Bestimmung dieses Begriffs hingewiesen. So äußern sich etwa Pittrich et al. [12]: „Rehabilitation ist zu verstehen als ein Prozeß der stufenweisen Verselbständigung in einem oder mehreren Hilfebereichen bis zum jeweils ... erreichbaren Optimum. Dieses Optimum kann ... nicht als statisch fixierter Zustand aufgefaßt werden, sondern muß bei wechselndem Verlauf der Krankheit jeweils neu definiert werden."

Am schärfsten hat Simon Olskansky (Leiter des Community Workshops in Boston) das Problem formuliert. Aus vielen anderen, in der Sozialpsychiatrie offenbar unausrottbaren Mythen greift er einen heraus, der besagt, „daß eine ordentlich rehabilitierte Person auch rehabilitiert bleibt... Aber für viele kann Rehabilitation nicht als einmaliger Vorgang bezeichnet werden. Einige Behinderte mögen fortwährende

Betreuung benötigen, andere eine Betreuung mit Unterbrechungen. Dieser Mythos beeinträchtigt eine ordentliche Konzeption der Rehabilitationserfordernisse und ein effektives Eingehen auf die verschiedenen und wechselnden Bedürfnisse mancher Behinderter" (Die Mythen der beruflichen Rehabilitation. Ref. beim Verfasser). Faßt man diese Äußerungen zusammen, so erscheint es sinnvoll, unter Rehabilitation nicht die einmalige Anstrengung auf eine endgültige Eingliederung hin zu verstehen, sondern die fortwährende oder unterbrochene Regelversorgung eines chronisch psychisch Kranken oft während der ganzen Lebenszeit. Bringt man den Begriff nicht auf diesen Punkt, so läuft man Gefahr, einer neuen „Drehtürsozialpsychiatrie" zu erliegen. Die Anerkennung dieser Begriffserweiterung auf einen möglicherweise lebenslangen Prozeß von Vor-, Nach- und Fürsorge fordert aber mehr als bisher eine institutionsübergreifende ärztliche Behandlungskontinuität, die wir nur in der Einrichtung der niedergelassenen Nervenärzte erblicken können.

Weitere Meinungsverschiedenheiten und damit die Gefahr neuerlichen ideologischen Zwistes bestehen in der Frage, wer eigentlich den ambulanten ärztlichen Bereich vorrangig und verantwortlich bestellen und der ärztliche Promotor und Koordinator eines sozialpsychiatrischen Verbundsystems sein soll.

Bisher haben drei Organisationsformen in der Psychiatrie den Primat ambulanter sozialpsychiatrischer Tätigkeit für sich in Anspruch genommen:

1. An erster Stelle sind die großen psychiatrischen Nervenkrankenhäuser zu nennen. Ihnen war seit über 100 Jahren die überwiegende Last der Versorgung chronisch psychisch Kranker aufgebürdet. Der klinische Psychiater war es denn auch, der sich in erster Linie fundierte Gedanken über die Lebensgestaltung seiner Patienten zu machen hatte. Allerdings übersahen viele Kliniker bei der Zielvorstellung „Öffnung in den ambulanten Bereich" die Bedeutung des Wortes „ambulant". Sie waren gewohnt, in den Kategorien der Totalversorgung zu denken: Die Grenzüberschreitung zum ambulanten Bereich wurde ihnen gar nicht mehr bewußt. Es läßt sich nicht leugnen, daß bei den Reformvorstellungen mehr vom Krankenhaus als vom ambulanten Bereich her gedacht wurde. Wenn heute viele Krankenhäuser sich in Reha-Einrichtungen umzuwandeln beginnen und eine Totalversorgung des in sein natürliches soziales Umfeld entlassenen Patienten durch den langen, extramural ausgreifenden Arm des Krankenhauses anstreben, so widerspricht dies eigentlich Sinn und Wesen des Wortes „ambulant"!

2. Anspruch auf flächendeckende psychiatrische Versorgung chronisch Kranker erhebt auch die Institution der Sozialpsychiatrischen Dienste, die sich in den letzten Jahren bundesweit etabliert hat. Wir haben schon früher an anderer Stelle Bedenken gegen diese Entwicklung geäußert [2, 3, 10] und auf mögliche Gefahren hingewiesen. Sie seien hier nur skizziert: Verfälschung der psychiatrischen Krankheitslehre durch eine abseits von Klinik und Praxis ausgeübte, federführender ärztlicher Verantwortung entzogene, teilweise von antipsychiatrischen Gedankengängen durchsetzte Tätigkeit multidisziplinär zusammengesetzter Institutionen; Einpassung der Patienten in neue Zwänge durch die Einführung eines Denkens und Handelns in „Sektoren", die dem angestrebten Prinzip der Gleichstellung des psychisch Kranken zuwiderläuft; kostentreibende Überversorgung durch Dienstleistungen, die der niedergelassene Nervenarzt schon immer angeboten hat. Es sollte nicht vergessen werden, daß trotz verschiedenster Trägerschaften die Dienste – und dies auch nach Auffassung

der Bundesregierung – in erster Linie ein Teil des staatlichen Gesundheitsdienstes sind. Ob es aber gerade staatlicher Zugriff war, den sich die Reformer unserer Psychiatrie als eine wesentliche Gestaltungskraft der Reintegration psychisch Kranker gewünscht haben, ist die Frage. So bleiben, bis weitere Erfahrungen vorliegen, vorerst Zweifel, ob diese neue Einrichtung in der Lage ist, einen wesentlichen Beitrag zur ambulanten Versorgung zu leisten.

3. Als dritte Institution hat es die größte Gruppe der im ambulanten Bereich tätigen Ärzte, die der niedergelassenen Nervenärzte, bisher unterlassen, ihren Anspruch auf eine führende Rolle bei der Bewältigung sozialpsychiatrischer Aufgaben in nachdrücklicher Form anzumelden. Dabei hätte gerade diese Fachgruppe die Verpflichtung gehabt, der Öffentlichkeit die besonderen Voraussetzungen und Qualifikationen, die sie hierfür mitbringt, darzulegen. Dies sei im folgenden näher erläutert.

Umfang der Tätigkeit, Ärztedichte, Gemeindenähe

In der BRD versorgen niedergelassene Nervenärzte mehr als 90% aller ambulanten psychisch Kranken. Mit ihrer Zahl ist in den letzten Jahren auch die Versorgungsdichte gestiegen. Aus dem Bundesarztregister der KVB geht hervor, daß am 31.12.84 1911 Nervenärzte und Psychiater zur kassenärztlichen Tätigkeit zugelassen waren [zit. nach 4]. Sieht man von den psychiatrischen Stadtasylen des 19. Jahrhunderts ab, so haben niedergelassene Nervenärzte als erste das Prinzip der Gemeindenähe in der Psychiatrie verwirklicht und dies besonders in den letzten Jahren mit besserer Verteilung auch auf ländliche Regionen. Galt noch zu Zeiten der Enquete eine Versorgungsrichtgröße von einem Nervenarzt auf 50000 Einwohner, so ist diese Zahl heute in allen Bundesländern beträchtlich unterschritten. Folgt man der kürzlich erschienenen, mit Förderung des Bundesgesundheitsministeriums erstellten Nervenarzt-Studie von Bochnik und Koch [4], so bieten heute statt zweier niedergelassener Ärzte drei Ärzte auf 100000 Einwohner ihre Dienste an. Die Stadtstaaten Hamburg, Bremen und West-Berlin verzeichnen naturgemäß mit 17-, 18- bzw. 19000 Einwohnern pro Arzt die größte, die Länder Niedersachsen, Nordrhein-Westfalen und Rheinland-Pfalz mit je 42000 bzw. 36000 die niedrigste Dichte. Der einzelne Nervenarzt versorgt im Bundesdurchschnitt 561 Kassenpatienten, eine Zahl, die nach Meinung der Autoren eine zuwendungsorientierte Behandlung sichert.

Klientel der Nervenärzte

Immer wieder ist behauptet worden, chronisch und schwerer psychisch Kranke gehörten nicht zum Patientenstamm nervenärztlicher Praxen. Entsprach diese Aussage ohnehin nicht unserer Alltagserfahrung, so konnte sie jetzt auch durch eine Berliner Studie von Linden, Lipski, Pietzcker et al. [11] quantitativ revidiert werden. Dabei wurde eine Gruppe von 59 unausgelesenen schizophrenen Patienten untersucht. Die Autoren kamen zu dem Ergebnis, daß es sich bei diesen in ärztlichen Praxen behandelten Kranken in erster Linie um chronisch-rezidivierende Schizophrenien handelte. Aus der Untersuchung wird auch deutlich, „daß die Behandlung ... sich durchaus nicht schwergewichtig auf ... höchstens leichter kranke schizophrene Patienten erstreckt ... sondern daß vielmehr der Patient mit einer ausgeprägten spezifischen Symptomatik den Regelfall ... darstellt."

Behandlungskontinuität

Einen wesentlichen Vorteil vor Klinikambulanzen mit rasch wechselndem Personal verspricht eine an die Person des Therapeuten gebundene Behandlungskontinuität, die von keiner anderen ambulanten Einrichtung sonst geleistet werden kann. Stabile Behandlungspartnerschaften über 20 Jahre und länger sind keine Seltenheit. Dilling hat schon 1977 auf diese Sonderstellung des Nervenarztes hingewiesen [7]: „Für viele", schreibt er, „übernimmt er dann geradezu die Hausarzt-Rolle, in die sozialtherapeutische und psychotherapeutische Funktionen notwendigerweise integriert sind..." Dieser Sachverhalt ist gerade dann von grundlegender Bedeutung, wenn man einen gewandelten Begriff von Rehabilitation als einer oft lebenslangen Eingliederungsanstrengung unterstellt.

Freiheit des Patienten

Wer in der Rehabilitation tätig ist, macht immer wieder die bedrückende Beobachtung, daß der Patient im Dickicht von Krankenhäusern, ambulanten Einrichtungen, Gruppen und Diensten und oft auch unter dem Druck von Mehrfachversorgungen seine Freiheit zu verlieren und einer neuen Form von Hospitalismus zu erliegen droht. Degkwitz [6] hat bereits 1973 vor totalen Versorgungssystemen gewarnt: „Wir sollten uns", schrieb er, „vor Illusionen bewahren, zu glauben, perfekt durchorganisierte ... Versorgungssysteme beseitigen die Not der Krankheit. Konzipiert man Versorgungssysteme derartig, so spielt der Mensch als Mensch zunehmend nur noch am Rande eine Rolle". Daß wir die Denkkategorien der vergangenen Psychiatrieepoche noch nicht ganz abgelegt haben, verrät unsere Sprache: Ketten, Netze, Anbindungen, Mauern sind Worte, die die Gefahr totaler Vereinnahmung zum Ausdruck bringen. Krankheit bedeutet in erster Linie individuelles Betroffensein. Auch wenn es soziale Bedingungen und Konsequenzen hat, darf darüber niemals die existentielle Dimension vergessen werden.

Als Anwalt der Freiheit und Individualität seiner Patienten ist neben dem Hausarzt in erster Linie der Nervenarzt gefordert. In einem oft lebenslangen Krankheitsprozeß bleibt der Arzt für sie „der ruhende Pol in der Erscheinungen Flucht". Entscheidend wird für ihn auch in Zukunft die in Jahrhunderten eingeübte Arzt-Patient-Beziehung sein, die allen Möglichkeiten bietet für ein gemeinsames Erspüren und Annehmen von Krankheit, die Räume eröffnet für psychotherapeutische Gespräche in Vertrauen schaffender Anonymität, wie sie in einem Kollektiv nicht gewährleistet ist. Auch an die Funktion des Arztes als Mitstreiter sei erinnert, der über die Jahre seinen Patienten durch Atteste, Gutachten, Berichte bei Gerichten und Ämtern immer wieder den Weg freikämpfen muß. In seiner ethischen Haltung dem Patienten gegenüber, der Freiheit sucht und einer Hilfe bedarf, die er oft genug ablehnt, bewegt sich jeder Arzt auf einer Gratwanderung zwischen zwei gegensätzlichen ethischen Positionen. Von theologischer Seite hat Roessler [13] darauf hingewiesen, daß zwar das Freiheitsgefühl des Patienten seine Rechtfertigung in einer Selbstbestimmungsethik findet, die besonders in den USA ihre Ausformung erlebte und sich auf die christliche Idee vom unendlichen Wert des Einzelnen gründet, eine andere, in Europa praktizierte, die hippokratische Ethik jedoch eine Einschränkung dieser Freiheit aus dem ebenfalls christlichen Postulat der Verpflichtung zur Hilfe für den leidenden Mitmenschen gebiete, besonders wenn dessen Erkrankung durch die ihr eigene Gesetzmäßigkeit die freie Willensbestimmung einenge oder ausschließe. In diesem heiklen Dilemma ist der niedergelassene Arzt, der den Patienten und sein soziales Umfeld aus langjähriger Behandlung her kennt, sicher besonders befähigt, eine Korrektur der jeweils praktizierten Haltung vorzunehmen, wenn die Lebenssituation des Patienten in ein gefährliches Ungleichgewicht zu geraten droht.

Team und Nervenarzt

Immer wieder hat sich die Kritik des Arguments bemächtigt, der Nervenarzt sei als „Einzelkämpfer" nicht teamfähig oder schon deshalb nicht zu sozialpsychiatrischer Tätigkeit fähig, weil er nicht im Team arbeite [4, 8]. Der grundlegende Denkfehler bei dieser Argumentation besteht in der Verwechslung von multiprofessionellem Team und multiprofessioneller Zusammenarbeit. Ersteres hat seinen angestammten Platz im stationären und halbstationären Raum und dient der Bewältigung einer komplexen Notfallsituation. So wenig ein Architekt zum Bau eines Hauses aber eines institutionalisierten „Bauteams" bedarf, sondern der sukzessiven, bedarfsgerechten Zusammenarbeit aller, so wenig benötigt auch der Arzt bei der Nachbetreuung chronisch Kranker ein eigenes Team, sondern fachübergreifende Zusammenarbeit. Diese in der Enquete von 1975 bemängelte Zusammenarbeit hat sich inzwischen erfreulich intensiviert. Wie die Nervenarztstudie [4] ausweist, arbeiten inzwischen 80% der niedergelassenen Ärzte mit allen verfügbaren sozialpsychiatrischen Einrichtungen zusammen. Es sei auch erwähnt, daß zumindest im Münchener Raum, vermutlich aber auch andernorts, noch lange vor Erstellung der Enquete niedergelassene Ärzte zu den Initiatoren von Laienhelferkreisen, beschützenden Wohngemeinschaften und Übergangswohnheimen gehörten.

Finanzielle Gesichtspunkte

In Anbetracht der flächendeckenden Dichte, die Nervenärzte heute aufweisen, erscheint es schließlich sinnvoller und kostengünstiger, sich dieses bereits vorhandenen Systems zu bedienen, als mit erheblichen zusätzlichen Kosten den Ausbau eines sozusagen dritten Systems von Diensten und Ambulanzen, dessen Effizienz noch nicht bewiesen ist, zu fördern. Es gilt zu bedenken, worauf Finzen [8] hinwies, daß „die Durchsetzung des Anspruchs des chronisch psychisch Kranken auf angemessene Behandlung vermutlich das kostenaufwendigste Unterfangen ist, das die Psychiatrie jemals in Angriff genommen hat".

Um jedes Mißverständnis auszuschalten: Es ist natürlich weder zu erwarten noch zu wünschen, daß eine der erwähnten ärztlichen oder doch ärztlich mitbestimmten Institutionen den Sieg über die andere erringen könne oder solle. Die Lösung liegt in einem koordinierten Miteinander. Dabei geht es aber um Akzentuierungen. War in der Reformeuphorie der Blick auf den niedergelassenen Arzt zugunsten der komplementären Einrichtungen und der Hilfsberufe verstellt worden, so haben mittlerweile zehnjährige Erfahrungen doch die Unverzichtbarkeit einer verantwortlichen Mitwirkung aller befähigten ärztlichen Dienste deutlich erwiesen.

Aus dem geschilderten Sachverhalt ergeben sich zwangsläufig einige Konsequenzen für eine effektivere Beteiligung der Nervenärzte an der ambulanten Versorgung chronisch psychisch Kranker:

Mitwirkung in komplementären Einrichtungen

Alle komplementären Einrichtungen sind auf ärztliche Mitarbeit angewiesen. Es ist in erster Linie ein Appell an uns niedergelassene Nervenärzte, uns vermehrt als fest eingefügte oder konsiliarisch tätige Ärzte einer oder mehreren solcher Reha-Einrichtungen zur Verfügung zu stellen. Auch bei der Initiierung und Organisation neuer Einrichtungen ist ärztliche Mithilfe gefordert.

Nachgehende Fürsorge

Wirksame Verbesserungen ließen sich hier erzielen durch eine Drosselung der Schwundquote und eine Bereitstellung von sozialtherapeutischem Personal für die Praxen. Eine Senkung der Schwundquote ist wohl nur über eine verstärkte Zusammenarbeit der niedergelassenen mit Klinikärzten zu erreichen. Noch im Krankenhaus muß es zu bindenden Vereinbarungen über Vorstellungstermine beim schon bekannten oder neu zu wählenden Nervenarzt kommen. Daß hier eine durchgreifende Besserung zu erzielen ist, zeigt das Beispiel Dänemarks, wo in 95% der Fälle ambulante Weiterbehandlungen erreicht werden konnten [14]. Der Wunsch nach Mitarbeit von Sozialarbeitern in den nervenärztlichen Praxen wird schon seit langem von uns geäußert. Bereits die Enquete [1] enthält die Empfehlung, die Mitarbeit von sozialtherapeutischem Personal in der Praxis des Nervenarztes durch „entsprechende Regelungen" zu gewährleisten. Die Verwirklichung dieser Forderung, die unseren sozialtherapeutischen Wirkungskreis entscheidend verbessern würde, ist bisher leider über einige Versuche nicht hinausgekommen.

Koordination

Ungeklärt ist ferner die Frage, wer in der Psychiatrie rehabilitative Aktivitäten verantwortlich koordinieren soll. Koordination aller Maßnahmen bestimmt ganz entscheidend die Qualität komplementärer Versorgung mit. Auch wenn der Reha-Verlauf im einzelnen nicht zu überblicken ist, erscheint es erforderlich, zu einem möglichst frühen Zeitpunkt der Erkrankung einen fundierten vorläufigen Gesamttherapieplan zu erstellen, später etwaige Weichenstellungen vorzunehmen und die erforderlichen Maßnahmen einzuleiten. Häfner [9] hat, sicher zu Recht, bemerkt, daß psychosoziale Ausschüsse und Arbeitsgemeinschaften keine Lösung des Problems seien. Geeignete Personen müssen über Kenntnisse des sozialen Umfeldes des Patienten, des Krankheitsverlaufs, der Therapieerfolge oder -mißerfolge, der Prognose und der Prädiktoren einer möglichst dauerhaften Rehabilitation verfügen. Will man nicht wie in England hierfür eigene patient-coordinators bestellen, so ist man auch hier wieder im wesentlichen auf ärztliche Kompetenz verwiesen. Vieles spricht dafür, daß diese Funktion in der Zusammenarbeit von Klinikarzt und niedergelassenem Arzt ihre beste Erfüllung findet.

Wir haben versucht, in einer gewandelten psychiatrischen Landschaft eine Neubestimmung des Standorts des niedergelassenen Arztes vorzunehmen. Wir glauben auch, gezeigt zu haben, daß er nach Ausbildung und historischer Entwicklung beste Voraussetzungen mitbringt, um eine verantwortliche Stellung im System komplementärer Versorgung einzunehmen. Maßgebliche Beteiligung an Initiierung, Organisation von und begleitende Konsiliartätigkeit in rehabilitativen Einrichtungen, Funktionen der Vor- und Nachsorge sind Tätigkeitsbereiche, für deren Übernahme sich das seit Jahrzehnten bewährte, ständig im Wachsen begriffene System der niedergelassenen Nervenärzte (aber auch der Hausärzte) besonders empfiehlt. Noch bestehende Mängel sollten nicht dazu führen, das ganze System mit ideologischer Motivation in Frage zu stellen, sondern Anlaß dazu geben, auf Abhilfe und organisatorische Verbesserungen hinzuwirken. Im Interesse unserer Patienten wäre es wünschenswert, daß der Prozeß der Amalgamierung von Arzt und komplementärer Versorgung nicht mehr allzu lange auf sich warten läßt.

Literatur

1. Deutscher Bundestag (1975) Auszug aus dem Bericht über die Lage der Psychiatrie in der BRD. Drucksache 7/4200:10
2. Bieber H (1982) Stellungnahme zum Aufgabenbereich Sozialpsychiatrischer Dienste gemäß dem bayerischen Landesplan zur Versorgung psychisch Kranker. Spektrum der Psychiatrie und Nervenheilkunde 4:122ff
3. Bieber H (1983) Entgegnung auf die Diskussionsbemerkung von Haslbeck im Spektrum 3. Spektrum der Psychiatrie und Nervenheilkunde 5:180ff
4. Bochnik HJ, Koch H (1986) Nervenarzt-Studie, ZI-Projekt 3.28 Köln (BMJFG Projekt Nr. 1502/50301):2.9.12
5. Bosch G, Pietzcker H (1975) Nachbehandlung krankenhausentlassener Patienten. In: Anhang zur Psychiatrie-Enquete. Deutscher Bundestag 7/4201:344ff
6. Degkwitz R (1973) Zur Planung der Verbesserung der Lage psychisch Kranker in der BRD. Nervenarzt 11:592
7. Dilling H (1977) Niedergelassene Nervenärzte in der psychiatrischen Versorgung. Nervenarzt 11:600
8. Finzen A (1984) Psychiatrie, Politik, Ethik. Spektrum der Psychiatrie und Nervenheilkunde 5:207
9. Häfner H, An der Heiden W, Buchholz W, Bardens R, Klug J, Krumm B (1986) Organisation, Wirksamkeit und Wirtschaftlichkeit komplementärer Versorgung Schizophrener. Nervenarzt 4:217
10. Haslbeck H (1983) Diskussionsbemerkung zu 7. Spektrum der Psychiatrie und Nervenheilkunde 3:87ff
11. Linden M, Lipski C, Pietzcker A (1985) Der schizophrene Patient in der Nervenarztpraxis. Thieme, Stuttgart New York, S 20
12. Pittrich W, Kitzig P, Kunze H (1985) Zielsetzung und Orientierungsdaten für komplementäre Einrichtungen einer regionalisierten psychiatrischen Versorgung. Spektrum der Psychiatrie und Nervenheilkunde 3:145
13. Roessler D (1984) Zwischen Selbstbestimmung und Unmündigkeit – ethische Fragen in der Psychiatrie. Spektrum der Psychiatrie und Nervenheilkunde 6:275ff
14. Strömgren E (1975) Verlauf der Schizophrenien. Zitiert nach Dilling (1977) In: Huber G (Hrsg) Verlauf und Ausgang schizophrener Erkrankungen. Schattauer, Stuttgart New York, S 595

Programm der Rehabilitation psychisch Kranker und psychisch Behinderter in Bayern

W. Meier-Stuckenberger

Vorbemerkung

Die Versorgung psychisch Kranker und psychisch Behinderter erfolgte in Bayern – ähnlich wie in den anderen Ländern – nach dem Zweiten Weltkrieg bis in die 70er Jahre im ambulanten Bereich durch die niedergelassenen Nervenärzte und im stationären Bereich durch überwiegend von den Bezirken betriebene und außerhalb von Siedlungsgebieten gelegene psychiatrische Großkrankenhäuser. Ergänzende (komplementäre) sowie teilstationäre Dienste und Einrichtungen gab es so gut wie keine.

Einen entscheidenden Anstoß für Verbesserungen brachte die Psychiatrie-Enquete. Deren Zielvorstellungen wurden mit dem von der Staatsregierung im Jahr 1979 verabschiedeten „Ersten Bayerischen Landesplan zur Versorgung psychisch Kranker und psychisch Behinderter" (Psychiatrieplan) in ein fachliches und organisatorisches Konzept umgesetzt. Der Psychiatrieplan versteht sich als ersten Versuch, die Grundlagen und Ziele für ein gefächertes System von Hilfen und Angeboten für psychisch Kranke und psychisch Behinderte zu ordnen, sowie Wege zu ihrer Verwirklichung aufzuzeigen. Mit der Vorgabe von Leitlinien und durch gezielte finanzielle Förderungen sollte es den Trägern ermöglicht werden, aufbauend auf den bestehenden Einrichtungen die Voraussetzungen für eine in allen Landesteilen gleichwertige Versorgung und Betreuung psychisch Kranker und psychisch Behinderter zu schaffen. Dabei orientierte sich die Bayerische Staatsregierung in Übereinstimmung mit den Beteiligten an folgenden Grundsätzen:

- Psychisch Kranke und psychisch Behinderte haben nicht nur rechtlich, sondern auch tatsächlich den gleichen Anspruch auf Hilfe wie körperlich Kranke und körperlich Behinderte.
- Die Dienste und Einrichtungen zur Versorgung und Betreuung psychisch Kranker und psychisch Behinderter müssen so patientennah und so verkehrsgünstig wie möglich angeboten werden.
- Ambulante, stationäre und ergänzende Hilfen und Versorgungsangebote müssen den heutigen fachlichen Erkenntnissen und den vergleichbaren Angeboten für körperlich Kranke und Behinderte entsprechen.

Mit der Bildung von Versorgungsgebieten sowie durch eine Koordinierung aller Maßnahmen wurden die Voraussetzungen für eine schrittweise Verwirklichung der genannten Ziele geschaffen. 1979 erschien schwerpunktmäßig die Realisierung folgender wesentlicher Maßnahmen durch Gebietskörperschaften und Verbände der freien Wohlfahrtspflege, Sozialleistungsträger sowie vielfältige private Initiativen vordringlich:

- Entflechtung, Gliederung der psychiatrischen Krankenhäuser, Sanierung der Akut- und Pflegebereiche einschließlich der Errichtung von Tages- und Nachtkliniken im stationären Sektor.

- Gleichwertige Sicherstellung einer den Bedarf deckenden ambulanten Versorgung durch niedergelassene Ärzte in allen Landesteilen.
- Errichtung von Übergangseinrichtungen zur medizinischen, beruflichen und sozialen Rehabilitation, Schaffung von Pflegeplätzen, Erweiterung des Angebots an geschützten Wohnplätzen und Aufbau Sozialpsychiatrischer Dienste.

Fortschreibung des Psychiatrieplans

Der Psychiatrieplan wurde im November 1979 beschlossen und 1980 veröffentlicht. Zwischenzeitlich ist die Versorgungslage weiter entwickelt worden. Die Ergebnisse der Begleitforschung des Bundesmodellprogramms (an dem sich Bayern nicht beteiligt hat) und sonstiger Forschungsarbeiten liegen vor oder sind in absehbarer Zeit zu erwarten. In der Öffentlichkeit, auch in den Diskussionen der in den regionalen und überregionalen Versorgungsgebieten gebildeten Psychosozialen Arbeitsgemeinschaften und Psychosozialen Ausschüsse wird mehr und mehr die Frage nach einer Fortschreibung des Psychiatrieplans gestellt. Es ist daher angebracht, den Plan der Entwicklung anzupassen und die Zielsetzung anhand der neueren Erkenntnisse zu überprüfen und neu zu formulieren. Die Arbeiten dazu hat das Sozialministerium inzwischen aufgenommen. Die maßgebenden Stellen, Verbände und Institutionen werden rechtzeitig beteiligt. Wissenschaft und in der Psychiatrie erfahrene Institutionen werden das Sozialministerium beraten.

Entwicklung der stationären Akutversorgung

Rehabilitation beginnt bereits im Krankenhaus. Insoweit lohnt es sich, kurz auf die Entwicklung im stationären Bereich einzugehen. Die verbesserten und differenzierteren Behandlungsmöglichkeiten haben in der stationären Psychiatrie in den vergangenen Jahren zu wesentlichen Änderungen geführt.

- Der Bedarf an Betten in der akutstationären psychiatrischen Versorgung ist zurückgegangen.
- Im Zusammenwirken mit den Trägern, vor allem den Bezirken, wurden nicht mehr bedarfsnotwendige Betten abgebaut. Wurden 1979 in der Psychiatrie noch insgesamt 16512 Betten (davon 12554 Akut-Betten) vorgehalten, so betrug 1986 die Gesamtbettenzahl nur mehr 15622 (davon 11624 Akut-Betten, 10630 KHG-gefördert).

Fortschritte auf dem Wege zu einer dezentralen stationären Versorgung wurden erzielt. Die Zahl der Standorte, an denen stationäre Einrichtungen für Psychiatrie vorgehalten werden, hat sich vermehrt: Kempten in Schwaben, Ingolstadt in Oberbayern. Darüber hinaus ist eine psychiatrische Klinik in Landshut in Niederbayern geplant. Derzeit gibt es knapp unter 50 Standorte psychiatrischer Kliniken.

Mehr Bürgernähe in der psychiatrischen Versorgung ergab sich auch durch eine verstärkte Integration psychiatrischer Betten in die Allgemeinkrankenhäuser und durch einen weiteren Ausbau teilstationärer Einrichtungen. So wurde – vor allem im Zuge von Neubaumaßnahmen – eine größere Zahl psychiatrischer Betten bzw.

Abteilungen in somatische Krankenhäuser (einschließlich Universitätskliniken) eingegliedert. Es arbeiten 15 Tag- und Nachtkliniken.

Die stationäre Versorgung soll durch eine weitere Dezentralisierung im Interesse der Bürgernähe verbessert werden, soweit dies bedarfsgerecht und mit den Kriterien der Wirtschaftlichkeit und medizinischen Leistungsfähigkeit vereinbar ist.

Dezentralisierung der stationären Psychiatrie ist für extramurale Rehabilitation von Bedeutung, weil sie Voraussetzung für die notwendige Kooperation zwischen Kliniken und ortsnahen Rehabilitationsmaßnahmen darstellt.

Entwicklung der ambulanten Versorgung

Eine weitere wesentliche Voraussetzung für das Funktionieren extramuraler Rehabilitation ist die ambulante Versorgung durch niedergelassene Nervenärzte/Psychiater. In den letzten Jahren ist hier eine wesentliche Verbesserung festzustellen. Die Richtzahl, ein Nervenarzt auf 50000 Einwohner, ist in allen Regierungsbezirken unterschritten. Noch infolge der regional unterschiedlichen Verteilung bestehende Lücken dürften – Stichwort Ärzteschwemme – in absehbarer Zeit geschlossen werden.

Zur Verbesserung der ambulanten Versorgung tragen auch die Institutsambulanzen bei. Die Staatsregierung hat die jetzt erfolgte Verbesserung der Finanzierung dieser Einrichtungen von Anfang an befürwortet.

Entwicklung der komplementären Versorgung

Die komplementäre Versorgung ist der wesentliche Baustein für die soziale und berufliche Rehabilitation. Sie hilft den psychisch Kranken, ein möglichst normales Leben in Gesellschaft, Familie und Arbeit zu führen. Im komplementären Bereich besteht ein teilweise flächendeckendes Netz ergänzender Einrichtungen. Psychisch Kranke und psychisch Behinderte erhalten Hilfe, Betreuung und Rat meist in zumutbarer Entfernung von ihrem Wohnort. Das Netz dieser Einrichtungen hilft im Gegensatz zu früheren Jahren vielen Betroffenen, einen Krankenhausaufenthalt zu vermeiden und während der Behandlung im hergebrachten Lebensbereich zu bleiben oder einen dennoch erforderlichen Krankenhausaufenthalt zu verkürzen.

Es sind vorhanden:

- 48 Sozialpsychiatrische Dienste (17 Außenstellen)
- 38 Psychosoziale Beratungsstellen für Suchtgefährdete und Suchtkranke (18 Außenstellen)
- 10 Übergangseinrichtungen zur medizinischen, beruflichen und sozialen Rehabilitation mit 450 Plätzen
- ca. 50 Pflegeeinrichtungen mit rund 4000 Plätzen
- 8 Wohnheime (210 Plätze) und mindestens 80 Wohngemeinschaften (mit mehr als 500 Plätzen) mit fachlicher Betreuung
- 3 Teilwerkstätten für 135 psychisch Behinderte
- Laienhelfergruppen mit über 1000 Laienhelfern

- eine Vielzahl von Teestuben, Patientenclubs und Freizeitaktivitäten
- mehrere Selbsthilfefirmen.

Das Sozialministerium unterstützt die Einrichtung neuer Rehabilitationstypen, wie die Reha-Einrichtung (RPK) nach dem Modell des Kosten- und Finanzierungsausschusses des Bundesmodellprogramms, das als stationäre und ärztlich mitverantwortlich geleitete Einrichtung medizinische, soziale und berufliche Rehabilitation zusammenfaßt. Es ist bereit, diese Art von Einrichtungen finanziell zu fördern. Das Sozialministerium setzt sich dafür ein, daß die 10 in Bayern bestehenden Übergangseinrichtungen, die eine ähnliche Zielrichtung haben wie die genannte Rehabilitationseinrichtung, entweder als RPK anerkannt werden oder in ihrer Existenz als Übergangseinrichtung gesichert werden. In diesem Bereich wie auch im Wohnbereich müssen die besonderen Schwerpunkte der Arbeit der nächsten Jahre liegen. Der Ministerpräsident sagte im Dezember 1986 in seiner Regierungserklärung: „Ziel unserer Politik wird sein, bürgernahe Wohn- und Pflegeeinrichtungen für psychisch Kranke und psychisch Behinderte zu schaffen und die medizinische, soziale und berufliche Rehabilitation zu verbessern."

Geschütztes/Betreutes Wohnen

Das geschützte Wohnen ist wesentlich für die Fortentwicklung und Verbesserung der psychiatrischen Versorgung insgesamt. Will man die Bürgernähe ernst nehmen, brauchen Patienten in ambulanter oder teilstationärer Behandlung oder nach einem Krankenhausaufenthalt oft eine geschützte Wohnsituation. Was nottut, ist kontinuierliche fachliche Betreuung in einer beschützenden häuslichen Atmosphäre. Die Palette des Angebots muß den besonderen Bedürfnissen der Kranken und Behinderten gerecht werden. Sie muß vom betreuten Einzelwohnen über die Wohngemeinschaft bis zum Wohnheim und von einer Übergangswohnform bis zum Dauerwohnplatz reichen. Insgesamt besteht ein erheblicher Bedarf. Das Sozialministerium unterstützt die Bemühungen, die Krankenkassen in die Finanzierung einzubeziehen.

Berufliche Rehabilitation

Leider sind die Chancen psychisch Behinderter im Arbeitsleben und in der beruflichen Rehabilitation als Konsequenz ihrer speziellen Behinderungen immer noch gering. Schwerbehinderte sind generell stärker von Arbeitslosigkeit betroffen: Sie sind erheblich länger arbeitslos und gehören in größerer Zahl Altersgruppen an, deren Eingliederungschancen ohnehin erschwert sind. Auf psychisch Behinderte dürfte dies noch deutlicher zutreffen als auf die übrigen Behinderten. Die Arbeitslosigkeit generell wird anhalten.

Die beruflich-rehabilitativen Einrichtungen erfassen psychisch Behinderte nur in unzureichendem Ausmaß:

- Sie erfüllen oft nicht die erforderlichen sozialversicherungsrechtlichen Anspruchsvoraussetzungen der Rentenversicherung und der Arbeitslosenversicherung.

- Manche Bestimmungen im Rehabilitationsrecht sind auf Körperbehinderungen abgestimmt. Die Leistungsträger haben Probleme, wenn es um die Zuerkennung von Ansprüchen geht.
- Voraussetzung für die Zuerkennung von Leistungen ist eine hinreichend präzise Beschreibung der Behinderung sowie eine günstige Prognose hinsichtlich des Rehabilitationszieles; problematisch bei psychisch Behinderten.

Konsequenzen aus dieser Situation sind angebracht. Sie müssen

- die besonderen Anforderungen an die berufliche Rehabilitation psychisch Behinderter berücksichtigen (d. h. ganzheitliche Betreuung, organisatorische Flexibilität, Ortsnähe) sowie
- rechtliche und organisatorische Schritte umfassen, um das bestehende System in die Lage zu versetzen, den anerkannten Nachholbedarf zu beseitigen.

Aufgerufen sind alle Beteiligten, besonders die Leistungsträger der beruflichen Rehabilitation, ihren Beitrag beizusteuern. Das Sozialministerium fordert Wirtschaft und Verwaltung auf, im Rahmen der gesetzlichen Verpflichtung des Schwerbehindertengesetzes besonders auch psychisch Behinderte zu beschäftigen. Es finanziert durch die Hauptfürsorgestellen den besonderen Betreuungsaufwand für diesen Personenkreis und zahlt im Rahmen bestimmter Grenzen Minderleistungsausgleich. Das Sozialministerium tritt für geschützte Arbeitsplätze für psychisch Behinderte in Betrieben oder Selbsthilfefirmen (besser: Firmen für psychisch Behinderte) ein. Es unterstützt daher finanziell die Ausstattung entsprechender Firmen und Abteilungen mit Gebäuden und Geräten und fördert auch die laufenden Kosten des Betreuungsaufwandes im Rahmen der Möglichkeiten des Schwerbehindertengesetzes unter der Voraussetzung, daß die Firma auch auf längere Sicht, d.h. nach Wegfall der Starthilfe wirtschaftlich arbeitet.

Auch für die psychisch Behinderten, die keine Chance auf dem Arbeitsmarkt haben, sollten Arbeits- und Beschäftigungsmöglichkeiten bereitgestellt werden. Das Angebot sollte auch „Jobs“ und kurzfristige Arbeiten umfassen.

Das Sozialministerium steht entsprechenden Initiativen aufgeschlossen gegenüber. Es vertritt den Grundsatz „Rehabilitation geht vor Rente“. Dieser Grundsatz ist in § 7 des Reha-Angleichungsgesetzes ausdrücklich verankert. Das Sozialministerium drängt darauf, daß die bestehenden Reha-Einrichtungen wie Berufsbildungswerke und Berufsförderungswerke die Zugangsschranken für psychisch Behinderte beseitigen und die Reha-Konzepte so ausrichten, daß die besonderen Anforderungen für diesen Personenkreis angemessen berücksichtigt werden.

Das Sozialministerium fördert die Errichtung von Werkstätten für psychisch Behinderte, von Teilwerkstätten oder von selbständigen Abteilungen für diese Klientel und fordert eine bessere personelle Ausstattung, um die notwendige Betreuung sicherzustellen. Die derzeit bestehenden Teilwerkstätten in München, Kaufbeuren und Würzburg sind einschließlich der geplanten Einrichtungen in Nürnberg, Bayreuth und Altötting zu wenig. Das Ministerium tritt dafür ein, daß die Werkstätten für Behinderte Halbtagsarbeit anbieten und es setzt auch darauf, daß die Werkstätten für Behinderte ihre Aufgaben als Rehabilitationseinrichtung besser erkennen.

Das Sozialministerium stellt durch den Ausbau der Sozialpsychiatrischen Dienste die ganzheitliche Betreuung psychisch Behinderter sicher und versucht, durch die personelle Verstärkung der Dienste und der Ausnützung der Möglichkeiten des Schwerbehindertengesetzes und des Einsatzes der Ausgleichsabgabe, den Sektor der Arbeitsplatzsuche und der Betreuung der psychisch Behinderten am Arbeitsplatz in den Griff zu bekommen.

Stichwort ist zunächst das Modellprojekt „Arbeitsassistent“. Ziel des Modellprojekts ist die Verstärkung der Sozialpsychiatrischen Dienste um eine aus Ausgleichsabgabemitteln finanzierte Fachkraft, um die Betreuung psychisch Behinderter bei beruflichen Schwierigkeiten am Arbeitsplatz unter Berücksichtigung der besonderen Bedürfnisse, Möglichkeiten und Fähigkeiten dieser Personen sicherzustellen.

Sozialpsychiatrische Dienste

Die Sozialpsychiatrischen Dienste in ihrer besonderen Ausgestaltung gehörten zu den umstrittensten Errungenschaften der Psychiatriereform in Bayern. Sie sind wesentliche Stützen der Rehabilitation.

Die bayerische Ausgestaltung beinhaltet:

- Trägerschaft der freien Wohlfahrtsverbände
- Beratende und betreuende Aufgaben zur Vor- und Nachsorge (keine hoheitliche Funktion)
- Beteiligung des Arztes, aber keine medizinische Diagnostik und Therapie.

Wichtig ist herauszustellen: Die Sozialpsychiatrischen Dienste schließen eine Lücke, die Krankenhaus und niedergelassener Arzt nicht ausfüllen können. Sie bieten in Ergänzung der ärztlichen Fürsorge:

- psychosoziale Betreuung im täglichen Leben
- Hilfen zur sozialen und beruflichen Wiedereingliederung
- lebenspraktische Hilfen
- Betreuung in der Wohnsituation, in Arbeit und Freizeit
- Betreuung von Wohngemeinschaften.

Die gute Arbeit der Dienste ergibt sich aus dem hohen Bekanntheitsgrad, wie die Anfragen anderer Stellen beweisen, und aus der steigenden Anzahl der Klienten. 1986 wurden über 12000 Klienten betreut. Derzeit arbeiten 150 Fachkräfte. Das ergibt ein Verhältnis von einer Fachkraft auf 70000 Einwohner.

Freistaat und Bezirke bringen jeweils 50 v. H. der Personalkosten auf. Diese Finanzierungsregelung ist als Erfolg herauszustellen. Das Sozialministerium wird die Finanzierung auch über das Jahr 1987 hinaus sichern, in dem die derzeitigen Richtlinien auslaufen. Eine Beteiligung der Krankenkassen an der Finanzierung wird angestrebt.

Die Arbeit der Sozialpsychiatrischen Dienste ist angesichts der personellen Mindestausstattung, des ausgedehnten Einzugsgebiets auf der einen Seite und der zu bewältigenden Aufgaben auf der anderen Seite erschwert. Eine wissenschaftliche Untersuchung wird Aufschluß über die Effektivität der Dienste bringen. Im Hinblick auf eine künftige Entwicklung bestehen für das Sozialministerium folgende Essentials:

- Die Sozialpsychiatrischen Dienste werden als notwendiger Teil der komplementären Versorgung bestehen bleiben und weiter ausgebaut werden.

- Die Mitarbeit des Arztes im Dienst wird nicht angetastet; die multidisziplinäre Teamarbeit bleibt erhalten.
- Das Angebot der Dienste paßt sich entsprechend dem sozialen Wandel den verstärkt auftretenden Problembereichen (Arbeit, Wohnen, Tagesstrukturangebot, unterschiedliche Krankengruppen) im notwendigen Umfang an.

Dazu gehört auch, daß die Dienste durch organisatorische Maßnahmen sicherstellen, daß sie rund um die Uhr erreichbar sind und Hilfestellung auch außerhalb der normalen Dienststunden leisten können.

Service Networks of Social Psychiatry: An International Comparison

J. ORLEY and M. JANSEN

Introduction

Major changes have taken place in the mental health service delivery system in the last 25 years. With the advent of psychotropic medications and other advances in treatment, the possibility for returning hospitalized patients to the community became apparent. The deinstitutionalization movement was generally accepted as the direction in which countries should proceed. Some countries began to return patients to the community almost immediately, while others adopted a more cautious approach. The end result has been the same: most countries of the Western world have recognized that persons with chronic mental illness can and should be served as much as possible in the community, rather than in large institutions, and have moved in the direction of deinstitutionalization.

Comparison of Trends in Selected European Countries and the United States

Table 1 presents a comparison between three countries in Europe and the United States for beds in psychiatric facilities. In the Netherlands, there has been little change while in Sweden there was a reduction of approximately ⅓ during the ten year period, and a similar reduction is apparent in England where the number of beds in mental hospitals was reduced by approximately 37%. In the United States the number of in-patient beds in public mental hospitals was reduced by approximately 53%.

Though the trend toward reduction of hospital based services is apparent, little data on community services, rates of utilization, expenditures, effects on patients, etc., are available either from European countries or from the United States. The need for data on efficacy of community based systems of treatment and rehabilitation has been noted but little documentation has surfaced other than anecdotal re-

Table 1. Total beds in psychiatric hospitals

	1972	1982	% Change
Netherlands[a]	26,300	24,723	– 6%
Sweden[a]	26,200	17,100	–35%
England[a] (including Wales)	129,675	81,855	–37%
United States[b]	524,878*	247,312	–53%

[a] From Freeman et al. (1985)
[b] From Taube and Barrett (1985)
* Note: data for 1970

ports of such service delivery systems. The following comparison of such systems has been drawn from the comprehensive data base of literature and reports maintained by the WHO.

In the Netherlands community services are still often organized by the central hospital administration with hospital staff as the major link between the patient and residential facilities, and the ones who encourage independent living for those patients thought to have this potential. Development of community services has been slowed by competition for resources which is fierce between hospital providers, the outpatient sector, and residential facilities. The hospital system has remained prominent because it has taken major steps to modernize facilities and to expand services in the community (van der Grinten 1983).

The Swedish system of community care is organized under the national policy of Sectorized Psychiatry which has as its guiding principle that resources for provision of services will be organized under one administrative body within each of the 24 regional sectors in order to eliminate competition for resources. As a result, community support systems offer a total system of community care which is oriented toward achieving the optimal rehabilitation of each person. Each sector is committed to providing the full range of traditional community mental health services and a comprehensive system of independent living, social skills training, and specialized vocational rehabilitation pogrammes (Ljungberg 1978).

With the exception of Italy, deinstitutionalization has proceeded more rapidly in England than in any other country of Europe. Consistently, government policy has encouraged the closing down of large psychiatric institutions and the build-up of community services to be in place before persons are discharged from hospitals (Department of Health and Social Security 1975; The House of Commons 1985). Traditional mental health services are widely available but the extent of newer, more rehabilitation-orientated programmes varies by local authority.

Again with the exception of Italy, the deinstitutionalization movement has proceeded more quickly in the United States than in any other country in the world. Comprehensive community mental health centers were initially established but federal funding was withdrawn, leaving this system to find funding from other sources. As a result in some states, community based mental health services are comprehensive and available to all who need them; in other states, these services are underfunded and of poor quality.

Discussion

Although the trend toward provision of services in the community appears to be a good one, many unanswered questions remain. For instance, Figure 1 shows that in the United States expenditures have remained constant for public mental hospitals and have dramatically increased for psychiatric units of general hospitals, despite deinstitutionalization and the transfer of patients to the community. This continued funding of the hospital system is problematic because on average, 66.5% of State mental health funds are spent on the operation of public mental hospitals, while only 29.7% are spent on community services (Taube and Barrett 1985). Numerical data are not available from European countries, but reports indicate that there is a universal tendency to continue funding large psychiatric hospitals.

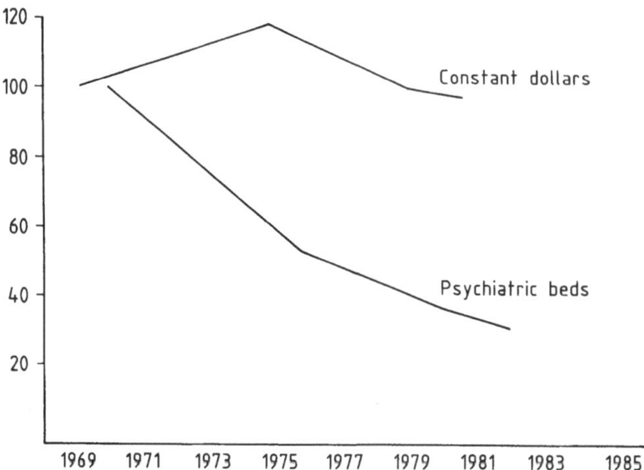

Fig. 1. Percentage change in number of psychiatric beds (1970 = 100%) vs percentage change in constant (1969) dollars for state and county mental hospitals in United States

In part this tendency is a function of the way services have been conceptualized. Community rehabilitation is often seen as an outreach service from a hospital. This is a natural development from the institution based system and allows hospitals to remain in control of the budget. However a community based system must develop more independently if it is to truly provide a service that can mobilize all the various sectors within the community that are required for a comprehensive and integrated programme. One component of this system is the hospital service, but the system should not be institution based with components which are located within the community. It is the intention rather that a system develops that is community based, with its focus within the community, serviced by a variety of agencies including the hospital.

Competition also exists at the community level between health authorities responsible for rehabilitation services including housing, educational and vocational training and welfare services and benefits. Clearly, implementation of joint funding schemes and placement of responsibility for all services within one administrative body are essential if competition and fragmentation are to be avoided (Freeman and Moran 1983; Jansen 1986).

Additionally, there has been too little research on the elements which contribute to the success of community rehabilitation efforts. Some studies have reported that the greater the variety and intensity of rehabilitation oriented services such as educational and vocational services, psychosocial services, combined with coordinated case management, the greater the likelihood that patients will remain out of the hospital and experience success in the community (Beiser et al. 1985; Solomon et al. 1984). Clearly, however, more research is needed to determine which specific elements of the treatment and rehabilitation system contribute to the best outcome, and under which circumstances individuals can benefit from which combination of services (Anthony and Jansen 1984).

A third point is that coordinated country-wide data collection efforts are needed. Presently, standardized reporting procedures are not employed, but must be, if we are to compare trends in effectiveness of services around the world.

Finally, the concept of "Health For All" must be of paramount importance. All countries have limited resources and large numbers of persons with chronic mental illness who need services in the community. Adequate levels of community services must be available to all who need them. The chronically mentally ill are a group who often fail to obtain adequate health care and often a minority benefit from most of the resources, and a large number fail to get any appreciable advantage from the service system. In many countries the urban population may be the only ones who can take advantage of the system, with facilities sited in large cities, yet, large numbers of the chronically mentally ill live in rural areas with virtually no access to services. On a similar theme, it is much easier to design and run services for the "good" patients, leaving the difficult ones with little or no care. In addition, we are all aware of "excellent" schemes serving a population, often with very good results with difficult patients. These schemes are usually labour intensive and costly. There is really no way that they could be extended to cover the whole population in need. While not decrying such efforts, greater emphasis is needed in devising programmes that are applicable and generalizable to all those needing community based rehabilitation services, not as some distant goal to be achieved in times of national prosperity, but within the foreseeable future – hopefully by the year 2000. "Health For All" requires the efficient utilization of resources if all persons who are chronically ill are to benefit from community services.

Acknowledgement. The authors wish to thank Robert Falk and Kerry Chamberlain for assistance with the preparation of this manuscript.

References

Anthony W, Jansen M (1984) Predicting the vocational capacity of the chronically mentally ill: research and policy implications. Am Psychol 39:537–544

Beiser M, Shore J, Peters R, Tatum E (1985) Does community care for the mentally ill make a difference? A tale of two cities. Am J Psychiatry 142:1047–1052

Department of Health and Social Security (1975) Better services for the mentally ill. Her Majesty's Stationery Office, London

Freeman H, Moran A (1983) Wanderers in a Promised Land: The chronically mentally ill and deinstitutionalization. Harvard University, Division of Health Policy Research and Education, Boston

Freeman H, Fryers T, Henderson J (1985) Mental Health Services in Europe – 10 Years on. Copenhagen WHO Regional Office for Europe

Jansen M (1986) Mental health policy: observations from Europe. Am Psychol 41:1273–1278

Ljungberg LO (1987) The Swedish system of mental health care: an integrated approach. In: Jansen M (ed) An international perspective on community services for persons with chronic mental illness. World Rehabilitation Fund, New York

Solomon P, Davis J, Gordon B (1984) Discharged state hospital patients' characteristics and the use of aftercare: effect on community tenure. Psychiatry 141:1566–1570

Taube C, Barrett S (1985) Mental Health, United States, 1985. DHHS PUB: No. (ADM) 85-1378. National Institute of Mental Health. US Gov Print Off, Washington, DC

The House of Commons (1985) Second Report from the Social Services Committee, Community Care, with special reference to adult mentally ill and mentally handicapped people. Vol 1. Her Majesty's Stationery Office, London

Van Der Grinten T (1983) Mental health care in the Netherlands: An outline of developments and policy. In: Breemer Ter Stege C, Van Der Grinten T, Van Heugten P, Verbraak P (eds) Mental health care in the Netherlands. Netherlands Institute of Mental Health, Utrecht

Die Finanzierung der medizinischen Rehabilitation psychisch Kranker in Rehabilitationseinrichtungen

W. GERLACH

Problem

Nach den Vorschriften der deutschen Sozialgesetze werden die Leistungen und Maßnahmen der Kranken- und Rentenversicherung grundsätzlich nicht nach der Art der Krankheit oder der Behinderung unterschieden. Das Sozialgesetzbuch eröffnet vielmehr jedem Berechtigten, bei Krankheit und Behinderung Leistungen nach Maßgabe der gesetzlichen Voraussetzungen in Anspruch zu nehmen.

Es fragt sich deshalb, woran es liegen kann, daß seelische Krankheiten und Behinderungen nicht gleichermaßen wie Krankheiten und Behinderungen mit somatischem Hintergrund behandelt werden. Was ist der Grund dafür, daß gerade bei psychischen Krankheiten die Gliederung unseres ansonsten bewährten und akzeptierten Sozialleistungssystems kritisiert wird und die zersplitterte Zuständigkeit als ein zentrales Problem erscheint? Warum werden im Bereich der psychisch- und Suchtkranken nicht nur Versorgungsdefizite, sondern auch organisatorische Erschwernisse und finanzielle Hemmnisse beklagt?

Ich werde versuchen, einige Hintergründe aufzuhellen. Dabei wird sich zeigen, daß durchaus Defizite bestehen, daß aber auch – und gerade in den letzten Jahren, in der Gegenwart und in naher Zukunft – vieles zur Verbesserung der Gesamtsituation geschieht.

Ich schildere dies aus der Sicht der Krankenversicherung, speziell der AOK. Wir sind der primäre Krankenversicherungsträger für alle Personengruppen, die eines gesetzlichen Krankenversicherungsschutzes bedürfen. Wir bieten Arbeitnehmern und Selbständigen – ob Arbeiter, Angestellte, Beamte, Berufsanfänger, freie Berufe, Künstler – einen umfassenden Krankenversicherungsschutz ebenso wie den nicht Erwerbstätigen, ob nun Schüler, Studenten, Hausfrauen oder Rentner. 269 autonome Ortskrankenkassen betreuen in über 1000 regionalen Geschäftsstellen unsere rd. 27 Mio. Kunden.

Ziel: Sicherstellung der Versorgung psychisch Kranker

Im Bereich der psychiatrischen Versorgung heißt unser Ziel, die Versorgung psychisch Kranker in gleicher Weise sicherzustellen wie die Versorgung der somatisch Kranken. Dabei sollen insbes. Krankenhausaufenthalte vermieden und vollstationäre Kapazitäten abgebaut werden zugunsten gemeindenaher ambulanter und komplementärer Einrichtungen.

Um diesem Ziel näherzukommen, ist in jüngster Vergangenheit ein Bündel von Maßnahmen ergriffen und zum großen Teil schon umgesetzt worden. Sie bilden das Umfeld, in das die Maßnahmen in RPKs eingebettet sind. Dieses Umfeld, in dem

26000 Allgemeinärzte, 3000 Psychiater, 2000 Psychologen mit dem stationären, teilstationären und komplementären Bereich zusammenarbeiten, hat inzwischen zu einer ganz erheblich verbesserten Versorgungssituation beigetragen. Bei den vorgenannten Einzelbausteinen der medizinisch-therapeutischen Angebote im ambulanten Bereich geht es um folgende Inhalte:

Vereinbarung über die Anwendung der Verhaltenstherapie in der kassenärztlichen Versorgung

Mit der Vereinbarung über die Anwendung der Verhaltenstherapie in der kassenärztlichen Versorgung haben die Bundesverbände der Krankenkassen und die Kassenärztliche Bundesvereinigung mit Wirkung vom 1. April 1986 das Leistungsangebot für psychisch Kranke weiter ausgebaut. Verhaltenstherapie ist ein anerkanntes Psychotherapieverfahren zur Behandlung psychischer Krankheiten. Ob demnächst noch weitere psychotherapeutische Verfahren einzubeziehen sind, wird die wissenschaftliche Diskussion zeigen.

Psychotherapie-Richtlinien

Kurz vor der Verabschiedung durch den Bundesausschuß der Ärzte und Krankenkassen befinden sich neue Psychotherapie-Richtlinien. Sie enthalten nicht nur – wie bisher – Regelungen für die tiefenpsychologisch-fundierte und analytische Psychotherapie, sondern auch Vorgaben für die Verhaltenstherapie sowie die psychosomatische Grundversorgung, die verbalen Interventionen sowie für übende und suggestive Techniken, wie z. B. autogenes Training und Hypnose.

Umstrukturierung des Einheitlichen Bewertungsmaßstabes für ärztliche Leistungen

Die Ergebnisse der Beratungen über die Psychiatrie-Richtlinien sind bei der Umstrukturierung des Bewertungsmaßstabs für ärztliche Leistungen, nämlich in der Neurologie, Psychiatrie, Psychosomatik und Psychotherapie, berücksichtigt, und zwar dahingehend, daß Art und Umfang der zuwendungsorientierten ärztlichen Leistungen erweitert und höher bewertet werden.

Teilstationäre Behandlung

In die Kategorie unserer Maßnahmen gehört ferner die Öffnung der Krankenhäuser für teilstationäre Behandlung. Nach Auffassung der Spitzenverbände der Krankenkassen sollen für die teilstationäre Behandlung Tages- und im Ausnahmefall auch Nachtkliniken in Betracht kommen, die zwar möglichst räumlich getrennt, aber organisatorisch an ein Krankenhaus mit psychiatrischer Abteilung angegliedert sind. Mit der teilstationären Behandlung kann sachgemäß und kostengünstig eine notwendige Versorgung durch das Krankenhaus auch ohne Unterbringung und Belegung eines Krankenhausbettes erfolgen. Hierdurch wäre auch einer Forderung der Psychiatrie-Enquete entsprochen. Allerdings haben die schon vollzogenen Maßnahmen im teilstationären, komplementären und ambulanten Bereich bislang leider noch nicht zu einem spürbaren Abbau von Kapazitäten im Krankenhausbereich geführt.

Empfehlung zum Abschluß von Institutsverträgen mit psychiatrischen Krankenhäusern oder psychiatrischen Abteilungen an Allgemeinkrankenhäusern

Eine Lücke im Versorgungsnetz dürfte ferner durch die psychiatrischen Institutsambulanzen als hochspezialisierte Einrichtungen für besonders schwierige Patienten geschlossen werden. Wesentliche Aufgabe der Institutsambulanzen sind Nachsorge und weitere Maßnahmen zur Rehabilitation, ambulante Untersuchung und Behandlung zur Verhütung von Rückfällen, insbes. von stationären Krankenhausaufenthalten, und konsiliarische Beratung der Einrichtungen, die psychisch Kranke und Behinderte versorgen. Eine Konkurrenz für niedergelassene Nervenärzte sollen Institutsambulanzen ausdrücklich nicht sein.

Als Zielgruppe der Institutsambulanz werden psychisch Kranke mit schwersten Krankheitsbildern angegeben, die durch ihre langdauernde seelische Behinderung in ihrer sozialen Kompetenz und beruflichen Integration beeinträchtigt sind. Es wird sich vor allem um Problempatienten mit vorausgegangenen stationären Krankenhausaufenthalten handeln. Aber auch bisher nicht stationär behandelte Patienten können in Institutsambulanzen behandelt werden, wenn ein stationärer Krankenhausaufenthalt vermieden werden kann oder wenn die ambulante Versorgungssituation unzureichend ist.

Erfreulich ist, daß es am 22. Dezember 1986 zu einer gemeinsamen Empfehlung der Kassenärztlichen Bundesvereinigung und der Spitzenverbände der Krankenkassen zum Abschluß von Institutsverträgen mit psychiatrischen Krankenhäusern gekommen ist. Wir hoffen, daß aufgrund der entsprechenden Verträge möglichst bald ein Teil der bisher erforderlichen stationären und teilstationären Krankenhausaufenthalte und damit oft auch eine Verschlimmerung des Leidens psychisch Kranker vermieden wird, und daß sich dieser Faktor merklich bei der Krankenhausbedarfsplanung niederschlagen wird.

Empfehlungsvereinbarung RPK

Zweifellos die bedeutendste Neuregelung zugunsten einer wirksamen Wiedereingliederung psychisch Kranker ist die „Empfehlungsvereinbarung über die Zusammenarbeit der Krankenversicherungsträger und der Rentenversicherungsträger sowie der Bundesanstalt für Arbeit bei der Gewährung von Rehabilitationsmaßnahmen in Rehabilitationseinrichtungen für psychisch Kranke und Behinderte", kurz: Empfehlungsvereinbarung RPK, über die endlich am 17. November 1986 Einvernehmen unter den beteiligten Spitzenorganisationen erzielt werden konnte.

Aus dem gegliederten Sozialversicherungssystem folgt auch, daß für die Rehabilitation psychisch Kranker mehrere Rehabilitationsträger in Betracht kommen: Ihre Zuständigkeit kann sich überschneiden, so daß hilfsweise ein Prinzip von Vor- und Nachrang eingreift; ferner kann ihre Zuständigkeit durch die Art der Maßnahme bestimmt sein. Dies hat seine Ursache darin, daß die in Betracht kommenden Versicherungszweige nicht sämtlich das gesamte Spektrum der Rehabilitation abdecken.

Leistungsabgrenzung zwischen Kranken- und Rentenversicherung

Der Aufgabenbereich der Krankenversicherung umfaßt ausschließlich die medizinische Rehabilitation. In die Zuständigkeit der Rentenversicherung fällt die medizinische, die berufliche und die soziale Rehabilitation. Zum Aufgabenbereich der Bundesanstalt für Arbeit gehört allein die berufliche Rehabilitation.

Dort, wo sich die Aufgabenbereiche überschneiden, also bei der medizinischen Rehabilitation in Kranken- und Rentenversicherung und bei der beruflichen Rehabilitation bei Rentenversicherung und Bundesanstalt für Arbeit, greifen Vorrang- bzw. Subsidiaritätsregelungen, so daß stets ein Träger zuständig ist – aber jeweils auch nur einer.

Besonders bei stationären medizinischen Rehabilitationsmaßnahmen verursacht die Leistungsabgrenzung zwischen Kranken- und Rentenversicherung oft Schwierigkeiten. Die Krankenversicherung finanziert Behandlung mit Unterkunft und Verpflegung in Kur- oder Spezialeinrichtungen, um eine Krankheit zu heilen, zu bessern oder eine Verschlimmerung zu verhüten. Voraussetzung ist ferner, daß andere Träger der Sozialversicherung solche Leistungen nicht gewähren können. Da auch die Rentenversicherungsträger die gleichen Leistungen erbringen können, ist es im Prinzip so, daß immer dann, wenn neben der Krankenversicherung ein Versicherungsverhältnis zur Rentenversicherung besteht, die Leistungspflicht der Krankenkasse fraglich ist. Die endgültige Entscheidung über die Zuständigkeit der Kranken- oder Rentenversicherung hängt davon ab, ob die in der Rentenversicherung maßgebenden Voraussetzungen vorliegen. In der Rentenversicherung setzt der Leistungsanspruch nämlich voraus, daß die Erwerbsfähigkeit des Versicherten erheblich gefährdet oder bereits gemindert ist und durch eine Rehabilitationsmaßnahme wesentlich gebessert oder wiederhergestellt werden kann. Nach der Auslegung durch die Rentenversicherungsträger ist die Erwerbsfähigkeit erheblich gefährdet, wenn nach ärztlicher Beurteilung bei schicksalsmäßigem oder verhaltensbedingtem weiteren Verlauf mit dem Eintritt einer Minderung der Erwerbsfähigkeit in absehbarer naher Zeit zu rechnen ist. Eine Minderung der Erwerbsfähigkeit ist schon dann anzunehmen, wenn die Einschränkung der Erwerbsfähigkeit zwar nicht unwesentlich ist, aber Berufsunfähigkeit noch nicht vorliegt. Bei bestimmten älteren Versichertengruppen gelten noch Sonderregelungen.

Die – erheblich gefährdete oder bereits geminderte – Erwerbsfähigkeit muß durch die Rehabilitationsmaßnahme wesentlich gebessert oder wiederhergestellt oder der Eintritt von Berufs- oder Erwerbsunfähigkeit muß abgewendet werden können. Diese Voraussetzungen verlangen eine prognostische Voraussage. Sie wird unter den besonderen Umständen des Einzelfalles getroffen, wobei u.a. die Art der

Krankheit oder Behinderung, die persönlichen Verhältnisse des Versicherten und als wesentlich auch seine Bereitschaft zur Mitwirkung berücksichtigt werden. Angeblich ist bei psychischen Krankheitsbildern die prognostische Erfolgsaussage i. S. der Rentenversicherung ein besonderes Problem, da sich die Störungsmuster nicht stetig verhalten. Eine zu einem bestimmten Zeitpunkt durchgeführte Untersuchung muß deshalb nicht unbedingt den tatsächlichen Befund wiedergeben; er ist vielmehr oft situationsbedingt, daher sind Zufallsergebnissen Tür und Tor geöffnet. Das hängt also mit der Komplexität und Instabilität der psychischen Krankheiten zusammen.

Um diesen Besonderheiten psychischer Behinderung Rechnung zu tragen, haben sich die Spitzenorganisationen der Kranken- und Rentenversicherungsträger sowie die Bundesanstalt für Arbeit zu einer dynamischen Zuständigkeitsbeurteilung entschieden. Die Grundlage dafür findet sich in der Empfehlungsvereinbarung RPK.

Mit der Empfehlungsvereinbarung RPK wird verfahrensmäßig eine zügige, nahtlose Einleitung medizinischer Rehabilitationsmaßnahmen sowie eine Klärung der Leistungszuständigkeit innerhalb der Rehabilitationsträger sichergestellt. Keine medizinisch notwendige Rehabilitationsmaßnahme wird künftig nur deswegen verzögert, weil die Kostenfrage noch nicht geklärt ist. Keine Rehabilitationsmaßnahme scheitert am formalen Antragsverfahren. Unabhängig von dem Kostenträger erfährt jeder psychisch Kranke in der RPK die ihm gemäße Versorgung und Betreuung. Wir meinen, daß mit der Empfehlungsvereinbarung RPK daher ein gutes Stück Sozialgeschichte geschrieben wurde.

Bei dieser Empfehlungsvereinbarung handelt es sich also um eine Verfahrensregelung: Sie beschreibt, wie in dem komplizierten Regelungssystem der Leistungszuständigkeiten von Kranken- und Rentenversicherung, gegebenenfalls sogar zwischen Rentenversicherung und Bundesanstalt für Arbeit, der jeweils zuständige Rehabilitationsträger festgestellt wird. Während dieser Phase wird die zielgerichtete Therapie fortgeführt, das Rehabilitationsverfahren erleidet keine Zäsur, der Kranke wird weiter behandelt und betreut. Das ist das eigentlich Positive an der Empfehlungsvereinbarung RPK: Der psychisch Kranke und die ihn betreuende Rehabilitationseinrichtung merken den versicherungsrechtlichen Schwebezustand gar nicht. Er löst sich anhand von Befundberichten auf, und entweder ergibt sich die Leistungszuständigkeit der Rentenversicherung oder der insoweit nachrangig verpflichteten Krankenversicherung.

Zum Zeitpunkt der Verlegung aus dem Krankenhaus in die RPK ist die Prognose für eine Erwerbsbefähigung, wie sie nach dem Recht der Rentenversicherung gefordert ist, nicht zwingend feststellbar. Es liegt deshalb im wohlverstandenen Interesse des Patienten, aber zugleich auch der beteiligten Rehabilitationsträger, daß für die Beurteilung der Erwerbsbefähigung eine zweite Momentaufnahme vorgesehen ist. Diese erfolgt nach Ablauf des dritten und spätestens bis Ende des fünften Monats, gerechnet vom Beginn der medizinischen Rehabilitationsmaßnahme. Dieser Zwischenbefundbericht enthält eine ausführliche Stellungnahme über die Rehabilitationsfähigkeit und die Rehabilitationsmöglichkeiten des Behinderten sowie insbes. eine Prognose über den weiteren Rehabilitationsverlauf, auch im Hinblick auf eine mögliche Erwerbsbefähigung. Dieses Verfahren trägt also dem Umstand Rechnung, daß regelmäßig erst während der Maßnahme in der RPK abgeklärt werden kann, ob eine Wiedereingliederung in das Erwerbsleben mit hinreichender Wahrscheinlichkeit zu erwarten ist.

Wissenschaftliche Begleituntersuchung

Da die Rehabilitationsträger mit dieser spezifischen, auf den Personenkreis der psychisch Kranken ausgerichteten Verfahrensregelung Neuland betreten haben, soll nach Ablauf von drei Jahren geprüft werden, ob die Vereinbarung aufgrund zwischenzeitlich gewonnener Erfahrungen verbessert oder wesentlich veränderten Verhältnissen angepaßt werden muß.

Abschließend bleibt noch zu erwähnen, daß diese Phase der Erprobung der Empfehlungsvereinbarung RPK wissenschaftlich begleitet wird und daß die Vereinbarungspartner auch in bezug auf die Realisierung wesentlich beitragen, indem sie Vordrucke, Erläuterungen, Gutachtenschemata und dergleichen vorgeben.

Die Empfehlungsvereinbarung macht deutlich, daß die politische Lösung von Problemen der Rehabilitation psychisch Kranker auf der Ebene der Selbstverwaltung der Rehabilitationsträger zwar nicht im Eilschritt verläuft, jedoch auch unter Restriktionen und Finanzierungsproblemen des Gesundheitswesens nicht stillsteht, sondern schrittweise vorankommt.

Örtliche und überörtliche Kostenträger/ Sozialhilfeverwaltung

H. Schuster

Als Präsident des Bezirkstags von Oberbayern behandle ich hier die Rolle des Sozialhilfeträgers und erläutere Abgrenzungs- und Kostenprobleme sowie die damit verbundenen Schwierigkeiten, mit denen sich ein Politiker der dritten kommunalen Ebene tagtäglich zu befassen hat.

Örtlicher und überörtlicher Träger der Sozialhilfe

Das am 1. Juni 1962 in Kraft getretene Bundessozialhilfegesetz (BSHG) unterscheidet bei der Aufgabenzuteilung zwischen örtlichen und überörtlichen Sozialhilfeträgern. Während der Bundesgesetzgeber bestimmt, daß die örtlichen Träger der Sozialhilfe die kreisfreien Städte und die Landkreise sind, überläßt er den Ländern die Bestimmung der überörtlichen Träger der Sozialhilfe. Der bayerische Gesetzgeber hat im Ausführungsgesetz zum BSHG die Bezirke als überörtliche Träger der Sozialhilfe festgesetzt, die die Aufgabe des Vollzugs des BSHG im eigenen Wirkungskreis wahrnehmen.

Die Aufgaben, die der örtliche und der überörtliche Sozialhilfeträger zu erfüllen haben, werden durch das BSHG und insbesondere durch das gerade zitierte Bayerische Ausführungsgesetz klar abgegrenzt. Seit dem 1.1.1983 sind alle Hilfen, die in Anstalten, Heimen oder gleichartigen Einrichtungen und in Einrichtungen zur teilstationären Betreuung erfolgen, dem überörtlichen Träger der Sozialhilfe zugesprochen. Für alle ambulanten Hilfen, einschließlich der ambulanten Eingliederungshilfe, sind die örtlichen Träger der Sozialhilfe sachlich zuständig. Das bayerische Gesetz eröffnet dem überörtlichen Sozialhilfeträger auch die Möglichkeit der Delegation von Aufgaben an den örtlichen Träger, von der im Bereich der Sozialhilfe für psychisch Kranke und psychisch Behinderte nur im Rahmen der Hilfegewährung für seelisch wesentlich behinderte Kinder und Jugendliche in Heilpädagogischen Tagesstätten Gebrauch gemacht wurde. Es kann also festgehalten werden, daß für Hilfegewährung an psychisch Kranke und Behinderte in Einrichtungen, sofern nicht ein anderer Sozialleistungsträger in Frage kommt, der überörtliche Träger (in Bayern also die Bezirke) sachlich zuständig ist.

Im Sozialhilferecht gilt der Grundsatz des Nachrangs der Sozialhilfe, d.h., die Sozialhilfe tritt nur dann ein, wenn kein anderer Sozialleistungsträger (z.B. eine Krankenkasse, ein Rentenversicherungsträger oder die Arbeitsverwaltung) die Leistungen zu erbringen hat und ausreichendes Einkommen oder Vermögen weder beim Hilfesuchenden noch bei dem nach dem Bürgerlichen Gesetzbuch Unterhaltsverpflichteten vorhanden ist.

Psychisch Kranke und Behinderte

Ist ein psychisch Kranker mittellos und nicht versichert, dann ist ihm Krankenhilfe, dem psychisch Behinderten Eingliederungshilfe nach dem BSHG zu leisten. Den psychisch Behinderten sind die von einer schwerwiegenden und nicht nur vorübergehenden seelischen Behinderung bedrohten Personen gleichgestellt. Nach dem ersten Bayerischen Landesplan zur Versorgung psychisch Kranker und Behinderter des Bayerischen Staatsministeriums für Arbeit und Sozialordnung vom Januar 1980 zählen zu diesem Personenkreis die psychotisch und neurotisch Kranken, die Suizidgefährdeten ohne Rücksicht auf ihre Diagnose und die zerebral Anfallskranken. Außerdem werden Hirnverletzte, Lernbehinderte, Geistesbehinderte und Nichtseßhafte den psychisch Kranken und Behinderten dann zugeordnet, wenn sie psychische Störungen von Krankheitswert aufweisen.

Frühförderung

Psychische Erkrankungen im Kleinkindalter sind selten, können sich aber im Zusammenhang mit oder als Folge einer anderen Behinderung entwickeln. Frühfördereinrichtungen haben daher die Aufgabe, bei Säuglingen und Kleinkindern bis zum vierten Lebensjahr Behinderungen, drohende Behinderungen und Entwicklungsstörungen in enger Zusammenarbeit mit medizinischen, psychologischen und pädagogischen Fachkräften zu erkennen und zu behandeln. An den hierfür anfallenden Kosten beteiligen sich das Bayerische Staatsministerium für Unterricht und Kultus, die Krankenkassen und die örtlichen Sozialhilfeträger.

Hilfen in heilpädagogischen Tagesstätten

Die Zahl der psychisch kranken und behinderten Kinder und Jugendlichen hat seit einigen Jahren sehr stark zugenommen. Häufig bedürfen sie als wesentlich seelisch Behinderte einer spezifischen Betreuung. Hierfür ist hauptsächlich im Bereich des Bezirks Oberbayern und vor allem in der Landeshauptstadt München eine große Zahl von Heilpädagogischen Tagesstätten errichtet worden. Allein in München bieten 25 solche Einrichtungen ca. 700 wesentlich seelisch behinderten Kindern und Jugendlichen entsprechende Hilfen an. Im übrigen Oberbayern sind es etwa ebenso viele. Die Frage, ob diesen Kindern und Jugendlichen Jugendhilfe oder Eingliederungshilfe nach dem BSHG zu leisten ist, bereitet der Verwaltung in der Abgrenzung große Schwierigkeiten. Zwar wird überwiegend die Auffassung vertreten, daß es maßgebend sei, ob die Hilfeleistung überwiegend wegen der Behinderung oder überwiegend aus erzieherischen Gründen erfolgt.

Könne die erforderliche Abgrenzung nicht eindeutig gefunden werden, habe sich die Verwaltung im Hinblick auf den Nachrang der Sozialhilfe pflichtgemäß für die Gewährung von Leistungen nach dem Jugendhilferecht zu entscheiden.

Kostenträgerschaft und Abgrenzungsprobleme

Einen entscheidenden Platz im Gesamtsystem der psychiatrischen Versorgung und Betreuung nehmen die psychiatrischen Krankenhäuser ein. Sie sollen unter der Beachtung des Grundsatzes der Gleichstellung des psychisch Kranken mit dem somatisch Kranken stationäre und teilstationäre Behandlung des Patienten sicherstellen, soweit diese aus medizinischen Gründen erforderlich wird. In Bayern sind im wesentlichen die sieben Bezirke Träger der stationären psychiatrischen Krankenhausversorgung. Ihre Sicherstellungspflicht ergibt sich aus Art. 48 Abs. 3 Nr. 1 der Bayerischen Bezirksordnung.

Stationäre psychiatrische Behandlung

Als *Kostenträger* für die laufenden Kosten in diesen Krankenhäusern kommen im Rahmen ihrer Zuständigkeit in erster Linie die gesetzlichen Krankenkassen, aber auch die Rentenversicherungsträger in Frage. Ist ein solcher Kostenträger nicht vorhanden, dann hat der Sozialhilfeträger die Kosten zu tragen, wenn die Voraussetzungen der Bedürftigkeit hinsichtlich des Einkommens und Vermögens erfüllt sind. In unserem sozialen System sind fast 90% der Bevölkerung bei einer gesetzlichen Krankenkasse versichert oder es besteht aufgrund des Familienhilfeanspruchs Versicherungsschutz. Nach der bestehenden Gesetzeslage haben die Krankenkassen als Hauptkostenträger zeitlich unbegrenzt Krankenhauspflege zu leisten; die Aussteuerungsmöglichkeit früherer Jahre gibt es nicht mehr. Die Krankenkassen haben aber nur so lange Leistungen zu erbringen, als ein Behandlungsfall vorliegt. Ihre Leistungspflicht endet mit Eintritt des Pflegefalls. Die Abgrenzung bereitet oft große Schwierigkeiten. Um zwischen beiden Kostenträgern eine schnellere Entscheidung treffen zu können, haben die bayerischen Bezirke schon im Jahre 1961 eine Vereinbarung mit den gesetzlichen Krankenkassen getroffen, wonach sie sich von Anfang der Krankenhauseinweisung an am Pflegesatz mit 30% beteiligten. Diese Vereinbarung hat im Laufe der Jahre immer wieder eine inhaltliche Änderung erfahren. In der nun ab 1. 6. 1984 geltenden Vereinbarung über das Verfahren bei der Gewährung von Krankenhauspflege bei Unterbringung von psychisch Kranken in den psychiatrischen Krankenhäusern des Bezirks Oberbayern prüft die Krankenkasse im ersten Jahr der Unterbringung nicht, ob die Voraussetzungen der Krankenhauspflege vorliegen. Man erwartet aber eine verantwortungsvolle Prüfung durch die behandelnden Ärzte, die Mitteilung an die Kasse machen müssen, wenn ein Behandlungsfall zum Pflegefall geworden ist. Nach Ablauf des ersten Jahres der Unterbringung haben Krankenkassen und Bezirk die Möglichkeit, wenn Zweifel bestehen, den für diese Abgrenzungsfälle eingerichteten Einigungsausschuß anzurufen. Der Einigungsausschuß, der sich aus je drei Vertretern der Krankenkassen und des Bezirks mit je einem Arzt zusammensetzt, entscheidet dann über die Abgrenzung und verhindert somit weitgehend Kostenersatzstreitigkeiten. Unabhängig davon hat der Versicherte die Möglichkeit, seinen Versicherungsanspruch selbst zu verfolgen und gegebenenfalls auch einzuklagen.

Liegt ein Pflegefall vor, dann trägt der Bezirk als überörtlicher Träger der Sozialhilfe, nach Überprüfung der wirtschaftlichen Verhältnisse des Hilfesuchenden und der Unterhaltsverpflichteten, die Kosten der Betreuung und Pflege im Nervenkrankenhaus.

Jugendpsychiatrische Versorgung

Besonders intensiv fördert der Bezirk Oberbayern die psychiatrische Versorgung von Kindern und Jugendlichen. Auch hier bestehen Abgrenzungsschwierigkeiten mit den Krankenkassen hinsichtlich der sachlichen Zuständigkeit. Dabei geht es um die Frage, ob die Unterbringung eines erkrankten Jugendlichen eine medizinische oder eine pädagogische Versorgung darstellt. Heilpädagogische Behandlung fällt nämlich nicht in die Zuständigkeit der Kasse. Zur Vermeidung schwieriger Abgrenzungsstreitigkeiten hat der Bezirk Oberbayern schon seit mehreren Jahren auch für diese Fälle mit den gesetzlichen Krankenkassen eine Vereinbarung abgeschlossen: Diese regelt die Kostentragung sowohl bei Behandlung im stationären wie auch im teilstationären Bereich, jeweils differenziert nach bestimmten Behandlungszeiten.

Tag- und Nachtkliniken

Der Bundesgesetzgeber hat mit Wirkung vom 1.1.1982 die Bestimmung über die Krankenhauspflege dahingehend erweitert, daß, soweit bei psychiatrischer Behandlung eine vollstationäre Unterbringung im Krankenhaus nicht mehr erforderlich ist, die notwendige Krankenhauspflege von den gesetzlichen Krankenkassen auch teilstationär zu gewähren ist. Hier sind die Tag- und Nachtkliniken angesprochen. Ihre Aufgaben sind medizinische und therapeutische Behandlung, Vorbereitung auf ein eigenständiges Leben, das Gewöhnen an Selbstverantwortlichkeit in bezug auf Arbeit und Wohnung sowie Training in Belastbarkeit. Tagkliniken sind psychiatrische teilstationäre Übergangseinrichtungen für Patienten, die zu Hause wohnen und täglich, außer an Wochenenden, zu Behandlung und Therapie kommen. Die Nachtkliniken bestehen für Patienten, die einen festen Arbeits- oder Ausbildungsplatz oder eine Stelle in einer Werkstatt für Behinderte nachweisen können. Kostenträger für die Tagkliniken sind die Krankenkassen, wenn ein Versicherungsverhältnis besteht, sonst der Sozialhilfeträger. Hinsichtlich der Nachtkliniken besteht zwischen dem Bezirk Oberbayern und den gesetzlichen Krankenkassen eine Vereinbarung, nach der die Kasse 60 v.H. und der Sozialhilfeträger 40 v.H. des Pflegesatzes tragen.

Alkohol-, Drogen- und Medikamentenabhängige

Zu den psychisch Kranken gehören auch die Alkohol- und Drogensüchtigen sowie die Medikamentenabhängigen. Der Bezirk Oberbayern selbst ist Träger einer Einrichtung für Drogenabhängige. Sie verstand sich in den ersten Jahren ihrer Existenz als Krankenhaus, ist jetzt aber sowohl Krankenhaus als auch Rehabilitationseinrichtung. Dies hat zur Folge, daß seitdem auch der Rentenversicherungsträger Leistungen zu erbringen hat.

Gerade bei diesem Personenkreis gestaltet sich die Frage der Kostenträgerschaft äußerst schwierig. Zunächst ist die Betreuungsphase zu klären, in der sich der Abhängige befindet, also entweder die Phase der *Entziehung* oder die Phase der *Entwöhnung*. Besteht Krankenversicherungsschutz, trägt die Krankenkasse die Kosten der Entziehung, lehnt aber die *volle* Kostentragung der Entwöhnung ab. Die Krankenkassen verneinen den Krankenhauscharakter dieser Einrichtungen und sehen darin auch keine Spezialeinrichtung, vor allem weil nach ihrer Meinung dort keine apparative Mindestausstattung vorhanden ist. Für einzelne Einrichtungen für Drogenabhängige hat der Bezirk jedoch schon im Jahre 1974 eine Vereinbarung abgeschlossen, nach der die Krankenkassen 70 v. H. und der Bezirk 30 v. H. des Pflegesatzes tragen.

Allerdings gibt es auch Fälle, bei denen der Drogenabhängige krankenversichert, aber nicht rentenversichert ist. Auch der Umkehrfall ist möglich. Mit der Landesversicherungsanstalt Oberbayern bestehen ebenfalls für einzelne Einrichtungen Vereinbarungen, nach denen der Rentenversicherungsträger die Kosten der Entwöhnung trägt.

Werkstätte für Behinderte

Kann ein Behinderter nicht mehr an einem normalen Arbeitsplatz arbeiten, aber doch noch wirtschaftlich verwertbare Arbeit leisten, so gibt es für ihn die Werkstatt für Behinderte. Sie ist eine Einrichtung zur Eingliederung aller Behinderten, unabhängig von Art und Schwere der Behinderung. Bei den Werkstätten im Bereich des Bezirks Oberbayern und auch im übrigen Bundesgebiet stehen ca. 10 v. H. der Plätze für die psychisch Behinderten bereit. In letzter Zeit werden aber immer mehr Stimmen laut, die fordern, daß Werkstätten allein für psychisch Behinderte geschaffen werden oder zumindest räumlich getrennte Werkstattbereiche für diesen Personenkreis einzurichten seien. Im Bereich des Bezirks Oberbayern gibt es bis jetzt nur eine eigenständige Werkstatt für psychisch Behinderte, eine weitere ist geplant. Allgemein ist festzustellen, daß der Bedarf an Werkstattplätzen für psychisch Behinderte immer größer wird. Wird ein psychisch Behinderter in eine Werkstatt aufgenommen, trägt die Arbeitsverwaltung in der Regel bis zu zwei Jahren die Kosten der Unterbringung und der Ausbildung. Ist der psychisch Behinderte nach Ablauf dieser Zeit weiter in der Werkstatt, übernimmt die Kosten der Sozialhilfeträger. Die Ermittlungen über die Verweildauer von psychisch Behinderten in Werkstätten ergaben, daß es sich bei psychisch Behinderten immer mehr um Dauerfälle handelt. Arbeitsprämien, die der Behinderte erhält, verbleiben ihm grundsätzlich, sind aber einzusetzen, wenn er laufende Hilfe zum Lebensunterhalt erhält.

Sozialpsychiatrische Dienste und psychosoziale Beratungsstellen in München

Ein sehr wichtiges Glied in der sogenannten Psychiatriekette stellen die Sozialpsychiatrischen Dienste dar. Sie übernehmen neben ihren Aufgaben in der Erkennung und Beratung und in der Betreuung psychisch Kranker und psychisch Behinderter in therapeutischen Wohngemeinschaften und am Arbeitsplatz auch die allgemeine soziale Betreuung mit dem Ziel der möglichst weitgehenden und dauerhaften sozialen Eingliederung. In Oberbayern gibt es 22 solcher Einrichtungen.

Entsprechende Aufgaben für Suchtkranke haben die zwölf psychosozialen Beratungsstellen. Laienhelfergruppen, zu denen als sogenannte freiwillige Helfer auch ehrenamtlich oder in ihrer Freizeit tätige Fachkräfte und ehemalige psychiatrische Patienten gehören können, sind bei entsprechender Schulung und Anleitung besonders notwendige Bezugspersonen für psychisch Kranke.

Für die ambulante Eingliederungshilfe ist der örtliche Träger der Sozialhilfe sachlich zuständig. Eine Ausnahme bilden aber die ambulanten Dienste, da in Art. 12a des Ausführungsgesetzes festgehalten ist, daß für ambulante psychiatrische Dienste und Einrichtungen der überörtliche Träger der Sozialhilfe zuständig ist.

Der Bezirk Oberbayern und das Bayerische Staatsministerium für Arbeit und Sozialordnung tragen nach einer Förderabsprache je 50% der förderfähigen Personalkosten. Die Sachkosten, jedoch mindestens 10% der Gesamtkosten, werden vom Träger als Eigenleistung erbracht, sofern nicht der örtliche Sozialhilfeträger Zuschüsse gibt. Die Förderung von Laienhelfergruppen, die Sozialpsychiatrischen Diensten angeschlossen sind, erfolgt individuell. Insgesamt hat der Bezirk Oberbayern für diesen Bereich im Jahre 1986 ca. 4,2 Mio. DM aufgewendet.

Wohngemeinschaften

Für Personen, die durch ihre psychische Krankheit nicht in der Lage sind, ihr Leben eigenständig zu gestalten, wurde die therapeutische Wohngemeinschaft geschaffen. Durch das Zusammenleben in der Gruppe kann eine Befreiung von sozialer Isolation stattfinden und zudem die Möglichkeit geboten werden, die Verhaltensweisen zu erlernen und einzuüben, die der soziale Umgang und die Übernahme von Verantwortung erfordern. In diesen Wohngemeinschaften werden sozialtherapeutische, pädagogische und pflegerische Dienste angeboten. Teilweise erfolgt die Betreuung durch die Sozialpsychiatrischen Dienste. Die Personalkosten, für die ein sogenannter Betreuungssatz durch die Pflegesatzkommission vereinbart wird, sind vom örtlichen Träger zu übernehmen, da es sich bei diesen Hilfen um ambulante Eingliederungshilfe handelt.

Die Innenausstattungen der therapeutischen Wohngemeinschaften, deren Träger hauptsächlich die Verbände der freien Wohlfahrtspflege sind, werden vom Freistaat Bayern zu 50%, vom Bezirk zu 30% und durch Eigenleistung des Trägers in Höhe von 20% finanziert.

Psychisch kranke Rechtsbrecher

Seit vielen Jahren sind die psychisch kranken Rechtsbrecher in den psychiatrischen Krankenhäusern ein gravierendes Problem. In Oberbayern werden sie derzeit in zwei Bezirkskrankenhäusern untergebracht. Das Bayerische Ausführungsgesetz zum BSHG bestimmt, daß der Bezirk auf Ersuchen der Vollstreckungsbehörde die Unterbringung dieser Personen in einem psychiatrischen Krankenhaus aufgrund einer richterlichen Entscheidung zu vollziehen hat. Die Kosten der Unterbringung trägt der Freistaat Bayern. Vieles spricht dagegen, daß psychisch kranke Rechtsbrecher gemeinsam mit den anderen psychisch Erkrankten in einem Krankenhaus untergebracht werden. Seit geraumer Zeit laufen intensive Bemühungen der Bayerischen Bezirke für die Errichtung einer Spezialklinik in Straubing.

Psychisch kranke oder gestörte Menschen, Unterbringungsgesetz

Zu erwähnen ist, daß es auch psychisch kranke oder psychisch gestörte Menschen gibt, die nach dem Unterbringungsgesetz in unseren psychiatrischen Krankenhäusern unterzubringen sind. Voraussetzung für deren Unterbringung ist die Gefährdung der öffentlichen Sicherheit und Ordnung oder Selbstgefährdung in erheblichem Maße. Nach dem Unterbringungsgesetz hat der Betroffene die Heilbehandlungskosten selbst zu tragen. Ist er dazu nicht in der Lage, so trägt, wenn keine Krankenversicherung besteht, der Bezirk als überörtlicher Sozialhilfeträger unter Beachtung der allgemeinen sozialhilferechtlichen Grundsätze die Heilbehandlungskosten als Sozialhilfeleistungen.

Übergangseinrichtungen

Lassen Sie mich noch zwei Probleme kurz erwähnen, die nach meiner Ansicht noch keinesfalls befriedigend gelöst sind. Das eine ist die Frage der Rehabilitationseinrichtungen für psychisch Kranke. Im Rahmen einer Vereinbarung zum Anforderungsprofil haben Renten- und Krankenversicherungsträger gemeinsam gewisse Kriterien festgelegt, nach denen sie die Kosten für eine Rehabilitation psychisch Kranker in bestimmten, von ihnen anzuerkennenden Einrichtungen tragen. Der Bezirk Oberbayern erwartet die Anerkennung mindestens einer Einrichtung in seinem Bereich. Eine echte Gleichstellung des psychisch Erkrankten mit dem somatisch Erkrankten scheint mir aber erst dann erreicht, wenn jedem Kranken dieselben umfassenden Rehabilitationsmaßnahmen, nach Umfang und Dauer, zugebilligt werden.

Ein zweites Problem möchte ich noch ansprechen: Die höhere Lebenserwartung in unserem Land läßt auch die mit dem Alter verbundenen Erkrankungen zwangsläufig zunehmen. Der Personenkreis der desorientierten und verwirrten alten Leute wird größer. Für sie fehlen noch im großem Umfang geeignete Einrichtungen. Erst langsam entwickeln sich hier und dort beschützende Stationen in Altersheimen, die sich die Betreuung dieses Personenkreises zur Aufgabe gemacht haben. In unserer Verantwortung für die ältere Generation muß es uns gelingen, auch für die älteren Mitbürger die intensive und angemessene Betreuung sicherzustellen, auf die sie Anspruch haben.

Finanzierung des komplementären Bereichs

K. D. Voss

Die Rehabilitationseinrichtung für psychisch Kranke und Behinderte (RPK) [1] ist als system- und gliederungsgerechte Selbstverwaltungsregelung der Träger der sozialen Sicherheit zu sehen, auf der Basis geltenden Rechts rehabilitative Verbesserungen für psychisch Kranke zu realisieren. Demgemäß bietet sie primär medizinische und berufliche Rehabilitationsangebote bei mehr begleitender psychosozialer Betreuung. Die Schwerpunktbildung bei medizinischen und beruflichen Maßnahmen ist aus Rechtsgründen notwendig. Nur für diese Sparten sind Leistungsmöglichkeiten z. B. der gesetzlichen Krankenversicherung (medizinische Maßnahmen), Rentenversicherung (medizinische und berufliche Maßnahmen) und Bundesanstalt für Arbeit (berufliche Maßnahmen) gegeben. Allgemeine soziale Eingliederungsmaßnahmen, so wie wir sie z. B. in § 29 Abs. 1 Nr. 3 SGB I finden, sind über die genannten Trägerbereiche nicht abgesichert.

Erfahrungen mit dem neuen Einrichtungstyp liegen noch nicht oder nur in Ansätzen vor. Aus diesem Grunde haben sich die Rehabilitationsträger im Einvernehmen mit dem BMA und BMJFFG auf eine vierjährige Modellphase mit wissenschaftlicher Begleitung verständigt. Hiermit ist es auch zu erklären, daß zunächst eine Begrenzung der Einrichtungen vorgesehen ist. Es wird allerdings nicht auszuschließen sein, daß z. B. für größere Bundesländer in der Modellphase auch zwei bis maximal drei Einrichtungen geschaffen werden. Hierdurch könnte bereits in dieser Zeit eine größere Bedarfsgerechtigkeit und Gemeindenähe erreicht werden.

Mit dem neuen Einrichtungstyp ist die Hoffnung verbunden, für psychisch Kranke (im Sinne einer größeren Gleichstellung mit somatisch Kranken) weitere und vor allen Dingen spezifische Rehabilitationsmöglichkeiten zu erschließen. Leider ist es gegenwärtig so, daß bei psychischen Erkrankungen – mit Ausnahme der Suchtabhängigkeit – der in § 7 Reha-AnglG verankerte Grundsatz „Rehabilitation vor Rente“ kaum verwirklicht wird. Das Verhältnis zugebilligter Frührenten zu medizinischen Reha-Maßnahmen der Rentenversicherung ist – vermutlich mangels Vorhandensein entsprechender Einrichtungen – negativ und hat sich in den letzten Jahren weiter verschlechtert [2]:

Diagnose nach ICD	Jahr			
	1981	1982	1983	1984
ICD 295 schizophrene Psychosen	3.45:1	5.08:1	6.55:1	6.15:1
ICD 269 affektive Psychosen	1.73:1	3.96:1	6.51:1	6.65:1

Allerdings ist die Situation auch bei somatisch Kranken nicht völlig anders. So sind im Bereich der gesetzlichen Rentenversicherung 1985 männlichen Versicherten insgesamt 139503 Renten wegen Berufs- und Erwerbsunfähigkeit zugebilligt worden. Hiervon erhielten 95283 Frührentner in den letzten fünf Jahren vor Rentenzubilligung überhaupt keine Rehabilitation, und zwar weder eine medizinische noch eine berufliche [3]. Nur bei 31,7% der Frührentner ist in den letzten fünf Jahren eine Rehabilitation versucht worden.

Nun gehen die Rehabilitationsträger nicht davon aus, daß mit Hilfe der neugeschaffenen Rehabilitationseinrichtung alle psychisch Kranken adäquat versorgt werden können. Vielmehr besteht im Kreise der Vereinbarungspartner, der Beraterkommission zum Modellprogramm Psychiatrie, der beteiligten Ministerien und der Prognos AG Einvernehmen, daß der neue Einrichtungstyp insbes. gezielte Hilfen für von einer Chronifizierung bedrohte psychisch Kranke bieten kann. Mit dieser Perspektive könnte es dann mittel- und langfristig gelingen, den Zuwachs von Chronifizierungen mit späteren und damit viel schlechteren Rehabilitationsmöglichkeiten von vornherein weitgehend zu verhindern.

Mit der Rehabilitationseinrichtung für psychisch Kranke und Behinderte dürfte das notwendige Gesamtangebot stationärer Versorgungsformen mit *medizinischer* Ausrichtung gesättigt sein. Im Rahmen eines gestuften Versorgungssystems erscheinen nach den gegenwärtigen Erkenntnissen weitere Einrichtungen nicht notwendig, um den unterschiedlichen Bedarfslagen psychisch Kranker in dieser Versorgungsphase Rechnung zu tragen. Verbunden mit den ambulanten Diensten, die ebenfalls ganz oder teilweise medizinische Betreuung anbieten, dürfte der medizinisch ausgerichtete Versorgungssektor zumindest konzeptionell ausgestaltet sein (faktisch gibt es allerdings noch eine partielle Unterversorgung und z.T. auch Finanzierungsprobleme). Damit sind insgesamt Angebote geschaffen, die mehr als bisher dazu geeignet sein können, bedarfsgerechte Versorgungsalternativen darzustellen. Tagesklinik, RPK und Institutsambulanz müssen nach Auffassung der Krankenversicherung zumindest partiell als krankenhausentlastende Einrichtungen angesehen werden.

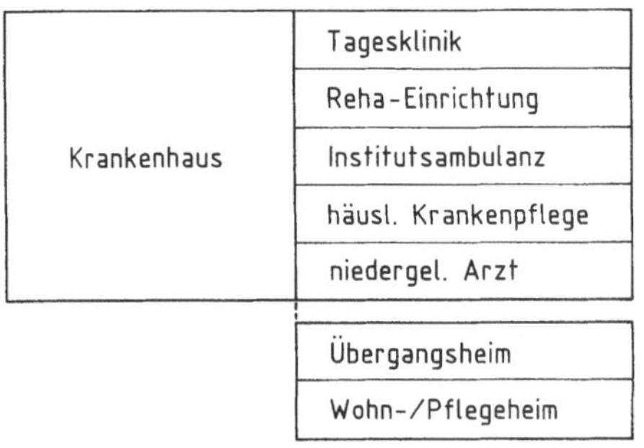

Abb. 1. Versorgungsalternativen zur KH-Pflege bzw. nach KH-Entlassung

Wenn es mit Hilfe dieser Einrichtungstypen gelingt, Versorgungsüberhänge im vollstationären Bereich kostenwirksam abzubauen, lassen sich Verbesserungsmöglichkeiten für psychisch Kranke in Zeiten angespannter Haushaltslagen eher realisieren. Gesundheitspolitisch notwendige Versorgungs- und Leistungsverbesserungen für psychisch Kranke düfen allerdings nicht an einem überzogenen Kostendämpfungsdenken scheitern.

Mit Rücksicht auf die Vereinbarung zur RPK ist mit dem Gesetz zur Verbesserung der ambulanten und teilstationären Versorgung psychisch Kranker [4] vom 26.02.1986 der rehabilitative Bereich nicht geregelt worden. Zwar gab es weitergehende Ansätze, so z.B. im Gesetzentwurf der SPD [5], auch Einrichtungstypen aus dem komplementären Bereich zu Lasten der Rehabilitationsträger finanzierbar zu machen, jedoch haben sich entsprechende Überlegungen im gesetzgeberischen Raum nicht durchsetzen können. Die Neuregelungen sind geringfügig geblieben und beziehen sich nur auf die teilstationäre Behandlung und die Institutsambulanzen.

Wenn auch das Anforderungsprofil für die RPK und die dazu entwickelte Empfehlungsvereinbarung wichtige weitere Schritte auf dem Wege zu einer Verbesserung der Gesamtversorgung psychisch Kranker darstellen, dürfen sie aber nicht die letzten Verbesserungsmaßnahmen bleiben. Für viele psychisch Kranke stehen nämlich nicht die medizinische Versorgung oder Angebote der Berufsförderung im Vordergrund des Bedarfs, sondern psychosoziale Betreuungs- und Trainingsmaßnahmen. Angebote dieser Art werden vor allen Dingen durch komplementäre Einrichtungen angeboten:

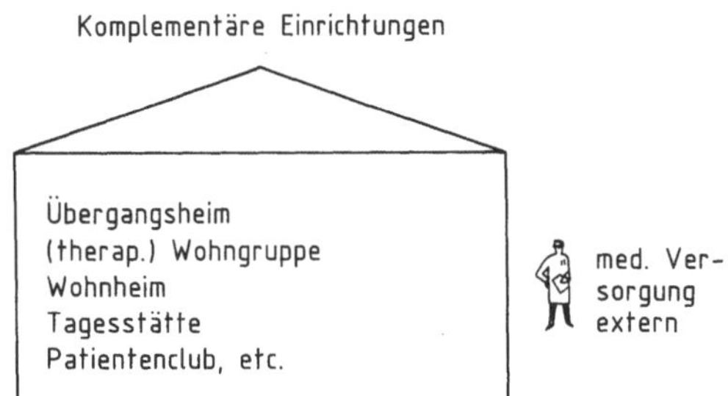

Abb. 2. Komplementäre Einrichtungen

Angebote dieser Art können durch die RPK nicht ersetzt werden. Aus diesem Grunde bedarf es nach Auffassung der Spitzenverbände der Rehabilitationsträger auch der Entwicklung eines Anforderungsprofils für derartige Einrichtungen. Nur so ist es möglich, psychisch Kranke unter Berücksichtigung ihrer speziellen Bedarfslagen einer adäquaten Versorgung zuzuführen. Einrichtungen dieser Art, insbesondere Übergangseinrichtungen bisheriger Prägung, bieten Leistungsangebote, die gleichzeitig auf beschützendes Wohnen, Stabilisierung des Sozialverhaltens und ggf. die Integration in den Arbeitsmarkt bei fortlaufender ambulanter Weiterbehandlung gerichtet sind.

Sozialrechtlich problematisch wird es allerdings, wenn der psychisch Kranke entsprechend seinem anderen Leistungs- und Betreuungsbedarf in eine komplementäre Einrichtung aufgenommen wird. Weil allgemeine soziale Eingliederungsmaßnahmen mit beschützendem Wohnen und nicht medizinische Maßnahmen dominieren, sind Leistungsmöglichkeiten z.B. der Kranken- oder Rentenversicherung nicht oder nur zum Teil gegeben. Kranken- und Rentenversicherung sind keine Träger allgemeiner sozialer Eingliederungsmaßnahmen. Für spezifisch soziale Eingliederungsmaßnahmen gibt es – mit Ausnahme der Unfallversicherung – keine sozialversicherungsrechtliche Absicherung. Entsprechende Maßnahmen sind vielmehr eigenverantwortlich zu realisieren. Die Kosten sind vom Betreuten selbst oder seinen unterhaltspflichtigen Angehörigen aufzubringen. Fehlen dem Betreuten oder seinen Angehörigen die Mittel, tritt ggf. die Sozialhilfe mit Eingliederungshilfemaßnahmen nach § 39 BSHG ein. Dies wird häufig als unbefriedigend empfunden, weil bei Versorgung in anderen Einrichtungstypen (Krankenhaus, Reha-Einrichtung und Tagesklinik) neben der medizinischen Versorgung auch psychosoziale Betreuungsleistungen, Unterkunft und Verpflegung durch den Rehabilitationsträger mitfinanziert werden. Die Ursache hierfür liegt darin, daß in diesen Einrichtungen die medizinische Versorgung dominiert und andere Versorgungsbestandteile akzessorisch damit verbunden sind und demgemäß finanziert werden. Anders verhält es sich z.B. bei Maßnahmen in Übergangsheimen. Hier dominiert nicht die medizinische Versorgung.

Wenn auch keine Vollfinanzierung bei Aufenthalt in komplementären Einrichtungen auf der Basis geltenden Rechts möglich ist, gibt es doch gewisse Leistungsmöglichkeiten der Sozialversicherungsträger. Gesichert ist ohnehin die (ambulante) medizinische Versorgung durch die Krankenversicherung, und zwar unter Einschluß der Pharmako-, Beschäftigungs- und Arbeitstherapie und Psychotherapie. Daneben können z.B. die Träger der Kranken- und Rentenversicherung sog. ergänzende Leistungen gewähren, die unter Berücksichtigung von Art oder Schwere der Behinderung erforderlich sind, um das Ziel der Rehabilitation zu erreichen oder zu sichern.

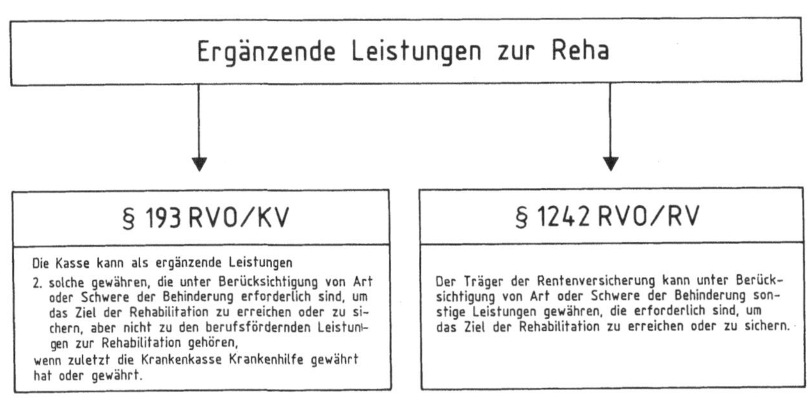

Abb. 3

Allerdings setzen diese Regelungen voraus, daß spezifische Rehabilitationsmaßnahmen vorangegangen sind oder gleichzeitig erbracht werden. Möglichkeiten könnten sich z.B. ergeben im Anschluß an eine von der Krankenversicherung finanzierte Krankenhauspflege mit anschließender ambulanter und rehabilitativ ausgerichteter medizinischer Versorgung, um in dieser Kombination rehabilitativ ausgerichtete Ziele zu erreichen. In bezug auf die Rentenversicherung könnten Leistungsmöglichkeiten diskutiert werden, wenn im Anschluß an eine Rehabilitation noch Nachsorgenotwendigkeiten mit Hilfe komplementärer Einrichtungen bestehen, um hierdurch das vielleicht schon erreichte Ziel der Rehabilitation zu sichern.

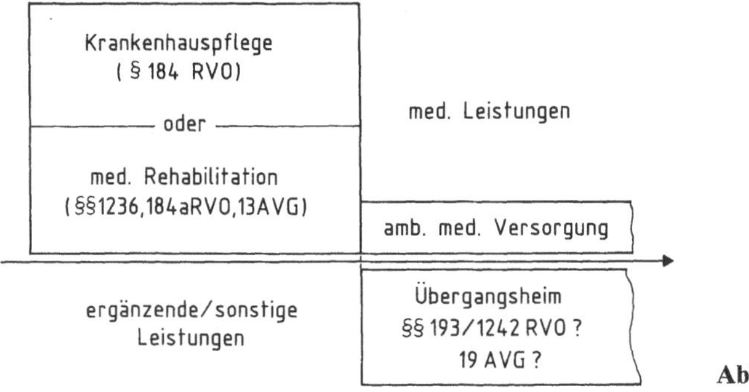

Abb. 4

Vorbilder für entsprechende Finanzierungsregelungen der Kranken- und Rentenversicherung finden sich für somatisch Kranke z. B. in Fördermaßnahmen zum Behindertensport [6] und beim Funktionstraining für Rheuma-Kranke [7]. In bezug auf die Psychiatrie sind Finanzierungsregelungen unter dem Gesichtspunkt ergänzender Leistungen bei der gerade zwischen Kranken- und Rentenversicherung mit Wirkung zum 01.07.1987 zustande gekommenen Nachsorgevereinbarung „Sucht" sowie aus Regelungen in Berlin bei Übergangsheimen und therapeutischen Wohngemeinschaften sowie in Baden-Württemberg bei den dort vorhandenen sozialpsychiatrischen Diensten bekannt. In Berlin und Baden-Württemberg erfolgt eine Mitfinanzierung entsprechender Maßnahmen durch die Träger der Krankenversicherung nach § 193 RVO.

Bei alledem muß aber berücksichtigt werden, daß ergänzende Leistungen i. S. der genannten Vorschriften keine Rechtsansprüche auslösen; Leistungen vielmehr in das Ermessen des einzelnen Kostenträgers gestellt sind. Die Möglichkeit und Bereitschaft, entsprechende Maßnahmen mitzufinanzieren, können damit u. a. auch von der Haushaltslage abhängig sein. Darüber hinaus muß bedacht werden, daß eine Vollfinanzierung i. d. R. ausscheidet. Ergänzende Leistungen der Sozialversicherungsträger dürfen nicht dazu führen, daß der bisherige Regelfinancier Sozialhilfe völlig aussteigt. Vielmehr sollte eine stärkere Leistungsbereitschaft der Träger der Rehabilitation dazu genutzt werden, entsprechende Angebote noch stärker als bisher zu qualifizieren, damit daraus echte Versorgungsverbesserungen resultieren.

Hilfreicher als die dargestellten Ansätze wäre es vermutlich, wenn der Gesetzgeber für den Bereich der allgemeinen sozialen Eingliederungsmaßnahmen, der auch für chronisch Kranke aus dem somatischen Bereich eine zunehmende Rolle spielt, eine solide sozialrechtliche Absicherung schaffen würde. Entsprechendes gilt für den Bereich der Pflegefälle. Denn vielfach scheitert eine verbesserte Versorgung psychisch Kranker daran, daß sie bei stationärer Unterbringung als Pflegefall definiert und von rehabilitativ ausgerichteten Leistungsangeboten ausgeschlossen bleiben.

Die diskutierten verbesserten Rehabilitations- und Finanzierungsmöglichkeiten dürfen aber nicht dazu führen, daß künftig im Anschluß an eine vollstationäre Versorgung das gesamte gestufte Versorgungsangebot für jeden psychisch Kranken in Anspruch genommen wird. Es ist in erster Linie Sache der vollstationär versorgenden Einrichtung, verantwortlich über bedarfsgerechte Entlaßalternativen nachzudenken. Es darf nicht dazu kommen, daß alle Angebote im Rahmen des gestuften stationären Gesamtangebots für psychisch Kranke kumulativ genutzt werden. Nach wie vor wird es aber auch Fälle geben, in denen die Entlaßalternative Pflege- oder Wohnheim heißt, ohne daß hierfür sozialrechtliche Leistungsmöglichkeiten bestehen:

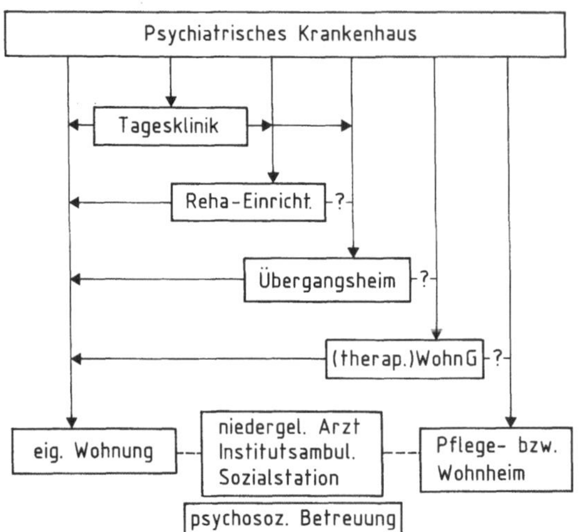

Abb. 5

Vielleicht müssen wir für den Bereich der psychisch Kranken langfristig auch zu einem auf regionaler Ebene abgestimmten Gesamtversorgungskonzept unter Einschluß aller Einrichtungen und Dienste gelangen, um so zu einer wirklich bedarfsgerechten Versorgung zu vertretbaren Kosten zu kommen. Entsprechende Ansätze müssen nicht am gegliederten Sozialleistungssystem scheitern. Im Rahmen eines solchen Konzepts erscheinen auch Mischfinanzierungen unter Einbezug der Träger der Sozialversicherung durchaus möglich.

Literatur

1. BKK 1987 S 83
2. Prognos (1986) Abschlußbericht Band 1 Teil A zum Modellprogramm Psychiatrie, Köln, S 1490 ff nach Zahlen des VDR
3. Statistik Verband Deutscher Rentenversicherungsträger, Band 71: Rentenzugänge 1985
4. BGB1 I S 324
5. BT-Drucksache 10/3882
6. BKK 1981 S 41
7. BKK 1982 S 244

Die Bedeutung des Datenschutzes als Voraussetzung für die Rehabilitation

H. Tubies

Wenn der Datenschutz zu den Voraussetzungen einer Rehabilitation in der Psychiatrie gehören soll, ist zunächst zu fragen, was das Recht – und hier in erster Linie das Sozialrecht – unter Rehabilitation versteht. Eine einheitliche Definition existiert nicht; § 1 des „Gesetzes über die Angleichung der Leistungen zur Rehabilitation" gibt eine Begriffsbestimmung, die den Wortursprung (Wiederherstellung des früheren Zustands) impliziert: „Medizinische, berufsfördernde und ergänzende Maßnahmen zur Rehabilitation i. S. dieses Gesetzes sind darauf zu richten, körperlich, geistig oder seelisch Behinderte möglichst auf Dauer in Arbeit, Beruf und Gesellschaft einzugliedern".

Wenn Rehabilitation danach nicht nur Wiederherstellung der Gesundheit, sondern Eingliederung ins Berufs- und Arbeitsleben und in die Gesellschaft zum Ziel hat, dann muß der Datenschutz (als Schutz der Privatsphäre) entschieden ernst genommen werden.

In unserer Gesellschaft genießt der psychisch Kranke wenig Ansehen; in ihr zählt das jederzeit und unter allen Umständen maximal belastbare Individuum, das alle negativen Lebensumstände (bedrückende Wohn-, Arbeits- oder Familienverhältnisse, Unrecht, Isolation oder Unterdrückung) auszuhalten vermag. Die „Störanfälligkeit" einer sensibleren Persönlichkeit gilt als Schwäche und Labilität, als Minusvariante. In der Gesellschaft der Gesunden und Erfolgreichen darf ein Lebenslauf keine Lücken und Sprünge aufweisen. Eine psychiatrische Behandlung – gar ein Aufenthalt in einer Nervenklinik – ist ein Makel, ein dunkler Fleck im Leben, dessen Bekanntwerden unabsehbare Folgen für das Berufsleben und die gesellschaftlichen Beziehungen eines Menschen haben kann.

Die Angst vor solchen Konsequenzen führt vielfach dazu, daß man einer psychiatrischen Behandlung ausweicht oder sie zu spät beginnt, keine Reha-Maßnahme beantragt, keine Anträge auf Beihilfe oder andere Versicherungsleistungen stellt. Da sich an der negativen Einstellung unserer Gesellschaft zum Behinderten (die sich übrigens auch auf seine Familienangehörigen erstreckt) so schnell nichts ändern wird, ist ein funktionierender Datenschutz (als Minderheitenschutz) gerade in diesem Bereich von entscheidender Wichtigkeit; dies haben Gerichte und Datenschutzbeauftragte längst erkannt.

Inhalt und Grenzen des im Grundgesetz (Art. 1 und Art. 2) geschützten Persönlichkeitsrechts bei der Informationsverarbeitung im medizinischen Bereich waren Gegenstand wichtiger Grundsatzentscheidungen des Bundesverfassungsgerichts (BVerfG E 32,373(379) – Beschlagnahme von Patientendaten; E 44,535, NJW 1977,1489 – Klientenakten in einer Suchtberatungsstelle; E 35,202,233 – Persönlichkeitsrecht von Strafgefangenen – sog. Lebachentscheidung).

Staatliche Eingriffe in den Schutzbereich jener Grundrechte finden grundsätzlich ihre Grenzen im Gebot der Verhältnismäßigkeit. Jede Verarbeitung personenbezogener Daten (manuell und maschinell) bedeutet grundsätzlich einen Eingriff in das durch Art. 1 und 2 GG geschützte „informationelle Selbstbestimmungsrecht" und bedarf einer Rechtsgrundlage oder der Einwilligung des Betroffenen. Zu diesem Ergebnis kam das Bundesverfassungsgericht in seinem sog. „Volkszählungsurteil" (E 65, 1ff), in dem es sich auch mit dem Problem „brisanter" Daten befaßte. So meinte das Gericht, daß bei der Erhebung persönlicher Einzeldaten für statistische Zwecke schon bei der Anordnung der Auskunftspflicht vom Gesetzgeber zu prüfen sei, ob sich dadurch für den Betroffenen die Gefahr der sozialen Abstempelung, etwa als Geisteskranker, Drogensüchtiger, Vorbestrafter etc. ergeben könne, so daß dann u.U. einer anonymisierten Datenerfassung der Vorzug zu geben sei.

Was läßt sich nun konkret über den Umgang mit Patientendaten in der Psychiatrie sagen? Im Mittelpunkt steht immer noch das Arzt-/Patientenverhältnis mit dem Gebot der *ärztlichen Schweigepflicht,* das man auch als die „älteste Datenschutzvorschrift" bezeichnen kann. Das Berufsgeheimnis des Arztes – und die entsprechenden Schweigepflichten von Krankenschwestern, Psychotherapeuten, Sozialarbeitern u.a. – sind im Strafgesetzbuch (§§ 203, 204) allgemein geregelt. Das Bundesdatenschutzgesetz (BDSG) betont ausdrücklich die Verpflichtung zur Wahrung der Berufsgeheimnisse, es läßt sie inhaltlich unberührt. Die ärztliche Schweigepflicht ist Qualitätsverpflichtung des Arztes und rechtlich vielfach abgesichert, z.B. durch Zeugnisverweigerungsrechte und Beschlagnahmeverbote. Also: *grundsätzlich keine Weitergabe von Patientendaten* (von einigen gesetzlich ausdrücklich normierten Ausnahmen abgesehen). Es gibt keinen freien Informationsaustausch zwischen verschiedenen Krankenhausärzten, zwischen behandelnden Ärzten und nichtbehandelnden Forschern, zwischen behandelnden Ärzten und Sozialleistungsträgern. Auch wenn der Patient zu Angaben gegenüber Krankenkassen und Sozialleistungsträgern verpflichtet ist, darf der Arzt (der Psychotherapeut, der Sozialarbeiter usw.) keine Daten ohne seine Einwilligung an diese Stellen weitergeben. In diesem Zusammenhang beschäftigt die Frage, ob der Patient, der einen Behandlungsvertrag eingeht, damit schon konkludent seine Einwilligung erteilt. Der Datenschutz stellt bei der Prüfung von Einwilligungserklärungen strenge Anforderungen hinsichtlich Klarheit und Information über Art und Umfang der Datenverarbeitungsmaßnahme. Die Einwilligung in die Datenverarbeitung ist keine rechtsgeschäftliche Willenserklärung, d.h., es muß nicht die Geschäftsfähigkeit des Patienten vorliegen, wohl aber seine Einsichtsfähigkeit in die Tragweite seiner Einwilligung – und darüber muß er vorher entsprechend aufgeklärt werden (informed consent). So haben sich Rechtsprechung und Datenschutzbeauftragte mit der Formulierung solcher Erklärungen befaßt. Gerade in der Psychiatrie geht die Behandlung oft über die Einzelbeziehung zwischen Arzt und Patient hinaus: Im Krankenhaus oder im psychiatrischen Zentrum sind es i.d.R. mehrere Ärzte und Angehörige anderer Heilberufe, die sich um den Patienten kümmern, andere Abteilungen werden zugezogen usw. Hier ist ein weitgehender Informationsaustausch – im ureigensten Interesse des Patienten – geboten und wohl von seiner Einwilligung in die Behandlung konkludent umfaßt. Seiner ausdrücklichen Einwilligung bedarf jedoch z.B. die Überweisung an andere Einrichtungen, Fachtherapeuten etc. (komplex wird die rechtliche Situation erst durch Forschungseinrichtungen, die sich für Forschungszwecke Patientendaten in nicht anonymisierter Form beschaffen wollen.)

Soweit die Sozialleistungsträger im Bereich des Sozialgesetzbuchs Daten verarbeiten, gelten die dort (SGB X) enthaltenen Offenbarungspflichten. Die Sozialleistungsträger sind befugt, Daten über den Patienten/Versicherten untereinander auszutauschen und gegenüber anderen Stellen zu offenbaren. Je mehr Stellen mit einem Patienten befaßt sind, desto problematischer der Datenschutz, desto größer die Fehlerquellen, desto konkreter die Gefahren einer unzulässigen Offenbarung.

Und die moderne Informationstechnik tut ein übriges dazu: Wo früher Daten mit der Zeit in den Akten verstaubten, werden sie heute unbegrenzt auf kleinstem Raum ständig abrufbereit gespeichert. Mit den technischen Möglichkeiten wächst auch das Interesse an der Auswertung und Weiterverarbeitung der Daten: man plant medizinische Informationssysteme, Transparenzprojekte, Verbundsysteme etc. für Forschungszwecke, Kostenersparnisuntersuchungen usw.

Die Berichte der Datenschutzbeauftragten sind ein beredtes Zeugnis für die vielfach aufgetretene Problematik. Hier einige Beispiele: In zahlreichen Fällen ging es um die unbefugte – d.h. ohne Einwilligung erfolgte – Weitergabe von Patientendaten. So muß etwa bei einem Aufenthalt in einer psychiatrischen Klinik die (zumindest konkludente) Einwilligung gegeben sein für die Anbringung eines Namensschildes an der Tür des Krankenzimmers, für Krankenbesuche etc. In diese Rubrik gehört auch der Fall, in dem ein Krankenhausträger (weil ihm die Kostenträgerschaft fraglich erschien) Patienten ohne deren Einwilligung „vorsorglich" dem Sozialamt meldete.

Problematisch ist auch die Verarbeitung von Diagnose- und Behandlungsdaten außer Haus. Neuerdings müssen z.B. nach der Bundespflegesatzverordnung Diagnosestatistiken erstellt werden. Wenn nun einem Dritten zur Erstellung einer Statistik die Daten zur Verfügung gestellt werden, so handelt es sich um eine Offenbarung, für die – wegen fehlender gesetzlicher Befugnis – eine Einwilligung des Patienten mit entsprechender Aufklärung nötig ist. Gegen die Verarbeitung von personenbezogenen medizinischen Einzeldaten außerhalb des Krankenhauses haben die Datenschutzbeauftragten der Länder generell Bedenken erhoben. Rechtswidrig ist auch die Weitergabe der Namen von Insassen einer psychiatrischen Anstalt, von Bewohnern einer Übergangseinrichtung durch die Meldebehörde an die Adressbuchverlage, da in aller Regel derartige Einrichtungen der Anschrift nach der Öffentlichkeit bekannt sind.

Ein Problem, das Patienten psychiatrischer Krankenhäuser erheblich belasten kann, ist die oft routinemäßig eingeleitete Überprüfung der Fahrtauglichkeit durch die Kreisverwaltungsbehörden. Ärzte und Bezirkskrankenhäuser halten diese Maßnahmen häufig für überzogen und unverhältnismäßig. Sie sind der Auffassung, daß viele ihrer Patienten nach der Entlassung aus dem Krankenhaus durchaus zum Führen eines Kfz geeignet sind (gerade im Vergleich mit manchen Herz-Kreislaufpatienten). Die Betroffenen, denen vielfach auch noch die Kosten dieses Überprüfungsverfahrens aufgebürdet werden, reagieren überrascht und verärgert; sie fragen sich, wie die Führerscheinstelle überhaupt davon erfahren konnte. Die Unterrichtung der Kreisverwaltungsbehörde erfolgt – wenn es nicht rein zufällig geschieht – durch das Gericht in Fällen einer Unterbringung nach dem Unterbringungsgesetz und vom Vormundschaftsgericht bei Errichtung einer Pflegschaft.

Die Frage, ob die Führerscheinstellen von der Tatsache einer Unterbringung in einem psychiatrischen Krankenhaus oder einer freiwilligen psychiatrischen Behandlung unterrichtet werden dürfen oder müssen, wird seit Jahren diskutiert. Jedenfalls ist die Datenübermittlung durch die behandelnden Ärzte oder die von der Unterbringung unterrichteten Stellen ein Eingriff in das informationelle Selbstbestimmungsrecht des Betroffenen und bedarf einer gesetzlichen Ermächtigung. Eine solche existiert derzeit noch nicht.

Bevor nun einige Thesen für eine Verbesserung aufgestellt werden, soll das Bundesverfassungsgericht noch einmal zu Wort kommen. Es definiert im Volkszählungsurteil das Grundrecht auf informationelle Selbstbestimmung als die Befugnis des einzelnen, grundsätzlich selbst zu entscheiden, wann und innerhalb welcher Grenzen persönliche Lebenssachverhalte offenbart werden. Insbesondere unter den Bedingungen der automatischen Datenverarbeitung bedürfe diese Befugnis in besonderem Maße des Schutzes. Die individuelle Selbstbestimmung setze voraus, daß dem einzelnen Entscheidungsfreiheit über vorzunehmende oder zu unterlassende Handlungen (und das ist auch die Offenbarung von Informationen) einschließlich der Möglichkeit gegeben ist, sich entsprechend dieser Entscheidung tatsächlich zu verhalten. Vor dem Auge des Lesers entsteht dabei das Bild eines Bürgers, der frei und wohlinformiert darüber entscheidet, welche Daten aus seinem persönlichen Lebensbereich er seinem Gegenüber, dem Staat und seinen Behörden, privaten Unternehmen oder Individuen offenbart.

Jeder von uns kennt die Realität: der normale Durchschnittsbürger wird in allen Lebenslagen mit Informationsansprüchen der verschiedensten Art konfrontiert, wobei solche Auskunftszwänge häufig im Gewand der Freiwilligkeit stecken, weil der Bürger ja Leistungen begehrt und dazu „freiwillig" seine Daten angibt. Die Aufnahme in ein Krankenhaus, die Behandlung bei einem Arzt, der Antrag auf soziale Leistungen hängen davon ab, daß Informationen – in unterschiedlichem Umfang – preisgegeben werden. Wieviel Raum bleibt also dem Bürger noch für seine informationelle Selbstbestimmung? Wenn man all dies nun auf den behinderten Menschen überträgt (und das Bundesverfassungsgericht sprach auch die „Randgruppen" an), so erscheinen die folgenden Forderungen m. E. selbstverständlich:

- Der Schutz der Privatsphäre des psychisch Kranken muß Vorrang haben vor anderen Interessen, technischen Zwängen – und stünden dahinter noch so wertvolle und gewichtige Überlegungen der Gesundheitspolitik, von Forschungsinteressen oder Kostenersparnisbemühungen.
- Am Arztgeheimnis und den vergleichbaren Berufsgeheimnissen ist unbedingt festzuhalten (u. U. sollte eine strafrechtliche Verschärfung angestrebt werden).
- Der Patient ist über Art und Umfang der Verarbeitung seiner Daten aufzuklären – informed consent.
- Das Recht auf informationelle Selbstbestimmung darf nur aufgrund bereichsspezifischer, präziser Regelungen unter genauer Angabe des Verwendungszwecks eingeschränkt werden.
- Bei Datenerhebung unter einem Quasizwang wie bei Sozial- und Pflichtversicherung ist eine Beschränkung auf das Minimum vorzunehmen (Grundsatz der Erforderlichkeit).
- Die Erhebung und Verwendung von Patientendaten muß auf den Behandlungszusammenhang beschränkt sein. Eine Verwendung für andere Zwecke (wie z. B. Forschung) bedarf der Einwilligung des Betroffenen. Trotz der allgemeinen Mit-

wirkungspflicht nach § 60 SGB I darf keine pauschale Einwilligungserklärung verlangt werden.

- In Leistungsakten sollten nicht ganze Krankengeschichten aufgenommen werden.
- Es sollten bestimmte Löschungsfristen eingeführt werden, damit Krankheitsdaten nicht zeitlebens mitgeführt werden.
- Beim Einsatz der Datenverarbeitung müssen technische Sicherungen (jeweils auf dem neuesten Stand) zur Anwendung kommen.

Die Rolle der Sozialhilfeverwaltung in bezug auf das Rehabilitationsrecht

I. Schedl

Eingliederungshilfe als Synonym für Rehabilitation im Sozialrecht

Das Sozialgesetzbuch verwendet in § 29 des Ersten Buches ebenso wie das Bundessozialhilfegesetz (BSHG) in § 39 den synonymen Begriff der *„Eingliederungshilfe":* „Aufgabe der Eingliederungshilfe ist es, eine drohende Behinderung zu verhüten oder eine vorhandene Behinderung oder deren Folgen zu beseitigen oder zu mildern und den Behinderten in die Gesellschaft einzugliedern. Hierzu gehört vor allem, dem Behinderten die Teilnahme am Leben in der Gemeinschaft zu ermöglichen oder zu erleichtern, ihm die Ausübung eines angemessenen Berufs oder einer sonstigen angemessenen Tätigkeit zu ermöglichen und ihn soweit wie möglich unabhängig von Pflege zu machen".

„Eingliederungshilfe wird gewährt, wenn und solange nach der Besonderheit des Einzelfalles, vor allem nach Art und Schwere der Behinderung, Aussicht besteht, daß die Aufgabe der Eingliederungshilfe erfüllt werden kann."

Vor dem Inkrafttreten des BSHG gab es eine besondere Eingliederungshilfe nur für Körperbehinderte nach dem Körperbehindertengesetz vom 27. 02. 1957. Der berechtigte Personenkreis wurde durch verschiedene Gesetzesnovellen langsam erweitert, Hand in Hand damit ging der Wechsel von der Kannleistung zur Pflichtleistung des Sozialhilfeträgers. Aber erst mit der *Dritten Novelle zum BSHG im Jahre 1974* kam für alle nicht nur vorübergehend körperlich, geistig oder seelisch wesentlich Behinderten oder von einer solchen Behinderung bedrohten Personen ein *Rechtsanspruch* auf Eingliederungshilfe.

Die Eingliederungshilfe ist für eine erfolgreiche Förderung Behinderter von grundsätzlicher Bedeutung. Ihr kommt im Gesamtsystem unserer Sozialleistungen eine wichtige Funktion zu. Für die Behinderten, die von anderen Sozialleistungsträgern keine oder nicht alle für ihre Eingliederung erforderlichen Leistungen erhalten, ist sie von ausschlaggebender Bedeutung.

Seelische Behinderung als Voraussetzung

Dieses Symposium befaßt sich allein mit der Rehabilitation in der Psychiatrie. Daher geht es hier nur um den seelisch wesentlich Behinderten i. S. des § 39 Abs. 1 Satz 1 BSHG. Dieser Begriff des seelisch Behinderten steht in der Terminologie des BSHG anstelle des Begriffs des psychisch Behinderten. Die Eingliederungshilfeverordnung, die als Ergänzung zu den Eingliederungshilfevorschriften des BSHG ergangen ist, definiert den Personenkreis der seelisch wesentlich Behinderten in § 3 „als Personen, bei denen infolge seelischer Störungen die Fähigkeit zur Eingliederung in die Gesellschaft in erheblichem Umfang beeinträchtigt ist".

Der Sozialhilfeträger kann i.d.R. nur mit Hilfe eines ärztlichen Gutachtens entscheiden, ob die Voraussetzungen nach § 39 Abs. 1 Satz 1 vorliegen. In einzelnen Fällen kann ein privatärztliches Gutachten ausreichen. Im allgemeinen wird aber das Gesundheitsamt und in Zweifelsfällen der Landesarzt einzuschalten sein.

Die Eingliederungsverordnung hilft dem Sozialhilfesachbearbeiter für die Feststellung einer seelischen Behinderung dadurch, daß im Interesse einer möglichst praktikablen Gestaltung die einzelnen Sachverhalte nicht unter ihrer exakten wissenschaftlichen Bezeichnung enthalten sind, sondern durch Nennung der möglichen Ursachen und Folgen näher erfaßt werden. Abgrenzungsschwierigkeiten ergeben sich besonders bei Kindern und Jugendlichen im Verhältnis zur Jugendhilfe, deren Aufgabe u.a. auch Betreuung bei erzieherischen Schwierigkeiten und Verhaltensstörungen ist. Sofern eine klinische Behandlung oder ständige beschützende Betreuung erforderlich ist, wird i.d.R. davon ausgegangen, daß eine seelische Behinderung eingetreten ist.

Das Vorliegen einer seelischen Behinderung allein löst jedoch Eingliederungshilfe noch nicht aus. Voraussetzung ist vielmehr zusätzlich, daß eine *wesentliche* Behinderung mit den in § 39 BSHG umrissenen Folgen vorliegt. Ist dies nicht der Fall, so kommen zunächst andere Hilfen des Gesetzes zum Zuge, vor allem Krankenhilfe nach § 37 BSHG.

Weitere Tatbestandsvoraussetzung für das Eingreifen der Eingliederungshilfe ist eine *nicht nur vorübergehende* Behinderung. § 4 der bereits genannten Eingliederungshilfeverordnung definiert als eine solche nicht nur vorübergehende Behinderung i.S. des § 39 eine mit einer Dauer von mehr als 6 Monaten.

Aufgaben und Maßnahmen der Eingliederungshilfe

Die Aufgaben der Eingliederungshilfe sind in der bereits zitierten Vorschrift des § 39 BSHG vollständig und abschließend aufgeführt. Ziel aller Maßnahmen ist es, den Behinderten in die Gesellschaft einzugliedern, ihn zu befähigen, einen normalen Platz in der Gesellschaft einzunehmen oder zumindest seine Teilnahme am Leben in der Gemeinschaft spürbar zu fördern.

Diese Aufgabenstellung ist sehr umfassend. Sie ist nicht auf einzelne Bereiche, z.B. das Arbeitsleben, beschränkt, sondern sie bezieht sich auf die gesamte Teilnahme am Leben in der Gemeinschaft, also auch etwa auf Wohn- und Freizeitbedürfnisse.

Für die genannten Ziele stellt § 40 BSHG einen umfassenden Maßnahmekatalog zur Verfügung. Bei der Rehabilitation psychisch Behinderter nimmt im Rahmen dieser Hilfen insbesondere der Personenkreis der verhaltensgestörten jungen Menschen über 18 Jahre zu. Nach Meinung der Sozialhilfeverwaltung müßten hier verstärkt jugendspezifische Leistungen angeboten werden, da aus dem Leistungsbereich der Sozialhilfe nicht die auf diesen Personenkreis abgestimmten Leistungen vorgehalten werden können. Die vorhandenen Einrichtungen sind nur in wenigen Fällen auf dessen Bedürfnisse abgestellt. Es ist zu begrüßen, daß die Entwicklung im Jugendhilferecht eine Ausdehnung der Jugendhilfeleistungen gerade auch auf die gefährdeten Heranwachsenden bis zum 25. Lebensjahr erwarten läßt.

Abgrenzung zu anderen Hilfen, Subsidiarität

Für den uns hier besonders interessierenden Personenkreis der seelisch Behinderten, der psychisch Kranken, kommt im Rahmen der gesetzlichen Bestimmungen, je nach Schwere der Behinderung, auch noch die Hilfe zur Pflege gemäß den §§ 68, 69 BSHG und die Hilfe zur Überwindung besonderer sozialer Schwierigkeiten gemäß § 72 BSHG in Betracht. Bei beruflichen Eingliederungsmaßnahmen ist an die Bundesanstalt für Arbeit zu denken, auch an Rehabilitationsleistungen der Krankenkassen und der Rentenversicherung. Alle diese Maßnahmen sind jedoch nur Kannleistungen nach pflichtgemäßem Ermessen. Die Sozialhilfe muß bei der Klärung eines Einzelfalles sämtliche Hilfen in Betracht ziehen, ganz abgesehen von allen anderen vorrangigen Leistungen außerhalb des BSHG. Es muß hier deutlich werden, daß Sozialhilfeleistungen gegenüber allen anderen möglichen Leistungen subsidiär, d.h. nachrangig sind. Kommt eine spezielle andere Hilfe in Betracht, so erfolgt keine Sozialhilfeleistung. Der einzelne Sachbearbeiter muß praktisch das gesamte Sozialleistungsrecht in seinen Grundzügen beherrschen. Vielleicht ist das ein kleiner Anhaltspunkt für ein besseres Verständnis gegenüber Sozialhilfeverwaltungen.

Werkstätten für psychisch Behinderte

Die Alternative zur Beschäftigung auf dem allgemeinen Arbeitsmarkt ist die Eingliederung in eine Werkstatt für Behinderte. Sie greift nur dann, wenn eine Eingliederung auf dem allgemeinen Arbeitsmarkt auch bei Ausschöpfung aller vorhandenen Hilfsmöglichkeiten zeitweise oder auf Dauer nicht in Betracht kommt. Dabei stellt sich die Frage, ob diese duale Konzeption der beruflichen Eingliederung – primär also Vermittlung auf dem allgemeinen Arbeitsmarkt, subsidiär die Eingliederung in eine Werkstatt für Behinderte – den Belangen psychisch Behinderter auch gerecht wird, ob diese Konzeption wirklich für sie paßt, ob die dazu zur Verfügung stehenden Hilfen ausreichen oder ob die spezifischen Bedürfnisse psychisch Behinderter bei der beruflichen Eingliederung andersartige, neue Hilfen und besondere Einrichtungen erfordern.

So wird häufig behauptet, die Werkstatt für Behinderte sei für die berufliche Eingliederung psychisch Behinderter ungeeignet. Diese Behauptung hält die Sozialhilfeverwaltung für unzutreffend. Gesetzlich verankerte Konzeption ist, daß für alle Behinderten, die wegen ihrer Behinderung nicht auf dem allgemeinen Arbeitsmarkt tätig sein können, adäquate berufsfördernde Bildungsmaßnahmen und Beschäftigungsmöglichkeiten in einer besonderen Einrichtung zur Verfügung gestellt werden müssen. Die Werkstatt für Behinderte hat, was die Art der Behinderung anlangt, allen Behinderten offenzustehen. Sie ist nicht nur für geistig Behinderte und schwerste Fälle körperlicher Behinderung zuständig, sondern auch für die berufliche Eingliederung des Teils psychisch Behinderter verantwortlich, der auf dem allgemeinen Arbeitsmarkt nicht tätig sein kann. Deshalb hat sie sich prinzipiell auch auf diesen Personenkreis einzurichten und alle erforderlichen Voraussetzungen zu schaffen. Allerdings zeigte sich im Laufe der Jahre, daß es besondere Bedürfnisse gibt, die bei bestehenden Werkstätten für Behinderte nicht immer erfüllt werden.

Der bayerische Fachausschuß der Sozialhilfeverwaltungen, der sich aus je einem erfahrenen Sozialpolitiker der sieben Bezirke und deren Leiter der Sozialhilfeverwaltung zusammensetzt, hat nach ausführlicher Beratung zwar die Schaffung eigener Werkstätten für den Personenkreis der psychisch Behinderten abgelehnt. Er hat aber gewisse Besonderheiten zugestanden. So soll z. B. die Betreuung der psychisch Behinderten in einer gesonderten, eventuell räumlich getrennten Abteilung oder in einer ausgelagerten Zweigwerkstätte erfolgen, wenn die Eigenheiten und Anforderungen des zu betreuenden Personenkreises eine Unterbringung in einer gemischten Gruppe nicht mehr zulassen. Dies bedeutet, daß leichter psychisch Behinderte in gemischten Gruppen verbleiben, während bei schwereren psychischen Behinderungen eine besondere Gruppe gebildet wird. Für einen Betreuer ist es außerordentlich schwierig, auszugleichen zwischen einem grundsätzlich sehr leistungsfähigen psychischen Behinderten, der aber Leistungsschwankungen unterliegt und einem, u. U. etwas weniger leistungsfähigen, aber begeistert und kontinuierlich arbeitenden geistig oder körperlich Behinderten.

Des weiteren wurde für die Betreuung psychisch Behinderter ein besonderer Personalschlüssel vereinbart.

Probleme im Zusammenhang mit der Gewährung von Sozialhilfeleistungen

Sozialhilfe wird nur unter Heranziehung von Einkommen und Vermögen gewährt. Zwar gelten für die hier in Frage stehenden Hilfen in besonderen Lebenslagen gemäß den §§ 79 ff BSHG großzügigere Einkommens- und Vermögensgrenzen als für die laufenden Hilfen zum Lebensunterhalt. Es ist jedoch nicht zu verkennen, daß bei den Rehabilitanden der Einsatz des Einkommens und Vermögens, also die geforderte Eigenleistung, dem Aufbau von Motivation zu Einkommenserwerb und Einkommensgebrauch unmittelbar und manchmal nachhaltig entgegenwirken kann. Diese Motivation sollte aber ein tragender Grundpfeiler des gesamten Rehabilitationsprozesses sein.

Neben der Eigenleistung ist ein weiteres Problem für den psychisch Behinderten die subjektiv teilweise stark erlebte Stigmatisierung als Sozialhilfeempfänger. Sozialhilfe ist das letzte Auffangnetz in sozialen Schwierigkeiten. Diese Erkenntnis zu bewältigen, daß jetzt praktisch der letzte hilfeleistende Träger zuständig wird, ist für keinen, und besonders nicht für einen bereits Erkrankten, leicht.

Zu bedenken ist auch, daß die Sozialhilfe von ihrem gesetzlichen Auftrag her nur einen Minimalstandard finanziert. Nicht alles, was sinnvoll, förderlich oder gar optimal ist, wird als Sozialhilfeleistung gewährt, sondern nur das, was unbedingt erforderlich ist.

Die Mitarbeiter der Sozialhilfeverwaltung verkennen dieses Problem nicht, aber sie sind gehalten, die gesetzlichen Anforderungen der Sozialhilfe genauestens zu erfüllen. Sie müssen immer bedenken, daß sie die Verantwortung zu gesetzmäßigem Handeln und verantwortbarer Verwaltung öffentlicher Gelder haben. Zudem erfolgt im gesamten Leistungsbereich eine ständige Rechnungsprüfung.

Es läßt sich daher nicht vermeiden, daß hier des öfteren die Vorstellungen von der fachlichen Notwendigkeit kollidieren mit der vom Sozialhilfeträger zugestandenen Ausstattung, etwa in bezug auf Gratifikation des Personals und Betreuungsaufwands. Dies gilt um so mehr für die vom einzelnen subjektiv als erforderlich empfundenen Leistungen.

Zusammenfassung

In Zeiten hoher Arbeitslosigkeit, wie wir sie schon länger haben, fallen immer mehr psychisch Behinderte durch das Netz der vorrangig Leistungsverpflichteten, wie Arbeitsamt, Rentenversicherungsträger und Krankenkassen, und landen bei der Sozialhilfeverwaltung, dem subsidiären Leistungsträger. Dazu kommt, daß durch die steigenden Anforderungen an dem einzelnen Arbeitsplatz, wie sie heute bestehen, die Voraussetzungen für eine sinnvolle Rehabilitationsleistung nach RVO oder Arbeitsförderungsgesetz immer schwieriger zu erfüllen sind. Auch aus diesem Grund erweitert sich der Zuständigkeitsbereich der Sozialhilfeverwaltung.

Erschwerend kommt hinzu, daß alle Rehabilitationsleistungen anderer als der Sozialhilfeverwaltung nur nach pflichtgemäßem Ermessen im Rahmen der vorhandenen Haushaltsmittel gewährt werden. Angesichts der knappen Haushaltssituation sind die vorrangig Leistungsverpflichteten um so eher bereit, dieses Ermessen bei der Gewährung von Rehabilitationsleistungen restriktiv auszuüben.

Aus den Erfahrungen der Sozialhilfeverwaltung zeigt sich allerdings deutlich, daß hier dem psychisch Behinderten mögliche Hilfe entzogen wird, während sie der körperlich Behinderte seit langen Jahren extensiv erhält. Es fehlt im Bereich der psychisch Behinderten an der durchgängigen Anerkennung von Rehabilitationseinrichtungen. Dies wird zwar derzeit versucht über die Vereinbarung zwischen Kranken- und Rentenversicherungsträgern zum sog. Reha-Anpassungsprofil. Die Anforderungen aber, die hier an die im übrigen nur tröpfchenweise geplante Anerkennung von Rehabilitationseinrichtungen für psychisch Kranke gestellt werden, sind sehr hochgeschraubt und entsprechen nicht den Erfahrungen der Sozialhilfe bei der Rehabilitation psychisch Kranker. Ich verweise hier nur auf die begrenzte Zeitdauer, die für eine erfolgreiche Rehabilitation nach dem Reha-Anpassungsprofil vorgesehen ist.

Die Sozialhilfe fordert dringend eine bessere Rehabilitation des psychisch Kranken durch Krankenkassen und Rentenversicherungsträger, da bei der derzeitig zunehmenden Zahl von Rehabilitationsfällen in der Sozialhilfe die Benachteiligung gegenüber den körperlich behinderten Rehabilitanden augenfällig wird.

Forensische Psychiatrie

W. Goudsmit

Gerade bei der forensischen Rehabilitation besteht eine starke Wechselwirkung zwischen Gesellschaft und Individuum, und zwar auf verschiedenen Ebenen. Es geht nämlich sowohl um die individuelle Person des zu Rehabilitierenden und desjenigen, der als Rehabilitationshelfer auftritt, als auch um die Gesellschaft, in der beide leben und von der beide ein Teil sind. Gerade die gesellschaftliche Beziehung dieser Patienten wurde durch deren straffälliges Verhalten getrübt. Darum ist die erste Voraussetzung jeglicher Rehabilitierung, daß die Gesellschaft hierzu bereit ist. Diese Gesellschaft, das sind wir alle, das ist der Staat, das ist die Gerichtsbarkeit, das sind die Gesetze und das sind letztlich auch du und ich. Hieraus ergibt sich, daß eine forensische Rehabilitation nur dann möglich ist, wenn drei Voraussetzungen erfüllt sind. Ich nenne sie auch die drei Stufen der Rehabilitation.

Kurz gesagt, verstehe ich hierunter folgendes: Die erste Stufe der Rehabilitation beginnt in der Gesellschaft, dort, wo sich der Konflikt der Patienten abgespielt hat und noch immer abspielt. Voraussetzung ist Verständnis bei den Justiz- und Gesundheitsbehörden, bei Institutionen für forensische Sozialarbeit, bei Psychologen, Psychiatern und methodisch geschulten Psychotherapeuten und natürlich bei möglichst vielen Mitgliedern dieser Gesellschaft. Die zweite Stufe der Rehabilitation umfaßt das gesamte Gebiet der Sozialtherapie in all ihren Facetten und die dritte Stufe umfaßt die eigentliche Phase der methodischen Psychotherapie; eine Phase, die nicht in jedem Fall erreicht wird.

Da *die erste Stufe* Voraussetzung jeglicher Rehabilitation ist, verdient gerade diese erste Stufe unsere besondere Aufmerksamkeit. Ohne die Bereitschaft der Obrigkeit, finanzielle Mittel zur Rehabilitation zur Verfügung zu stellen, und ohne eine entsprechende soziale Gesetzgebung ist wenig zu erreichen. Institutionen müssen vorhanden sein oder geschaffen werden, Mitarbeiter langjährig und gut ausgebildet werden, und es muß genügend Zeit für die verschiedenen Formen der Behandlung, die jeweilig in Betracht kommt, zur Verfügung stehen. Dies gilt sowohl für die institutionelle als auch für die ambulante Behandlung. (Auf die Unterschiede kann ich im heutigen Rahmen nicht im einzelnen eingehen, schon deswegen, weil forensische institutionelle Rehabilitierung in der Bundesrepublik und in den Niederlanden zu unterschiedlich sind, allein schon in bezug auf die Legislatur.) Wie bereits gesagt, erfordert forensische Rehabilitation finanzielle Mittel. Auf lange Sicht ist jedoch eine gelungene Rehabilitation billiger als die Folgen vieler Rückfälle, d.h. neuer Straftaten. Strafanstalten sind leider unentbehrlich, zugleich aber auch sehr teuer, wenn man sie in Beziehung zu den Resultaten sieht, die erreicht werden. Voraussetzung für diese Arbeit ist eine gründliche Kenntnis der Sozio- und Psychogenese, wie auch der biologischen Faktoren, ebenso wie die Erfahrung mit den in Frage kommenden Behandlungsmethoden.

Es ist auffallend (jedoch nicht ganz unverständlich), wieviele Vorurteile in der Gesellschaft die Rehabilitation von Delinquenten erschweren, leider auch bei vielen Psychiatern, Psychologen und Sozialarbeitern. Zu oft wird nur auf die oberflächlichen Symptome und das Symptomverhalten gesehen, wobei man die Frage nach dem Ursprung des Verhaltens vergißt. Auch Klischeedenken spielt eine große Rolle. Baan (1961) hat seinerzeit deutlich gemacht, wie erschreckend groß die Zahl der Fälle war, in denen die ursprüngliche Primärdiagnose nicht stimmte. Auffallend ist, daß gerade diese Falschdiagnosen häufig den Stempel „Psychopathie" trugen. Es gilt darum, die Primärdiagnose exakter zu stellen und nach einiger Zeit kritisch zu überprüfen, um zu einer besseren Sekundärdiagnose zu kommen. Der Ruf nach Objektivität, so gerechtfertigt er auch ist, kann eine Untersuchung der Subjektivität des Patienten niemals ersetzen. Erst eine multidisziplinäre Untersuchung kann meist zu einer wirklichen Diagnose führen, die mehr ist als eine Klassifikation oder ein Etikett. So wichtig Klassifikation auch ist, man darf sie niemals mit Diagnostizieren verwechseln. Die forensisch-psychiatrische Diagnostik ist nicht leicht. Sie wird besonders erschwert durch die massiven Abwehrmechanismen der betroffenen Patienten, die den Untersucher häufig auf falsche Spuren führen. Hinzu kommt in vielen Fällen der oft sehr überzeugend wirkende Scheinkontakt des Patienten, der viele Untersucher verschiedener Disziplinen irreführt.

Eine andere Voraussetzung, besonders für *die zweite Stufe* forensischer Rehabilitation, ist das Vorhandensein einer sozial-therapeutischen Infrastruktur. Das bedeutet: Dienste für forensische Sozialarbeit mit erfahrenen und gut ausgebildeten Mitarbeitern, Möglichkeit eventuell weitergehender, diagnostischer Arbeit, Angebote für die Fortbildung und Freizeitgestaltung der Probanden und last but not least ist es in manchen Fällen gut, motivierte und geeignete freiwillige Mitarbeiter zur Verfügung zu haben. Die Arbeit mit diesen freiwilligen Mitarbeitern hat natürlich nur dort Sinn, wo es die Möglichkeit einer Supervision gibt.

Wenn man bedenkt, mit welcher Selbstverständlichkeit wir der Behandlung neurotischer Patienten allen Raum und alle Zeit geben (und das mit Recht), ist es unbegreiflich, wie wenig bereit Obrigkeit und Therapeuten sind, diesen viel schwerer gestörten forensischen Patienten Zeit, Geduld und Zuwendung zu gewähren. Auf die verschiedenen Formen der Sozialtherapie, wie der methodischen Psychotherapie kann heute nicht eingegangen werden; hier muß ich auf die entsprechende Literatur verweisen.

Bezüglich der *dritten Stufe der Rehabilitation* ist zu sagen, daß es gravierende Unterschiede zwischen verschiedenen Behandlungsformen für neurotische Patienten und denen für Delinquenten gibt. Die Letzteren verlangen eine viel größere Flexibilität, oft ist eine prätherapeutische Behandlung notwendig. Diese Behandlung muß sich den Nöten und den Möglichkeiten und Bedürfnissen des Patienten anpassen. Manchmal ist es notwendig, daß die Arbeit im Team geschieht und sowohl von einem erfahrenen forensischen Sozialarbeiter als auch einem Psychotherapeuten durchgeführt wird.

Forensische Rehabilitation ist nicht ohne Fallen und Wiederaufstehen möglich. In der Praxis gibt man oft viel zu früh auf, das betrifft sowohl den Klienten als auch den Therapeuten. Wer die persönlichen und sozialen Hintergründe der Patienten kennt, begreift, mit wieviel Mißtrauen sie einer Rehabilitation oder Behandlung gegenüberstehen. Sie sind so oft bestraft und enttäuscht worden, immer war es ihre

Schuld, daß es schief ging, schon als kleines Kind hörten sie das, so daß sie auch von der Rehabilitation wenig erwarten und eher eine Manipulation fürchten, der sie sich lieber entziehen wollen. Wir sehen darum oft, daß Klienten, gerade wenn die Arbeit Früchte zu bringen scheint, sich der Behandlung zu entziehen versuchen. Wer diesen Mechanismus nicht kennt und versteht, wird keine Erfolge bei forensischer Rehabilitation haben.

Ein besonderes Problem ist das der Konfrontation. Man kann hier von einer Konfrontationstoleranz sprechen, die in vielen Fällen am Anfang der Behandlung besonders gering ist. Das ist verständlich, da die Klienten in ihrem bisherigen Leben zu oft und nicht immer adäquat konfrontiert wurden. Wenn man auf die Konfrontationstoleranz des Klienten Rücksicht nimmt, erfährt man, daß diese Toleranz im Laufe der Behandlung wächst. Selbstverständlich darf Konfrontation niemals als Vorwurf empfunden werden: das klingt einfach, ist in der Praxis jedoch keineswegs leicht.

Jeder Schritt in der Behandlung muß deutlich sein und absolut ehrlich. Lügen in einer Behandlung ist eine Form von Mißhandlung. Hier zeigt sich die Richtigkeit dessen, was Freud vor vielen Jahren gesagt hat, daß die wichtigste Eigenschaft eines Therapeuten dessen persönliche Zuverlässigkeit ist. In vielen Fällen gilt es, eine dyadische Beziehung aufzubauen, die davor kaum oder manchmal gar nicht bestanden hat. Vielleicht liegt hier sogar das Hauptproblem: Wie soll man zu einer therapeutischen Beziehung mit dem Klienten kommen, wenn dieser noch keine Erfahrung in einer zwischenmenschlichen Beziehung hat oder nur überwiegend bzw. manchmal sogar ausschließlich schlechte Erfahrungen gemacht hat? Aus allem zeigt sich, daß forensisch-psychiatrische Behandlung ohne gründliche Schulung und Kenntnis der Psychodynamik nicht möglich ist. Eine psychiatrische Ausbildung ohne eine psychotherapeutische Ausbildung ist meiner Ansicht nach obsolet; für die forensisch-psychiatrische Therapie ist eine psycho-dynamische Ausbildung unerläßlich. Leider ist intensive-care-treatment psychiatrischer (und forensisch-psychiatrischer) Patienten noch längst nicht Gemeingut, in der intramuralen Behandlung ist sie jedoch unentbehrlich. Ohne diese psychiatrische Intensivbehandlung wäre die Arbeit in unseren niederländischen forensisch-psychiatrischen Kliniken undenkbar. Was für die intramurale Behandlung die Intensivstation ist, sollte für die extramurale Behandlung eine auf lange Zeit gesicherte und zuverlässige Begleitung oder, wo das angezeigt ist, methodische Behandlung der Patienten sein. Es ist ein Elend, daß wir heute in vielen Fällen sehr wohl wissen, wie forensische Rehabilitation geschehen muß, daß wir jedoch die dazu nötigen Mittel nicht bekommen.

Das schwierigste Problem ist das der Vorbeugung. Hierüber sind umfangreiche Bibliotheken geschrieben worden. Es ist ausgeschlossen, in einigen Sätzen zu sagen, worum es bei der Vorbeugung geht. Wohl ist es immer wieder nötig, darauf hinzuweisen, daß eine gesunde Entwicklung des Kindes in einer seelisch und sozial gesunden Umgebung Voraussetzung ist. Gerade hier fehlt es in einer Wohlstandsgesellschaft, in der stets wachsende materielle Ansprüche noch immer höher bewertet werden als die harmonische Entwicklung eines Kindes. Nicht die Eltern haben Recht auf ein Kind, sondern ein Kind hat das Recht auf eine elterliche Umgebung, die es ihm ermöglicht, seine Fähigkeiten zu entwickeln. In den frühen sechziger Jahren hat Alexander Mitscherlich das Buch über die vaterlose Gesellschaft geschrieben; wer hat heute den Mut, über die „mutterlose Gesellschaft" zu schreiben?

Immer wieder ist die unglaubliche Diskrepanz aufzuzeigen zwischen den geringen finanziellen Mitteln für die psychische Volksgesundheit im Vergleich zu den Mitteln für somatische Erkrankungen. Und das, obwohl wir sehr gut wissen, daß ein beträchtlicher Teil der somatischen Erkrankungen vom Ursprung her sozial-psychischer Natur sind wie u. a. die Spätfolgen von Tabak- und Alkoholabusus. Die Obrigkeit streicht Riesensummen an Tabak- und Alkoholsteuer ein; wenn es aber um die Behandlung von Spätfolgen von endemischem Alkohol- und Tabakabusus geht, stellt sie sich taub und blind. (Leider ist es nicht möglich, auf das Drogenproblem und die AIDS-Problematik einzugehen. Leider ist die Gesellschaft auch in diesen für sie selbst bedrohlichen Fällen nur bereit zu billigsten symptomatischen Maßnahmen, die an der Ursache der Leiden vorbeigehen.)

Ich habe im Anfang bedauert, daß so wenig an gründlicher Untersuchung, Diagnostik und Behandlung sowie sachverständiger Begleitung für diese zu rehabilitierende Patientengruppe getan wird. Es ist, glaube ich, ein Zeichen des Standes einer Zivilisation, wieviel sie für ihre schwächsten Mitglieder übrig hat.

Literatur

Baan PAH (1961) Some basic considerations underlying treatment policies. Bulletin of the Menninger Clinic 175–185

Goudsmit W (1985) Zwischen Scylla und Charibdis. Chancen und Verführungen des Psychoanalytikers im Umgang mit delinquenten Patienten in der forensisch-psychiatrischen Arbeit. In: Friedrich V, Ferstl H (Hrsg) Bruchstellen in der Psychoanalyse. Eschborn, S 74–90

Goudsmit W (1986) Delinquent und Gesellschaft. Wege zum Verständnis und zur Therapie von Straftätern. Göttingen

Mitscherlich A (1963) Auf dem Wege zur vaterlosen Gesellschaft. R Piper & Co Verlag, München

V. Die Gesellschaft und der psychisch Kranke

Die Arbeitsgesellschaft und die (psychisch) behinderten Menschen in Gesellschaft, Wirtschaft und Arbeitsleben

J. Neumann

1. Rehabilitation hat wesentlich zu tun mit der (Wieder-)Herstellung von Identität, sozialer Kompetenz und Selbstvertrauen. Status und Rolle des Individuums werden dabei in unserer Gesellschaft ganz wesentlich von seiner Arbeits- und Leistungsfähigkeit definiert. Andererseits wird Behinderung – wie alle Problemlagen der Individuen – von der Gesellschaft induziert und definiert (Fromm 1980). Derjenige nämlich gilt als behindert, der die von der Gesellschaft gemachten Vorgaben nicht zu erfüllen vermag oder der sich weigert, sie zu erfüllen. Vom Kindergarten bis zu den Schulen wird zunehmend anspruchsvoller selektiert: Es fallen alle jene durch den Raster, die den wachsenden Anforderungen nicht entsprechen. Dabei ist unbestritten, daß es eine bestimmte Anzahl von Menschen gibt, die aufgrund ihrer Geburt oder einer Krankheit in schwerer, ja schwerster Weise körperlich, psychisch oder geistig behindert sind. Solche Behinderungen können in einer Person kulminieren. Es geht hier nicht um das ebenfalls sehr drängende und schwierige Thema der Rehabilitationsbemühungen bei mehrfach und schwerst Behinderten, sondern es geht – gewissermaßen idealtypisch – um die Akzeptanz der Arbeitsgesellschaft gegenüber den Behinderten unterschiedlichster Genesen.

Prof. Ulrich Lohmar, der Vorsitzende der Stiftung Kommunikationsforschung in Bonn, hat fünf Tendenzen, die für die künftige Entwicklung unserer Gesellschaft bestimmend sein werden, formuliert. Seine Aussagen beschäftigen sich zwar nicht mit den hier interessierenden Menschengruppen; er hat nur den produktiv-innovatorischen Menschen mit technischer Intelligenz vor Augen. Seine Thesen sind keineswegs extrem; sie geben vielmehr im Kern wieder, was die Berufsforschung (z.B. Prognos 1982; v. Rothkirch u. Tessaring 1986, 109ff) insgesamt prognostiziert.

„Flexible Kopfarbeit tritt mehr und mehr anstelle von einfacher Handarbeit."
Nicht nur Handfertigkeit, sondern auch musische Begabungen verlieren an gesellschaftlichem Wert. Der nichttechnisch-intellektuell begabte Mensch ist kein brauchbarer Rohstoff für die geplante Produktions- und Konsumwelt. Die steigenden Anforderungen an die intellektuellen Qualifikationen setzen insgesamt bei der Bevölkerung (auch als Konsumenten) mehr abstrakte, theoretische, systematische, dispositive und planende Denkleistungen und mehr Verstehen von komplexen Zusammenhängen und Interdependenzen voraus (Klauder 1986, 12). Auf der anderen Seite ist für leidende Menschen – und behinderte Menschen sind auch leidende Menschen – in dieser produktiv-konsumistisch entfremdeten und entfremdenden Welt kein Platz – und das bedeutet aber auch keine Lebensrechte und keine Lebensmöglichkeiten.

„Das Modell des statischen Lebensberufes wird durch häufige Wechsel der Berufsbilder und der Arbeitsanforderungen abgelöst."
Das bedeutet: Nicht nur Entwurzelung und Verfügbarkeit der Intelligenten, sondern auch die Unmöglichkeit, durch Beharrlichkeit und andauernden Fleiß eine spezielle,

begrenzte Fertigkeit zu erlernen und auf diesem Gebiet wenigstens eine gewisse Könnerschaft zu erwerben. Gefragt ist vielmehr funktionelle Flexibilität, über die behinderte Menschen meist nicht verfügen. Abgesehen davon jedoch wird der permanente Streß des Wechsels der Berufsbilder und der Arbeitsanforderungen sowie die damit verbundene Forderung nach Leistungssteigerung zunehmend mehr Menschen zu Frühinvaliden machen. Wir haben heute bereits in den leitenden technischen und kaufmännischen Zentralen großer Unternehmen ein erstaunlich geringes Durchschnittsalter der dort verantwortlich Tätigen; ihre Altersgrenze liegt in manchen Bereichen bereits bei 50 Jahren.

Damit aber haben Menschen in den besten Lebensjahren häufig keine berufliche Perspektive mehr, was zu ständig wachsenden psychosozialen Problemen führt. Hier werden sich vermutlich neue Berufsfelder eröffnen. Das Alter – einst Hort der Tradition und der Weisheit – ist jetzt (bei körperlicher Gesundheit und Vitalität) ein Zustand der Behinderung im beruflichen und sozialen Leben, ein Zustand, den so gut wie jeder erfahren wird. Flexibilität und Wechsel der Berufsbilder signalisieren nichts weniger als ein neues Sklavenzeitalter: dem Menschen wird seine eigene Kreativität genommen, soweit sie nicht auf den technologisch-produktiven Charakter der Gesellschaft ausgerichtet ist. Er wird zwar weniger bezahlte Arbeit leisten müssen, aber um sie leisten zu können, muß er sich fortlaufend qualifizieren und dafür einen Teil seiner (großen) Freizeit einsetzen.

„Dezentralisierung der Arbeit und Delegation von Entscheidungen verdrängen die bisherigen Zentralisierungen":
Das dürfte in dieser Pauschalität unzutreffend sein. Wahrscheinlich ist vielmehr, daß global vernetzte Kapitalakkumulation und Produktionsstätten zwar dezentral produzieren, jedoch ihre Produktionskapazitäten durch zentrale Rechner gesteuert und kontrolliert werden. Delegation von Entscheidungskompetenz wird nur im Bereich des Managements stattfinden, nicht aber in die Produktionseinheiten hinein, die vielmehr automatengesteuert produzieren (die Arbeitsautonomie wird eingeengt: Schumann 1986, 47). Das bedeutet: Der gesamte industrielle Sektor fällt als Arbeitsmöglichkeit für behinderte Menschen künftig aus. Automaten können diese Arbeit besser, schneller und wesentlich billiger leisten! – Es wird nachher zu fragen sein, ob das nicht ein Segen für die arbeitenden Menschen allgemein und für die behinderten Menschen im besonderen sein könnte, wenn sie z. B. in den Werkstätten für Behinderte nicht mehr der Monotonie primitiver Arbeit unterworfen sind.

„Die bloße Teilnahme des einzelnen an der Arbeitswelt wird durch verantwortliche, kooperative Teilnahme von Gruppen abgelöst."
Das bedeutet: Die einzelnen Planungs-, Produktions- und Vertriebsprozesse werden so hochkomplex, daß sie nur noch durch computerunterstützte Kooperation von Spezialisten zu bewältigen sein werden. Leistungsschwache Mitglieder werden von der Gruppe selbst ausgesondert werden. Diesen Anforderungen werden immer weniger Menschen und wenn, dann nur für immer kürzere Zeit zu entsprechen vermögen. Diejenigen, die diese Arbeiten eine Zeitlang leisten, werden sehr bald sich selbst entfremdete Menschen, die oft wenigstens partiell (physisch-emotional bzw. sozial) als behindert einzustufen sein werden.

„Die Monotonie von Arbeitsvorgängen wird durch Kombinatorik und Kreativität zur Seite gedrängt."

Das bedeutet: Auf der Ebene der Produktion wird es kaum mehr Arbeitsplätze geben. Menschen werden nur noch dort gebraucht, wo Kombinatorik und – technische – Kreativität zu entwickeln ist: in der Planung, der Konstruktion, der Produktionseinrichtung und

- Überwachung sowie im Marketing. Wenn diese (von mir kurz kommentierten) Annahmen Lohmars stimmen – und im Augenblick spricht die gesamte Berufsforschung dafür, vorausgesetzt, die Menschheit erlebt diese schöne neue Welt noch –, wird es
- in der Industrie Arbeit nur noch für flexible, hochintelligente Spezialisten geben,
- immer mehr therapeutische Berufe geben müssen, die versuchen, die durch die absolute Entfremdung hervorgerufenen psychosozialen und somatischen Schäden zu lindern. Neue Berufszweige in der Freizeit, Konsumenten- und Altenbetreuung werden sich herausbilden.

Die zitierten Sätze klingen ja eigentlich positiv: „Flexible Kopfarbeit", „Ablösung des statischen Lebensberufes", „Dezentralisierung der Arbeit", „Verantwortliche, kooperative Teilhabe" und „Kombinatorik und Kreativität"; in Wahrheit offenbaren sie einen rein funktionalen, letztlich inhumanen Produktivitätszwang: dem Menschen ergeht es wie den von ihm geschaffenen Maschinen: der weniger produktive Typ wird durch den leistungsfähigeren abgelöst. Eine wahrhaft apokalyptische Vision, die deutlich werden läßt, wie sehr anonyme und international vernetzte Kapitalinteressen – viel stärker als Gewinnstreben einzelner Personen – nicht nur die Umwelt, sondern auch die Menschen zerstören: Wie es auf der einen Seite gar nicht mehr um die Bereicherung des einzelnen geht, so geht es auf der anderen Seite auch nicht mehr um das Wohl des Menschen, sondern um die Funktionalität der Systeme. Behinderte, also nicht mehr funktional einsetzbare, nicht mehr funktionierende Menschen sind technischer Ausschuß.

2. Nimmt man die Signale dieser Entwicklungen ernst, wird man gewahr, daß die Arbeit immer anspruchsvoller wird: sie verlangt zunehmend höhere Qualifikationen und lebenslanges Lernen, folglich schließt sie andererseits zunehmend eine größere Anzahl von Menschen aus diesem statusgebenden Prozeß der Arbeit aus. Die Zahl der strukturbedingten und chronischen Arbeitslosigkeit wird kaum sinken. Da die Leistungsanforderungen allgemein wachsen, weshalb sogar die allgemeine Abiturpflicht gefordert wird (Gränzer 1985, 27 u. a.), wird ein großer Teil dieser marginalisierten Personen dann als „Behinderte" zu bezeichnen sein. Sie werden es schwer haben, „Nischen" zu finden, in denen für sie eine sinnvolle Arbeit möglich sein kann.

Die Zahl derjenigen, die den intellektuellen und psychischen Anforderungen nicht mehr zu entsprechen vermögen, dürfte zunehmen. Zu den lernbehinderten und psychisch behinderten Menschen kommen die sozial behinderten, jene also, die durch Zufall – etwa Konkurs ihrer Firma –, falsche Disposition – etwa verkehrte Berufswahl – oder Krankheit, Unfall oder Alter keine qualifizierten und qualifizierenden Berufe (mehr) auszuüben vermögen. Wir haben angedeutet, daß in verantwortlichen Positionen des mittleren Managements die Altersgrenze sinkt. Jene Menschen, die den entfremdenden und destruktiven Anforderungen des Berufs nicht mehr zu entsprechen vermögen, werden als psychisch behindert klassifiziert werden. Eine individuelle Therapie wird jedoch die gesellschaftlich induzierten Pathogenesen nicht zu beheben vermögen. Vielfach wird diese gesellschaftliche Verursachung der Krankheiten der Individuen ausdrücklich in Abrede gestellt werden, da sie im Einzelfall noch schwerer zu „beweisen" sein dürfte, als die Schädigung durch Umweltverschmutzung, Lärm und erhöhte Strahlenbelastung.

3. Trotz ernstgemeinter (professioneller) Bemühungen, die Behinderten als ebenbürtige Menschen zu akzeptieren, wird das Unbehagen in der Gesellschaft diesen „unproduktiven" und „leistungsschwachen" Menschengruppen gegenüber – unterschiedlich zwar – insgesamt eher zunehmen. In dem Maße, wie aufgrund steigender Anforderungen und dementsprechend geänderten Definitionen von Arbeitsfähigkeit und produktiver Funktionalität, die Zahl der Menschen mit Behinderungen unterschiedlicher Genese und verschiedener Grade – einschließlich der Frührentner – zunehmen wird, werden die gesellschaftlichen Pobleme ansteigen. Zu den lernbehinderten, psychisch und geistig behinderten Menschen wird eine rasch anwachsende Zahl sozial Behinderter hinzukommen. Damit werden die Probleme potenziert, nämlich die der Finanzierung einer sinnvollen Therapie und Betreuung; proportional dazu werden die Arbeitsmöglichkeiten für solche Menschen im rehabilitativen Bereich stetig geringer werden. Mit wachsendem Problemdruck wird die gesellschaftliche Akzeptanz und Rücksichtnahme auf behinderte Menschen abnehmen: Die Behinderten werden – wohl noch deutlicher als bisher – als „Versager" in der Leistungsgesellschaft stigmatisiert werden. Wir können heute bereits beobachten, daß aufgrund struktureller Arbeitslosigkeit die potentiell Erwerbstätigen, die aus dem Arbeitsprozeß ausgeschlossen worden sind, also die Arbeitslosen, von ihren noch „arbeithabenden" Kollegen nicht nur keine Solidarität erfahren, vielmehr diskriminiert werden. Die bisherigen untersuchungen lassen erkennen, daß je verbreiteter die Angst vor der Arbeitslosigkeit ist, die Diskriminierung der Arbeitslosen zunimmt. Eine Solidarisierung der Diskriminierten – der Arbeitslosen, Behinderten und Alten – ist im Augenblick wenigstens noch nicht abzusehen (vgl. Bonß u. Heinze 1984, 7–49; Offe 1984; Winkel 1979, 32ff); die Entwicklung im Bereich der alten Menschen („Graue Panther") signalisiert allerdings hier eine „politische" Wende im Denken und Verhalten diskriminierter Gruppen.

4. Die aus den von mir angedeuteten Entwicklungsmöglichkeiten resultierenden Probleme dürften sich deshalb verschärfen, weil die Fähigkeit des Menschen zu technischen Innovationen stärker gewachsen ist als sein Vermögen auf die dadurch entstandenen Notwendigkeiten ebenso sachangemessen wie human zu reagieren. Es ist uns bislang nicht gelungen, den naturwissenschaftlichen Erkenntnissen entsprechende humanwissenschaftliche Verhaltensweisen, die wenigstens weithin akzeptiert wären, zu entwickeln (vgl. Elias 1986, 13ff). Insgesamt stellt sich die Frage nach der Loyalitätskapazität der (künftigen) Gesellschaft: Die Frage wird insbesondere sein, wie mit den latenten und manifesten Ängsten umgegangen wird: es zeigt sich bereits, daß die Verdrängung realer Ängste, etwa der Ungewißheit der eigenen beruflichen Existenz, diffuse Ängste erzeugt, die zwar ebenfalls einen realen Kern haben, jedoch viel weniger verstehbar sind und deshalb der Angstableitung durch Verlagerung dienen. Daraus wiederum entsteht soziale Destruktivität und eine latente Nekrophilie, eine unbewußte und ungewußte, aber wirksame Zerstörungs- und Todessehnsucht

als Ausdruck der banalen Alltäglichkeit der Anomalien: etwa die Selbstverständlichkeit, mit der unsere Gesellschaft Arbeitslosigkeit und Frührentner schafft, Verkehrstod, Umweltverseuchung sowie den immer hektischer werdenden Kreislauf von Produktion und Konsum hinnimmt. Gegen diese mögliche Fehlentwicklung hilft nicht „mehr Staat"! Im Gegenteil, dadurch werden – wie gegenwärtige Beispiele zeigen – nur noch mehr Ängste produziert. Notwendig wäre der konsequente Versuch, durch Veränderung der ökonomischen Prozesse ein Klima sozialer Verantwortung zu schaffen. Ein solches Umdenken hat jedoch noch nicht einmal in den Anfängen begonnen.

In bezug auf die Rehabilitation muß darum überlegt werden, auf welche Ziele hin rehabilitiert werden soll. Denn eine Rehabilitation allein auf Eingliederung in den Produktionsprozeß ist für alle nicht rein Körperbehinderten überholt. Sie hat i.d.R. keinen Sinn mehr, obwohl von seiten der Möglichkeiten ihrer Klientel, als auch im Blick auf die Berufschancen. Darum scheint es eine vordringliche Aufgabe für diejenigen zu sein, die sich um die Rehabilitation bemühen, sich über die Ziele klar zu werden. Auf die Voraussetzungen für solche Zieldefinitionen wollten meine Ausführungen aufmerksam machen.

Die Frage schließlich, ob es für die solchermaßen vom Arbeitsprozeß ausgeschlossenen Behinderten nicht sogar gut sein könnte, wenn sie nicht mehr dem Zwang monotoner und primitiver Arbeit unterworfen wären, läßt unberücksichtigt, daß auch in der künftigen Gesellschaft der Status des Individuums ebenso wie die Konstituierung der Persönlichkeit von der Tatsache der Arbeit und ihrer Qualität abhängig sein werden. Auch die beste Spieltherapie wird dafür keinen Ersatz bieten können.

Literatur

1. Bonß W, Heinze RG (1984) Arbeitslosigkeit in der Arbeitsgesellschaft. Suhrkamp, Frankfurt, S 7–49
2. Brinkmann C (1978) Finanzielle und psycho-soziale Belastung während der Arbeitslosigkeit. In: Wacker A (Hrsg) Vom Schock zum Fatalismus? Campus, Frankfurt New York, S 88ff
3. Elias N (1986) Was ist Soziologie? Juventa, 5. Aufl
4. Fromm E (1980) Gesamtausgabe Bd IV. Gesellschaftstheorie. DVA, Stuttgart
5. Gränzer W (1985) Die Dummheit vom intelligenten Computer. In: aktions-Report 22:26–27
6. Klauder W (1986) Technischer Fortschritt und Beschäftigung. Zum Zusammenhang von Technik, Strukturwandel, Wachstum und Beschäftigung. In: Mitteilungen aus der Arbeitsmarkt- und Berufsforschung, 19:1–19
7. Lohmar U (1987) Technik contra Bildung. In: Informationen für Verbände und Organisationen der Wirtschaft. IBM-Verbands- und Innungsbrief Januar 1987, S 10f
8. Offe C (1984) „Arbeitsgesellschaft": Strukturprobleme und Zukunftsperspektiven. Campus, Frankfurt New York
9. Prognos (1982) Die Bundesrepublik Deutschland 1985, 1990, 2000. In: Prognos report 11, Basel
10. Rothkirch C v, Tessaring M (1986) Projektionen des Arbeitskräftebedarfs nach Qualifikationsebenen bis zum Jahr 2000. In: Mitteilungen aus der Arbeitsmarkt- und Berufsforschung, 19: 105–118
11. Schumann M (1986) Zukünftige Arbeitsformen in der Industriegesellschaft – aus der Sicht der Industriesoziologie. In: Beiträge zur Gesellschafts- und Bildungspolitik. Institut der deutschen Wirtschaft, Bd 117: Künftige Arbeitsformen der Industriegesellschaft und berufliche Bildung, hg v Bornträger W, Geutz M u a, Deutscher Institutsverlag, Köln, S 38–50
12. Winkel R (1979) Arbeitslosigkeit, Entlassung und Stigma, Institut zur Erforschung sozialer Chancen, Köln, S 32ff

Die berufliche Eingliederung psychisch Behinderter aus der Sicht der Bundesanstalt für Arbeit

F. Hoiczyk

1. Unter den Kostenträgern der Rehabilitation nimmt die Bundesanstalt für Arbeit eine besondere Stellung insofern ein, als sie

- nur Leistungen der beruflichen Rehabilitation erbringen kann und
- die vorrangige Zuständigkeit anderer Träger, welche wie sie berufliche Rehabilitationsleistungen erbringen, beachten muß.

Gleichwohl ist die Bundesanstalt mittlerweile der zahlenmäßig größte Träger der beruflichen Rehabilitation geworden.

Die Sicht der Bundesanstalt ist die eines Leistungs-(Kosten-)Trägers. Bei ihren Entscheidungen im Einzelfall ist sie an Vorgaben (Gesetze, Verordnungen) gebunden; sie ist also bei der Gewährung von Leistungen bzw. der Bewilligung von Maßnahmen sowohl im Umfang als auch bei der Dauer und Höhe der Leistungen gebunden. Hieran ändert auch die Tatsache nichts, daß der Gesetzgeber den für alle Kostenträger geltenden Rahmen des begünstigten Personenkreises sehr weit gefaßt hat, insofern nämlich, als alle „körperlich, geistig und seelisch Behinderten", deren „Erwerbsfähigkeit hergestellt, verbessert oder wiederhergestellt" werden soll, hierunter fallen. Wenn hier die seelisch Behinderten im Vordergrund stehen, so sei zur Problematik, ob es sich um Kranke oder um Behinderte handle, nicht Stellung bezogen. Es mag genügen, daß die Bundesanstalt den Personenkreis als behindert ansieht, wenn ärztliche Feststellungen eine erhebliche Betroffenheit dieser Art attestieren.

2. Bei der Frage, was die Bundesanstalt für Arbeit im Einzelfall leisten bzw. gewähren kann, ist die zusammenfassende Antwort einfach: berufsfördernde Leistungen zur Erhaltung oder Erlangung eines Arbeitsplatzes.

Berufsfördernde Leistungen oder Maßnahmen sind dem Wort und Sinn nach solche, die förderlich sind für den Beruf, die Arbeit, die Tätigkeit, die ein Entgelt zur Folge hat. Demnach handelt es sich um Maßnahmen, mit denen berufliche Kenntnisse, Fähigkeiten und Fertigkeiten vermittelt werden, die wegen der seelischen Behinderung zur Eingliederung unter den Wettbewerbsbedingungen des Arbeitsmarktes vonnöten sind. Die bekanntesten solcher Maßnahmen sind die berufliche Ausbildung, die Umschulung, die Fortbildung und die Anpassung. Natürlich fallen darunter auch Maßnahmen, welche die Notwendigkeit weiterer erforderlicher Schritte abklären: Arbeitserprobungs- und Berufsfindungsmaßnahmen.

Hierbei gilt der Grundsatz der Kausalität, und zwar für alle Träger der beruflichen Rehabilitation: Die Leistung bzw. Maßnahme muß *wegen* der seelischen Behinderung erforderlich sein.

Das ist die eine Sicht der Dinge.

3. Die andere Sicht ist durch die Frage gekennzeichnet: Was aber braucht der seelisch Behinderte?

Dieses Symposium gibt dazu sicher vielfältige Antworten, darunter auch solche, die wir schon kennen: Sie sind einmal im Wesen der seelischen Behinderung begründet, also aus dem Schaden. Sie sind aber auch begründet aus dem Funktionsverlust, der als Folge des Schadens deutlich wird. Sie nennen schließlich auch die Auswirkungen dieser Behinderung.

Hier ist nicht der Platz für die vielen kennzeichnenden Worte, mit denen die Besonderheit dieser Behinderung umschrieben wird; sie sind hinlänglich und allgemein bekannt. In der Summe könnten wir sie als Sozialkompetenz-Mängel umschreiben oder es einfach so ausdrücken: der seelisch Behinderte „funktioniert" nicht als Mensch unter den Mitmenschen.

Das Fazit würde dann dahin lauten, daß der seelisch Behinderte Hilfen braucht mit dem Ziel (und mit dem wesentlichen Inhalt), diese Kompetenz zu erlangen oder sie wiederzuerlangen, damit er „richtig funktioniert".

Damit aber stellt sich die Frage, ob dies durch berufsfördernde Maßnahmen erreicht werden kann. Mit anderen Worten: Ist eine berufliche Ausbildung, eine Umschulung, eine Fortbildung oder Anpassung die geeignete Rehabilitationsmaßnahme und entspricht sie inhaltlich dem, was der seelisch Behinderte braucht? Bei der Antwort müssen wir klar Stellung beziehen. Sie kann die Frage nur grundsätzlich bejahen oder grundsätzlich verneinen.

Ehe allerdings Stellung bezogen wird, sollte auf zweierlei hingewiesen werden. Ein Ausweichen vor der Antwort wird weder durch das oft beschworene Ermessen des Kostenträgers noch durch ein bewußtes Offenlassen des Maßnahmeinhalts ermöglicht.

Das Ermessen des Kostenträgers erlaubt es, eine Maßnahme so zu gestalten, daß nicht der ganze Inhalt der Maßnahme sich durch berufsfördernde Elemente darstellt; es kann genügen, daß inhaltlich überwiegend berufliche Kenntnisse, Fähigkeiten und Fertigkeiten vermittelt werden und in begleitender Form sowohl medizinische als auch soziale Elemente bzw. Teile einbezogen und damit auch gefördert werden können. Das Ermessen erlaubt jedoch kein Unterschreiten der Inhaltsgrenze. Wird das, was als Rehabilitationsmaßnahme vorgesehen ist, in seinem Inhalt in einer Weise umschrieben, welche offen läßt, was konkret geschieht, so befreit eine allgemeine Darstellung keineswegs von der Entscheidung, um was für eine Art von Maßnahme es sich handelt. Nach ständiger Rechtsprechung des Bundessozialgerichts kommt es darauf an, was in der Maßnahme *konkret geschieht*. Dient sie überwiegend der Verbesserung des gesundheitlichen Zustands, so ist sie der medizinischen Rehabilitation zuzuordnen; ist der Inhalt vornehmlich auf die Vermittlung beruflicher Kenntnisse etc. gerichtet, gehört sie zur beruflichen Rehabilitation, und ist sie darauf gerichtet, das Sozialverhalten zu erlangen oder zu verbessern, dann handelt es sich um eine solche der sozialen Rehabilitation. Nach diesem vornehmlichen Inhalt richtet sich dann auch die Kostenträgerschaft.

4. Obgleich nach alledem noch manche Frage offen ist, hat sich die Bundesanstalt für Arbeit der Aufgabe, auch psychisch Behinderten berufliche Rehabilitation zu gewähren, schon seit geraumer Zeit gestellt. Hier sei darauf verwiesen, daß in Wiesloch, in Straubing und neuerdings in Hamburg Maßnahmen auf jeweils 50 Plätzen

laufen, von denen Aufschlüsse erwartet werden, ob sie als Rehabilitationsmaßnahmen für diesen Personenkreis geeignet sind. Eine Erfolgsbeurteilung wird jedoch erst mittelfristig möglich sein. Bei der Festlegung des Profils von „Rehabilitationszentren für psychisch Kranke und Behinderte (RPK)“ hat die Bundesanstalt ebenfalls mitgewirkt. Auch in diesen Zentren wird die Frage, ob die Maßnahmen für diesen speziellen Personenkreis geeignet und auch erfolgreich sind, erst nach einigen Jahren beantwortet werden können.

Angesichts der Besonderheiten dieser Behinderung und der Tatsache, daß auf früheren Erfahrungen nicht aufgebaut werden kann, muß es positiv beurteilt werden, wenn wir Ende dieses Jahrzehnts über bessere Erkenntnisse verfügen als derzeit.

Tagesstrukturierende Beschäftigungsangebote für psychisch Kranke im außerstationären Bereich

J. WEIS und U. KOCH

1. Tagesstrukturierung durch Arbeit und Freizeit in der sozialpsychiatrischen Rehabilitation

Unter dem Begriff der Tagesstrukturierung im Kontext psychiatrischer Rehabilitation verstehen wir die sinnvolle Einteilung und Gestaltung des Tagesablaufs mit dem Ziel, über äußere Strukturen Krankheitsprozesse positiv zu beeinflussen und intrapsychische Strukturen wiederherzustellen bzw. zu festigen. Die folgende Übersicht über die verschiedenartigen Angebote im außerstationären Bereich soll unseren Überlegungen vorangestellt werden:

Allgemeine Zielsetzungen		
– Stabilisierung der Person durch sinnvolle Tätigkeit – Ermöglichung sozialer Kontakte – Verhinderung von Isolation – Erwerb und Erweiterung psychosozialer Kompetenz – Therapeutisierung in geringst notwendigem Ausmaß, weitestgehende Normalisierung		
	Arbeit	Freizeit
Angebote	Außerstationäre Arbeitstherapie Werkstatt für psychisch Behinderte Rehabilitationswerkstätten Selbsthilfefirmen Teilgeschützte Arbeitsplätze auf dem freien Arbeitsmarkt	Clubs Tagesstätten Café-Treffs u. ä.
Spez. Zielsetzung	Arbeitstraining Arbeitserprobung Zuverdienstmöglichkeit Versicherungspfl. Teilzeit- u. Vollzeitarbeit Reintegration ins Arbeitsleben	Sinnvolle Freizeitgestaltung Schaffung sozialer Bezugspunkte Hilfe zur Alltagsbewältigung Nutzbarmachung kommunaler Freizeitangebote Reintegration ins soziale Leben

Die Arbeit hat sich im Laufe der letzten beiden Jahrzehnte zunehmend zu einem der aktuellsten und brisantesten Themen der Sozialpsychiatrie herausgebildet und gilt heute als die zentrale Tagesstrukturierung für psychisch Kranke. Der vorliegende Beitrag befaßt sich mit der Bedeutung einer adäquaten Tagesstrukturierung für psychisch Kranke im Spannungsfeld der Komplementarität von Arbeit und Freizeit.

Hierbei wird der Schwerpunkt auf den Bereich der Arbeit gelegt. Ausgehend von einer historischen Analyse der Bedeutung der Arbeit in der Psychiatrie wird das Rehabilitationsziel Eingliederung ins Arbeitsleben aus einer aktuellen Bestandsaufnahme heraus einer kritischen Reflexion unterzogen.

2. Die Entwicklung der Arbeit als Behandlungskonzept in der Psychiatrie der Neuzeit

Seit den Anfängen des 19. Jh. läßt sich die Arbeit in der Psychiatrie als therapeutisches Konzept als ein zielgerichtetes und auf den einzelnen abgestimmtes Handeln erkennen. Johann Christian Reil, der den heutigen Begriff „Psychiatrie" geprägt hat, kann als einer der Väter der Arbeitstherapie bezeichnet werden. „Durch Arbeit wird ... die körperliche Gesundheit mit derselben frohen Laune und Regel und Ordnung erhalten. Sie muß gesund, womöglich in freier Luft und mit Bewegung und Abwechslung verbunden sein... Auf Erwerb darf sie in den Irrenhäusern nicht berechnet sein, doch lohnt man die Fleißigen..." (Reil 1803, S. 240–245, 468).

Christian Roller legte 1831 ein äußerst differenziertes Konzept der therapeutischen Verwendung der Arbeit vor, deren wesentliche Komponenten sich in der heutigen Auffassung von Arbeit als Therapieform wiederfinden lassen. Sein Konzept beinhaltet folgende Komponenten: Mannigfaltigkeit der Arbeitsangebote, Notwendigkeit von Anleitung und Aufsicht, Indikationsstellung durch den Arzt, Abstimmung auf den Einzelfall je nach Stand und Neigung sowie geistigem und körperlichem Vermögen, keine Verbindung der Arbeit mit Strafmaßnahmen sowie die Zweckmäßigkeit der Tätigkeit an sich. Während in dieser Zeit unter dem Einfluß des 18. Jh. die moralbildende und ontologische Bedeutung der Arbeit dominierte und somit die Krankenarbeit als der Hauptbestandteil einer moralischen Therapie galt, trat mit dem Aufkommen einer somatisch-naturwissenschaftlichen Psychiatrie der funktionelle Arbeitsaspekt stärker in den Vordergrund. Die Arbeit wurde zunehmend als eine gezielte Beschäftigung eingesetzt, mit Hilfe derer es galt, körperliche und psychische Funktionen zu beeinflussen. „Die Arbeit soll, wo immer es der Gesundheitszustand gestattet, etwas Methodisches haben... Die Genesung oder Besserung der Kranken muß die einzige Rücksicht der Arbeit sein" (Griesinger 1845, S. 368–369).

Es wandelten sich jedoch weniger die Inhalte der Arbeit als vielmehr ihre funktionale Einbettung im Rahmen einer gesamttherapeutischen Vorgehensweise. Unter dem Paradigma einer somatisch orientierten Ursprungslehre psychiatrischer Erkrankungen gewannen somatische Behandlungsmethoden eine zentrale Bedeutung. Die Arbeit als Therapie jedoch spielte weiterhin eine wichtige Rolle und verschwand selbst in dieser Entwicklungsphase der Psychiatrie nie vollkommen. Die Arbeit hatte die pragmatische Funktion, zur Aufrechterhaltung und Versorgung der Anstalten mit beizutragen, sei es durch landwirtschaftliche Arbeiten oder Mithilfe bei baulichen Veränderungsmaßnahmen.

Anfang des 20. Jh. finden sich unter dem Begriff der „Hausindustrie" Vorläufer der heutigen Industrieauftragsarbeiten, die an entsprechende Anstalten vergeben und gegen Rechnung fabrikmäßig erstellt wurden (Herting 1912/13). Weiterhin behielt aber auch die bloße Beschäftigung neben der verwertbaren Arbeit ihren festen

Stellenwert. „Unter Beschäftigung wurde stets jede Art von Betätigung, sei sie bloß nützlich oder nur unterhaltend, als zweckentsprechend verstanden und deshalb nicht bloß jede Arbeit, sondern auch jedes Vergnügen verwertet..." (Starlinger 1907, S. 53).

In der weiteren Entwicklung ist Hermann Simon als der Neubegründer und Vater unserer heutigen Arbeitstherapie zu bezeichnen. Er hat sie als einen wesentlichen Bestandteil in ein umfassendes Therapiekonzept eingebettet, das stark an verhaltenstherapeutische Belohnungs- und Bestrafungssysteme erinnert. „Alle Therapie ist Umweltgestaltung" (Simon 1929, S. 82). Seine Anschauungen waren von einem stark leistungsorientierten Denken geprägt, welches traditionell bürgerliche Werte mit sozial-darwinistischem Gedankengut verband. Die Leistungsanforderungen immer an der oberen Grenze der Leistungsfähigkeit des einzelnen zu halten, war einer seiner wesentlichen Aussprüche, da für ihn jeder Stillstand einen Rückschritt bedeutete (vgl. hierzu die kritische Analyse von Richartz u. Bauer 1972).

Aus diesem kurzen historischen Abriß lassen sich einige wesentliche Kennzeichen der therapeutischen Verwendung der Arbeit in der Psychiatrie zusammenfassen:

- Der Arbeitsbegriff der Psychiatrie ist immer ein Spiegel der gesamtgesellschaftlichen Wertvorstellungen zur Arbeit.
- Eine primär individualistische und ontologische Sichtweise wurde durch gesellschaftliche und funktionale Arbeitsaspekte ergänzt.
- Wesentliche Grundgedanken der heutigen Auffassungen werden bereits zu Beginn des 19. Jh. ausgearbeitet.
- Die Arbeit hat neben therapeutischen immer auch pragmatische Zielsetzungen.

Während damals die Arbeit in ihrer therapeutischen Funktion zur Erreichung bestimmter Ziele eingesetzt wurde, vermittelt der Gedanke unserer heutigen Rehabilitation mit dem Begriff Arbeit zugleich die Zielvorstellung Arbeit selbst. Damit läßt sich Arbeit in gleicher Weise als therapeutisches Mittel und als Ziel rehabilitativer Bemühungen betrachten.

3. Die Bedeutung der Arbeit für psychisch Kranke in der sozialpsychiatrischen Rehabilitation

In der heutigen Diskussion wird die Arbeit als wichtige Lebensgrundlage und Selbstverwirklichung des Menschen begriffen und hierbei der individuelle und gesellschaftliche Aspekt integriert. Im wesentlichen wurde der Begriff der Arbeit unter dem zweifachen Aspekt der Krankheitsverursachung einerseits und der therapeutischen Funktion andererseits thematisiert. Auf den Aspekt der Krankheitsverursachung kann hier nicht umfassend eingegangen werden. Die Auseinandersetzung um die therapeutische Funktion der Arbeit konzentriert sich auf die Frage, ob Arbeit per se therapeutisch wirkt oder nur Bedingungen schafft, welche therapeutische Auswirkungen nach sich ziehen. Während nach wie vor traditionelle arbeitstherapeutische Konzeptionen extra- und intramural festverankerte Bestandteile der Rehabilitation sind, zeigt sich ein Trend zur Betrachtung der Arbeit unter Normalitätsaspekten, wobei man eine Verknüpfung mit dem Begriff Therapie zu vermeiden versucht. Bereits Cumming u. Cumming (1962) hatten die Bedeutung sozio-emotionaler Aspekte der Arbeit vor deren instrumentell-tätigkeitsbezogenen Arbeitsaspekten betont. Bennett (1970) lehnt den Begriff der Therapie in Verbindung mit Arbeit vollkommen ab und stellt als Wirkmechanismen folgende Komponenten der Arbeitssituation als zentral heraus:

- Angebot einer sozialen Rolle,
- Anreize für kompensatorische Fähigkeiten,
- Reduktion der Behinderung.

Unter dem Einfluß einer sich wirtschaftlich verschlechternden Gesamtsituation, als deren Folge sich die Eingliederungsmöglichkeiten für psychisch Kranke weiter verringerten, rückte ab Mitte der siebziger Jahre die Arbeit allmählich ins Zentrum sozialpsychiatrischer Rehabilitationsbemühungen. Auf der Basis von Forschungsarbeiten über die Auswirkungen von Arbeitslosigkeit auf den Menschen entwickelte Jahoda (1983) ein funktionales Strukturschema der Arbeit, welches auf dem Hintergrund einer Orientierung an Normalitätsprinzipien auch in die sozialpsychiatrische Rehabilitation Eingang gefunden hat. Nach diesem Schema enthält die Arbeit folgende fünf Komponenten:

- Vermittlung einer Zeitstruktur,
- Erzwingen einer Aktivität,
- Erweiterungen des sozialen Horizonts,
- Bestimmung von Status und sozialer Identität,
- Erfahrung der Notwendigkeit kollektiver Zusammenarbeit.

Die Zeitstrukturierung ist für die Gruppe psychisch Kranker von besonderer Bedeutung, da hier das Fehlen von inneren und äußeren Strukturen sich negativ auf den Krankheitsverlauf auswirkt. Das Erzwingen einer Aktivität vermittelt für den Betroffenen einen Antrieb durch eine gegebene Struktur, die Regelmäßigkeit erfordert und dadurch eine Realitätsanbindung gewährleistet. Auf diese Weise wird Arbeitsmotivation aufgebaut und von einem zirkelhaften krankheitszentrierten Beschäftigen mit sich selbst abgelenkt. Soziale Lernerfahrungen werden über die Notwendigkeit arbeitsbezogener Kooperation im Umgang mit Kollegen und Vorgesetzten vermittelt und erweitern den eigenen sozialen Horizont, der gerade bei psychisch Kranken oft durch Isolierung und Zurückgezogenheit im Alltagsleben eingeschränkt ist. Die gelungene Bewältigung von äußeren Anforderungen verschafft dem einzelnen persönlichen Erfolg und Sicherheit. Dadurch wird es ihm ermöglicht, seinen Status über die Arbeit neu zu bestimmen und eine soziale Identität aufzubauen. Hierbei liegt die Schwierigkeit für den psychisch Kranken darin, die Krankenrolle zugunsten einer zunächst noch unsicheren Arbeitnehmerrolle abzugeben und dadurch die Verantwortung für die eigene Lebensplanung ein Stück selbst mit in die Hand zu nehmen. Die Beteiligung an kollektiven Zielen meint das Erleben, über die Arbeit an übergeordneten gesellschaftlichen Prozessen teilzuhaben und sich dadurch als Teil der Gesellschaft begreifen zu lernen. Auf eine Vielzahl beschützter Arbeitsplätze dürfte dieser Aspekt nur in eingeschränktem Ausmaß zum Tragen kommen und wird von Art und Inhalten der Arbeiten bzw. Tätigkeiten abhängen. Betrachten wir diese Dimensionen unter dem übergeordneten Thema der Tagesstrukturierung, so erscheinen die einzelnen Aspekte mit Einschränkungen in den letzten beiden Punkten auch für den Bereich einer sinnvollen und aktivierenden *Freizeitgestaltung* anwendbar. Eine vergleichbare Auseinandersetzung wie im Bereich der Arbeit wird jedoch hier nicht geführt. Eine sinnvolle Freizeitgestaltung als alternative Tagesstrukturierung zur Arbeit wird in der sozialpsychiatrischen Rehabilitation bislang unterbewertet. Für die Gruppe der psychisch Kranken kann die Frage nach einer adäquaten Tagesstrukturierung nur auf dem Hintergrund der gesamtgesellschaftlichen Wertigkeit der Arbeit beantwortet werden, wobei sich die Frage einer differenziellen Indikationsstellung als zentrales Problem in diesem Bereich herauskristallisiert. Die Wiedereingliederung in Arbeit als alleiniges Kriterium und Zielvorgabe psychiatrischer Rehabilitation wird unter der gegenwärtigen wirtschaftlichen Gesamtsituation immer mehr in Frage gestellt. Wenn die Bedeutung der Arbeit weiterhin zurückgeht, sollte nach Aussagen von Shepherd (1984) die Arbeit durch ein anderes Kriterium mit gleicher umfassender Akzeptanz ersetzt werden. Ebenso möchte Bennett (1986) die zentrale Stellung der Arbeit in der psychiatrischen Rehabilitation neu überdenken und schlägt vor, zwischen Arbeit als beruflicher Tätigkeit einerseits und Selbsterhaltung und Alltagsbewältigung andererseits zu unterscheiden. Empirische Fakten zu den Möglichkeiten und Beschränkungen einer Eingliederung psychisch Kranker ins Arbeitsleben können den Stellenwert der Arbeit für diese Gruppe klarer bestimmen und dadurch den Weg zu einer dem einzelnen adäquaten Tagesstrukturierung im Sinne der Indikationsfrage aufzeigen.

4. Die Eingliederung psychisch Kranker ins Arbeitsleben

Die Arbeitslosigkeit trifft die Gruppe psychisch Kranker mit besonderer Härte. Wenngleich eine Reihe von institutionellen und nicht-institutionellen Initiativen existieren, die sich der Wiedereingliederung psychisch Kranker annehmen, so ist ein gewisser Pessimismus unter den Professionellen wie auch Nicht-Professionellen hier verbreitet und die Schwelle zur Resignation sehr gering (Schwendy 1985).

Die Statistik der Frühberentung des Verbands Deutscher Rentenversicherungen (VDR) weist in verlaufsstatistischen Untersuchungen der Jahre 1977–1981 die psychiatrischen Erkrankungen bei Männern als zweithäufigste Frühberentungsursache hinter den Herz-Kreislauf-Erkrankungen aus. Bei den Frauen liegen sie an dritter (Angestellten-Renten-Versicherung) bzw. vierter Position (Arbeiter-Renten-Versicherung). Im Vergleich der vier für die Frühberentung bedeutsamsten Krankheitsgruppen (Erkrankungen des Bewegungsapparates, Kreislauferkrankungen, bösartige Neubildungen, psychiatrische Erkrankungen) lag bei den psychiatrischen Erkrankungen das durchschnittliche Rentenzugangsalter mit 49,5 Jahren bei den Männern und 50,9 Jahren bei den Frauen am niedrigsten. Ergänzend hierzu finden sich in der Statistik des Jahres 1985 die psychiatrischen Erkrankungen mit dem niedrigsten Durchschnittsalter von 48,8 Jahren (Männer) und 50 Jahren (Frauen) hinter den Erkrankungen von Herz/Kreislauf und des Bewegungsapparates an dritter Stelle. Darüber hinaus wissen wir aus den Arbeiten von Henkel (1981) und Kunze (1983), daß psychisch Kranke allgemein bei der Gewährung von medizinischen Reha-Maßnahmen benachteiligt werden, wobei am stärksten die Diagnosegruppen affektive Psychosen und Schizophrene betroffen sind.

Die Frage, ob eine Frühberentung ein Zeichen der Resignation ist, die Benachteiligung von psychisch Kranken in der Rehabilitation verdeutlicht oder eine für den jeweiligen Einzelfall adäquate Lösung darstellt, läßt sich nicht auf der Ebene von deskriptiven Gruppenstatistiken diskutieren. Die Benennung von Indikatoren einer erfolgreichen Wiedereingliederung und Bewältigung von Arbeitsanforderungen kann Aufschluß über eine für bestimmte Gruppen sinnvolle Zielsetzung der Rehabilitation und damit verbundenen Auswahl entsprechender Beschäftigungsangebote geben.

4.1 Determinanten einer erfolgreichen Rehabilitation

In der Erforschung des Rehabilitationserfolgs wird eine Reihe von unterschiedlichen Erfolgskriterien diskutiert. Die Wiedereingliederung in Arbeit gilt hierbei zusammen mit der Rezidivrate als wichtigstes Kriterium. Nachdem sich die Operationalisierung des Erfolgs nicht nur auf einer, sondern auf mehreren Ebenen i. S. einer multiplen Erfolgsmessung durchgesetzt hat, haben jedoch auch Kriterien wie Symptomreduktion, Integration ins soziale Bezugssystem, selbständige Alltagsbewältigung sowie Faktoren der Krankheitsbewältigung eine gewisse Bedeutung erlangt. Dies trägt der Tatsache Rechnung, daß die psychiatrische Rehabilitation ein komplexer Prozeß ist, der nicht durch eindimensionale Erfolgskriterien angemessen erfaßt werden kann. Entsprechend unserem Rahmenthema konzentrieren wir uns hier auf das Erfolgskriterium Wiedereingliederung in Arbeit.

In einer Zusammenstellung ausgewählter Studien aus dem deutschen und angloamerikanischen Bereich läßt sich eine Wiedereingliederungsrate zwischen 30 bis zu mehr als 70% verzeichnen, die mit zunehmender Dauer des Katamnesezeitraums verringert wird (Anthony et al. 1978; Hodel et al. 1979; Ciompi et al. 1979; Douzinas u. Carpenter 1981; Turkat u. Buzzell 1983; Katz-Garris et al. 1983; Hubschmid u. Aebi 1986). Hierbei liegt der Anteil an beschützten Arbeitsverhältnissen zwischen einem Drittel und 50%. In der Regel scheint das Ausmaß der beruflichen Desintegration im Anschluß an stationäre Behandlungsepisoden weiter fortzuschreiten. Im Rahmen einer in unserer Abteilung durchgeführten Studie zur psychiatrischen Versorgung der Region verschlechterte sich die berufliche Wiedereingliederung (Vollzeit- und Teilzeitbeschäftigung) nach einem Katamnesezeitraum von neun Monaten um 50% (Lucius-Hoene u. Bernsdorf 1988). In vielen Studien übereinstimmend sind die Wiedereingliederungsraten für die Diagnosegruppen Schizophrenie am niedrigsten, während vergleichsweise psychosomatische Erkrankungen und Neurosen am wenigsten benachteiligt erscheinen.

Im Überblick eines Zeitraums vom Anfang der siebziger Jahre bis heute liegen die Beschäftigungsraten in früheren Jahren insgesamt höher. Dies kann als ein Hinweis auf eine sich weiter verschärfende Arbeitsmarktlage gewertet werden.

Verlaufsstudien geben Aufschluß darüber, welche Indikatoren den Rehabilitationserfolg allgemein und die berufliche Wiedereingliederung im speziellen positiv beeinflussen. In nachfolgender Übersicht sind die wesentlichsten Indikatoren mit den entsprechenden Studien zusammengestellt:

Indikatoren	Untersuchungen
Berufliche Integration vor Hospitalisierung	Buell u. Anthony (1973) Watts u. Bennett (1977) Ciompi et al. (1979) Möller et al. (1982)
Qualifizierende Berufsausbildung	Hodel et al. (1979) Kunow u. Kuhnt (1986)
Beruflich vermittelte Sozialbeziehungen (Kollegen, Vorgesetzte) und soziales Umfeld	Ciompi et al. (1979) Katz-Garris et al. (1983) Pieschl (1986) Müller et al. (1986)
Zukunftserwartungen der Rehabilitanden und Betreuer	Ciompi et al. (1979) Dauwalder et al. (1984)
Alter der Rehabilitanden zum Untersuchungszeitpunkt	Katz-Garris et al. (1983)
Alter bei Ersterkrankung	Hodel et al. (1979) Möller et al. (1982) Müller et al. (1986)
Anzahl früherer Hospitalisierungen	Buell u. Anthony (1973) Müller et al. (1986)
Dauer der letzten Hospitalisierung	Müller et al. (1986)
Familienstand	Buell u. Anthony (1973) Ciompi et al. (1979) Douzinas u. Carpenter (1981)
Diagnose	Buell u. Anthony (1973) Kunow u. Kuhnt (1986) Vogel et al. (1986)

Als wichtigster Indikator ist das Ausmaß der beruflichen Integration vor der Zeit der Hospitalisierung anzusehen, wobei den Variablen des sozialen Umfelds und den Zukunftserwartungen eine besondere Bedeutung zukommt. In multiplen Regressionsanalysen erklärt die berufliche Anpassung vor stationärem Aufenthalt den größten Varianzanteil (Anthony 1979). Die Anzahl und Dauer früherer Hospitalisierungen sind für das Kriterium einer erneuten stationären Aufnahme von Bedeutung. Als Indikator für die berufliche Eingliederung spielen sie mittelbar als Maß für die Schwere einer psychischen Erkrankung eine Rolle. Das Alter bei Ersteinweisung scheint eher als Prädiktor-Variable für den weiteren Krankheitsverlauf insgesamt von Bedeutung als für die Vorhersage der beruflichen Wiedereingliederung. Die Chancen einer Wiedereingliederung auf dem freien Arbeitsmarkt dürften für jüngere Rehabilitanden nur dann als günstiger anzusehen sein, wenn eine berufliche Erstqualifikation vorhanden ist. Für den Rehabilitationserfolg allgemein scheint die Diagnose von geringerer Bedeutung zu sein, sofern sie nicht als Maß für die Chronifizierung einer Erkrankung eingesetzt wird. Speziell für die berufliche Wiedereingliederung konnten nur geringfügige Zusammenhänge mit der Diagnose festgestellt werden, die eher durch eine Reihe sozialer und psychischer Faktoren als durch die Diagnose selbst zu erklären sind. Soziodemographische Variablen wie Geschlecht, Bildungsniveau und Familienstand weisen uneinheitliche Prädiktorwerte auf und sind immer auf dem Hintergrund der jeweiligen gesellschaftspolitischen Einbettung der einzelnen Studien interpretierbar.

Wenn wir davon ausgehen, daß diese Indikatoren nicht statisch, sondern veränderbar sind, lassen sich daraus hauptsächliche Zielrichtungen der arbeitsbezogenen Rehabilitationsbemühungen ableiten. Demzufolge erhält die Vermittlung von sozialen Kompetenzen im Bereich des Arbeits- und Berufslebens ebenso eine zentrale Bedeutung wie die Schaffung von beruflichen Qualifikationen etwa im Falle von psychisch kranken Jugendlichen ohne Berufsausbildung. Die Verhinderung von Chronifizierung bedeutet hier Aufbau und längerfristige Stabilisierung von Arbeitsfähigkeit der Person, indem ihr Strategien und Hilfen zur Bewältigung von arbeitsbezogenen Konflikten und Belastungssituationen an die Hand gegeben werden. Auf dem Hintergrund der Tatsache, daß eine Reintegration in Arbeit nicht für alle psychisch Kranken als realistisch erscheint, ergibt sich die Notwendigkeit, die Bewältigung von Arbeitsanforderungen durch psychisch Kranke näher zu betrachten und hierbei die Bedeutung einer Tagesstrukturierung durch alternative Formen wie Freizeitgestaltung zu analysieren.

4.2 Die Bewältigung von Arbeitsanforderungen durch psychisch Kranke

Untersuchungen zum Bereich der Bewältigung von Arbeitsanforderungen bei psychisch Kranken sind bisher selten. Vorhandene Beiträge widmen sich schwerpunktmäßig den sozialen Arbeitsbedingungen, der Bedeutung von sozialer Unterstützung, dem Status als Arbeitnehmer und der Beziehung gegenüber dem Vorgesetzten (Hack u. Angermeyer 1979; Bungard et al. 1986) oder vergleichen bestehende Arbeitsangebote wie WfB und Selbsthilfefirmen im Hinblick auf unterschiedliche Anforderungsprofile (Wedekind 1985; Seyfried 1986).

In eigenen Forschungsarbeiten sind wir schwerpunktmäßig mit der Evaluationsforschung einer Selbsthilfefirma in vergleichbarer Gegenüberstellung mit anderen Arbeitsangeboten wie Reha-Werkstätten und WfB befaßt. Ausgehend von einem theoretischen Modell, welches die Arbeitsbewältigung als ein komplexes Interaktionsgeschehen zwischen Arbeitssituation und psychisch beeinträchtigtem Individuum betrachtet, haben wir eine Reihe verschiedener Theorieansätze aufgegriffen, von denen die wichtigsten and dieser Stelle kurz genannt werden: Der organisationspsychologische Ansatz von Gebert u. Rosenstiel (1981), der Redefinitionsansatz nach Martin et al. (1980) und die Theorie der sozialen Unterstützung am Arbeitsplatz nach House (1981). In Abb. 1 wird der Versuch unternommen, ein System sich wechselseitig beeinflussender Faktoren der Arbeitsbewältigung von psychisch Kranken darzustellen. Neben der Erforschung der Arbeitsbewältigung soll durch unseren Ansatz die Bedeutung einer Tagesstrukturierung durch alternative Beschäftigungsangebote im Rahmen eines Verbundsystems von Wohn- und Freizeitangeboten untersucht werden.

Im Rahmen des Arbeitsangebots, welches neben einem Selbsthilfebetrieb (Druckerei) eine Produktionsgruppe mit Industrieaufträgen und ein Archiv umfaßt, wur-

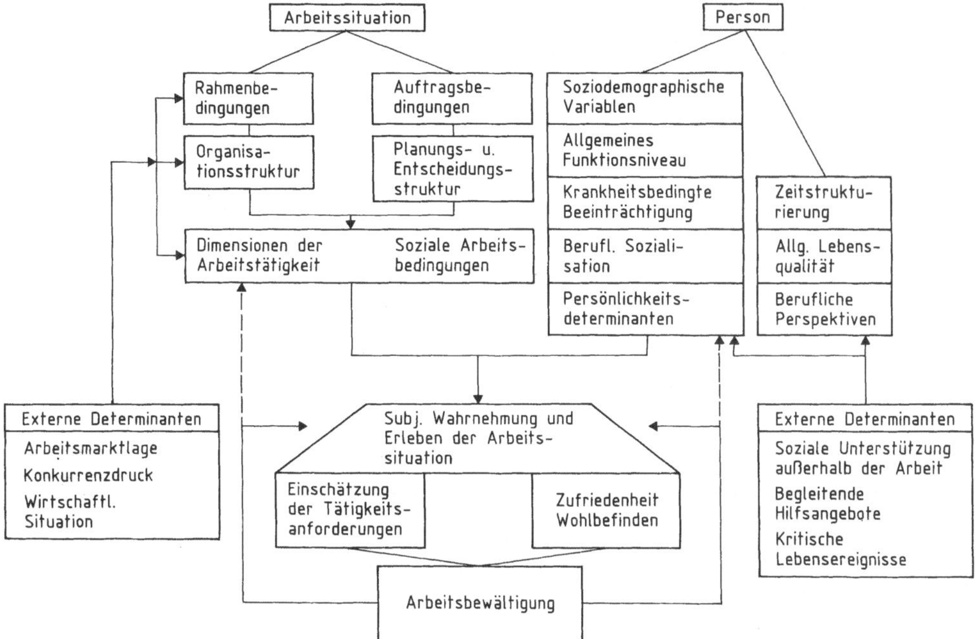

Abb. 1. Bewältigung von Arbeitsanforderungen bei psychisch Kranken

den 14 psychisch kranke Arbeitnehmer (12 Männer, 2 Frauen) mit einem Durchschnittsalter von 37 Jahren untersucht. Der Großteil der Arbeitnehmer ist der Diagnosegruppe Schizophrenie und manisch-depressive Psychose zuzuordnen ($n = 11$). Es handelt sich überwiegend um chronisch Kranke, wobei sechs Personen mehr als 5 und vier Personen zwischen 3 und 5 stationäre Aufenthalte in ihrer Krankheitsgeschichte aufwiesen.

Während der Vergleich der verschiedenen Arbeitsangebote noch nicht abgeschlossen ist, lassen sich erste Ergebnisse aus der Untersuchung des beschriebenen Arbeitsangebotes wie folgt zusammenfassen:

Als wesentliche Motive für den Einstieg in die Arbeit geben die Betroffenen Verdienstmöglichkeiten, sinnvolle Tagesstrukturierung und eine angestrebte Wiedereingliederung ins Arbeitsleben an. Während mit Arbeit der sinnvolle Einsatz der eigenen Kräfte sowie die Möglichkeiten einer finanziellen Absicherung verbunden werden, wird eine unstrukturierte Freizeit im allgemeinen als problematisch erlebt. Freizeit wird nur dann zu einem Wert, wenn sie sich als Komplementärbereich neben der Arbeit abgrenzen läßt. Auf der anderen Seite kann eine Tagesstruktur auch durch Orientierungspunkte im Rahmen des angeschlossenen Clubs oder anderer Angebote der psychosozialen Versorgung hergestellt werden. Im Vergleich der Einschätzung der Arbeitsleistung der psychisch Kranken durch die Betreuer einerseits und die Betroffenen andererseits schätzen die Betreuer die Arbeitsleistung der Betroffenen sehr viel schlechter ein als die Betroffenen selbst. Problematische Bereiche sind hier die Dimensionen „unter Druck zu arbeiten“ und „Konflikte am Arbeitsplatz auszuhalten“. Im Gegensatz zur Selbsteinschätzung jedoch werden in der Fremdeinschätzung die Bereiche Konzentrationsfähigkeit, Flexibilität, Fähigkeit Verantwortung zu übernehmen sowie die Toleranz gegenüber unvorhersehbaren Ereignissen im Durchschnitt schlechter eingestuft. In der alltäglichen Arbeitsbewältigung spielen für die Betroffenen weniger gezielte Betreuungsangebote eine Rolle, sondern die Erfahrung, im Rahmen eines weitgehend normalisierten Arbeitsumfeldes ein gewisses Maß an Rücksichtnahme und Mindestschonraum zu erleben. Ebenfalls scheinen die Sozialbeziehungen zu Kollegen sowie die Konflikte mit Vorgesetzten eine besondere Rolle zu spielen. In der Gewichtung unterschiedlicher Arbeitsaspekte stehen erwartungsgemäß die Bereiche sicherer Arbeitsplatz und angemessene Bezahlung an erster Stelle. Am unwichtigsten wird die Dimension eigene Entwicklung sowie berufliches Vorwärtskommen eingeschätzt, was mit Sicherheit als ein Zeichen resignativer Anpassung angesehen werden kann.

5. Tagesstrukturierung durch Arbeit und/oder Freizeit – Schlußfolgerungen für die psychiatrische Rehabilitation

Die Ausführungen zur Situation der Wiedereingliederung psychisch Kranker in Arbeit lassen die Arbeit als eine zentrale Form der Tagesstrukturierung erscheinen. Die empirischen Ergebnisse zur Situation der Arbeitslosigkeit, Frühberentung und Wiedereingliederungschancen psychisch Kranker machen zugleich deutlich, daß das Ziel der beruflichen Wiedereingliederung nicht als globales Kriterium für alle psychisch Kranken anzusehen ist. Neben Faktoren der Behinderung und Krankheitsbeeinträchtigung selbst spielen hier gesellschaftliche und wirtschaftliche Bedingungen eine Rolle. Das bisher Gesagte legt nahe, Arbeit als Beschäftigungsmöglichkeit einerseits und als Erwerbstätigkeit andererseits zu unterscheiden. Während sich Arbeit als Beschäftigungsmöglichkeit stärker auf eine individuenzentrierte Auffassung bezieht, betont Arbeit als Erwerbsfähigkeit den gesellschaftlichen Aspekt.

In gleicher Weise sollten wir festhalten, daß Rehabilitation und deren Erfolg nicht gleichzusetzen ist mit beruflicher Wiedereingliederung. Wir möchten diesen Zusammenhang verdeutlichen unter Bezugnahme auf das IV-Ebenen-Modell des Rehabilitationserfolges aus dem Bereich medizinischer Reha-Maßnahmen nach Schuntermann und Koch (1987). In diesem Modell wird der Erfolg einer Rehabilitationsmaßnahme auf der Basis der WHO-Klassifikation der Behinderung in Impairment, Disability und Handicap als ein hierarchisches Modell aufeinander aufbauender Reha-Erfolgsebenen dargestellt. Die vier Ebenen im einzelnen lassen sich wie folgt beschreiben:

Ebene I (rehabilitationsmedizinisch/ -psychologisch)	Erfolg im Hinblick auf psychologische Beeinträchtigung (impairment), soziale Behinderung (disability) Entwicklung von Fähigkeiten zur Bewältigung der Belastung durch psychische Erkrankung
Ebene II (sozialmedizinische Leistungsbeurteilung)	Erfolg der Maßnahme im Hinblick auf die Leistungsfähigkeit

Ebene III (versicherungsrechtlich)	Erfolg der Maßnahme im Hinblick auf die Erwerbsfähigkeit
Ebene IV (sozialepidemiologisch)	Erfolg der Maßnahme im Hinblick auf die Wiedereingliederung in das bzw. den Eingliederungserhalt im Erwerbsleben

Versuchen wir dieses Modell auf den Bereich der psychiatrischen Rehabilitation zu beziehen und legen wir die, nach Wiersma (1986) für den Bereich der Psychiatrie in Form einer zweifachen Determination des Behinderungsbegriffs modifizierte Auffassung zugrunde, so lassen sich psychologische Funktionsstörungen (impairment) einerseits und soziale Behinderung (disability) andererseits unterscheiden. Auf der Ebene I wird hier zunächst versucht, die Behinderungsfaktoren impairment und disability zu beeinflussen, um auf Ebene II eine Leistungsbefähigung zu erreichen. Die Bemühungen auf Ebene II führen dann zur Erwerbsbefähigung (Ebene III) und, sofern ein Arbeitsplatz auf dem freien Arbeitsmarkt erreicht werden kann, bis hin zur vollen Wiedereingliederung und den Eingliederungserhalt (Ebene IV). Auf der Grundlage der geschilderten Gesamtsituation wurde deutlich, daß die Erfolgskriterien der Ebenen III und IV nur für einen bestimmten Teil der psychisch Kranken Geltung haben können. In gleicher Weise erscheint eine Beurteilung im Hinblick auf die Leistungsfähigkeit (Ebene II) als Zielvorstellung der Rehabilitation relevant, wenn entsprechende Angebote im Arbeitstrainingsbereich bereitstehen. Für sozialpsychiatrische Rehabilitation soll dieses Modell verdeutlichen, daß tendenziell die Ebenen, wenn auch hierarchisch geordnet, so doch in sich gleichwertig sind.

Als Konsequenz bietet sich an, nicht für alle das gleiche anzustreben, sondern ein differenzielles Indikationsmodell heranzuziehen. Betrachten wir das IV-Ebenen-Modell als ein offenes System, in dem der Wechsel von der einen zur anderen Ebene grundsätzlich möglich ist, tritt an die Stelle von Resignation einerseits oder vorschnellem Pauschalisieren von illusionären Zielen andererseits ein dem einzelnen gerecht werdendes Zuschneiden der Rehabilitationsbemühungen. Das ganze Spektrum der Tagesstrukturierung durch Arbeit und/oder Freizeit ist hier als ein Kontinuum anzusehen, wo entsprechend der Leistungsfähigkeit beschützte, teilgeschützte oder freie Arbeitsplätze angestrebt werden können. Wenn die Schwere psychologischer oder sozialer Behinderungen (impairment and disability) eine Ausrichtung auf die Arbeit als Erwerbs- oder Beschäftigungsmöglichkeit nicht sinnvoll erscheinen lassen, können andere tagesstrukturierende Angebote im Bereich einer aktivierenden und sinnvollen Freizeitgestaltung adäquat erscheinen. Hierbei ist der Begriff der Freizeit in seiner Abhängigkeit vom Arbeitsbegriff loszulösen und i. S. von persönlichkeitsfördernden und gezielten Angeboten neu zu bestimmen, welche im Bereich der psychosozialen Rehabilitation (Erwerb von sozialer Kompetenz etc.) anzusiedeln sind. Auf dem Hintergrund veränderter gesellschaftlicher Wertmaßstäbe muß die sinnvolle Strukturierung der Freizeit entsprechend den Bedürfnissen psychisch Kranker in der Beeinflussung von krankheitsspezifischen Faktoren weiter untersucht werden. Von den Möglichkeiten, aufgrund wissenschaftlicher Erkenntnis eine selektive Indikation zu stellen und daraus abgeleitet, eine Zuweisung zu entsprechenden tagesstrukturierenden Angeboten vorzunehmen, sind wir augenblicklich noch weit entfernt.

Literatur

Anthony W (1979) The principles of psychiatric rehabilitation. University Park Press, Baltimore
Anthony W, Cohen M, Vitalo R (1978) The measurement of rehabilitation outcome. Schizophr Bull 4/3:365–398
Bennet D (1970) The value of work in psychiatric rehabilitation. Soc Psychiat 5:244–250
Bennet D (1986) Probleme der beruflichen Rehabilitation psychisch Kranker und Behinderter in Großbritannien. Vortrag auf der Tagung: Fortschritte und Veränderungen in der Versorgung psychisch Kranker – ein internationaler Vergleich. Bonn-Bad Godesberg, 26.–28.11.1986
Buell G, Anthony W (1973) Demographic characteristics as predictors of recidism and post-hospital employment. J Couns Psychol 20:361–365
Bungard W, Bähr B, Schubert A (1986) Zur beruflichen Rehabilitation und Integration psychisch Behinderter – ein arbeits- und organisationspsychologischer Ansatz. Verhaltenstherapie u psychosoz Praxis 4:427–443
Ciompi L, Ague C, Dauwalder J (1979) Ein Forschungsprogramm über die Rehabilitation psychisch Kranker. III. Längsschnittuntersuchung zum Rehabilitationserfolg und zur Prognostik. Nervenarzt 50:366–378
Cumming J, Cumming E (1962) Ego and milieu. Atherton, New York
Dauwalder H, Ciompi L, Aebi E, Hubschmid T (1984) Ein Forschungsprogramm zur Rehabilitation psychisch Kranker. IV. Untersuchungen zur Rolle von Zukunftserwartungen bei chronisch Schizophrenen. Nervenarzt 55:257–264
Douzinas N, Carpenter M (1981) Predicting the community performance of vocational rehabilitation clients. Hosp Comm Psychiatry 32/6:409–413
Gebert D, Rosenstiel L (1981) Organisationspsychologie. Kohlhammer, Stuttgart
Griesinger W (1845) Die Pathologie und Therapie der psychischen Krankheiten. Krabbe, Stuttgart
Hack J, Angermeyer M (1979) Rehabilitation durch Arbeit. Beltz, Weinheim
Henkel D (1981) Frühinvalidität und Rehabilitation bei psychisch Kranken in der Rentenversicherung 1968–79. Jahrbuch krit Med 7:128–146
Herting G (1912/13) Über Hausindustrie in den Anstalten. Psychiat Neurol Wochenschrift 14: 225–227
Hodel H, Schärer S, Steiner E (1979) Berufliche Wiedereingliederung psychisch Invalider. Erste Resultate einer katamnestischen Untersuchung. Rehabilitation 18:25–34
House J (1981) Work stress and social support. Addison Wesley, Reading Mass
Hubschmid T, Aebi E (1986) Berufliche Wiedereingliederung von psychiatrischen Langzeitpatienten. Soc Psychiat 21:152–157
Jahoda M (1983) Wieviel Arbeit braucht der Mensch? Beltz, Weinheim
Katz-Garris L, McCue M, Garris R, Herring J (1983) Psychiatric rehabilitation: an outcome study. Rehab Couns 26/5:329–335
Kunow J, Kuhnt S (1986) Erste Ergebnisse einer Untersuchung zur beruflichen Wiedereingliederung psychisch Kranker. In: Reimer F (Hrsg) Der psychisch Kranke und seine berufliche Wiedereingliederung – 17. Weinsberger Kolloquium. Weissenhof, Weinsberg, S 135–150
Kunze H (1983) Rehabilitation chronisch psychisch Kranker als sekundäre Prävention. Öff Gesundheitswesen 45:333–336
Lucius-Hoene G, Bernsdorf N (1988) Entlassungs- und Katamneseuntersuchung. In: Lucius-Hoene G, Koch U (Hrsg) Bedürfnis nach Hilfe und psychosoziale Versorgung – empirische Untersuchungen zur Nachsorge psychisch Kranker in einer südbadischen Region. Weissenhof Verlag, Weinsberg
Martin E, Ackermann U, Udris I, Oegerli K (1980) Monotonie in der Industrie – eine ergonomische, psychologische und medizinische Studie an Uhrenarbeitern. Schriften zur Arbeitspsychologie Nr 29. Huber, Bern
Möller H, von Zerssen D, Werner-Eilert K, Wünschner-Stockheim M (1982) Outcome in schizophrenic and similar paranoid psychoses. Schizophr Bull 8:99–108
Müller P, Günther U, Lohmeyer J (1986) Behandlung und Verlauf schizophrener Psychosen über ein Jahrzehnt – Krankheitsverlauf und Prädiktoren. Nervenarzt 57:332–341
Pieschl D (1986) Schizophrene Verläufe unter Rehabilitationsmaßnahmen – Effektivität, Prognose und prädiktive Faktoren. Schattauer, Stuttgart

Reil J (1803) Rhapsodien über die Anwendung der psychischen Kurmethode auf Geisteszerrüttungen. Halle

Richartz M, Bauer M (1972) Zur Ideologie der Arbeit in der Sozialpsychiatrie. In: Dörner K, Plog U (Hrsg) Sozialpsychiatrie. Luchterhand, Neuwied, S 61–69

Roller C (1831) Die Irrenanstalt in allen ihren Beziehungen. Müller, Karlsruhe

Schuntermann M, Koch U (1987) Erfolgsparameter medizinischer Rehabilitationsmaßnahmen. Öff Gesundheitswesen 3

Schwendy A (1985) Berufliche Förderung und Eingliederung seelisch Behinderter – ein Überblick über die derzeitige Situation. In: Bosch G, Kulenkampff C (Hrsg) Komplementäre Dienste – Wohnen und Arbeiten. Aktion psychisch Kranke – Tagungsberichte Bd 11. Rheinland, Köln, S 105–113

Seyfried E (1985) Selbsthilfefirmen und Werkstätten für psychisch Behinderte – ein Vergleich. In: Bosch G, Kulenkampff C (Hrsg) Komplementäre Dienste – Wohnen und Arbeiten, Aktion psychisch Kranke – Tagungsberichte Bd 11. Rheinland, Köln, S 172–179

Shepherd G (1984) Institutional care and rehabilitation. Longman, London

Simon H (1929) Aktivere Krankenbehandlung in der Irrenanstalt. De Gruyter, Berlin

Starlinger J (1907) Beschäftigungstherapie bei Geisteskrankheiten. Psychiatr Neurol Wochenschrift 7:53–56

Turkat D, Buzzell V (1983) Recidivism and employment rates among psychosocial rehabilitation clients. Hosp Comm Psychiatry 34/8:741–742

Vogel R, Bell V, Blumenthal S, Neumann N, Schüttler R (1986) Zur Entwicklung der beruflichen Wiedereingliederung von enthospitalisierten psychiatrischen Patienten – Ergebnisse einer 1- und einer 5-Jahres-Katamnese. In: Reimer F (Hrsg) Der psychisch Kranke und seine berufliche Wiedereingliederung. 17. Weinsberger Kolloquium. Weissenhof, Weinsberg, S 83–108

Watts F, Bennett D (1977) (Hrsg) Previous occupational stability as a predictor of employment after psychiatric rehabilitation. Psychol Med 7:709–712

Wedekind R (1985) Firmen für psychisch Kranke – eine Einrichtungsform oder Hilfe zur Selbsthilfe. Nachrichtendienst des deutschen Vereins für öffentliche und private Fürsorge 65/4:100–105

Wiersma D (1986) Psychological impairment and social disability: on the applicability of the ICIDH to psychiatry. Int Rehab Med 8:3–7

Ideologie und Psychiatrie

E. Wulff

Das Thema „Ideologie und Psychiatrie" in Kürze abhandeln zu wollen, ist ein kühnes Unterfangen. Ich werde deshalb nichts zu der Frage sagen, welche Ideologien im einzelnen in der Psychiatrie wirksam werden – materialistische, idealistische oder solche, die sich an individuelle Freiheit, Gemeinschaft, Gruppe, Erbgut oder was immer heften. Statt dessen will ich darstellen, weshalb die Psychiatrie als solche – und zwar als Wissenschaft und als Institution – ein privilegiertes Feld, einen besonders fruchtbaren Boden für Ideologen bietet.

Eingrenzen möchte ich von vornherein auch den verwendeten Ideologiebegriff: Ich meine damit nicht einfach die Tatsache, daß bestimmte Vorstellungen, ohne Ansehen der Wirklichkeit, von einer Philosophie, einer Religion, einer Sekte, einer Partei, einem Staatsapparat als wahr festgehalten werden. Aber es geht hier auch nicht um den Begriff der Ideologie als interessengeleitetes notwendig falsches Bewußtsein der Wirklichkeit, also den klassischen marxistischen Ideologiebegriff, auf dessen Boden ich gleichwohl stehe [1]. Vielmehr präzisiere ich Ideologie – mit Gramsci [2], Althusser [3] und Foucault [4] – als hegemoniales Herrschaftsinstrument, das sich die einzelnen als „Subjekte" (in dem Doppelsinn, der in der französischen Wortbedeutung enthalten ist) durch Anrufungen unterwirft. Ideologie wird von mir also als eine *Diskursformation* begriffen, als struktureller Zusammenhang aufeinander bezogener, sich miteinander vernetzender und dabei echoartig verstärkender Aussagen, aber auch Unterstellungen und Annahmen, die sich der einzelne ebenso zu eigen macht, wie diese sich ihn zu eigen machen. In diesem Sinne bilden Ideologie und Subjekt ein zusammengehöriges, aufeinander bezogenes Begriffspaar. Der Zaubertrick dabei besteht darin, daß der ideologische Diskurs gar nicht mehr als etwas Fremdes, dem Subjekt Äußerliches, wahrgenommen wird, sondern vielmehr der einzelne, wenn er ihn übernimmt (oder von ihm übernommen wird), den Eindruck gewinnt, es handele sich um seine eigenste Sache. Althusser zitiert hier eine Strukturanalogie der ideologischen Anrufung zu derjenigen der Propheten aus dem alten Testament durch „Gott". Beide Male wird der einzelne – und gerade er – als Person mobilisiert, handlungsbereit, aktiv – gerade indem er sich unterwirft, wird er (von Gott bzw. der Ideologie) zum selbst handelnden, autonomen Subjekt gemacht. Genau dies hat Althusser als „Subjekteffekt" der Ideologie bezeichnet.

Ein solcher Subjekteffekt der Ideologie ist weitgehend unabhängig davon, ob diese ein ausgewiesenes wissenschaftliches Begriffssystem – einen wissenschaftlichen Diskurs also – besetzt oder aus unverifizierten Annahmen aufgebaut ist. Entscheidend ist die Mobilisierbarkeit der einzelnen Individuen: Ob sie die innere Bereitschaft mitbringen, sich von diesem Diskurs motivieren zu lassen – und wie weit verbreitet solche inneren Bereitschaften sind. Ferner ist von Bedeutung, wie weit ein solcher partieller, regionaler Diskurs (beispielsweise derjenige der Erblichkeitspsychiatrie, der Psychoanalyse usw.) sich mit anderen vernetzen und verstärken kann, um bei möglichst vielen einzelnen anzukommen [5]. Natürlich ist ein stringent wissenschaftlicher Diskurs dadurch schon widerstandsfähiger, daß er intern nicht beliebig manipuliert und umgebaut werden kann. Er kann entweder nur als ganzes von einer Ideologie in Dienst genommen oder aber, wie ein liegengebliebenes Auto, ausgeschlachtet werden, indem man ihm einzelne Versatzstücke entnimmt. Je stringenter ein wissenschaftlicher Diskurs ist, je fester er mit anderen wissenschaftlichen Diskursen verfugt ist, desto schwerer fällt es, ihn in ein ideologisches Netzwerk zu spannen – wenn auch dies immer noch möglich bleibt, beispielsweise durch unzumutbare Ausweitung und Verallgemeinerung seines Geltungsbereiches. Der Unterschied beispielsweise zwischen Positivismus oder Neopositivismus als in vielen Feldern ertragreiche wissenschaftliche Methode und als philosophische Ideologie macht dies deutlich. Natürlich kann man aber auch aus wissenschaftlichen Diskursen einzelne Elemente herauslösen und mit nicht wissenschaftlichen verknüpfen. So etwas geschieht sogar häufig bei der Konstitution von Ideologien – z. B. durch Sekten.

Nun aber geht der psychiatrische Diskurs, wie wir wissen, erheblich mehr als z. B. derjenige der Atomphysik oder der Immunologie, von Annahmen aus, die in weiten Bereichen nur durch wenige Fakten narrensicher abgestützt sind. Die Annahmen sind hier nicht die Muster, zu denen sich in vielfältiger Richtung überprüfte und bewährte Tatsachen zusammengefügt haben, sondern eher eine bis auf einige Punkte oder Striche leergebliebene Vorzeichnung. Dies macht auf der einen Seite ihre ideologische Auffüllung, auf der anderen Seite aber auch die Indienstnahme nicht nur einzelner Hypothesen, sondern weiter Anteile des psychiatrischen Diskurses zu ideologischen Zwecken sehr viel leichter. Zum Teil liegt dies daran, daß psychiatrische Hypothesen eben einen verhältnismäßig niedrigen Verifikationskoeffizienten und eine hohe Verallgemeinerungsneigung haben – überall, wo dies der Fall ist, finden Ideologien einen guten Nährboden vor. Bei entsprechenden Machtverhältnissen installieren aber die ideologischen Prämissen in Form von Gesetzen und Verordnungen, Institutionen, Ämtern, Titeln, Zeitschriften, Exekutionsorganen auch ein eigenes Netzwerk administrativer und sozialer Fakten, eine eigene institutionelle Wirklichkeit. Etwas auf den ersten Blick rein geistig Erscheinendes, wie der ideologische Diskurs, hat sich in diesen verschiedenen Formen materialisiert. Liest man in den Akten über Sterilisationsverfahren der Nazi-Zeit, so wird diese einzigartige Vernetzung von ideologischem und wissenschaftlichem Diskurs und institutioneller Wirklichkeit sogleich sehr plastisch und handgreiflich. Ideologie wirkt hier keineswegs nur mehr abgehoben, vorstellungshaft, sie hat vielmehr eine eigene Maschinerie entwickelt, ihr eigenes „ideologisches Dispositiv", wie Althusser das genannt hat. Dieses Dispositiv wird, wie sein Name sagt, regiert von einem ideologischen Diskurs, dessen Wahrheit man schon deshalb nicht mehr anzuzweifeln wagt, weil er eben über eine so weit vernetzte und zugleich engmaschige administrativ-institutionelle Realität verfügt und so u.a. beispielsweise auch verschiedenartige Karrieren begründen kann.

Foucault [6], Castel [7], Basaglia [8] und andere haben versucht, uns vor Augen zu führen, daß die Psychiatrie in den verschiedenen Epochen ihrer Geschichte über unterschiedliche derartige Dispositive (zumeist als Teil des „ideologischen Staatsapparates") verfügt hat, von den Tollhäusern über die Anstalten und Kliniken bis zum Sektor und den Behindertenwerkstätten. Gleichzeitig machen sie uns deutlich, daß der zugrundeliegende Diskurs über ihr Objekt, die Verrücktheit, im wesentlichen ein ideologischer Diskurs war, der sich an binäre Gegensatzpaare festgemacht hat, wie „wild“ versus „zivilisiert“, „unvernünftig“ versus „vernünftig“, „krank“ versus „gesund“, „normentsprechend“ versus „deviant“, minderwertig“ versus „hochwertig“ und zuletzt „behindert“ versus „leistungsfähig“. Dabei ist in den jeweils aktuellen Gegensatzpaaren noch der echoartige Widerhall ihrer historischen Vorgänger zu hören (und auch stimmungshaft wahrzunehmen).

W. F. Haug hat nun in seinem letzten Buch [9] die Frage gestellt, weshalb die Psychiatrie sich nicht nur besonders dazu eignet, in ideologische Diskurse eingefügt zu werden, sondern darüber hinaus noch selber, als solche, ein Hebel zur Bewirkung von ideologischen Subjekteffekten ist. Er hat dies an der Indienstnahme der Psychiatrie für den Faschismus zu exemplifizieren versucht. Einer der subjektkonstitutierenden ideologischen Hebel, dessen sich der Faschismus bedient – allerdings wohl nicht nur er – ist die *illusionäre Identitätsstiftung* durch die Imagination des verworfenen, abqualifizierten, bekämpften Gegenteils [10]. Wer sich – an anderen – z. B. Haltlosigkeit vorstellt und diese verurteilt und bekämpft, versichert sich selber dessen, daß er ein disziplinierter Mensch ist; wer andere als explosibel definiert, kann sich selber als kontrolliert fühlen. Aber auch umgekehrt: Wer andere als zwanghaft, pedantisch und starr qualifiziert, bekommt sich selber eher als entspannt, flexibel, kreativ-phantasievoll ins Visier. Man kann solche einzelnen Eigenschaften auch auf abstrakter Ebene zusammenfassen, unter „verrückt“ versus „normal“, oder unter „psychopathische Persönlichkeit“ versus „ausgewogenem Charakter“. Dies alles funktioniert aber nur dann richtig, wenn diesen genannten Eigenschaften noch ein weiteres Gegensatzpaar: hochwertig/minderwertig (und von dort ist es nur ein Schritt bis zum nächsten: erwünscht/unerwünscht) untergeschoben wird. Ich kann hier nicht näher darauf eingehen, daß die den anderen zugeschobenen Eigenschaften („triebhaft“, „haltlos“, „chaotisch“) oft verbotenen eigenen Wünschen und Bedürfnissen entsprechen (wie wir es aus der Psychopathologie der Sexualität kennen): Bedürfnissen, die projektiv niedergekämpft werden müssen und gerade dadurch die eigene Gegen-Identität stabilisieren. Und nur am Rande sei auch erwähnt, daß eine solche illusionäre Identitätskonstitution am abqualifizierten Gegenteil am besten dort läuft, wo der einzelne eine stabile, realitätsorientierte Identität, eine „Persönlichkeit“, wie sie, wie ich meine, nur in der aktiven Teilhabe am gesellschaftlichen Lebensprozeß zustande kommt, nicht hat aufbauen können. Solche Menschen sind besonders auf ideologisch fundierte, imaginär phantasmatische, aus der Bekämpfung des jeweiligen Gegenteils gewonnene Identitäten angewiesen. Und auch ein weiterer Gesichtspunkt soll hier nur erwähnt werden; daß solche Selbst-Identifizierungen am Gegenteil sehr rasch wechseln können, weil sie eben auf vielfältigen, in der Realität frustrierten Bedürfnissen, oft gegensätzlicher Natur beruhen. So kann man sich z. B. in rascher Folge am als chaotisch und hemmungslos klassifizierten Gegner mit den Werten der Ordnung und Bewahrung identifizieren, am bürokratisch-pedantischen, zwangshaften hingegen als flexibel, kreativ, wandlungsfähig und „frei“. Je weniger ein Mensch also in der konstanten Auseinandersetzung mit einer kohärenten Realität eine stabile Persönlichkeit ausbilden kann, desto anfälliger ist er für diese Art der ideologisch-phantasmatischen Identitätsbildung am imaginierten Gegenteil [11].

In diesem Zusammenhang geht es mir darum, zu zeigen, daß die Nazis die psychiatrisch Stigmatisierten, d. h. sowohl die „erblich minderwertigen“ Verrückten als auch die angeblichen Psychopathen (der Geltungsbereich dieses Begriffs wurde zur

Nazi-Zeit immens ausgeweitet) zusammen mit den als rassisch minderwertig definierten Juden, Negern und Ostvölkern und mit den „dreckigen" und „diebischen" Zigeunern in ein Netz von Gegensatzpaaren einbauten, dessen gemeinsamer Nenner die Alternative zwischen hochwertig und minderwertig bzw. erwünscht und unerwünscht war. Die psychisch Kranken dienten dem Faschismus also als Aufhänger für eine ideologische Mobilisierung seiner Subjekte durch illusionäre Identitätsstiftung: Zum Kampf gegen all das, was er selber als minderwertig und unerwünscht deklarierte. Sie bekämpften dies so nicht bloß in seinem Auftrag, sondern zugleich im eigenen Namen.

Der zweite Angelpunkt der Indienstnahme der Psychiatrie (allerdings in ähnlicher Weise auch der Genetik) für die faschistische Ideologie läßt sich ebenfalls am besten am Psychopathen-Problem ablesen. Unter diesem Begriff wurden von der Psychiatrie bestimmte stark akzentuierte Charaktereigenschaften als erblich bedingt erklärt, zugleich aber auch als nicht „krankhaft": Weshalb die Psychopathen in der Regel die Verantwortung für ihr angeblich aus ihrem Charakter erwachsenes Handeln auch selber zu tragen hatten. Sie wurden, wenn sie Straftaten begingen, nicht – oder nur in ganz seltenen Ausnahmefällen – exkulpiert [12].

Der scheinbare Widerspruch, den angeblichen psychopathischen Charaktermangel für ein Erbschicksal zu erklären, die Verantwortung, diesem entsprechend zu handeln, gleichwohl dem freien Handeln des einzelnen zuzuordnen, klärt sich jedoch auf, wenn man bedenkt, daß „Erbgesundheit" in diesem Zusammenhang nicht ein auf- und nachweisbares Faktum ist, sondern vielmehr den Charakter einer nachträglichen Voraussage hat. Ähnliches gilt im übrigen für die Rassereinheit. Das Prinzip eines solchen Mechanismus der nachträglichen Voraussage ist ja aus der Prädestinationslehre Calvins und der auf dieser aufgebauten „protestantischen Ethik", die Max Weber [13] analysiert hat, genau bekannt: Es ist von vornherein vorbestimmt, ob Gott mich erwählt oder verworfen hat. Dies erweist sich aber erst durch die Tatsache, zu welchen geschäftlichen oder anderen Erfolgen ich es im Leben bringe: Also letztlich erst zum Zeitpunkt meines Todes. So wird mein ganzes Leben zwangsläufig zu einer unablässigen Anstrengung, durch Leistung meine Erwähltheit durch Gott zu dokumentieren. Ähnlich verhält es sich mit meinen angeblich ererbten Fähigkeiten, mit meiner Gesundheit, meiner Rassereinheit, meinem Charakter. All dies ist der faschistischen Ideologie nach erblich determiniert, unabänderliches Schicksal. Die verborgenen Erb- und Rasseeigenschaften sind aber nur schwer als solche dingfest zu machen, sie erweisen sich vielmehr erst hinterher in der Leistung, in der erfolgreichen „Arbeit" am eigenen Charakter und am eigenen Körper [14]. So enthält der Gesundheits- und Rassediskurs (wie der Charakterdiskurs) der Nazis gleichzeitig einen ständigen Appell, sich durch dasjenige, was man sagt, was man tut, was man erreicht, als „gesund", als „rein", als „charakterstark" und damit als hochwertig – i. S. der entsprechenden Erbanlagen zu erweisen. Da der Faschismus aber inhaltlich oft nur unzureichend bestimmt, was an Verhalten und Leistung jeweils wünschenswert ist, hier sogar, wie Wolf Haug in seinem Buch nachweist, sich in eine Fülle von Widersprüchlichkeiten verwickelt, läuft die Anrufung zur Arbeit am eigenen Charakter, zu einem „gesunden Verhalten", zu einer „nordischen", „arteigenen" Haltung am ehesten darauf hinaus, jeweils dem „Führer" zu folgen, seinen Befehlen gehorsam zu sein und die eigene Charakterstärke in der bedingungslosen Gefolgschaft unter Beweis zu stellen: – „Meine Ehre heißt Treue" stand auf den Koppeln der SS-Männer. Wem dies gelingt, der kann sich dann mit den verschiedenen positiven Attributen der gegensätzlichen Artikulationen: Gesundheit, Rassereinheit, Charakterstärke, Schönheit, Tüchtigkeit usw. schmücken und sich mit ihnen identifizieren. Wer nicht gehorchte, sah sich der ideologischen Diskriminierung durch ihr Gegenteil ausgesetzt und, um der Anrufung auch den nötigen Nachdruck zu verleihen, drohte im Hintergrund auch die Vernichtung. Die ersten, die es – exemplarisch – traf, waren eben die psychisch Kranken, weil sie nach Haug unfähig zur ideologischen Unterwerfung, zur „Subjektion" waren. So ließ sich nur durch ständige Anstrengung zum Gehorsam, zur Gefolgschaft beweisen, daß man den Erbgesunden, den Charakterstarken, den Lebenswerten und Hochwertigen zugehörte, und nicht den Psychopathen, den Erbkranken, den Schwächlingen und Minderwertigen. Auch an dieser ideologischen Formation zeigt sich also eine enge Vernetzung von Gewaltandrohung auf der einen, Gratifikation auf der anderen Seite. Verstärkt wurde dies noch dadurch, daß die Rassenkunde – ähnlich wie die psychiatrische Charakterdiagnostik – eben doch vorzuspiegeln versuchte, über wissenschaftliche Methoden – für den durchschnittlichen Bürger undurchschaute Geheimverfahren – zu verfügen, um Charakterstärke, Erbgesundheit usw., bzw. deren Gegenteil zu identifizieren, oder doch jedenfalls Forschungen in dieser Richtung betrieb. So gab auch die größte Anstrengung, dem Führer zu folgen, keine Garantie dafür, zu den charakterstarken, erbgesunden, nordischen Herrenmenschen zu zählen. Jeder, auch der treueste, standfesteste Gefolgsmann mußte noch darum bangen, eines Tages doch noch als artfremder Mischling oder Erbkranker entlarvt zu werden.

Ich hoffe, es ist durch diese Ausführungen etwas deutlicher geworden, weshalb der psychiatrische Diskurs besonders ideologieanfällig ist. Er verfügt im übrigen, noch stärker als manche anderen wissenschaftlichen Diskurse, über ein vom Staatsapparat und der Gesellschaft bereitgestelltes institutionelles Dispositiv, das ihm schon dadurch einen erhöhten Anschein von materieller Wirklichkeit verleiht: natürlich auch so etwas wie strukturelle Gewalt. Ich meine, dies gilt nicht nur für den Faschismus. Auch in der gegenwärtigen ökonomischen Krise sehen wir uns wieder neuen Marginalisierungsprozessen – vor allem des Heeres der Arbeitslosen – gegenüber, bei denen abwertende Artikulationen ebenfalls zur subjektkonstituierenden Identitätsstiftung und damit zur Erreichung von Hegemonie benutzt werden können. Was im Faschismus geschah, geschieht in anderer Form, in anderen Mustern, aber z.T. ähnlichen oder identischen ideologischen Prozessen auch noch heute, und zwar in unserem ureigensten Arbeitsfeld.

Literatur

1. MEW 3, 26
2. Gramsci A (1956) Briefe aus dem Kerker. Dietz, Berlin
3. Althusser L (1977) Ideologie und ideologische Staatsapparate. Hamburg
4. Foucault M (1966) Les mots et les choses. Paris
5. Haug WF (1981) Strukturelle Hegemonie. Das Argument 129, Berlin
6. Foucault M (1961) Histoire de la Folie. Paris
7. Castel R (1979) Die psychiatrische Ordnung. Frankfurt
8. Basaglia F (1971) Die negierte Institution. Frankfurt
9. Haug WF (1976) Die Faschisierung des bürgerlichen Subjekts. Argument-Sonderband 80, Berlin
10. Wulff E (1986) Produktion und Wirkung von Feindbildern. Das Argument 160, Berlin

11. Wulff E (1987) Norm und Delinquenz. In: Haug WF und Pfefferer-Wolf H (Hrsg) Fremde Nähe. Argument-Sonderband 152, Berlin
12. Güse HG und Schmacke N (1976) Psychiatrie zwischen bürgerlicher Revolution und Faschismus. Kronsberg/Ts
13. Weber M (1920) Gesammelte Aufsätze zur Religionssoziologie. Tübingen
14. Haug WF (1986) S 87–146

Wie sinnvoll ist unsere derzeitige Reha-Praxis? (Versuch eines Neuansatzes auf dem Hintergrund der Anthropologie V. E. Frankls)

W. Winklhofer

Wenn wir die Rehabilitation des gesamten Menschen, der Person mit ihrer geistigen Dimension und nicht nur das Funktionieren einiger nützlicher psychischer und sozialer Fähigkeiten, seine Arbeits- und Genußfähigkeit, wie Freud es ausdrückte, im Auge haben, dürfen wir bei den bisherigen Rehabilitationszielen nicht stehenbleiben. Viele der in den letzten Jahren erreichten Fortschritte in den Methoden und Maßnahmen bei der Rehabilitation psychisch Behinderter sind ein großer Erfolg und unverzichtbar. Sie verlangen aber dringend eine Ergänzung um den Bereich, der das spezifisch Menschliche, die Person, ausmacht.

Hier gibt nun das Menschenbild, das der Logotherapie und Existenzanalyse V. E. Frankls zugrunde liegt, hoffnungsvolle Ansätze und Hilfen an die Hand. Ohne auf die Grundlagen der Logotherapie in diesem Rahmen ausführlich eingehen zu können, sei vorausgeschickt, daß die Logotherapie den Menschen als ein Wesen nicht nur mit einer somatischen und psychischen Dimension, sondern auch mit einer geistigen ansieht. „Geist" und „geistig" meint in diesem Zusammenhang nicht Intellekt oder Ratio, sondern das spezifisch Menschliche der Person, der menschlichen Existenz. Begriffe wie Dasein bzw. Existenz, Beziehung, Werte, Freiheit der Entscheidung, Verantwortung, sind existenzanalytische Grundbegriffe, erklärbar aus der spezifisch geistigen, der noetischen Dimension nach Frankl. Der Mensch ist ferner von einem unter allen Umständen und Bedingungen vorhandenen „Willen zum Sinn" geleitet, d.h., er ist auf der Suche nach Sinn, er ist sinnorientiert und nicht getrieben von einem Willen zur Lust (Freud) oder einem Willen zur Macht (Adler). Frankl sieht also den Menschen nicht als ausschließliches Ergebnis rein innerpsychischer Prozesse oder umweltlicher Einflüsse. Die geistige Dimension ermöglicht es dem Menschen auch, Stellung zu nehmen – eine Freiheit, die dem Menschen allemal bleibt – Stellung zu nehmen zu seinem Schicksal, die „Trotzmacht des Geistes", wie Frankl sagt, aufzurufen.

Das Menschenbild, das Frankl in seiner Existenzanalyse entwirft, enthält als das Neue (oder vielleicht Alte, aber in Vergessenheit geratene) die Dimension des spezifisch Menschlichen, des Geistigen oder „Noetischen". Eben diese Dimension kann aber nicht erkranken. Sie kann allenfalls teilweise oder auch vollkommen verdeckt werden durch die psychische Erkrankung, die Schizophrenie z.B., so daß sich das Noetische, die Person nicht mehr ausdrücken kann, daß sie sozusagen gefangen ist in dem leib-seelischen Käfig, der seinerseits erkranken kann. Oder kann man etwa leugnen, daß ein Kranker in schwerer Psychose, ein „Verrückter" oder ein hochgradig Schwachsinniger trotz aller Behinderung dennoch ein Mensch ist, der sich selbst in diesen Kümmerzuständen menschlichen Daseins noch durch eine wesentliche Dimension beispielweise von einem Primaten unterscheidet? Freilich wird ein derartig behinderter Mensch keinen Gebrauch mehr von seiner Freiheit der Entscheidung oder der Einstellung machen können. R. Allers sagt: „Die Krankheit verhindert die

Person an ihrer Selbstentäußerung." Sie affiziert also nicht die *Person* selbst. Bei chronisch schizophrenen Patienten ist oft noch ein erheblicher Spielraum vorhanden für das Verwirklichen dieser Freiheit. Sie gilt es aufzurufen, an sie zu appellieren. Das heißt selbstverständlich nicht, daß der Patient die Freiheit hätte, sich seiner Krankheit einfach zu entledigen. Freiheit bedeutet in existenzanalytischer Sicht nicht „frei sein von", sondern „frei sein zu". Freiheit heißt in diesem Sinne also die Möglichkeit, sich so oder so zur schicksalhaften Erkrankung einstellen zu können (dies gilt natürlich, wie auch in den folgenden Ausführungen, soweit es sich nicht um einen schweren akut psychotischen Zustand handelt!). Wir sehen ja bei den meisten Psychosen, daß die Erkrankung nicht als abstraktes Krankheitsbild, als „Morbus" abläuft, sondern jeweils vom Patienten, von seiner Person irgendwie gestaltet wird, daß eine „Auseinandersetzung zwischen dem Menschen im Kranken und dem Krankhaften am Menschen geleistet" wird. Frankl nennt dies die „Pathoplastik".

Was folgt nun aus diesem Menschenbild der Logotherapie und Existenzanalyse für unsere Rehabilitationsbemühungen? Allem voran vermag die Logotherapie auch diesen Bereich wieder zu rehumanisieren, wie sie das bereits in der Psychotherapie vermochte. Re-humanisieren, weil sie lehrt, den Patienten, den Kranken wieder als Menschen, als Person zu sehen. Statt ihn als Objekt, einen Organismus, ein System von Konditionierungen aufzufassen, das gestört ist und deshalb repariert werden muß, vermag der Behandelnde oder Rehabilitierende dem Kranken oder Behinderten als einem Subjekt gegenüberzutreten, mit ihm eine therapeutische Beziehung einzugehen (etwa im Sinne M. Bubers auf einer Ebene des ICH-DU und nicht des ICH-ES), ihn trotz erheblicher funktioneller Ausfälle als Mensch in seinem Wert und in seiner Würde anzuerkennen. Das Gegenbeispiel des „lebensunwerten Lebens" ist leider in die deutsche Psychiatriegeschichte eingegangen.

Abgesehen von den akut-psychotischen Zuständen, in denen die geistige Dimension oft weitgehend verdeckt und verstellt ist und somit die Freiheit des Patienten für diesen Zeitraum ganz oder weitgehend eingeschränkt ist, vermag der chronisch schizophrene Kranke in wesentlichen Anteilen als Person eine freie Entscheidung zu treffen und ist zu einer Stellungnahme fähig. Wenn wir diese Freiheit ernst nehmen, beugen wir der raschen Versuchung vor, den Patienten als Objekt in irgendwelche Programme einzugliedern, ihn zu manipulieren, stets unter dem Vorwand sachgerechter Behandlung und oft unter dem Deckmantel einer anthropologisch inhumanen Psychologie. In diesem Ernstnehmen drückt sich auch die Ehrfurcht und Hochachtung aus gegenüber der freien Entscheidung des Patienten, dem wir zubilligen müssen, auch einmal ein Nein zu sagen zu den von uns vorgeschlagenen Therapien und Reha-Absichten.

Ferner folgt daraus, daß wir nicht alle Verantwortung dem Patienten abnehmen dürfen, ihn nicht dadurch „unmündig" machen sollten, daß wir ihm den Anteil an Verantwortung abnehmen, den zu tragen er fähig ist.

Logotherapie, als die auf Sinn hin orientierte Therapie, lenkt den Blick auch auf die Sinnfrage, auf das allenthalben bei unseren psychotischen Patienten und Behinderten teils offen, teils unterschwellig vorhandene Sinnlosigkeitsgefühl, von Frankl auch das „existentielle Vakuum" genannt. Helfen wir dem Psychotiker, dem durch seine Krankheit viele Wege zum sinnvollen Leben verstellt sind, durch unsere Reha-Angebote noch den Rest an Sinnmöglichkeiten aufzufinden? Sinn zu erleben durch Verwirklichung der von Frankl so genannten „schöpferischen Werte", z. B. im Beruf, ist angesichts der häufigen Antriebsverlangsamung und affektiven Verflachung im Laufe einer chronischen Psychose bei der derzeitigen hoffnungslosen Lage am Arbeitsmarkt drastisch eingeschränkt. Verpackungsarbeiten und ähnliches, wie sie in Arbeitstherapie und beschützenden Werkstätten überwiegend angeboten werden, vermögen dem Behinderten kaum das Bewußtsein eines sinnvollen Daseins zu vermitteln. Auch die Möglichkeiten, Sinn aufzufinden in den sog. „Erlebniswerten", so z. B. in der Liebe zu einem Menschen, sind krankheitsbedingt oft erheblich eingeschränkt.

Wenn es auch nicht Aufgabe der Logotherapie ist, dem Kranken Sinn anzubieten oder zu verordnen, sondern ihm bei der Suche nach Sinn zu helfen und ihn zu begleiten, so hat die bisherige Rehabilitation diese Aufgabe nicht nur vernachlässigt, sondern noch nicht einmal erkannt. Freilich ist diese Forderung vom Psychiater und Therapeuten nur unter höchstem persönlichen Einsatz zu realisieren. Frankl drückt diese Haltung in seinem „psychiatrischen Credo" aus: „Wenn es nicht so wäre, daß die geistige Person auch noch hinter der Verbarrikadierung durch die Psychose vorhanden wäre, wenn auch noch so sehr zu expressiver und instrumenteller Ohnmacht verurteilt ... dann stünde es nicht dafür, Psychiater zu sein."

Statt den Kranken nur wieder in ein neues Programm einzugliedern oder ihm eine Aktivität zu verordnen, kann nur in einem persönlichen und existentiellen Dialog zwischen Patient und Therapeut das Wagnis einer Sinnfindung angegangen werden. Diese nicht erkrankende Person gilt es in der Therapie, in einem existentiellen Gespräch aufzurufen, zu dem psychotischen Ereignis der psychischen Erkrankung Stellung zu nehmen, Stellung nehmen als ein Annehmen der unentrinnbaren Erkrankung, aus dem Leiden noch eine Leistung zu machen, wozu der Mensch – und nur er – fähig ist. Diese Hilfestellung sind wir dem psychotisch Kranken schuldig.

Wenn sich schon die bisherigen Rehabilitationsziele, die sich meist in einem Wiederantrainieren psychischer und sozialer Funktionen erschöpften, nicht oder nur unvollkommen erreichen lassen, sollten wir wenigstens unsere ärztliche therapeutische Pflicht darin sehen, die Auffassung zukünftiger Rehabilitation um ein wesentliches zu erweitern: nämlich um den von Frankl wieder in die Psychotherapie eingeführten Bereich der geistigen Dimension.

Keineswegs soll dadurch der Wert eines soliden naturwissenschaftlich-medizinischen Fundaments in der Behandlung und Rehabilitation des psychisch Kranken nur im geringsten geschmälert werden. Wir sollten uns auch nicht darauf hinausreden, daß der an einer Psychose erkrankte Patient für derartige „philosophische Höhenflüge" nicht empfänglich sei. Das mag allenfalls für die Zeit des akuten Schubs zutreffen.

Andererseits ist ein Nachdenken über unseren Standpunkt, über unser Menschenbild für unser therapeutisches Handeln von großer Wichtigkeit. Jedes Handeln, gerade das therapeutische und rehabilitative, impliziert ein Weltbild, einen anthropologischen Hintergrund und setzt eine entsprechende Wertordnung voraus, ob wir uns darüber reflektierend dessen bewußt sind oder eher pragmatisch eingestellt sind. Ein reduktionistisches Menschenbild, sei es nun biologistisch, psychologistisch, soziologistisch oder wie sonstige –ismen heißen mögen, kann nur wieder entsprechende reduzierende Behandlungsmethoden hervorbringen, d. h., sie machen den Menschen zu einem Objekt. Der Mensch wird dabei jeweils seiner geistigen Dimension beraubt, reduziert, die höhere Dimension wird in die jeweils niedrigere projiziert.

Gerade der Psychiater, der sich dieser seiner Doppelrolle verpflichtet fühlt, der sich einerseits der naturwissenschaftlichen Medizin, andererseits der Anthropologie und Philosophie (in unserem speziellen Falle der Logotherapie und Existenzanalyse) verbunden weiß, könnte die Voraussetzungen schaffen für eine menschlichere Rehabilitation.

Literatur

Buber M (1958) ICH und DU. Lambert-Schneider Verlag, Heidelberg

Frankl VE (1975) Ärztliche Seelsorge, Grundlagen der Logotherapie und Existenzanalyse, 7. Aufl. Kindler, München

Frankl VE (1982) Theorie und Therapie der Neurosen. Einführung in Logotherapie und Existenzanalyse. Uni-Taschenbücher 457, 5. Aufl. Ernst Reinhardt, München Basel

Sozialpolitische Aspekte der Rehabilitation

B. L. Uffrecht

Als Geschäftsführer eines Spitzenverbandes der freien Wohlfahrtspflege, des Deutschen Paritätischen Wohlfahrtsverbandes in Bayern habe ich seit vielen Jahren mit Organisationen, Gruppen, Einrichtungen und deren Problemen zu tun, von solchen Gruppierungen, die sich mit psychisch Kranken beschäftigen. Daneben komme ich beruflich, aber auch privat immer wieder mit den Einzelschicksalen von Betroffenen in Berührung.

Ich habe aber keinerlei Kompetenz durch Ausbildung o. ä. irgendeine Aussage zur Problematik zu machen. Ich will mich deshalb auf thesenhafte Aussagen beschränken, die ich nur ganz knapp erläutern bzw. begründen will, um zum Schluß einen Forderungskatalog aufzustellen, der nach meinen Vorstellungen in sozialpolitisches Handeln umzusetzen ist.

1. Der Begriff: Rehabilitation

Wenn wir uns hier mit dem Begriff Rehabilitation befassen, dann sprechen wir zur Klarstellung jeweils von „beruflicher", „sozialer" und „medizinischer" Rehabilitation, je nachdem, von welchem Kostenträger wir uns finanzielle Zuschüsse erhoffen. Was Rehabilitation aber eigentlich meint, wird dabei eher unklarer. Aus der uns bedrängenden Fragestellung, was Rehabilitation bedeutet, und zu welchem Ende wir „rehabilitieren", ist dieser Kongreß entstanden.

Von einem Mitarbeiter aus dem anthroposophischen Bereich wurde mir in einem der zahlreichen Vorgespräche, die wir zur Vorbereitung dieses Kongresses führten, gesagt: „Für uns ist ein psychisch Kranker dann rehabilitiert, wenn er wieder Feste feiern kann."

Die Sozialversicherungsträger meinen, Rehabilitation ist dann geglückt, wenn der Betroffene wieder einen Arbeitsplatz ausfüllen kann. Im Brockhaus habe ich gelesen: Rehabilitation bedeutet die Wiederherstellung des Ansehens des Betroffenen. Ich denke: alle Versuche zu rehabilitieren zielen auf eine Veränderung der Wechselbeziehungen zwischen dem Behinderten und der ihm umgebenden Gesellschaft, einschließlich der mit ihm befaßten Institutionen.

2. Seelische Gesundheit

Nach der Satzung der Weltgesundheitsorganisation ist Gesundheit allgemein der Zustand völligen körperlichen, seelischen und sozialen Wohlbefindens. Es ist danach eines der Grundrechte des Menschen, das für ihn erreichbare Höchstmaß an Gesundheit zu erreichen.

Es ist nicht leicht, diese Forderungen in Einklang zu bringen und sie praktisch handhabbar zu machen. Wir wissen aber, wenn körperliche, seelische oder soziale Vorgänge die innere und äußere Harmonie und Ordnung des Menschen hemmen, ist seine Gesundheit infrage gestellt. Deshalb sind in unserer Zeit, in der sich die Umwelt und die Lebensbedingungen des Menschen schwerwiegend verändern, die Menschen besonders gefährdet. Ich nenne nur einige der sich nachhaltig verändernden Bedingungen: Elektronik – Folgen der Motorisierung – Luft- und Wasserverschmutzung – Genußmittel- und Medikamentenmißbrauch – Bewegungsmangel – seelisch-geistige Überforderung durch die Massenkommunikationsmittel.

Die verminderte Belastbarkeit und Widerstandsfähigkeit führen zur Zunahme von Zivilisationskrankheiten und psychischen Störungen. Wir haben zwar heute eine höhere Lebenserwartung, sind im Sinne der Definition der Weltgesundheitsorganisation jedoch kaum gesünder.

3. Seelische Grundbedürfnisse

Wir haben in diesen Tagen viel darüber gesprochen, wie sich Institutionen verändern müssen, was Fachleute und Laien tun können. Mir scheint es aber wichtig zu sein, daß wir wenigstens stichwortartig deutlich machen, was die Grundbedürfnisse des einzelnen sind, bevor wir uns mit den sozialpolitischen Aspekten befassen.

Wieder nur ganz kurz: Psychologen sagen uns, daß sechs seelische Grundbedürfnisse befriedigt sein müssen, damit der Mensch seelisch gesund ist. Dabei gehen sie davon aus, daß seelische Gesundheit die relative Freiheit von Angst, Bedrohung und Haßgefühlen beinhaltet und eine positive Einstellung zur eigenen Person, zu den Mitmenschen und zum Schicksal voraussetzt.

Daraus leiten sie die sechs seelischen Grundbedürfnisse ab:

- Liebe (Kein Kind wird liebesfähig geboren – braucht die geliebten Vorbilder)
- Sicherheit im materiellen und sozialen Bereich (Max Frisch: Der Weltuntergang ist vollziehbar geworden)
- Anerkennung (Bestätigung, Erfolgserlebnis)
- Freiheit zu schöpferischem Tun (Tun, was Spaß macht)
- Erlebnisse mit Erinnerungswert (Sie tragen auch über die Lebenstiefen hinweg)
- Selbstachtung (Positive Einstellung zu uns selbst, Gegenbild zu Selbstmitleid)

Ich möchte diese Aufzählung noch ergänzen, durch drei weitere Schlagworte, deren Bedeutung mir immer deutlicher geworden ist: Verantwortung – Herausforderung – Verbundenheit.

Zur „Verantwortung" zwei Zitate von Karl Popper, dem bedeutenden Philosophen unserer Zeit:

Es ist wichtig für einen Menschen Verantwortung zu haben, Verantwortung für die Eltern, für die Familie, für die Kinder; es ist ein Teil des Sinnes des Lebens, daß wir eine Verantwortung haben.

Und an dieser Stelle gleich ein weiteres Zitat von Karl Popper: Wenn diese Verantwortung bürokratisiert wird, ist das sicher eine ernste Gefahr, an die nur wenige Menschen gedacht haben unter denen, die für den Wohlfahrtsstaat waren.

Der Begriff „challenge“, im Deutschen „Herausforderung“ ist einer der zentralen Begriffe für mich geworden. Für unsere Existenz brauchen wir die Herausforderung, die wir z.B. durch die Arbeit erleben. Die Frage sei angedeutet: wenn wir nicht genügend Arbeit für alle Menschen in unserer Gesellschaft haben: sind andere Herausforderungen für uns vorstellbar oder auch entwickelbar? Das Krankmachende der Arbeitslosigkeit ist möglicherweise der Wegfall, des sich Gefordert-Fühlens. Ich denke, daß sich in der sich daraus ergebenden Fragestellung Ansätze auch für die Arbeit mit psychisch Kranken finden lassen.

Angemerkt sei, daß Herausforderung das Gefordertsein im richtigen Maß meint. Überforderung macht ebenso leicht krank wie Unterforderung.

Schließlich noch zu dem Begriff der „Verbundenheit“, den ich von Martin Buber entlehnt habe. Verbundenheit i.S. des „dialogischen Prinzips“, des sich „dialogisch Umfassen“, meint eine Beziehung, die den anderen meint. Nicht die Liebe zur Menschheit ist gefragt, sondern die Beziehung zum anderen Menschen, die gerade diesen Menschen meint, die sich als belastbar erweist auch bei Enttäuschungen und Unverständlichem. Wiederholt haben sich während des Kongresses Vertreter der Angehörigen psychisch Kranker zu Wort gemeldet, die in einer solchen Grundbeziehung stehen. Vielleicht bedeutet Rehabilitation von psychisch Kranken, sie zu einer solchen zwischenmenschlichen Beziehung zu befähigen, ihnen wieder das Vertrauen und die Selbstachtung zu geben, daß sie Beziehungen einzugehen vermögen.

Jahrelang wurde in der sozialen Arbeit von Fürsorge gesprochen, es wurde als die wichtigste Aufgabe angesehen, für diejenigen Menschen zu sorgen, die nicht selbst für sich sorgen können. Mit dem Begriff Sozialarbeit hat sich in meinen Augen das Wissen um eine neue Qualität entwickelt. Sozius heißt in der Übersetzung Partner. Soziale Arbeit muß es von dorther als eine mindestens ebenso wichtige Aufgabe wie es die Fürsorge ist, ansehen, menschliche Beziehungen in dem genannten Sinne zu stiften. Das heißt z.B. ganz entschieden, daß es die kleinen sozialen Netze der Nachbarschaft, der in gleicher Weise Betroffenen sind, in denen das notwendige Beziehungsgefüge entstehen kann. Diese kleinen Netze sind Grundlage, damit die Schwierigkeiten des einzelnen verarbeitet werden können, damit Rehabilitation (was immer man darunter versteht) gelingen kann. Schlagworte prägen sich leichter ein: Small is beautiful! Und damit komme ich zu meinem vorletzten Punkt:

4. Sozialpolitische Aspekte

Am ersten Tage dieses Symposiums hat uns Professor Ciompi anhand von Untersuchungen deutlich gemacht, wie wichtig es ist, den einzelnen Klienten ständig in irgendeiner Weise zu begleiten. In diesem Zusammenhang habe ich aus meiner Sicht auf das Grundbedürfnis der Verbundenheit hingewiesen und auf die Notwendigkeit der kleinen sozialen Netze, die in meinen Augen so etwas wie eine Nachfolgeorganisation zur früheren Großfamilie sein können. Mit anderen Worten: mir ist eine Gruppierung, die sich um die psychisch Behinderten in einem Häuserblock kümmert, der Sache nach dienlicher als eine Bundesorganisation, die die Betreuung des Personenkreises auf ihre Fahnen geschrieben hat.

Andererseits haben wir eine „Verbandsdemokratie“, in der die Forderungen von zahlenmäßig großen Organisationen leichter durchsetzbar sind. Auch die Verwaltung hat es im allgemeinen lieber mit den scheinbar verläßlicheren Strukturen von Großorganisationen zu tun, weil sie von dort leichter Verwendungsnachweise erhalten, die den Bedingungen von Rechnungshöfen besser genügen.

Ich weise nur auf diese gegenläufige Interessenlage hin. Ein weiteres Problem: Im Laufe der letzten Jahre wurden in der Bundesrepublik zahlreiche wichtige Sozialgesetze verabschiedet, deren Intention es ist, die Lage von Benachteiligten zu verbessern. Diese an sich begrüßenswerte Entwicklung führte zu einer ständig wachsenden Unübersichtlichkeit (die Folgen für den Bereich der Rehabilitation wurden bereits vielfach erwähnt). Wenn ein neuer Rechtsanspruch geschaffen wird, bedeutet das zugleich eine Abgrenzung gegenüber den Bereichen, die nicht, oder noch nicht mit einem Rechtsanspruch ausgestattet sind. Es bedeutet de facto für die Verwaltung eine Beschränkung des Ermessensspielraums. Ich denke noch an die scheinbar paradiesischen Zeiten von mehr als zwanzig Jahren zurück, in denen man durch ein Gespräch mit den jeweils zuständigen Beamten die Lösung von Problemen im Rahmen des ausgedeuteten Ermessungsspielraumes finden konnte. Heute hat man immer häufiger den Eindruck, daß es den öffentlichen Verwaltungen mehr um Dekkung als um Verantwortung geht. Kürzlich hatte ich ein Gespräch mit einem bayerischen Bezirkstagspräsidenten, der mir sagte: Es sei zwar nicht schön, jedoch verständlich, daß derjenige Beamte bei seinen Vorgesetzten am besten angesehen sei, der weniger Geld ausgibt als der andere. Ein weiteres wichtiges Problem, das ich auch nur stichwortartig erwähnen will, ist die unterschiedliche Behandlung des stationären und des ambulanten Bereichs. Aufgrund der Regelungen des Bundessozialhilfegesetzes erhalten die Träger von stationären Einrichtungen eine volle Erstattung der angemessenen Kosten. Darüber, was angemessen ist, gibt es regelmäßig zähe Verhandlungen. Das Prinzip der vollen Kostenerstattung ist aber niemals strittig gewesen.

Der ambulante Bereich lebt dagegen nicht von kalkulierten Pflegesätzen, sondern von haushaltsrechtlich so genannten „freiwilligen Leistungen". Hierbei wird zumindest in Bayern jeweils eine Eigenbeteiligung des Trägers in einer Größenordnung von 10–20% gefordert. Es ist klar, wie sehr dieses völlig unsinnige Prinzip den Ausbau der notwendigen ambulanten Dienste (Ciompi) hindert. Man beruft sich auf den alten Grundsatz „Wer zahlt schafft an" und meint, daß die trügerisch so genannte „Interessenquote" der Eigenbeteiligung dem Träger Unabhängigkeit in der Gestaltung schafft. Auch dieses halte ich für eine unsinnige Argumentation. Andere Denkmodelle lassen sich ohne übertriebene geistige Anstrengung entwickeln. Notabene: Wer zahlt denn: der Steuerzahler, d. h. alle, die wir hier sitzen – oder die Behörde?

Lassen Sie mich schließlich noch auf eine Ungereimtheit gerade auf dem Gebiet der Psychiatrie hinweisen: Im somatischen Bereich erfolgt die Finanzierung aller notwendigen Maßnahmen im Rahmen der RVO. Für den Patienten wirkt sich das so aus, daß er im Prinzip nicht nur alle notwendigen Leistungen erhält, sondern darüber hinaus noch ein Krankengeld, damit er seinen sonstigen Lebensunterhalt bestreiten kann. Ganz anders bei den psychisch Kranken. Sobald sie die Klinik verlassen haben und die „notwendigen" Eingliederungshilfen oder Rehabilitationshilfen in Anspruch nehmen wollen, unterliegen sie den Bestimmungen des Sozialhilfegesetzes, d. h., sie müssen zuerst ihr Vermögen und ihr Einkommen einsetzen, bevor sie die Solidarität unserer Gesellschaft erfahren können. In einem Beispiel mußte ein

Klient in einer unserer Übergangseinrichtungen, das ihm von seinen Eltern hinterlassene Vermögen, das für ihn Lebenssicherheit bedeutete, in einer Größenordnung von rund 30 TDM einsetzen. Nach dem Gesetz ist sicher richtig gehandelt, aber in meinen Augen ist diese ungleiche Behandlung somatischer und psychischer Erkrankungen völlig unsinnig.

5. Forderungen

Ich fasse alles nochmals in einem Forderungskatalog zusammen. Dazu zitiere ich eine Formulierung von Theodor Fontane, die mir der Leiter einer Agentur vor wenigen Tagen zusteckte. Leider weiß ich die nähere Quelle nicht:

Wer ängstlich abwägt, sagt gar nichts. Nur die scharfe Zeichnung, die schon die Karikatur streift, macht eine Wirkung. Glauben Sie, daß Peter von Amiens den ersten Kreuzzug zusammengetrommelt hätte, wenn er so etwa beim Erdbeerpflücken einem Freund mitgeteilt hätte, das Grab Christi sei vernachlässigt und es müsse für ein Gitter gesorgt werden?

Die Forderungen lauten:

1. Gleichstellung somatischer und psychischer Erkrankung, wobei die Besonderheiten zu berücksichtigen sind, die z. B. eine Begleitung über lange Zeit sichern.
2. Sicherstellung der notwendigen Finanzierung der ambulanten Hilfen, unabhängig davon, ob man einen Mäzen für die staatlicherseits zur Zeit noch geforderten Eigenmittel findet. Wenn das Bundessozialhilfegesetz den Vorrang der ambulanten Hilfen vor den stationären Hilfen fordert, muß das auch finanziert werden.
3. Unsere Vorstellungen von dem, was hilfreich oder notwendig ist, entwickeln sich ständig weiter. Hierfür muß es Spielräume in Gesetzen, Richtlinien und Finanzierungen geben. (Positive Erfahrungen in der Vergangenheit mit Bezirken in Bayern.) Dazu brauchen die in den Verwaltungen tätigen Menschen erweiterte Ermessensspielräume.
4. Weil soziale Arbeit mit Menschen zu tun hat und psychisch Behinderte ein besonders empfindliches Klientel sind, ist zu fordern, daß in den sozialen Verwaltungen von Behörden und Verbänden menschlich und fachlich besonders qualifizierte Mitarbeiter beschäftigt werden. An deren Qualität, fachliche Ausbildung und Weiterbildung sind hohe Anforderungen zu stellen. Die Fort- und Weiterbildung sollte folgende Inhalte haben:
   - Gemeinwesenarbeit und Nachbarschaftshilfen
   - Einstellen auf die Lebensprobleme der Betroffenen
   - Verstärkung der Tragfähigkeit der kleinen sozialen Netze
   - Arbeits- und Beschäftigungsangebote
   - Befähigung zur Kooperation innerhalb der Institutionen und nach außen
   - Befähigung zum besseren Umgang mit gesellschaftlichen und staatlichen Kräften
   - usw.

   d. h. eine Fortbildung in engem Bezug zur örtlichen Praxis und nicht wie es derzeit z. T. in Bayern geschieht mit großflächigen Angeboten vom Staat mit der Schaffung neuer zentraler Planstellen.

5. Alle Gesetze, Richtlinien, Bestimmungen müssen so gefaßt sein, daß sie die Schaffung, den Ausbau und die Stärkung der kleinen sozialen Netze erleichtern.

Neben diesen fünf, eher grundsätzlichen Forderungen noch einen Katalog von fünf weiteren Forderungen, wie sie in den letzten Jahren immer wieder erhoben wurden.

1. Klare finanzielle Regelungen für Übergangseinrichtungen, Wohngemeinschaften, sozialpsychiatrische Dienste, die das vorher Gesagte berücksichtigen. Dazu eine stärkere Einschaltung der Sozialversicherungsträger, allerdings ohne Rückzug der Sozialhilfeträger.
2. Leistungsgerechte Bezahlung in den Werkstätten für Behinderte.
3. Schaffung von Möglichkeiten im sozialen Wohnungsbau für Wohngemeinschaften.
4. Entlastung der betroffenen Familien durch bedarfsübergreifende, unterstützende Angebote, die auch finanziert werden müssen.
5. Gemeindenähe bedeutet auch die Einbeziehung der Kommunen.

Psychisch Kranke im Wandel der öffentlichen Meinung

C. Müller

Unser Thema ist insofern von Bedeutung für die Psychiatrie, als wir alle zur Genüge wissen, daß die öffentliche Meinung seit jeher einen starken Einfluß auf den Umgang mit Geisteskranken und die für ihn zu schaffenden Institutionen ausgeübt hat. Wir können die Einstellung zum psychisch Kranken nicht von der Einstellung zur Institution trennen und so soll denn in den folgenden Ausführungen beides ins Auge gefaßt werden.

Um der historischen Dimension gerecht zu werden, muß indessen eine Vorfrage gestellt werden: Was war und was ist die öffentliche Meinung? Sie ist in den vergangenen Jahrzehnten Gegenstand wissenschaftlicher Erörterung geworden und wird unter dem Sammelbegriff der Attitüdenforschung abgehandelt. Ich werde darauf zurückkommen. Um aber einen Wandel zu diagnostizieren, müßte man klären, wie die öffentliche Meinung im 18. und 19. Jh. erfaßt werden kann, als es noch keine Bevölkerungsbefragungen und keine Fragebogentechnik gegeben hat. Es scheinen sich mir drei Quellen anzubieten: die schöne Literatur, die kasuistische Erwähnung von Geisteskrankheiten in der Presse sowie die Erlasse und Protokolle von Behörden und Parlamentsdiskussionen. Gerade die letzteren sind aufschlußreich für das, was man heute Attitüde nennt. Nehmen wir als Beispiel die behördliche Begründung der Schaffung eines Tollhauses im Jahr 1785: „Diejenigen so den Gebrauch der Vernunft verlieren, sind gewiss höchst zu beklagen, kommt es aber so weit dass solche rasend werden so ist ihr Elend kaum auszusprechen, sie sind allsdann unter den Stand der Tiere gesetzt und andern sowohl als sich selbsten höchst gefährlich. Dass dieses aber nichtallein hart sondern grausam und unmenschlich ist wird ein jeder leicht eingestehen, es gereichet also der Menschheit zur Ehre, dass in vielen Städten bessere Vorkehrungen dieserwegen gemacht wurden." Es könnten hier noch weitere Zitate angefügt werden, und die Arbeiten zur Geschichte der Psychiatrie, von denen ich nur diejenigen von Ackerknecht, Foucault, Schrenk, Dörner erwähnen will, geben uns reichlich Kenntnis von der Haltung dem Geisteskranken gegenüber bis in unsere Zeit. Ich möchte sie so formulieren: Der Geisteskranke wurde als potentiell gefährlicher, unberechenbarer, seiner Vernunft, d.h. als der Kontrolle seiner Impulse beraubter Mensch erlebt.

Nun muß vor allem eines bedacht werden: Seit dem Aufkommen der Psychiatrie als Wissenschaft hat es natürlich auch einen Austausch gegeben zwischen wissenschaftlicher Erkenntnis und öffentlicher Meinung. Erstaunlich ist aber das Phänomen des Nachhinkens der öffentlichen Meinung hinter dem Fortschritt des gesicherten Wissens. Sehen wir näher zu: Als mit der Aufklärung zum ersten Mal die Möglichkeit einer natürlichen Entstehung von psychischen Störungen auftauchte – wobei das uralte hippokratische Wissen meist unterschlagen wurde – kam es zu einem jahrzehntelangen Kampf, der bis heute nicht ganz ausgekämpft ist zwischen der öffentlichen Meinung, die im Geisteskranken einen vom Teufel Besessenen sehen wollte, und den naturwissenschaftlich orientierten Ärzten. Hier sehen wir ein erstes lange dauerndes Nachhinken der öffentlichen Meinung. Aber auch in späteren Etappen ist dieses Phänomen sichtbar: Als Magnan und Morel ihre Lehre von der Degeneration aufbauten, gelangte diese über die Presse und über populäre Schriften (z. B. von Lombroso) bald auch ins Volk. Dort hat sie sich festgesetzt und blieb Gut des „allgemeinen Wissens", als längst unter Wissenschaftlern die Gültigkeit dieser Lehre bestritten wurde. Ähnlich verhielt es sich später mit dem Dominieren der Vererbungslehre. Nicht nur die Wissenschaftler, sondern durch sie auch die öffentliche Meinung war fasziniert von den Mendel'schen Entdeckungen und so hielt sich das Vorurteil, daß Geisteskrankheiten samt und sonders durch Erbgang zu erklären seien, noch lange über die Zeit hinaus, als die Wissenschaft schon zu einer viel verfeinerten Auffassung gelangt war.

Dann ein Nachhinken in neuerer Zeit: Freuds Psychoanalyse drang in das Bewußtsein der Bevölkerung ein und das einfache, unkomplizierte Modell der Geisteskrankheit als Folge frühkindlicher traumatischer Erlebnisse wurde angenommen und in die öffentliche Meinung eingebaut. Es hat sich weiter gehalten, als die Einseitigkeit dieser Aussage schon längst klar geworden war. Im letzten Jahrzehnt endlich stehen wir vor der Tatsache eines Nachhinkens der öffentlichen Meinung in dem Sinne, daß die simplifizierenden Schemata von der pathogenen Rolle der Gesellschaft unkritisch übernommen wurden und sich heute noch halten, obschon inzwischen auch da viel differenziertere Denkweisen in der wissenschaftlichen Forschung aufgetaucht sind. Die öffentliche Meinung wünscht sich einfache, klare kausale Zusammenhänge und aus diesem Sachverhalt ist es zu verstehen, daß unsere heutigen Auffassungen von der multifaktoriellen Genese psychischer Störungen relativ wenig Widerhall in der öffentlichen Meinung erwecken (Müller 1981, 1986).

Ferner: Geisteskranke wurden und werden bis heute in der öffentlichen Meinung als Minoritäten empfunden. Minoritäten wird grundsätzlich ein gewisses Mißtrauen entgegengebracht. Dies äußert sich beispielsweise, wenn es um den Standort und die Schaffung einer Institution geht. Noch heute erleben wir, daß aus der Bevölkerung Proteste auftauchen, wenn es um die Wahl eines Standorts für ein Flüchtlingslager, ein Gefängnis oder eben eine Institution für psychisch Kranke geht. Es werden Widerstände wach, die als Gemeinsames die Abwehr gegen etwas Fremdes, möglicherweise den Frieden Störendes, die Ordnung des Alltags Bedrohendes haben. Verbrecher, Drogensüchtige, Farbige werden unbewußt in den gleichen Topf geworfen mit psychisch Gestörten.

Muß aus all dem geschlossen werden, daß sich die öffentliche Meinung dem psychisch Kranken gegenüber bis heute wenig oder überhaupt nicht gewandelt hat? Das ist zu untersuchen. Die moderne Attitüdenforschung gibt uns sachliche und vorurteilslos geprüfte Instrumente an die Hand, die es uns erlauben, Aussagen zu machen. Diesen Resultaten soll der zweite Teil meiner Ausführungen gewidmet sein. Ich stütze mich dabei vor allem auf das wohl dokumentierte Buch „Psychische Erkrankungen im Urteil der Bevölkerungen", das W. Stumme 1975 publiziert hat.

Attitüden, Einstellungen, Vorurteile, das sind die tragenden Elemente der sogenannten öffentlichen Meinung, und sie wurden seit der grundlegenden Arbeit von Thomas und Znaniecki (1918) immer wieder mit soziologischen Methoden erforscht. Zuerst eine Definition: „Die Attitüde ist eine bestehende Prädisposition auf soziale

Objekte in einer bestimmten Weise zu reagieren, eine Prädisposition, die in Interaktion mit situativen und anderen dispositionellen Variablen das sichtbare Verhalten des Individuums steuert und bestimmt" (Shaw und Wright).

Die Bilder und Formulierungen, derer sich die Vorurteile bedienen, bezeichnet man i. d. R. als Stereotyp oder Klischee. Wie sieht nun heute dieses Stereotyp des Geisteskranken in der Allgemeinbevölkerung aus? Crumpton et al. fanden bei einer Stichprobenuntersuchung 1967 folgende Einstellungsbilder: Der Geisteskranke ist reizbar, läppisch, erfolglos, ungewöhnlich, schwerfällig, unangenehm, passiv, grausam, schwach, linkisch und häßlich.

Man kann also sagen, daß die Attitüden, wie sie in der Öffentlichkeit herrschen, so schlecht sind wie man allgemein vermutet. Solche negativen Befunde mußten natürlich die Untersucher reizen, diese Vorurteile in der Öffentlichkeit durch Aufklärungsarbeit zu korrigieren. Das Ehepaar Cumming startete schon 1950 eine umfassende Aufklärungskampagne, mußte jedoch später eingestehen, daß sie praktisch ohne Wirkung auf die Stereotype in der Bevölkerung geblieben war. Parallel zu den Untersuchungen über die „Eigenschaften", die einem Geisteskranken in der öffentlichen Meinung zugeschrieben werden, versuchte man sich auch ein Bild darüber zu schaffen, inwiefern es der Öffentlichkeit möglich sei, Geisteskrankheit als solche überhaupt zu erkennen.

Es zeigte sich bald, daß nur sehr ernsthafte Störungen als Krankheit identifiziert werden. Eine Reihe von 6 typischen Fallsituationen wurden einer großen Zahl von Personen der Durchschnittsbevölkerung vorgelegt (Star 1955). Es fand sich, daß – mit Ausnahme paranoider Zustände – die Fähigkeit, psychische Störungen als solche zu erkennen, in der Durchschnittsbevölkerung gering war. Später allerdings kamen Lemkau und Crocetti zu andersartigen Befunden und meinten, daß sich die Fähigkeit der Bevölkerung, Geisteskrankheit auf Grund von Fallschilderungen zu erkennen, gebessert habe. Dies habe zur Folge gehabt, daß die Zuziehung eines Facharztes häufiger für adäquat gehalten wurde. Hier wiederum sah man einen Zusammenhang mit einer möglicherweise erhöhten Toleranz dem Devianten gegenüber. Zu dieser erhöhten Toleranz äußerten sich aber andere Forscher skeptisch. Es wurde nämlich mit einwandfreien Methoden festgestellt, daß eine Konsistenz zwischen verbalem und tatsächlichem Verhalten nicht vorhanden war und ist. Dies ist eine Tatsache, die wir alle zur Genüge aus der alltäglichen Krankenhauspraxis kennen. Es wird zwar gemäß einem heutigen Modetrend nach mehr Toleranz den Minoritäten gegenüber gerufen, seien es nun Flüchtlinge, Kriminelle, Farbige oder eben Geisteskranke, wenn es jedoch ums Handeln, d. h. um aktive Teilnahme an der Betreuung dieser Gruppen geht, klafft ein Abgrund zwischen der grundsätzlichen Einstellung und dem realen Verhalten.

Betrachten wir nun noch die Resultate einer Bevölkerungsbefragung in Köln und Düsseldorf, die von Stumme 1975 dargestellt wurden. Dabei war es interessant festzustellen, daß in der Bevölkerung ein recht breites Spektrum der Möglichkeiten für Maßnahmen besteht (Ausspannen, zum Hausarzt gehen, einen Psychiater aufzusuchen, in eine Nervenklinik gehen usw.). Ein interessanter Befund war übrigens, daß abweichendes Verhalten durchschnittlich als störender empfunden wurde, wenn es von einem Mann praktiziert wurde, während dasselbe Verhalten bei Frauen als nicht so störend perzipiert wurde. Ferner stellten sich Unterschiede in der Zuschreibung von Verhaltensweisen zu Fallschilderungen heraus, indem beispielsweise Redakteure doppelt so häufig als andere Berufsgruppen bei Fallschilderungen von ausgesprochen paranoider Symptomatik meinten, es handle sich um Personen, die normal seien, aber mit den Nerven fertig. Dieser Befund scheint mir nicht ohne Bedeutung zu sein, kennen wir doch die Rolle der Redakteure hinsichtlich der öffentlichen Meinungsbildung.

Schließlich wurden auch die Vorstellungen über spezifische Aspekte psychiatrischer Institutionen getestet. Während für eine Reihe von Items die Antworten durchaus der Situation in einer modernen Klinik entsprachen, zielten andere völlig daneben. So wurde von 68% der Befragten vermutet, daß es in der Klinik ihrer Region Zwangsjacken gebe, und 71% glaubten an das Vorhandensein von Gummizellen. Eigenartig ist ferner, daß unter den Forderungen für zukünftige Einrichtungen einer psychiatrischen Klinik 26,2% der Befragten Gummizellen forderten und daß 17,8% die Anwendung von Zwangsjacken für nützlich hielten, schließlich daß 6,6% eine Einheitskleidung für Patienten verlangten. (Die wesentlichen Ergebnisse dieser Untersuchung wurden 1985 durch Nieradzik und Cochrane in England bestätigt.)

Ich komme zum Schluß: Wir müssen uns eingestehen, daß die öffentliche Meinung dem psychisch Kranken gegenüber nach wie vor von negativen Klischees oder Stereotyps beherrscht wird. Die Existenz der psychiatrischen Institution wirkt sich stereotypenfördernd aus nach dem simplen Schema: Wer in einer Nervenklinik ist, ist geisteskrank, und wer geisteskrank ist, gehört in eine Nervenklinik, wobei nochmals betont werden muß, daß die Kategorie „geisteskrank" im Publikum sehr eng gefaßt wird. Wir stellen in Bestätigung der modernen Attitüdenforschung fest, daß Handeln und Reden auseinanderklaffen. Während die meisten Bürger heute einer toleranten Haltung den Minoritäten gegenüber das Wort reden, während allgemein eine antiautoritäre und antikustodiale Haltung festgestellt werden kann, und zwar für Schulen, Gefängnis, Militär und psychiatrische Institutionen, hinkt die entsprechende Handlungsbereitschaft beträchtlich hinten nach. Hier liegt wohl der grundlegende Irrtum der Antipsychiater, welche erwarteten, daß durch ein Hinaustragen des Problems der psychisch Gestörten in die Öffentlichkeit sich sofort auch eine Hilfsbereitschaft manifestieren würde. Dies müssen wir heute als Illusion erkennen.

Der Titel meines Vortrages spricht von Wandlungen. Hat sich die öffentliche Meinung gewandelt? Trotz der vorstehend geschilderten negativen Forschungsergebnisse möchte ich dies doch bedingt bejahen. Ich glaube nämlich, daß die öffentliche Meinung, auch wenn wir Dokumente wie das fatale Arbeitspapier der deutschen „grünen" Partei, oder ein anderes, ebenso katastrophales, das kürzlich der UNO vorgelegt wurde, betrachten, eine ziemliche Ratlosigkeit widerspiegelt. Diese Ratlosigkeit der öffentlichen Meinung dem psychisch Kranken gegenüber hat nun aber auch ihre positiven Seiten. Nicht mehr einem einseitigen kausalorientierten Klischee, z.B. „Vererbung ist alles", „soziale Schichtzugehörigkeit, traumatische Kindheitserlebnisse usw. sind alles" anzuhängen, bedeutet für mich gewissermaßen Fortschritt. Es ist mir lieber, wenn Ratlosigkeit herrscht, als wenn man sich an starre, verhärtete, einseitige Vorstellungen klammert. So sehe ich also der Zukunft nicht so pessimistisch entgegen. Aus dieser Ratlosigkeit kann nämlich sowohl dem psychisch Kranken als auch der ihm zur Verfügung gestellten Institution gegenüber eine adäquatere Haltung entstehen, und Informationen können dann vielleicht auch sachlicher und emotionsloser behandelt werden als dies bisher der Fall war.

Literatur

Ackerknecht EH (1967) Kurze Geschichte der Psychiatrie, 2. Aufl. Enke, Stuttgart
Cumming E et al. (1968) On the stigma of mental illness. In: Spitzer SP, Dinzin NK (Hrsg) The mental patient. Studies in the sociology of deviance. New York
Crumpton E et al. (1967) How patients and normals see the mental patient. J Clin Psychol 23:46–49
Dörner K (1979) Psychiatrie und Gesellschaftstheorien. In: Kisker PK, Meyer JE, Müller C, Strömgren E (Hrsg) Grundlagen und Methoden der Psychiatrie. Springer, Berlin Heidelberg New York (Psychiatrie der Gegenwart Bd I/1, S 771–811)
Foucault M (1961) Folie et déraison. Historie de la folie à l'age classique. Plon, Paris
Lemkau PV, Crocetti GM (1962) An urban population's opinion and knowledge about mental illness. Am J Psychiatr 118:692–699
Müller C (1981) Psychiatrische Institutionen. Ihre Möglichkeiten und Grenzen. Springer, Berlin Heidelberg New York
Müller C (Hrsg) (1986) Lexikon der Psychiatrie, 2. Aufl. Springer, Berlin Heidelberg New York
Nieradzik K, Cochrane R (1985) Public attitudes towards mental illness. The effects of behavior, roles and psychiatric labels. Int J Soc Psychiat 31/1:23–33
Schrenk M (1973) Über den Umgang mit Geisteskranken. Springer, Berlin Heidelberg New York
Shaw ME, Wright JM (1967) Scales for the measurement of attitudes. New York
Star SA (1955) The public's ideas about mental illness. National Opinion Research Center, Hektogr Chicago
Stumme W (1975) Psychische Erkrankungen im Urteil der Bevölkerungen. Urban & Schwarzenberg, München

The Role of the Media in Informing the Public (Press, Radio, Television)

C. van Hoewijk

Guiding Principles

In order to describe the role of the media it is essential to consider first a few basic facts and principles. First: in the countries of our western world freedom of opinion is laid down in the Constitution and that guarantees the freedom of the press. Our medieval societies some three centuries ago gave birth to the sheets of printed paper which became the origin of the newspaper industry, run from the start as a commercial enterprise. This second basic fact should always be kept in mind. In the third place the press is completely autonomous as a valued spiritual good of a nation's cultural heritage. This autonomy is a sheet anchor for its entire operation and is a conditio sine qua non for the members of the journalistic profession.

News and Commentary

The media give us news and commentary. That's what we – their readers, listeners, viewers – want from them. An old saying provides a basic guideline which holds good till this very day: news is sacred, commentary is free. I would like to illustrate this by a historic example. The birth of the New York Herald Tribune took place in 1924. Its parents were the "Tribune" founded by Horace Greeley and the "New York Herald" which was started by James Gordon Bennett – both founded in the first half of the last century. Bennett gave facts before anything else, while Greeley became the reading public's leading oracle. So when their papers merged, a happy marriage of news-supply and commentary was the result. Its lifelong competitor was the New York Times. It published "All the news that's fit to print". The New York Herald Tribune flourished between 1925 and 1955, but after the bad patch that followed, the paper "died" or folded in 1966. Fortunately the international edition has survived until today.

The Means of Public Information

Together with the newspapers the big international news agencies have started to develop their networks. Reuters is the famous British news agency; Associated Press and United Press International are based in the United States from where they are running their news enterprises with editorial offices all over the world. Most countries in West Europe have their own news agencies such as DPA, AFP, Belga, Ansa, ANP. For the Russian news agency Tass new vistas may open up in Mr. Gorbachov's glasnost ("openness") era. Especially the news agencies are keeping up the world's news-flow around the clock. Important media for professional people are the so-called trade papers. Then there are the weekly periodicals devoted to a certain subject or to science as a whole. In most countries in Europe the households are practically snowed under every few days by the "home-to-home" distributed papers which thrive on advertising for the local shops. Ladies' journals abound, together with family and show biz magazines. This is only part of the vast variety of the printed media.

Film

A powerful medium has up till now not been mentioned at all, namely the film.

In the field we are dealing with in this symposium several outstanding films have been made which almost everybody remembers: "The Testament of Dr. Mabuse", "The Snake Pit", "One Flew over the Cuckoo's Nest" and, of course, Alfred Hitchcock's famous "Psycho", followed by Psycho II and III, now in the cinemas. By the way, those who have so far missed "Cuckoo's Nest" can go and see it in Moscow this year. As you may remember, it's the moving story about a man – played by Jack Nicholson – who rebels against the rules of the psychiatric hospital in which he stays.

Television

For most people television has become by far the most important information channel. Whatever the quality of the programme shown, the medium television is more and more taken seriously as a social factor and feared as a political one. The world-famous British actor, author and playwright Peter Ustinov made a most interesting observation in his autobiography "Dear Me", which was published ten years ago. He said: "These are new and wonderful techniques, and yet to my mind, there is nothing more extraordinary than television's ability to outstare a politician, and say to him, 'convince me'... Popularities fluctuate as hysterically as values on the Stock Exchange as we notice some detail which displeases us, or a casual faux-pas is blown into a national calamity by the media".

This is still very much the case: the recent resignation of Herrn Willi Brandt was banner-headlined in our press as a "Griekse tragedie" – a Greek tragedy, "Eine Griechische Tragödie". One might say that radio and television have become the electronic superpowers of the century. Television is a grateful object for scientific studies and has already hatched its fair share of gurus.

The most famous of them has been so far Marshall McLuhan whose slogan "the medium is the message" almost became a household word. The latest one is Neil Postman, an American culture historian, whose book is entitled "Amusing Ourselves to Death, Public Discourse in the Age of Show Business". He refers to Aldous Huxley's "Brave New World", in which pleasure and not censorship is the means of suppressing people and making them passive and apathetic. Postman asserts that this applies perfectly to our culture, which television has turned into one big funfair. Hence the title of his book.

How Do the Media Operate?

At the request of the Council of Europe's health committee a small study group of which I was a member was set up a few years ago to study forms of co-operation with opinion-makers and the media to combat the use of tobacco, alcohol and drugs. From its report that appeared two years ago a few observations have been derived, which are valid here.

Editors of the mass media are only interested in news and new developments for their stories and reports – that is what we, their public, require of them to give us. ("Yesterday's newspaper is litter.")

The only basis for satisfactory contact with the media is to help journalists in the ways they want to be assisted and to provide them with free access to information. Mass media people are by their training and talent the very persons to watch for the new opinions, concepts and developments that are inherent to every culture and civilisation.

One of the Roles of the Mass Media is to Determine the Agenda

In the 40s and 50s the influence of the mass media in bringing about changes in human behaviour was strongly exaggerated. Scientific research in this field has determined that mass communication seldom has behaviour-influencing effects. It is a complementary supporting factor at the level of group and individual contacts. In health education mass media focus the attention on a subject and determine its current affairs interest. To give an example: information at group level to change the attitude on the smoking of cigarettes will profit by the interest which is generated in the public opinion by the mass media. For the mass media who serve a vast public the news element is the all-important and decisive factor in handling information. What constitutes "news" may be a debatable point in a number of cases but the editors in charge always have the final say. So far this Council of Europe's committee report.

Catering to the Public's Taste

When I joined the United Press wire service's Amsterdam office in 1952 there were two basic rules for the editor-translators. One was that all the copy should be written in such a way that it was comprehensible to "the Kansas City milkman". That was the level of the average reader in those days according to the American Chief Editor.

The second rule was that apart from sure-fire subjects such as royalty and human misery and mishaps the public's main interests are money, sex and crime – not necessarily in that order. I soon discovered that you could safely add food and drugs. Judging from today's newspapers and other media this still holds good today. It is a common complaint about the press especially that the news they report is often bad and depressing, but people are generally speaking not very interested in things that are going smoothly and are considered normal. It's the deviation, the abnormal or offbeat that catches the eye and the interest of the public. It pays to print the so-called human interest stories. These call on the emotions and satisfy the people's insatiable curiosity about their fellow human-beings. In mass circulation papers this often leads to stark sensationalism. It reminds one of this definition of a journalist: a man or woman employed by a newspaper, whose task it is to separate the chaff from the wheat and then see to it that the chaff is printed.

The Media and (Social) Psychiatry

In the past few months I have been collecting a few examples of articles and reports that illustrate the role of the Dutch media in informing the public in the field of social psychiatry. Psychiatric institutions as such hold a mystery for the general public – as do mental illnesses and the mentally disturbed. In most societies they are still clearly stigmatized. So the media can do a very useful job reporting coolly and objectively what's being done for the patients and what kinds of treatment are available. In doing this, they make mental illness a subject for discussion and thus contribute substantially to remove at least some of this stigma.

Suicide

Two months ago Dutch television within ten days showed two programmes which were filmed on location in two psychiatric hospitals. One told the story of a man – 42, divorced, two grown-up children – who had tried to commit suicide by taking an overdose of pills, but who had been saved in the nick of time and had regained consciousness in a hospital bed. Soon a psychiatrist appeared at his bedside. The programme dealt with the right of a person to take his own life. It ended in a courtroom scene where judges and psychiatrists debated the patient's case in his presence – his opinion was also sought – and he was sentenced to half a year in the hospital as a final effort to cure him of his still present death-wish. The man himself was played by an unknown amateur actor, but all the others were the professionals themselves who had dealt with the case.

The programme with the suicidal man was followed within a week by a filmed documentary about the goings-on in a psychiatric hospital in Amsterdam, this time at the request of the hospital staff. The Netherlands number by the way 45 psychiatric hospitals which treat at an average some 25000 patients annually.

In the same period (February 1987) a vivid discussion was taking place in Turkey on whether or not to continue a television series. In this programme the story centers around a young woman's suicide. Her life is depicted in flash-backs before she jumps from the roof of an apartment-building. The newspapers said that the instalments of this series had led to other suicides in the country and to many suicide attempts. Officials have denied that and have pointed out that Turkey still has a low suicide rate.

The Dutch Health Council's figures on suicides found their way to the media: they now amount to about 1800 cases per year, which is more than the number of traffic deaths. High risk groups are the divorced, the over 70 and (young) people between 15 and 29. Mental health care should be taught in our secondary schools, the experts say, as is already being done in the United States. According to some estimates at an average one in ten schoolchildren suffers from depressions to a more or less serious degree.

Riaggs

The ambulant mental care is since 1982 entrusted to so-called riaggs or regional institutes for ambulant mental care. The country has been divided into 60 territories each comprising from 150000 to 300000 people. Every Dutchman with psycho-social difficulties has a legal right to help from a riagg, a foundation with an autonomous non-partisan board of its own, and approved by the government. They are financed by a government fund created by law. Usually the general practitioner – every Dutch person is supposed to have one – sends his patients to a riagg but they are flexible enough to admit them also when people with problems come on their own.

It is needless to say that these riaggs provide a continuous news source for the press.

Depression – The Incest Taboo

As must be abundantly clear from the above survey the health care constitutes a "mer à boire" for the Dutch media. Only a small number of the issues dealt with could be listed.

Sometimes subjects are introduced by reviews of publications, such as books or reports, or because of the forming of new associations or foundations. Examples of this are the attention the illness of depression got from the media when a foundation was announced of people who suffered from it. It was even proclaimed "National illness number 1".

Incest, one of the last taboos of our society – and indeed the whole of the western world – became a subject for discussion when a book on this always hushed-up gruesome problem was published under the title "To remain silent is wrong". It unleashed a veritable publicity torrent which is still noticeable this very day. People sent to jail for having committed incest have become a regular newspaper item. Statistics have revealed that in Holland one in ten girls and one in a hundred boys are falling a victim to incest. Victims were interviewed on television and appeared in talk-shows.

The situation that came to light had such a vast magnitude that the helpers' circuit and the available funds proved hopelessly insufficient in order to deal with it adequately. The same thing happened last year in England when the "Childline" was installed – a free telephone line for children with problems. At an average some 10000 telephone calls were received daily. All this shows that the media can reveal social evils and can bring about the public outcry that they should not be tolerated in modern society – or any society – for that matter.

Conclusion

As has been shown the roles of the media are manifold and greatly varying. Their main task, however, is to provide us with information and facts about the world we live in. Whether they can change views, attitudes or even a mentality remains a moot point.

It would be a good thing however in my opinion to try and help the representatives of the media in whatever way and wherever possible to get their facts right in order to enlighten the public for the benefit or our societies as a whole.

To what extent the media could enrich our personal lives depends of course entirely on a selective approach to what they have to offer.

Sozialpsychiatrie im Programm von CDU und CSU

G. Friedrich

Als Mitglied des Ausschusses für Familie, Jugend, Gesundheit und Frauen werde ich mich in den nächsten Jahren auch mit den sozialpsychiatrischen Hilfen befassen. Was dem Bundestagsneuling an Wissen als Parlamentarier fehlt, das kann ich vielleicht durch andere Erfahrungen ausgleichen. Als Leiter der Sozialabteilung des Bezirks Mittelfranken konnte ich 5 Jahre lang am Aufbau komplementärer Dienste und Einrichtungen im nordbayerischen Raum mitwirken. Ich bin sicher, daß die vielen Kontakte der letzten Jahre nützlich sind, wenn es im Bundestag noch in diesem Jahr darum geht, die Erfahrungen des Modellprogrammes des Bundes zusammenzufassen und daraus die notwendigen Konsequenzen zu ziehen.

1. Bevor ich auf die noch offenen Fragen eingehe, wiederhole ich einige Erkenntnisse, die – weil sie in einer inzwischen vieljährigen Praxis gewonnen wurden – in Fachkreisen als unumstritten gelten dürften:

1.1 Es ist aus heutiger Sicht weder besonders aufregend, noch progressiv, festzustellen, daß die klassische Versorgung psychisch Kranker und Behinderter durch niedergelassene Fachärzte und in Fachkrankenhäusern durch eine Kette komplementärer Dienste und Einrichtungen ergänzt werden muß, weil geistige und psychische Behinderungen gerade durch die begrenzte Fähigkeit gekennzeichnet sind, die in der sozialen Umwelt geforderten Rollen auszufüllen. Die Entstehung, der Verlauf und die Ausprägung der Erkrankung sind bei diesem Personenkreis stärker als bei körperlichen Behinderungen abhängig von den inneren persönlichen und äußeren sozialen Bedingungen. Bei psychisch Behinderten kommen phasenhafte zusätzliche Störungen hinzu. Wer psychisch Kranke heilen oder „handicaps“ wenigstens lindern will, muß deshalb auch mit anderen Mitteln als denen der klassischen Körper-Medizin den Kranken auf sein Umfeld einstellen oder umgekehrt die Umwelt auf den Kranken. Nicht nur der in der Praxis weitgehend umgesetzte, im Detail aber noch ergänzungsbedürftige erste bayerische Landesplan zur Versorgung psychisch Kranker und Behinderter spricht deshalb von der Notwendigkeit medizinischer, sozialtherapeutischer und sozialer Hilfen mit dem Ziel, die Beziehungen des Kranken zur gewohnten familiären und beruflichen Umwelt möglichst aufrechtzuerhalten oder wiederherzustellen.

Eine Kette von Einrichtungen hat sich aus der Sicht von CDU und CSU heute bewährt. Ich meine die sozialpsychiatrischen Dienste mit den möglichst bei ihnen angebundenen Selbsthilfe- und Laienhelfergruppen, die Klinikbesuchsdienste, Übergangseinrichtungen, mehr oder weniger therapeutisch ausgeprägte Wohngemeinschaften und schließlich die Wohnheime für Behinderte.

1.2 Der zuletzt genannte Begriff kennzeichnet in der Praxis zunächst auch „Dauerwohnheim“ genannte Einrichtungen (die zeitliche Bestimmung dient lediglich der Abgrenzung von Übergangseinrichtungen und Wohngemeinschaften). Hier werden sinnvollerweise an die Rolle des Heimbewohners im Arbeitsleben keine bestimmten Anforderungen gestellt, d.h., der Behinderte bewältigt – eher selten – die Anforderungen des allgemeinen Arbeitsmarkts, er besucht eine Behindertenwerkstatt, evtl. einen Selbsthilfebetrieb, oder er wird in seinem eigenen Interesse wenigstens zeitweise im Haus, einem Garten usw. beschäftigt. Die Bezeichnung als „Wohnheim" soll andeuten, daß zwar eine geschützte Atmosphäre durch ständig anwesendes fachkundiges Personal geschaffen werden muß; nicht erforderlich ist eine ständige (körperliche) Pflege im Sinn des BSHG.

Das Wohnheim für psychisch Behinderte sollte nach der aus meiner Sicht richtigen Einschätzung vieler fachkundiger Gesprächspartner ein kleines Wohnheim mit max. etwa 30 Betten sein.

Ich möchte an dieser Stelle gleich darauf hinweisen, wie wichtig es ist, das Zuständigkeitsrecht selbst im Geltungsbereich eines Gesetzes, hier des Bundessozialhilfegesetzes, den fachlichen Erfordernissen anzupassen. Wo die stationäre Hilfe zum Lebensunterhalt und die Hilfe zur Pflege Aufgabe unterschiedlicher Sozialhilfeträger ist, kann der Zuständigkeitsstreit in der Praxis das Entstehen fachlich notwendiger Angebote verhindern.

1.3 Bevor ich auf die fachlich, rechtlich und damit auch politisch noch offenen Fragen eingehe, will ich hier festhalten, worin ich den überzeugenden Beweis für den Erfolg der Sozialpsychiatrie sehe: in der uneingeschränkt erfreulichen rückläufigen Belegung psychiatrischer Krankenhäuser und der ihnen häufig angegliederten Pflegebereiche. Der Wahrheit zuliebe warne ich aber alle Sozialpädagogen, Psychologen und Pflegekräfte vor dem Fehlschluß, sie hätten den Nachweis erbracht, daß es noch möglich sein wird, den Psychiater, zumindest soweit er nicht psychotherapeutisch orientiert ist, schrittweise überflüssig zu machen. Solange man den Psychiatern auch in den Landes- und Bezirkskrankenhäusern nicht die notwendigen personellen und sachlichen Mittel zur Verfügung gestellt hat, solange man sie also als Stiefkinder des Krankenhauswesens behandelt hat, mußten ihre Erfolge begrenzt sein. Außerdem sollte Sozialpädagogen während ihrer Ausbildung nicht nur Gesellschaftskritik, sondern auch die Erkenntnis vermittelt werden, daß es erst die moderne Chemie und die Arzneimittelforschung geschafft hat, die Voraussetzung für eine erfolgsversprechende sozialtherapeutische Vor- und Nachsorge zu schaffen. Deutlicher formuliert: ohne die gelegentlich immer noch heftig kritisierte „chemische Keule" wären die von mir aufgelisteten komplementären Dienste und Einrichtungen bei der überwiegenden Zahl von Patienten nicht erfolgreich gewesen.

Aus der Sicht des Politikers wäre es wünschenswert, daß die Angehörigen aller Berufsbilder, die sich heute um psychisch Kranke und Behinderte bemühen, noch mehr ihre Grenzen erkennen würden. Nur wer die Möglichkeiten der anderen Berufsgruppe nutzt, erfaßt den Kranken in seiner Ganzheit.

2. Nun zu den noch zu lösenden Aufgaben:

2.1 Bei den schon genannten Einrichtungen, insbesondere bei den Übergangseinrichtungen und Wohngemeinschaften gilt es jetzt, ohne Beseitigung der Vielfalt für die notwendige Beschreibung der Einrichtungen, ihre Abgrenzung zu anderen Einrichtungen und gleichzeitig für eine in der Praxis taugliche Zuordnung zu unserem gegliederten Sozialleistungssystem zu sorgen. Ich habe Verständnis dafür, wenn Kranken- und Rentenversicherungsträger angesichts der sie erdrückenden Kostenlast schon bei ihren überkommenen Aufgaben davor zurückschrecken, die Übernahme der Kosten für neuartige Einrichtungen mit vielfältigen, weil kombinierten und rechtlich schwer erfaßbaren, Maßnahmen zuzusagen. Wenn sie sich allerdings noch länger der Erkenntnis verweigern, daß das geltende Rehabilitationsrecht immer noch auf die Erscheinungs- und Therapieformen bei Körperbehinderungen abgestellt ist, daß die Rehabilitation psychisch Behinderter auch dann sinnvoll ist, wenn Krankheitsbilder weniger präzise beschrieben werden können und Rehabilitationsprognosen mit einem größeren Unsicherheitsfaktor versehen sein müssen, dann muß der Gesetzgeber in der Praxis die Gleichbehandlung psychisch Kranker mit der körperlich Kranker sicherstellen. Die Reha-Leistung darf nicht daran scheitern, daß beim psychisch Kranken in die Reha-Phase Behandlungszeiten fallen.

2.2 Wenn wir für eine ausreichende Zahl kleiner Dauerwohnheime sorgen, dann können sich die *Übergangseinrichtungen* auf echte „Rehabilitationsfälle" konzentrieren, also auf solche Menschen, bei denen eine Chance zumindest der Verselbständigung auf dem Sektor Wohnen besteht, bei denen möglichst auch die Wiedereingliederung in den Arbeitsmarkt erreichbar scheint. Die medizinische Nachsorge, verbunden mit Belastungserprobung und Arbeitstherapie, Konzentrationstraining usw. ist zweifelsfrei medizinische Rehabilitation, also Aufgabe der Renten- oder Krankenversicherungsträger.

Um in der Praxis schnell genug Leistungen erzwingen zu können, ist es unbedingt erforderlich, das Vorleistungsrecht im Rehabilitationsangleichungsgesetz klarer zu fassen: es ist schlicht unerträglich, wenn Sozialversicherungsträger Vorleistungen mit der Begründung ablehnen, sie müßten nur „im Rahmen ihrer Zuständigkeit" vorleisten. Dies entspricht nicht Sinn und Zweck des Rechts auf Vorleistung. Die Bereitschaft der Sozialhilfeträger, vorzuleisten, hat für den Rehabilitanden einen begrenzten Wert, nachdem dessen Leistung mit der Pflicht verbunden ist, u. U. sogar das Einkommen und Vermögen naher Angehöriger einzusetzen.

Die Ihnen sicher bekannte Empfehlungsvereinbarung der Sozialversicherungsträger vom 17.11.86 bringt m. E. keine Problemlösung. Dort ist zu viel von Anforderungen an Übergangseinrichtungen und zu wenig davon die Rede, wer wirklich bezahlt. Auch in Modellfinanzierungen sehe ich heute, bei Existenz eines bedarfsdeckenden Netzes, eher den Versuch, die generelle Lösung hinauszuzögern.

2.3 Bei den *Wohngemeinschaften* hat sich aus meiner Sicht schon im Hinblick auf die begrenzte Zahl der Plätze der Verzicht auf eigenes Personal und die lockere Betreuung durch Fachpersonal, das grundsätzlich in sozialpsychiatrischen Diensten oder bei Institutsambulanzen der Kliniken angesiedelt sein sollte, bewährt. „Wohngemeinschaft" ist eben nicht „Heim". Wo die Beratung und gelegentliche Betreuung, vor allem Krisenintervention, durch das Personal des sozialpsychiatrischen Dienstes nicht ausreicht, ist der Behinderte eben in einem echten Heim unterzubringen. Dieses muß schon aus finanziellen Gründen über eine Mindestgröße um 15 Plätze verfügen.

In *finanzieller* Hinsicht habe ich Zweifel, ob die Art der Hilfen Leistungen der Krankenkassen rechtfertigt. Mit der Übernahme der Kosten für einzelne Maßnahmen versorgt man die Träger nach meinen Erfahrungen weniger mit Geld, als mit Formblättern. Dasselbe gilt übrigens für die Finanzierung sozialpsychiatrischer Dienste. Auch die SPD sollte darauf verzichten, die Beratung in beliebigen Lebenskrisen der Sozialversicherung aufzubürden.

2.4 Zu dem hier erstmals aufgetauchten Stichwort „Krisenintervention" könnte ich über zeitraubende, zähe Verhandlungen über die Finanzierung eines eigenen Kriseninterventionsdienstes berichten. Ich bin nach wie vor der Überzeugung, daß es zumindest finanziell nicht vertretbar ist, Nachtzeiten und Wochenenden durch eine eigene Einrichtung mit hauptamtlichem Personal abzudecken. Die örtlich dafür jeweils am besten geeignete Einrichtung, vielleicht ein sozialpsychiatrischer Dienst, ein anderes Mal ein psychiatrisches Krankenhaus, soll gefälligst (und natürlich mit besonderer finanzieller Unterstützung) eine umfassende Versorgung psychisch Kranker nicht nur durch niedergelassene Ärzte, sondern auch durch Psychologen, Sozialpädagogen usw. sicherstellen. Ich konnte auch schon beobachten, daß eine Telefonseelsorge Kristallisationspunkt erfolgreicher Krisenintervention ist.

2.5 Wer sich auch schon mit Einrichtungen der Jugendhilfe für Geistig- und Körperbehinderte befassen mußte, kennt die Unzulänglichkeiten unseres sozialen Leistungsrechts, wenn es darum geht, einzelne Maßnahmen, wie Krankengymnastik, Beschäftigungstherapie oder Logopädie, durch den dafür zuständigen Krankenversicherungsträger finanzieren zu lassen. Wer hier als Abrechnungsvoraussetzung – wahrscheinlich nach geltendem Recht zurecht – eine ärztliche Verordnung für eine begrenzte Zahl von Behandlungseinheiten verlangt, der hat noch nicht verstanden, daß z.B. im Bereich der Heilpädagogik oft die „Hilfskraft" dem Arzt sagen muß, was er verordnen muß. Hier besteht angesichts der Neigung der Krankenkassen, die allein sinnvollen Kostenteilungsabkommen davon abhängig zu machen, daß der Versicherte (bzw. in der Praxis der Sozialhilfeträger) auf auch nur annähernd kostendeckende Leistungen für den medizinischen Bereich verzichtet, nach meiner Überzeugung ein Regelungsbedarf. Man kann auch darüber diskutieren, ob man auf jede logische Konsequenz aus unserem gegliederten Sozialleistungssystem verzichten sollte, ob es also nicht richtig wäre, gesetzlich unter Umständen sogar ausdrücklich klarzustellen, daß der Hauptkostenträger die Hilfe umfassend finanzieren muß. Solange dieser Hauptkostenträger – wogegen ich nichts habe – aber oft ein Sozialhilfeträger ist, der Einkommens- und Vermögenseinsatz verlangen muß, ist die Durchsetzung vorrangiger Ansprüche im Interesse des Behinderten unverzichtbar.

2.6 Auch fachlich oft noch ungeklärt ist der Bereich der *beruflichen Rehabilitation* psychisch Kranker und Behinderter. Auch hier sind die Berufsausbildungs- und Berufsförderwerke konzeptionell auf die verschiedenen Körperbehinderungen fixiert und weisen dann in der Praxis psychisch Kranke zurück. Wenn meine Informationen richtig sind, dann kommen die von der Bundesanstalt für Arbeit angebotenen Ausbildungs- und Umschulungsmaßnahmen bei psychisch Behinderten in den seltensten Fällen in Betracht: diese haben Gott sei Dank in vielen Fällen eine Berufsausbildung hinter sich. Ihre Krankheit zwingt nicht zum Umstieg in einen anderen Beruf, sondern leider oft „nur" zu einem Abstieg im alten Berufsfeld. Um es etwas positiver auszudrücken: Der psychisch Behinderte kann – wenn überhaupt – seine früheren Kenntnisse wiederverwerten; er braucht aber oft einen Arbeitsplatz mit in vieler Hinsicht niedrigerem Leistungsprofil. Das Hauptproblem der zunächst medizinischen und dann auch beruflichen Rehabilitation ist also nicht die Vermittlung von Fachwissen, sondern die Wiederherstellung der Fähigkeit zur Konzentration, zum Sozialkontakt, zur kontinuierlichen Leistung.

Wenn der Besuch einer Übergangseinrichtung mit dem Ziel einer Vorbereitung auf den allgemeinen Arbeitsmarkt abgebrochen werden muß, dann besteht heute leider kaum eine Alternative zur Werkstatt für Behinderte. In Ballungsräumen ist es möglich (oft in der Form auch von Außenstellen), kleine Werkstätten für psychisch Behinderte einzurichten. Die geltende Werkstattverordnung mit ihren Mindesgrößen ist hier mehr hinderlich, als nützlich. In vielen Fällen ist nach meiner Beobachtung die sehr teuere Werkstatt für Behinderte aber gar nicht erforderlich. Wie auch im Bereich der Drogenhilfe fehlt meines Erachtens ein Bindeglied zwischen dem allgemeinen Arbeitsmarkt und der Behindertenwerkstatt. Diese Lücke versuchen sog. Selbsthilfebetriebe – hoffentlich mit Erfolg – zu schließen. Die notwendige Teilsubventionierung ist heute nur abseits vom Gesetz durch sog. freiwillige Leistungen möglich. Sozialhilfeträger mit sachverständigen Entscheidungsgremien werden diese Chance, nicht nur den Bedürfnissen der Behinderten entgegenzukommen, sondern auch Geld zu sparen, nutzen. Als ein wichtiges Arbeitsfeld dieser Selbsthilfebetriebe sehe ich den Dienstleistungssektor an. Es muß die Chance genutzt werden, daß aufgrund der heute hohen Löhne und Lohnnebenkosten auf bestimmten Gebieten, z. B. der Gartenpflege, Leistungen einschlägiger Handwerksbetriebe vom Normalbürger ohnehin nicht mehr angefordert werden. Soweit die Sozialhilfeträger nicht Pauschalzuschüsse gewähren, behilft man sich heute in der Praxis mit ABM-Maßnahmen, Eingliederungsbeihilfen der Arbeitsverwaltung usw. Auf Dauer tragfähig ist dies nicht, wenn sich meine Erwartung bestätigt, daß eine nicht nur vorübergehende finanzielle Hilfe erforderlich ist. Wer die politische Diskussion kennt, wird verstehen, daß hier vor den anzustrebenden politischen Entscheidungen vor allem beim Mittelstand noch einiges an Überzeugungsarbeit geleistet werden muß. Ich hoffe, daß es möglich ist, dem Bedenken Rechnung zu tragen, daß es nicht sinnvoll ist, Arbeitsplätze zu subventionieren, um dadurch indirekt andere Arbeitsplätze zu vernichten.

3. Abschließend möchte ich die heute noch bevorstehende Diskussion teilweise vorwegnehmen und im Hinblick auf die schon schriftlich vorliegende Zusammenfassung einiger „grüner“ Thesen feststellen, wie man psychisch Kranken und Behinderten *nicht* hilft:

- indem man ihnen die Entmündigung und Pflegschaft erspart und damit einigen geldgierigen Angehörigen, gewerblichen Heimleitern oder manchmal leider auch Angehörigen des Pflegedienstes die Chance gibt, an das Geld heranzukommen, das ihnen der Sozialhilfeträger läßt oder in Form der sog. Barbeträge zur persönlichen Verfügung ausbezahlt; „Pflegschaft“ kommt von Pflegen, ist also eine Einrichtung zum Schutz des Schwachen vor Ausbeutung;
- indem man ihnen die Unterbringung erspart und ihnen damit das Recht auf Verwahrlosung und weitere Verelendung einräumt; Verzicht auf Unterbringung kann Flucht aus der Verantwortung sein;
- indem man sie mit Gewalt integriert, sie damit aber nicht nur in die Gesellschaft eingliedert, sondern auch deren Zwängen voll aussetzt, ihnen ständig die vorhandenen Defizite vor Augen führt und damit zumindest weitere Verhaltensstörungen bis zum Suizid vorprogrammiert.

Wer die Grenzen der Rehabilitations- und Integrationsfähigkeit auch psychisch Kranken und Behinderter verkennt, schadet ihnen. Ich war vor kurzem sehr beeindruckt, aus dem Munde des Landesvorsitzenden der Lebenshilfe zu erfahren, daß man häufig weniger von „Integration Behinderter“, als von der „Begegnung Behinderter mit

Nichtbehinderten“ sprechen sollte. Wie auch in vielen anderen Fällen scheint mir bei den modernen Systemveränderern auch in Sachen Sozialpsychiatrie die Verweigerungsmentalität durchzubrechen: Ich meine hier die Weigerung, Erfahrungen, für die uns anvertrauten Menschen oft auch negative Erfahrungen, daß sich nämlich nicht jede Theorie als in der Praxis tauglich erweist, zur Kenntnis zu nehmen.

Die Vorstellungen der GRÜNEN zur Behandlung und Rehabilitation psychisch Kranker

G.-W. SPEIERER

1. Verbesserung des Schutzes der Freiheits- und Menschenrechte in der Psychiatrie

Die Verwirklichung der Empfehlungen der Psychiatrie-Enquete von 1975 ist auf halbem Wege steckengeblieben. Die Zwangsaspekte der Psychiatrie und die Einschränkungen von Patientenrechten wurden zwar in neuen Unterbringungsgesetzen geregelt; die Erweiterung der positiven Rechte der Patienten und die Kontrolle ihrer Einhaltung ist jedoch nur unzureichend erfolgt. Die Quoten der Zwangseingewiesenen und Zwangsbehandelten wurden teilweise gesenkt, zum Teil jedoch nur zum Schein durch die gleichzeitige Vermehrung von Pflegschaften, insbes. Gebrechlichkeitspflegschaften. Die rechtlichen und faktischen Voraussetzungen für eine Minimalisierung der Langzeitverwahrung durch extramurale Behandlungseinrichtungen, Wohnungen und Arbeitsmöglichkeiten wurden bis heute nur unzureichend geschaffen (Bauer u. Berger 1986).

DIE GRÜNEN fordern daher einen verstärkten positiven Rechtsschutz bei Notfall- und Zwangseinweisungen dahingehend, daß die Betroffenen über die bestehenden Vorschriften hinaus ein Recht auf richterliches Gehör unter Bedingungen erhalten, in denen eine Selbstdarstellung nicht durch Medikamentenwirkungen unmöglich oder behindert wird.

DIE GRÜNEN fordern eine Änderung des Vormundschaftsrechts, so daß i. d. R. nur auf Antrag von Betroffenen sowie generell auf Zeit und nicht gegen den Willen von Betroffenen Beistand gewährt wird.

DIE GRÜNEN fordern die gesetzliche Festschreibung eines positiv definierten Katalogs unveräußerlicher Patientenrechte neben solchen, die u. U. eingeschränkt werden können. Folgende Rechte sollen nach den Vorstellungen der GRÜNEN unter keinen Umständen verweigert oder eingeschränkt werden:

1. Das Recht auf unüberwachte oder persönliche Besuche und unkontrollierten Schrift- wie Telefonverkehr.
2. Das Recht auf Verlegung, Beendigung einer laufenden Behandlung sowie das Verbot von disziplinarischen Verlegungen und Zimmerabschließungen.
3. Das Recht auf Unverletzlichkeit der Person durch das Verbot zwangsweiser medikamentöser Behandlung zur Ruhigstellung und Disziplinierung.
4. Das Recht auf Verweigerung von bestimmten risikoreichen diagnostischen Untersuchungen.
5. Das Recht auf Verweigerung risikoreicher spezifischer Behandlung bzw. von Teilen eines Behandlungsplans auch bei ambulanter Behandlung.
6. Das Recht auf Selbstbestimmung bei der Wahl zwischen diagnostischen und therapeutischen Alternativen.

7. Das Recht auf wahre und vollständige Information über den eigenen Zustand einschließlich therapeutischer Alternativen, Dauer von Behandlungsmaßnahmen und Prognose.
8. Das Recht auf Einsicht in alle Krankenakten für Betroffene und deren Rechtsbeauftragte.
9. Das Recht auf Berücksichtigung eines „psychiatrischen Testaments".
10. Das Recht auf Schutz der persönlichen Daten vor Weitergabe durch die behandelnden Personen bzw. Institutionen an jedwede Dritte.
11. Das Recht auf Unversehrtheit der Person durch das Verbot von Arzneimittel- und Behandlungsversuchen an unselbständigen bzw. nicht für sich selbst verantwortlichen Kranken und Behinderten, auch nicht mit Einwilligung von deren gesetzlichen Vertretern; das Verbot von Sterilisation und das Verbot von persönlichkeitsverändernden Behandlungen aller Art, z. B. bestimmte Hirnoperationen und bestimmte Formen der Schocktherapie. Zum Recht auf Unversehrtheit der Person gehört für DIE GRÜNEN ein Minimierungsgebot beim Einsatz von Neuroleptika und eine rückhaltlose Aufklärung über deren Nebenwirkungen. Dazu gehört ferner ein Verbot von Käfigbetten sowie ein Verbot der Isolierung in sog. Isolationszellen ohne Tageslicht, ohne Signalisierungsmöglichkeiten für Betroffene und das Verbot einer Isolierung von zeitlich unbestimmter Dauer und ohne die Bekanntgabe, wie die Betroffenen durch die Erfüllung klarer Vorgaben eine Isolation selbst beenden können.
12. Das Recht auf (Minimal)Behandlung im Rahmen gesetzlich geregelter personeller, räumlicher und sachlicher Mindeststandards stationärer sowie ambulanter Therapie.
13. Das Recht auf ein tägliches Minimum an körperlicher Bewegung im Freien.

Bedingt eingeschränkt werden kann nur das Recht auf Freizügigkeit bei akuter Selbstgefährdung und gleichzeitig bestehender fehlender geistiger Zurechnungsfähigkeit sowie bei akuter und sicher bestehender Fremdgefährdung für einen positiv definierten endlichen Zeitraum. Zur Einhaltung dieser Rechte fordern DIE GRÜNEN die gesetzlich vorgeschriebene Einsetzung von unabhängigen Patientenbeauftragten bzw. Patientenfürsprechern(innen) mit ebenso gesetzlich geregelten Rechten und Pflichten.

2. Die gesetzliche Absicherung der Einrichtung, Finanzierung und Trägerschaft sowie die institutionalisierte Überwachung des Standards vor- und nachsorgender gemeindenaher Hilfen

Die Behandlung sowie die Vor- und Nachsorge bei psychisch Kranken (und Behinderten) wird derzeit durch Strukturmängel und eine ungerechtfertigte Sparpolitik systematisch erschwert. Als Strukturmangel sind das beziehungslose Nebeneinander und zum Teil Gegeneinander der einzelnen Leistungsträger des „gegliederten Systems der sozialen Sicherung" zu nennen. Es führt dazu, „daß gerade die am schwersten beeinträchtigten Gruppen oft am schlechtesten betreut werden. Bevorzugte Versorgung besser gestellter Patienten, Verschütten von Selbsthilfepotentialen, Abschieben von Problemfällen von einer Institution in die nächste mit dem Landeskrankenhaus oder dem Langzeitheim als Endstation, unkoordinierte Doppel- und

Mehrfachbetreuung usw. werden durch die Organisation und Finanzierung der psychosozialen Versorgung gefördert und belohnt, Versuche zur Beseitigung dieser Mängel werden gehemmt und finanziell bestraft" (DGSP, DGVT, GwG 1982, S. 6).

Eine Integration der verschiedenen Hilfen ist notwendig. Dazu sind folgende Maßnahmen erforderlich:

1. Die starre Abgrenzung von stationären, teilstationären und ambulanten Hilfen ist aufzuheben.
2. Die an Einzelleistungen orientierte Vergütung ist zugunsten einer Pauschalierung zu ändern, denn sie begünstigt die Dauerbehandlung und verhindert die Förderung von Selbsthilfepotentialen.
3. Die Überentwicklung des stationären Bereichs ist zu bremsen. Das Krankenhausfinanzierungsgesetz und die Finanzierung der Krankenhäuser über die Pflegesätze führen dazu, daß die Einrichtung um so rentabler wird, je mehr Patienten behandelt werden und je länger sie verbleiben.
4. Durch gesetzliche Regelungen für seine Finanzierung und durch eine Änderung des § 100 des BSHG, der die Gelder für den örtlichen Bereich in den überörtlichen lenkt, ist die Unterentwicklung des ambulanten Bereichs zu beenden.
5. Die steuerliche Förderung privatwirtschaftlicher Ausnutzung der sog. guten Risikobereiche der Versorgung ist abzuschaffen. DIE GRÜNEN wollen keine Pflegeheime als Renditeobjekte.

Einsparungen an den letzten Auffangstationen der sozialen Sicherheit sind unsolidarisch, der Appell zur Selbsthilfe an diejenigen, die sie nicht mehr erbringen können, ist zynisch. So werden Arbeitslose zu Behinderten, Behinderte zu Sozialhilfeempfängern, Sozialfälle zu Heiminsassen. Langfristige Hospitalisierung zerstört die Integrations- und Arbeitsfähigkeit. Die Kürzung von Pflegesätzen und anderen sozialen Leistungen zementiert eine menschenunwürdige Verwahrung. Drehtürpsychiatrie bei fehlender Nachsorge durch ambulante Dienste, bei fehlenden Wohn- und insbes. Arbeitsmöglichkeiten führt in einen Teufelskreis der Resignation, der in eine langfristige Unterbringung in eine weit entfernt vom vertrauten Lebensraum der Patienten befindliche psychiatrische Anstalt oder Pflegeheim einmündet. Dieses Schicksal könnte vielen Patienten erspart werden, wenn es wohngebietsbezogene ambulante Betreuungsmöglichkeiten mit Personen gäbe, die den Patienten vertraut sind. Hinzu kommen müßten Übergangs- oder Dauerwohnmöglichkeiten und Arbeitsplätze, in denen die Patienten in einem für sie überschaubaren Rahmen menschenwürdig leben und arbeiten können (DGSP, DGVT, GwG 1982).

DIE GRÜNEN treten daher für Gesetze zur Einrichtung und zur Finanzierung dezentraler gemeindebezogener Dienstleistungsangebote, Wohn- und Arbeitsmöglichkeiten ein. Diese müssen die Selbstbestimmungsrechte der Betroffenen (s.o.) achten.

Dazu gehören erstens Übergangsheime bzw. Übergangswohnungen ähnlich den Frauenhäusern für einen maximal einjährigen Aufenthalt mit integrierten bzw. internen therapeutischen Angeboten der Lebenshilfe und Dienstleistung.

Dazu gehören zweitens Dauerwohnungen bzw. Wohnräume ohne interne Dienstleistungen für maximal 20 Personen. Die dort Wohnenden erhalten praktische Lebenshilfen und therapeutische Hilfen im engeren Sinne nur auf eigene Anforderung, auf Anforderung ihrer Selbsthilfeeinrichtungen oder Selbstverwaltungsorgane. Die

Betroffenen haben in diesen Wohnungen ein Hausrecht. Die Hilfen werden prinzipiell problembezogen angeboten.

Dazu gehören drittens Arbeitsmöglichkeiten, die dem tatsächlichen und wechselnden Leistungsvermögen der Kranken gerecht werden bzw. angepaßt werden können.

GRÜNE Psychiatriepolitik will die weitestmögliche Verkleinerung der stationären Psychiatrie zugunsten des extramuralen Bereichs und zugunsten der Förderung von kleinen, selbstverwalteten Initiativen von Betroffenen, ihren Angehörigen und Freunden bzw. Menschen, die ihr Leben mit ihnen zu teilen bereit sind. Ihr Ziel ist eine möglichst weitgehende gesellschaftliche Integration, aber auch die Ermöglichung und Anerkennung autonomer Lebensformen für die psychisch Kranken und Behinderten.

3. Finanzierung

Zur Finanzierung dieses Reformkonzepts muß zum einen ein bestimmter Betrag der bisherigen jährlichen Mittel für die stationären Einrichtungen in den Aufbau bzw. Umbau der ambulanten Hilfen überführt werden, etwa durch eine Umwidmung der Mittel, die zur Zeit als Lastenausgleich des örtlichen an den überörtlichen Sozialhilfeträger abgeführt werden. Darüber hinaus fordern DIE GRÜNEN die gesetzliche Absicherung eines Mindesteinkommens bzw. einer Mindestrente und der Leistungen für den Pflegefall ohne Rückgriff auf das Vermögen von Betroffenen und deren Angehörigen.

Alle Maßnahmen sollen ein einfaches und überschaubares Netz der Hilfeleistungen bilden, das die Bedingungen von individuellen, sozialen und gesellschaftlichen Faktoren der seelischen Gesundheit berücksichtigt. Gebraucht werden Hilfeleistungen, die die gesellschaftliche Integration statt Ausgrenzung der Kranken erleichtern und ihnen, sofern dies nicht gelingt, Möglichkeiten zu autonomen Lebensformen eröffnen. Nötig sind Hilfeleistungen, die die Menschenwürde durch den Schutz der Rechte und Interessen der Betroffenen vor therapeutischen und ordnungspolitischen Allmachtsansprüchen garantieren. Gefragt sind schließlich Kontrollen, die die Kranken zuverlässig vor unnötiger struktureller und physischer Gewalt schützen.

Literatur

Bauer M, Berger H (1986) Rechtsprobleme bei der Einweisung und Behandlung von akut Kranken mit einem Anhang zu Pflegschaft und Entmündigung. In: Kisker KP et al (Hrsg) Psychiatrie der Gegenwart 2: Krisenintervention, Suizid, Konsiliarpsychiatrie. Springer, Berlin Heidelberg NewYork Tokyo, S 46–84

DGSP, DGVT, GwG (Hrsg) (1982) Psychosoziale Hilfen im regionalen Verbund. Tübingen

DIE GRÜNEN (1986) Das Programm für Bayern, S 45–48

DIE GRÜNEN (1986) Umbau der Industriegesellschaft, S 84–101

Schlußreferate

Psychiatrie als integrierende Kraft

H. Hippius

Seit rund 200 Jahren gibt es die Psychiatrie als Fach der Medizin im heutigen Sinne. Die Aufgabe der Psychiatrie ist es, psychisch kranken, gestörten und behinderten Menschen ärztlich zu helfen. So unbestritten dieses Ziel ist – zur Erreichung dieses Ziels sind in den zurückliegenden zwei Jahrhunderten viele verschiedene, manchmal sogar miteinander in Widerspruch stehende Methoden vorgeschlagen und ausgeübt worden. Wenn in der Psychiatrie neue Wege eingeschlagen wurden, so hat das oft zu großen Fortschritten geführt – extreme Vereinseitigung einzelner Denkrichtungen haben die Psychiatrie manchmal aber auch auf Irrwege geführt, die letztlich zum Schaden der psychiatrischen Patienten waren. Aufgabe der Psychiatrie ist es heute, neue Erkenntnisse und therapeutische Fortschritte aus *allen* Bereichen der Medizin und der Naturwissenschaften, der Psychologie und der Sozialwissenschaften zum Wohl der Patienten miteinander zu integrieren. Nur wenn die Psychiatrie diese integrierende Kraft hat und es erreicht, scheinbar schwer miteinander zu vereinbarende Denkansätze zu einer Synthese zu bringen, wird sie ihren therapeutischen Aufgaben gegenüber dem psychisch Kranken gerecht. Dieses Ziel vor Augen, muß die Psychiatrie zu jeder Zeit offen und aufnahmebereit sein für neue Anstöße und Entwicklungen, die für sie selbst, aber auch für die gesamte Heilkunde, von Bedeutung sind oder sein könnten. So ist die Psychiatrie immer wieder in der Situation, aus zeitgeschichtlichen Strömungen erwachsende, sich wandelnde Impulse aufzugreifen und für sich sowie für die gesamte Medizin nutzbar zu machen.

Damit wächst die Psychiatrie aber auch über ihre engere Rolle als eine unter verschiedenen klinisch-medizinischen Fachdisziplinen hinaus und bekommt eine wichtige Funktion für die gesamte Medizin. Für alle Fachdisziplinen muß die Psychiatrie „Seismograph" und Vermittler für neue Anschauungen sein, wie kranken Menschen geholfen werden kann. Die Psychiatrie muß in der Lage sein, solche Impulse aufzunehmen, ohne darüber Bewährtes zu vernachlässigen. Die Psychiatrie darf schließlich nie einseitig nur durch Zeitgeist-abhängige Entwicklungen geprägt werden – sie muß neue Anstöße und Ansätze aufnehmen und mit Bewährtem integrieren.

Diese geforderte Aufnahmebereitschaft der Psychiatrie für neue Impulse hat nun aber nicht nur positive, sondern kann durchaus auch negative Folgen haben. Das war und wird immer dann der Fall sein, wenn die Psychiatrie kritiklos Impulse aufnimmt, die zur Vereinseitigung führen, Ausgewogenheit psychiatrischen Denkens und Handelns gefährden und schließlich womöglich die ärztlich-humanen Grundlagen der Psychiatrie – ja, der gesamten Medizin – zerstören können. Das schlimmste Beispiel für diese „Ideologie-Anfälligkeit der Psychiatrie" ist deren Mißbrauch in der Zeit des Nationalsozialismus, in der psychisch Kranke unter Verweisung auf angeblich neueste „wissenschaftliche Erkenntnisse" in der Psychiatrie getötet worden sind.

Die großen Aufgaben der Medizin in unserer Zeit sind die *Prävention* und die *Rehabilitation*. Vorläufig sind der (primären) Prävention in der Psychiatrie engere

Grenzen gesetzt als allgemein angenommen wird. Demgegenüber werden die jetzt schon bestehenden Möglichkeiten der *Rehabilitation* psychisch kranker Menschen noch zu wenig genutzt. Das liegt nicht zuletzt daran, daß Rehabilitation als modernes Prinzip der Hilfe für psychisch Kranke bisher oft zu einseitig lediglich aus einer sozialpsychiatrischen Perspektive gesehen wurde. Je mehr die Psychiatrie in den letzten Jahren um die Integration der vielfältigen und oft sehr unterschiedlich zu gewichtenden Teilaspekte psychischen Leidens bei jedem einzelnen Kranken bemüht ist, desto besser werden die Perspektiven der Rehabilitation von psychisch Kranken erkannt. Das Fundament der psychiatrischen Rehabilitation ist das Zusammenwirken aller praktischen Ansätze, die von den verschiedenen, hochspezialisierten Gebieten der psychiatrischen Forschung ausgehen können – wesentlich ist nur, daß alle diese Ansätze zusammengeführt werden mit allem, was sich bisher im Hinblick auf Rehabilitation bereits bewährt hat. So wird die bis vor wenigen Jahren bestehende Gefahr gebannt, Rehabilitation lediglich unter sozialwissenschaftlichem Aspekt im Sinne einer sog. „sozialpsychiatrischen Rehabilitation" aufzufassen – das war eine ungerechtfertigte Einengung.

Das Konzept einer die spezifischen psychiatrischen Therapien umgreifenden Rehabilitation ist heute aus dem Gesamtbehandlungsplan für viele – insbesondere für die chronisch kranken psychiatrischen Patienten – nicht mehr wegzudenken. Dieses Konzept der psychiatrischen Rehabilitation hat sich deswegen so schnell und so erfolgreich durchsetzen können, weil es in jüngster Zeit – mit Überwindung der sozialpsychiatrischen Vereinseitigung – die naturwissenschaftlichen Wurzeln der Psychiatrie ebenso integrierend umgreift, wie die Einflüsse und Auffassungen, die der Psychiatrie aus den anthropologisch-psychologischen Wissenschaften und aus den Sozialwissenschaften zugewachsen sind.

Die psychiatrische Rehabilitation ist das Feld, auf dem bisher bestehende Schranken in der *Zusammenarbeit* zwischen niedergelassenen und klinisch tätigen Ärzten, zwischen psychiatrischen Großkrankenhäusern und Universitätskliniken, zwischen nicht-professionellen Helfern und Ärzten immer besser überwunden werden können. Außerdem könnten die in der Rehabilitation von psychisch Kranken und Behinderten gewonnenen Erkenntnisse und Erfahrungen im weitesten Sinne immer fruchtbarer für die gesamte Medizin werden. Die psychiatrische Rehabilitation ist somit ein Bereich, auf dem die Psychiatrie weit offen und aufnahmebereit sein und bleiben muß, damit sie ihre integrierende Kraft sowohl für die Psychiatrie selbst als auch für die gesamte Medizin unter Beweis stellen kann.

Rehabilitation muß als Prozeß verstanden werden, in dem alle an der Entstehung psychischen Krankseins beteiligten Dimensionen berücksichtigt werden, von den Psychopharmaka – einem Symbol für die naturwissenschaftliche Psychiatrie – angefangen bis zu den modernen Kurzformen der Psychotherapie, vom sozialen Training bis hin zu den spezifischen beruflichen Rehabilitationstrainingsmaßnahmen. Alle diese Möglichkeiten müssen in die psychiatrische Rehabilitation integriert und von ihr umfaßt werden, ohne daß man dabei das utopische Ziel von „absoluter Gesundheit" als Zustand völligen körperlichen, psychischen und sozialen Wohlbefindens vor Augen hat. Gerade in der Rehabilitation erkennt man nämlich auch die Grenzen der Möglichkeiten des Heilens und Helfens.

Beim Auf- und Ausbau der psychiatrischen Rehabilitation müssen auch die politischen, insbesondere die gesundheitspolitischen Aspekte integriert werden. Es gilt außerdem, die organisatorischen Voraussetzungen und Möglichkeiten bei der Rehabilitation zu berücksichtigen. Und nicht zuletzt sind die rechtlichen Aspekte zu beachten. So wichtig gerade im Hinblick auf die Rehabilitation die Berücksichtigung rechtlicher Gesichtspunkte ist, so besteht in letzter Zeit jedoch die Gefahr, daß gerade diese rechtlichen Aspekte übermächtig werden und dadurch ärztliches Handeln und ärztliche Überlegungen im Umgang mit dem psychisch Kranken deformieren. Selbstverständlich müssen rechtliche Gesichtspunkte immer berücksichtigt werden; sie dürfen jedoch nicht an die erste Stelle ärztlicher Überlegungen rücken, sonst würde in der Psychiatrie und auch in der psychiatrischen Rehabilitation eine „Verrechtlichung" Platz greifen, die dem Heilauftrag in der Medizin entgegenstehen kann.

Auch ökonomische Gesichtspunkte müssen integriert und berücksichtigt werden. Vor dem Hintergrund der Kostenentwicklung in unserem Gesundheitswesen nützt es wenig, wenn zwar durchaus effiziente, aus wirtschaftlichen Gründen aber nicht breit anwendbare Modelle der Rehabilitation entwickelt werden. Man muß heute von vornherein nach Rehabilitationsmodellen suchen, die auch unter den ökonomischen Aspekten unserer Zeit zu realisieren sind.

Integration darf nicht zum mißbrauchten und überstrapazierten Schlagwort werden – Integration muß ohne viel pathetisches Gerede in der psychiatrischen Rehabilitation einen festen Platz bekommen. Es muß das Ziel aller sein, die an der Versorgung psychisch Kranker, Gestörter und Behinderter mitwirken, die Grenzen ihrer eigenen Kompetenz zu erkennen, darüber hinauszuschauen und andere integrierend einzubeziehen, die einen Beitrag auf dem Gebiet der Rehabilitation leisten könnten. So müssen die Psychiater versuchen, die Ärzte anderer Fachdisziplinen, Psychologen und Sozialarbeiter in die Versorgung zu integrieren, wobei keine dieser Disziplinen einen „Alleinvertretungsanspruch" oder eine Monopolstellung beanspruchen darf. Auch nicht-professionelle Hilfe muß integriert werden; so sind z. B. die Anonymen Alkoholiker für die Rehabilitation der Alkoholkranken unentbehrlich geworden. Schließlich sollten auch möglichst viele Bürger unseres Landes für Mitwirkung bei der Rehabilitation psychisch Kranker gewonnen werden. Außerdem muß auch der Patient selbst aktiv in die psychiatrische Rehabilitation integriert werden – er darf vom Arzt nicht als lediglich passives Objekt gesehen werden. Diese Integration des Patienten selbst kann auf vielen Wegen, z. B. über Selbsthilfegruppen verwirklicht werden.

Rehabilitation bedeutet die Integration pluralistischer Ansätze in der Forschung und in der Praxis auf allen nur denkbaren Ebenen. So kann psychiatrische Rehabilitation zum Spiegelbild unserer pluralistischen Gesellschaft werden.

Vom Einfluß psychiatrischer Behandlung auf das ethische Gemüt des Einzelnen und der Gesellschaft

J. Hersch

Heutzutage herrscht in der Psychiatrie, wie in vielen anderen Gebieten, die größte Verlegenheit. Sonst hätte man mich sicherlich nicht eingeladen, das Abschlußreferat hier zu halten; ich habe ja keine Kompetenz in der Psychiatrie. Daß Karl Jaspers mein Lehrer war, hat in diesem Zusammenhang wenig zu bedeuten.

Es herrscht also die größte Verlegenheit, und es ist daher zu fragen, worüber zu sprechen ist. Ich werde einiges vorbringen; aber bitte verstehen Sie mich so, als gäbe es überall Fragezeichen. Auch wenn ich einiges behaupte, so sind das doch im Grunde Fragen, die an Sie gerichtet sind.

Wir leben in einer Zeit, von der man alles sagen kann – aber auch das Gegenteil. Zum Beispiel: Ich stelle fest, daß heutzutage jede Ausbildung, ja überhaupt jede Erziehung infrage gestellt wird. Es scheint, als möchte man den Menschen am liebsten wild haben, so wie er von der Natur geschaffen wurde. Es gilt, ihn möglichst wenig zu berühren, ihm nichts anzutun, damit er so bleibt, wie er von der Natur herkommt. Jeder äußere Einfluß wird nach Möglichkeit verworfen, so wie von jenem Krebs bei Kipling, der sagte: „Ich bin ich, ich und sonst nichts." Man merkt dabei gar nicht, daß, wenn man „nur ich" ist, wie der Krebs sagte, eben kein „Ich" da ist – nur eine Leere und sonst nichts. Man irrt, wenn man sich eine Art Bruttozustand des Ich vorstellt, der das authentische Ich wäre.

Auf der anderen Seite leben wir in einer Zeit, in der behauptet wird, daß jeder Mensch ein Recht auf Erziehung hat, und zwar ein gleiches Recht auf gleiche Erziehung. Es darf keine Folgen haben, ob der eine länger und der andere kürzer studiert. In Frankreich veranstaltete man vor einigen Jahren in den Schulen einen Wettbewerb unter dem Motto „Wir sind alle Dichter". Heute hörte ich in einem Vortrag: Wir sind alle Künstler. Jeder hat danach einen gleichen Anspruch auf Kunst, auf Dichtung, auf Ausbildung usw.

Wenn wir aber nun einerseits im Bruttozustand bleiben sollen, und andererseits alle zum Dichter und Künstler begabt sind: was bedeutet dann „normal" sein? Und wenn wir nicht mehr wissen, was „normal" bedeutet: was heißt dann Rehabilitation? Geht es um Rehabilitation in den Dichterzustand oder in den Künstlerzustand? Oder um Rehabilitation in den Bruttozustand? Welches sind die Kriterien? Welches sind die Normen? Welches ist die Pflege, die wir brauchen, welches sind ihre Grenzen? Am Ende kommt man zu dem Ergebnis, daß die Frage im Grunde lautet: Was ist Menschsein, was ist das, ein Mensch zu sein?

Vor einiger Zeit war ich in einem Haus, in das junge Leute zur Rehabilitation kommen. Manche von ihnen waren psychisch krank, manche drogensüchtig. Sie wurden zum großen Teil von anderen jungen Leuten betreut. Diese jungen Betreuer waren von einer Selbstlosigkeit, von einer Hingabe, von der man sich kaum eine Vorstellung machen kann. Sie waren Tag und Nacht für die anderen da, standen ihnen jederzeit zur Verfügung. Sie taten ihre Arbeit in der größten Bescheidenheit, und ich habe sie sehr bewundert. Im Gespräch mit diesen sehr jungen Sozialarbeitern entdeckte ich jedoch plötzlich, daß sie die heftigsten Gewissensbisse hatten. Sie wurden von ihrem schlechten Gewissen förmlich aufgefressen. Ich wunderte mich. „Wenn jemand kein schlechtes Gewissen haben sollte, dann sind Sie es", sagte ich. „Ich kann ein schlechtes Gewissen haben. Aber Sie?". Und sie haben mir klargemacht, was sie meinten: Ja, wir versuchen, diese jungen Menschen zu rehabilitieren. Das bedeutet: sie wieder im Rahmen der Gesellschaft leistungsfähig zu machen, sie also an die Gesellschaft anzupassen. Wir sollen sie dazu bringen, nicht mehr gegen die Ungerechtigkeiten der Welt zu revoltieren. Wir gewöhnen sie also auf diese Weise, das Großkapital anzunehmen. Das aber, dieser Widerspruch zwischen Bemühung und Wirkung, ist für uns unerträglich, sagten die jungen Sozialarbeiter.

Was heißt also rehabilitieren? Ist Rehabilitation eine Sünde gegen den Menschen? Nun glaube ich übrigens auch nicht, daß es unsere erste Aufgabe ist, den Menschen leistungsfähig zu machen. Der Mensch ist nicht zunächst für die Gesellschaft zu rehabilitieren. Vielmehr muß das Mögliche im sozialen Bereich geschehen, damit er als Mensch rehabilitiert werden kann. Es kommt auf den Menschen an. Hatten diese jungen Leute also recht oder unrecht? Ich bin ganz sicher, daß sie unrecht hatten: sie durften sehr wohl ein gutes Gewissen haben. Wenn ich das erzählt habe, dann um zu zeigen, wie weit Unsicherheit und Zweifel bei uns gehen können.

Was kann der Sinn der Rehabilitation eines geistig Kranken sein? Viele sagen: Wenn ein Mensch erst wieder berufstätig ist, wird er sich schon viel besser fühlen. Was ist aber der Zweck: daß er berufstätig wird, oder daß er sich besser fühlt? Ich würde sagen, keines von beiden. Es ist auch nicht der letzte Zweck, daß er wieder seinen Platz in der Gesellschaft einnehmen kann. Wenn er wieder ein Verhältnis zu anderen Menschen haben könne, so meinen viele, dann sei er rehabilitiert. Auch das scheint mir, obgleich wichtig, nicht das Entscheidende zu sein. Schließlich kann ein Mensch beschließen, daß er als Eremit leben will, in irgendeiner Höhle, auf irgendeinem Berg. Nur, um einfach allein zu sein. Das ist sein gutes Recht, ob es ihm nun gelingt oder nicht. Es ist nicht unbedingt nötig, Kontakte zu haben.

Man kann, wie mir scheint, die Grundfrage nicht vermeiden: Was heißt es, ein Mensch zu sein? Diese Frage ist entscheidend. Wir müssen uns fragen, welches die Vorbedingungen sind, damit wir von einem Menschen als von einem Menschen reden können. Es hat, wie ich glaube, nicht sehr viel mit Glück zu tun. Natürlich will jeder Mensch glücklich sein und nicht leiden. Aber lebt man, um glücklich zu sein? Kaum: wir sind dafür wenig begabt. Was wir eigentlich brauchen, um einigermaßen vernünftig zu leben, ist, daß unser Leben einen Sinn hat. Das ist aber keine Antwort auf die Frage, denn man muß weiter fragen: was für einen Sinn? Und was bedeutet überhaupt: einen Sinn haben?

Das bedeutet, etwas zu verfolgen, ein Ziel zu haben, also: etwas nicht zu besitzen. Das Menschsein ist so gemacht, daß der Mensch nie Fülle und Sehnsucht zugleich genießen kann. Er braucht jedoch beides. Deswegen sagte ich, der Mensch sei nicht für das Glück begabt. Um wirklich im vollen menschlichen Sinn glücklich zu sein, müßte er Glück und Sehnsucht gleichzeitig, in einem, empfinden. Aber Fülle und Sehnsucht schließen sich aus; sie sind verbunden, aber sie schließen sich aus und sind immer auf dem Wege zueinander. Es kommt in erster Linie darauf an, diese Grundeigenschaften des Menschen anzuerkennen. Was ist es also, Mensch zu sein, wenn es nicht in erster Linie um Glück geht?

Es sind zwei Grundmöglichkeiten da, die eigentlich nur eine sind. Beide Möglichkeiten sind nur eine. Der Mensch besitzt nämlich zwei wundersame Fähigkeiten – ich spreche jetzt nicht vom Kranken, sondern vom Menschen überhaupt. Er kann in der Gegenwart der bewußte Zeuge der ihm gegebenen Welt sein: sehen, und wissen, daß er sieht; verstehen, und wissen, daß er versteht; hören, und wissen, daß er hört. Er ist ein Zeuge dieser Jetztzeit. Dies ist mir immer aufgefallen, wenn ich mit dem Flugzeug über den Wolken geflogen bin. Millionen und Millionen von Jahren hat niemand die obere Seite der Wolken gesehen. Es gab keine Zeugen. Das ist unvorstellbar. Die Welt ist eine andere Welt dadurch, daß der Mensch als Zeuge für sie da ist. Das gehört zum Menschsein.

Die zweite Fähigkeit ist, daß der Mensch aus sich selbst ein freies, verantwortliches, tätiges Wesen machen kann, welches die Welt um sich herum verändert, auf diese Welt einwirkt. Er kann das. Wir wirken nicht alle, und wir wirken nicht die ganze Zeit – aber wir können auf die Welt frei einwirken. Ein Mensch ist jemand, der diese zwei Möglichkeiten hat.

Dadurch ist er nicht einfach äußeren Umständen unterworfen oder preisgegeben, z. B. den Interessen der Gesellschaft oder persönlichen Bequemlichkeiten, die auch zu den Grundbedingungen unseres Lebens gehören: wir sind ja nicht nur eine Seele, sondern auch ein Körper. Das bedeutet: Der Mensch bedarf, um Mensch zu sein, der Erfüllung vitaler Ansprüche, die sein Körper stellt. Sonst wird er krank und stirbt.

Weil der Mensch aber sowohl diesen Voraussetzungen unterliegt als auch jene zwei wunderbaren Möglichkeiten besitzt, darf niemand, und schon gar nicht ein Psychiater, das Modell einer Gesellschaft ausdenken, das für andere Menschen gültig sein sollte. Was kann also die Psychiatrie tun? Ihre Aufgabe besteht, wie mir scheint, darin, die Hindernisse der Krankheit zu beseitigen, jene Hindernisse, welche die verantwortliche Freiheit einschränken. Mit dem, was die Freiheit verhindert, hat eigentlich der Psychiater zu tun. Das bedeutet, daß man hinter diesen Hindernissen die mögliche Freiheit des anderen als etwas erkennt, das wesentlicher ist als irgendein besonderer persönlicher Zug, irgendeine besondere Qualität. Diese mögliche Freiheit ist wichtiger als der tatsächliche Charakter eines Menschen, den man beobachten und feststellen kann.

Jeder Mensch hat noch, als Mensch, diese Möglichkeit – und sie ist der Sinn der psychiatrischen Behandlung. Wenn der Psychiater das anerkennt, wird es für ihn ganz wesentlich, wie er sich selbst als Mensch erlebt: ob er sich in erster Linie als berufstätig empfindet oder als jemanden, der ein Resultat erreichen will, oder ob er seine eigene tiefste Möglichkeit der persönlichen verantwortlichen Freiheit wahrnimmt.

Diese Dinge kann man eigentlich in der Behandlung kaum aussprechen, aber sie spielen ganz bestimmt eine entscheidende Rolle in dem, was zwischen den Menschen, also zwischen dem Psychiater und dem Geisteskranken, geschieht. Entscheidend ist, was der Psychiater selbst ist.

Ich möchte jetzt noch auf etwas eingehen, das mir sehr wichtig erscheint – nämlich auf die Art und Weise, wie der Psychiater selbst die Strukturen seiner Zeit erlebt. Ich kann mir vorstellen – aber das alles ist mit Fragezeichen zu versehen –, daß Geisteskrankheiten im Tiefsten damit zu tun haben, daß die Strukturen der erlebten Zeit krank geworden sind. Lassen Sie mich versuchen, das zu erklären.

Betrachten wir zunächst einmal unser Verhältnis zur eigenen Vergangenheit. Hier entstehen viele Schwierigkeiten, die durch zeitgenössische Einflüsse intensiviert werden. Nach meinen Erfahrungen mit meinen Studenten und Schülern glaube ich, daß es eine große Rolle spielt – vielleicht nicht für das Auftreten der Geisteskrankheit, aber für die innere Anfälligkeit und Zerbrechlichkeit des Menschen –, ob die Zeitstrukturen und das Verhältnis zur Vergangenheit intakt sind oder nicht. Heutzutage herrscht die Tendenz, arrogant festzustellen, daß man aus dem Nichts kommt: ex nihilo sind wir da. Alles, was herkömmlich ist, empfinden viele Zeitgenossen irgendwie als eine Erniedrigung, als etwas, das gegen den Stolz des Menschen ist. Traditionen, Sitten, vergangene Formen der Kunst, Ethik, Prinzipien, Lebensformen, Lebensgestalten – das alles wird als knechtend empfunden, als gegen die freie Würde des einzelnen gerichtet. Und dann praktiziert man einen sogenannten „kritischen Sinn", der sehr Mode geworden ist; einen sogenannten kritischen Sinn, der mit nichts operiert. Aber das ist unmöglich. Denn man kann keinen kritischen Sinn anwenden, ohne sich auf etwas zu beziehen. Wenn man sich auf nichts bezieht, kann man nicht kritisieren. Man hat also einen kritischen Sinn ohne Werkzeug, ohne Inhalt, für den nichts mehr als selbstverständlich gelten kann. Jede Selbstverständlichkeit, die einfach im ethischen Gemüt da wäre, als wirksame Spur der Vergangenheit, ist verloren gegangen. Es gibt keine Unterstützung mehr durch die symbolische Wirksamkeit der Vergangenheit. Man fängt mit nichts an.

Auf französisch sagt man: „La nature a horreur du vide." Im Grunde gilt das auch für den Menschen. Wenn er in fanatischem, zeitfremdem Freiheitsstreben von einer Leere ausgeht, dann ist er eben – so glaube ich – für die Geisteskrankheit empfänglich. Ihm fehlen alle Vorbilder, ihm fehlt das Erbe der Geschichte. Er steht in der Leere. Und so konnte es zu jenem berühmten „Alles ist erlaubt" kommen, das die Pariser Studenten im Jahre 1968 proklamierten. Alles ist erlaubt, und damit sollen alle glücklich werden. Derjenige, der einen Zwang erlebt, fühlt, daß er glücklich wäre, wenn es diesen Zwang nicht gäbe. Aber derjenige, der diesen Zwang nicht erlebt, und überhaupt keinen Zwang, der ist auch nicht glücklich – denn alles wird gleichgültig. Und wenn alles gleichgültig wird, dann verliert der Sinn jeden Sinn, d.h., es gibt keinen Sinn mehr.

Das ist die eine Seite der Vergangenheit: die Vergangenheit als Leere. Umgekehrt lebt noch heute in vielen Menschen die Vergangenheit als schlechtes Gewissen – ein schlechtes Gewissen, das man oft auf der einen Seite unterdrückt, auf der anderen Seite pflegt. Beides hängt sehr eng zusammen: wenn man ein schlechtes Gewissen loszuwerden versucht, dann kommt es erst recht zurück und ergreift Gewalt von einem. Es ist nicht etwas, was man klar anschaut und anerkennt und sich zu eigen macht, sondern etwas, das einen beherrscht. Es besteht heute – und das ist, wie mir scheint, nicht ohne Einfluß auf geistige Erkrankungen – ein sehr tief empfundener Wunsch nach Unschuld. Unsere Zeitgenossen wollen unschuldig sein. Sie sind müde von der Schuld, sehr müde, was man verstehen kann, bei all dem, was in unserem Zeitalter geschehen ist. Sie möchten sich unschuldig fühlen, und sie leiden unter der dunklen, verworrenen Tyrannei des schlechten Gewissens. Sie versuchen, ihre Verantwortung und ihre Schuld mit einem Schlag wegzuwerfen. Und so verschwindet die Vergangenheit.

Was wir aber wirklich haben, ist nicht Zukunft, nicht Gegenwart, sondern nur das Vergangene. Es gibt Leute, die sich darüber beklagen, daß man in den Schulen und an den Universitäten Werke liest, die vergangen sind. Aber nur vergangene Werke gibt es, die zukünftigen sind noch nicht da. Sie sind der einzige Schatz, den es wirklich gibt. Alles andere sind mögliche Werke. Wenn ein Mensch diesen Besitz der Vergangenheit verliert, steht es schlecht um ihn.

Und wie ist es mit der Zukunft? In der Zukunft ist es anders. Wenn man das Vergangene wegwirft als unveränderlich festes Etwas, das es gegeben hat und das für immer auf eine bestimmte Weise bleibt, dann wendet man sich der Zukunft zu und möchte eine echte Zukunft haben. Was aber ist eine echte Zukunft? Sie ist die Möglichkeit, etwas zu erträumen; sie ist die Dimension der Utopien, die Dimension dessen, was es nicht gibt und was es vielleicht geben wird, wenn ich etwas dazu tue. Sie ist das Offene. Und was geschieht nun? Die physikalische Zeit, die nur ein Vorher und ein Nachher kennt, auf einer Linie, wo keine Gegenwart die Vergangenheit von der Zukunft trennt, übt einen so starken Einfluß aus, daß viele Leute glauben, die Zukunft sei schon festgelegt. Deswegen sind sie bereit, allerlei Prophezeiungen durch die Medien, die Zeitungen usw. anzunehmen: es erwarten uns nur Katastrophen, wir zerstören die Natur, wir zerstören die Erde, wir zerstören den Menschen, alles ist verloren, alles entflieht unseren Absichten, wir können nichts dafür.

Opfer sind hier in erster Linie junge Menschen, die von den Erwachsenen mit solchen Lehren betrogen werden. Die Erwachsenen selbst sind nicht so erschrocken, sie sind schon daran gewöhnt zu leben. Wenn man sie nüchtern ansieht, sehen sie gar nicht so ängstlich aus. Aber wenn sie Bücher schreiben, wenn sie ihre Gedanken zum Ausdruck bringen, kommt nicht mehr der frühere Aberglaube vom ständigen Fortschritt zutage, sondern die Vision einer katastrophalen Zukunft. Die Jungen, die noch nicht gewohnt sind zu leben, glauben wirklich, sie hätten keinen Platz mehr in der Welt der Zukunft, hätten nichts von ihr zu erwarten. So gibt es nichts, worauf es sich vorzubereiten lohnt: das Zielen auf die Zukunft fällt weg.

Wie ist es nun mit der Gegenwart? Das Verhältnis zur Gegenwart ist viel, viel ärmer geworden, weil die jungen Menschen sehr wenig von ihrer unmittelbaren jetzigen Verabredung mit der Welt haben. Ich sage immer wieder: *Jetzt* ist der einzige Moment, wo wir eine Verabredung mit der Welt haben, wo wir etwas tun können; wir können jetzt nichts in der letzten Woche oder in der kommenden Woche tun; nur jetzt. Doch dieses *Jetzt* haben wir irgendwo zwischen Vergangenheit und Zukunft verloren.

Einer meiner Studenten sagte mir einmal: „Ich liebe die Gewalt. In der Gewalt kann ich die Wirklichkeit erreichen." Er hatte das Gefühl: Ohne Gewalt kann ich die Wirklichkeit nicht erreichen. Das kam offensichtlich daher, daß die Zeit für ihn ihre Dimensionen verloren hatte. Das *hic et nunc,* das *Jetzt,* wie es erlebt wird – nicht ein Punkt, wie Kierkegaard sagte, sondern ein etwas erweitertes Jetzt, ein bißchen Vergangenheit, ein bißchen Zukunft, ein bißchen Dauer – dieses Jetzt erleben wir, als würden wir es sozusagen mit uns nehmen, das Leben entlang. Diese Art, die Gegenwart zu erleben, stützt sich auf so etwas wie Ewigkeit oder Transzendenz, die dem *hic et nunc* viel ähnlicher ist als Vergangenheit oder Zukunft.

Wenn sich diese Dimensionen verwischen, haben wir als Menschen weniger Widerstand gegen die Geisteskrankheiten. Ich ahne, ohne kompetent zu sein, wie verschieden die Geisteskrankheiten sind und wie verschiedene Gründe sie haben. Doch frage ich mich, ob es nicht manchmal helfen könnte, wenn man sich bemühen würde, die Artikulationen der Zeit wiederzugewinnen, sie selbst zu erleben und sie bei den anderen, in erster Linie bei jungen Leuten, wieder zu beleben und herzustellen.

Hinzu kommt eine bedeutsame Tatsache: Heutzutage ist das Bewußtsein, daß es eine Psychiatrie gibt, weit verbreitet. Jeder weiß, daß es eine psychiatrische Möglichkeit gibt. Das kann wirken wie die Möglichkeit der Ehescheidung: wenn es die Möglichkeit gibt, eine Ehe zu scheiden, besteht nicht mehr die Notwendigkeit, sie um jeden Preis zu retten. Wenn man weiß, daß man gegebenenfalls nicht mehr vernünftig sein muß und sich fallen lassen kann, daß man gepflegt und angenommen wird, dann ist man schon von vornherein nicht mehr ganz auf sich gestellt und nicht mehr gezwungen standzuhalten. Ich sage nicht, daß dies ein guter Zustand ist; ich glaube nur, es hat irgendwie eine Wirkung zu wissen: Es gibt eine medizinische Behandlung, auf die man sich verlassen kann; man kann abdanken und ausruhen, wenigstens eine Zeitlang.

Ich möchte noch etwas bemerken. Die psychiatrische Behandlung hat eine viel breitere soziale Wirkung als die, die sich zwischen Arzt und Patient ergibt. Ich bin beispielsweise überzeugt, daß die Psychoanalyse – auch außerhalb der psychiatrischen Behandlung – eine sehr, sehr breite Wirkung auf die Gesellschaft ausgeübt hat; einfach durch die Tatsache, daß es sie gibt, daß manche Kenntnisse Verbreitung finden, daß man etwas davon zu verstehen glaubt. Es gibt eine Art der Deutung, des Verstehens, des Eingreifens oder der Zurückhaltung, die über den Kranken, den man vor sich hat, hinauswirkt. Manche Kranke werden geheilt. Aber abgesehen von dieser Tatsache ist es unmöglich zu wissen, wieviele Menschen, die vielleicht gesund geblieben wären, krank geworden sind, weil es die psychiatrische Behandlung gab. Ich habe noch nie einen Psychiater getroffen, der gesagt hätte: Wenn ich einen Kranken behandle, denke ich auch an die Wirkungen auf die Gesunden draußen. Ich frage Sie, wie Sie sich dazu stellen.

Denken Sie daran: Was Sie Ihrem Patienten sagen, das wird ihm vielleicht helfen. Wie wird es aber draußen wirken? Was für eine Wirkung kann es haben auf das „ethische Gemüt" der Gesellschaft ringsum? Inwieweit man das in Betracht ziehen soll, weiß ich nicht. Aber auf alle Fälle gibt es eine solche Wirkung. Es ist allerdings schon schwierig und kompliziert genug, an seine Kranken zu denken, das kann ich gut verstehen. Dennoch muß man sich im klaren sein, daß sich der Einfluß, den man da ausübt, ausbreitet und auf andere Menschen wirkt, auch wenn das nicht beabsichtigt war.

Ich möchte zuletzt einen Wunsch aussprechen:

Ich danke all jenen, die sich der Krankheiten des Geistes annehmen, allen Ärzten und Mitarbeitern, die hier Hilfe leisten. Ich weiß, wie schwer und wie unentbehrlich diese Hilfe ist, und wünsche Ihnen allen, daß die Fortschritte der letzten Jahre sich weiter entwickeln. Ich möchte aber, daß Sie, bei der Behandlung und außerhalb der Behandlung, daran denken, was Ihnen vielleicht auch und gleichzeitig obliegt: an Ihren Patienten wieder die Forderung zu stellen, ein Mensch zu sein. Ob krank oder gesund – er hat die Aufgabe, ein Mensch mit seiner verantwortlichen Freiheit zu sein.

Sachverzeichnis